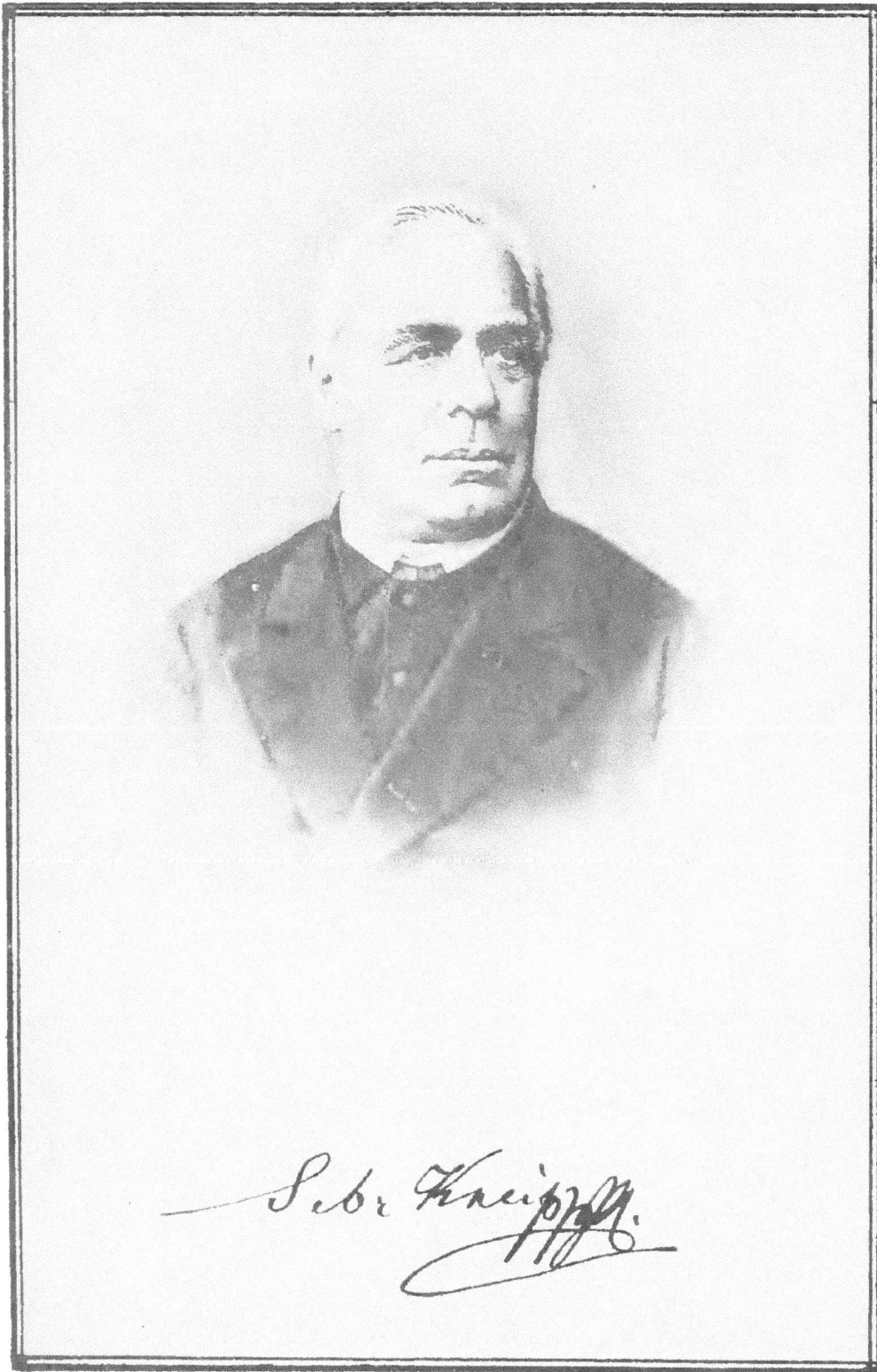

Sebr Kneipp.

Meine
Waffer - Kur,

durch mehr als 30 Jahre erprobt

und

geschrieben

zur

Heilung der Krankheiten

und

Erhaltung der Gesundheit

von

Sebastian Kneipp,

Pfarrer in Wörishofen (Bayern).

~~~~~~~~

Mit dem Lichtdruck-Bildniffe des Verfaffers.

~~~~~~~~

Zehnte, berichtigte Auflage.

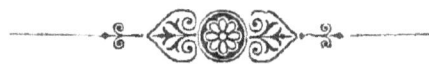

Kempten.

Verlag der Jof. Kösel'fchen Buchhandlung.

1889.

vieljährigen Erfahrungen in dieser Beziehung mittheilt. Jedem aufrichtigen Entgegenkommen werde ich stets mit Freuden die Hand reichen, Correkturen und Winke dankbar annehmen. Um jenen unschweren Tadel und jene gar leichte Kritik aber, welche Parteistandpunkten entsließen, werde ich mich durchaus nicht kümmern und den „Pfuscher" und „Quacksalber" ruhig hinnehmen.

Ich selbst habe nichts sehnlicher gewünscht, als daß ein Mann von Beruf, ein Arzt, mir diese schwere Last und drückende Arbeit abgenommen hätte, und ich trage kein innigeres Verlangen und Wünschen, als daß endlich die Leute vom Fach allgemeiner und umfassender auch die Wasserheilmethode gründlich studieren und in die Hand und Aufsicht nehmen mögen. Ein solcher wolle diese Laienarbeit als kleines Hilfsmittel betrachten. An dieser Stelle kann ich versichern, daß trotz meines vielfach sehr schroffen und abstoßenden Benehmens das größte Gebäude nicht ausgereicht hätte, all' die Kranken und Leidenden, welche ohne Uebertreibung nach Tausenden und Zehntausenden zählen, aufzunehmen, daß ich ferner mit Leichtigkeit reich, sehr reich sein könnte, wenn ich nur einen Theil des mir angebotenen Heillohnes hätte annehmen wollen. Viele Patienten kamen und sagten: „Ich gebe 100, 200 Mark, wenn Sie mich gesund machen." Der Leidende sucht Hilfe, wo er sie findet, und bezahlt dem Arzte mit Freuden, was ihm zukommt, wenn er ihn heilt, gleichviel ob die Heilung mit der Medizinflasche oder der Wasserkanne geschieht.

Berühmte Männer aus dem Stande der Aerzte haben die Wasserheilmethode mit Entschiedenheit und großen Erfolgen begonnen. Mit ihnen wurden ihre Winke und Rathschläge und Kenntnisse vielfach begraben. Daß endlich einmal dem Morgenroth ein dauernder heller Morgen folge!

Für jeden im Buche genannten oder angedeuteten Namen stehe ich jederzeit mit voller Verantwortung ein und werde nie anstehen, auf Verlangen denselben öffentlich zu nennen. Manche vielleicht harte Ausdrucksweise möge man auf Rechnung meiner etwas herben und derben Gemüthsart schreiben. Mit ihr bin ich alt geworden, und es fällt beiden schwer, uns im Alter noch zu verleugnen und zu trennen.

Dem die Wanderung antretenden Büchlein möge vor Allem Gottes Segen nicht fehlen!

Und wenn einst meine Wasserfreunde erfahren, daß ich in die Ewigkeit gewandert, dann wollen sie mir den Liebesdienst erweisen und in einem kräftigen Vaterunser einen kühlenden Strahl mir nachsenden, allwo der Arzt der Aerzte die arme Seele in der Feuerkur zum ewigen Leben heilt und läutert.

Wörishofen, Eisenbahnstation Türkheim in Schwaben,
1. Oktober 1886.

Der Verfasser.

Vorwort zur fünften Auflage.

Jeder Hausvater freut sich, wenn er von Zeit zu Zeit einen Sohn oder eine Tochter versorgen kann; so sind auch bereits zu meiner großen Freude 4 Auflagen nach allen Richtungen gewandert, und die tausende von Büchern wurden da und dort aufgenommen, um Rathgeber und Helfer zu sein in den verschiedensten Mühseligkeiten des Lebens. So gehe denn auch Du, 5. Auflage, 6000fach und kehre ein bei Hoch und Nieder, bei Reich und Arm gleich einem rathgebenden Freunde!

Eine recht große Anzahl von Briefen kam an mich, und ich bedaure nur, daß ich nicht nach Wunsch und Willen alle beantworten konnte. Es gereicht mir wirklich zur großen Freude, wenn ich sehe, wie so Viele selbst aus dem Buche die rechten Mittel auswählen und die verlorene Gesundheit wieder erlangen. Meine größte Freude aber wird die sein, wenn Aerzte sich dieses Heilverfahrens annehmen und auf diese einfache Weise der Menschheit zu nützen suchen. Es waren auch schon mehrere Aerzte bei mir, um zu sehen, wie man auf die einfachste Weise die Anwendungen vornehmen könne. Wenn auch nicht bekannt gemacht wurde, daß hier eine Heilanstalt errichtet wurde, und jede Einladung unterblieb, so sind doch recht Viele aus allen Gegenden hierhin gekommen und haben nicht nur Hilfe gesucht, sondern auch wirklich gefunden. Soll diese einfache Methode nützen, was sie vermag und kann, so ist vor Allem nothwendig, daß mehrere neue Badeanstalten errichtet werden.

Ich begrüße es daher mit Freuden, daß in Jordanbad bei Biberach in Württemberg eine Wasserheilanstalt ganz nach meiner Methode eingerichtet und vom Frühjahr 1889 eröffnet wird unter der Leitung barmherziger Schwestern und eines prakt. Arztes, der sich während der letzten zwei Jahre eine solche Kenntniß und Erfahrung in meiner Heilmethode erworben hat, daß er mein volles Vertrauen genießt. Es sei daher die Heilanstalt „Jordanbad" bestens empfohlen; möge sie sich vervielfältigen wie mein Büchlein und vielen Kranken und Lebensmüden die verlorene Gesundheit wiedergeben; dieses ist mein Herzenswunsch!

An Alle einen schönen Gruß zum Geleite!

Wörishofen, 27. Oktober 1888.

Der Verfasser.

Vorwort zur sechsten Auflage.

Zu meinem nicht geringen Erstaunen war die 5. Auflage, 6000 Exemplare stark, in 5 Wochen bereits vergriffen, ein Erfolg, der meine Erwartungen gänzlich überstieg.

Wie ich schon öfters, brieflich und mündlich, erwähnt habe, gereicht es mir stets zur größten Freude, wenn Aerzte sich die Mühe geben, mein Heilverfahren gründlich kennen zu lernen, und ich bin gern bereit, ihnen rathend und anweisend beizustehen. Aber dagegen muß ich Verwahrung einlegen, daß Jemand, ohne sich diese gründliche Kenntniß erworben zu haben, schon als Vertreter meiner Heilmethode sich ausgibt. Nachtheile, welche durch unrichtige Anwendung meines Heilverfahrens entstehen, fallen eben nur dem Mißbrauch und der Unkenntniß zur Last.

Ich benutze daher diese Gelegenheit, nochmals das Jordanbad bei Biberach in Württemberg bestens zu empfehlen, welches ganz nach meiner Heilmethode Anfangs Mai 1889 eröffnet wird unter der Leitung des Dr. med. J. Stützle, eines tüchtigen Arztes, der sich, wie bereits in der 5. Auflage bemerkt, eine gründliche Kenntniß und Erfahrung dahier und somit mein volles Vertrauen erworben hat. Ich lebe der festen Ueberzeugung, daß solchen Aerzten mein Heilverfahren ebenso zur eigenen Befriedigung, wie zum Segen ihrer Patienten gereichen wird.

So tritt denn auch du, 6. Auflage, 6000fach deine Wanderung an, und überall, wo du einkehrst, gib Rath und Hülfe den armen Leidenden und überbringe einen schönen Gruß und Segenswunsch von ihrem Freunde.

Wörishofen am Neujahrstage 1889.

Der Verfasser.

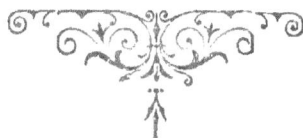

Vorwort zur siebenten Auflage.

Habe ich die erste Auflage „meiner Wasserkur" einen Sohn genannt, so wurden rasch nach einander sechs solche Söhne in die weite Welt hinausgesendet, und soeben schickt sich der siebente an, gleichfalls hinauszuziehen in derselben Absicht, um möglichst Vielen ein Helfer in der Noth zu sein.

Wie die vom Elternhause in die Welt hinaus geschickten Kinder ihren Eltern gewöhnlich große Sorge machen, so werden auch für mich die bald nach einander erschienenen Auflagen meiner weithin verbreiteten „Wasserkur" Anlaß zu großer Sorge, sofern sie mir jedes ruhige Stündlein von Morgens früh bis Abends spät rauben. Ich werde nämlich von allen Seiten her mit brieflichen Anfragen überschüttet; täglich laufen 30—40 Briefe an mich ein, in welchen ich um nähere Anleitung zum Gebrauch „meiner Wasserkur" ersucht werde, obschon das Buch für die meisten Krankheitsfälle hinreichende Anleitung gibt und man nur bei den Anwendungen, um Nichts zu verderben, vorsichtig zu sein und deren nicht all zu viele zu machen braucht; auch in den kleinsten Anwendungen wirkt das Wasser oft wunderbar. Die meisten Briefe, welche in Sachen der Wasserkur an mich gerichtet werden, sind auch gewöhnlich so ausführlich, daß der vierte oder sechste Theil ausreichen würde; ferner sind nicht selten die Schriften sehr schlecht und ist mitunter weder der Name noch der Wohnort des Anfragestellers leserlich geschrieben.

So gern ich nun jedem Leidenden zu Willen sein möchte, so ist es mir doch geradezu unmöglich geworden, alle diese brieflichen Anfragen zu beantworten, und sehe ich mich daher genöthigt, hiemit zu erklären, daß ich Niemandem, der in Sachen meiner Wasserkur einen Brief an mich schreibt, versprechen kann, daß ich denselben beantworten werde, und ich bitte, mir das nicht übel nehmen zu wollen.

So schicke ich nun auch die siebente Auflage in 6000 Exemplaren hinaus in die Welt, von Herzen wünschend, daß Gottes Segen sie begleite.

Wörishofen im April 1889.

Der Verfasser.

ich wollte Priester werden. So ging ich, nicht, wie man wünschte und hoffte, das Weberschifflein weiter zu rudern, sondern ich eilte von Ort zu Ort und suchte, ob ich nicht Jemanden fände, der mir zum Studiren behilflich wäre. Da nahm sich der nun verewigte Prälat Mathias Merkle (✝ 1881), der damals Kaplan in Grönenbach war, meiner an, gab mir zwei Jahre hindurch Privatunterricht und bereitete mich mit so unermüdetem Eifer vor, daß ich schon nach diesen zwei Jahren in's Gymnasium aufgenommen werden konnte. Die Arbeit war keine leichte und allem Anscheine nach eine vergebliche. Nach 5 Jahren der größten Entbehrung und Anstrengung war ich körperlich und geistig gebrochen. Der Vater holte mich einst aus der Stadt, und noch klingen mir die Worte des Wirthes in den Ohren, bei dem wir rasteten. „Weber", sagte er, „dieses Mal holt Ihr den Studenten zum letzten Mal." Der Wirth war nicht der Einzige; mit ihm theilten Andere dieselbe Ansicht. Ein damals berühmter Militärarzt galt als großer Menschenfreund und als hochherziger Helfer armer Kranker. Im vorletzten Jahre meiner Gymnasialzeit besuchte er mich 90 Mal, im letzten Jahre wohl über 100 Mal. So gerne hätte er mir geholfen; aber das fortschreitende Siechthum siegte über seine ärztlichen Kenntnisse und seine stets opferbereite Nächstenliebe. Ich selbst hatte längst alle Hoffnung aufgegeben und sah mit stiller Ergebung meinem Ende entgegen.

Zur Unterhaltung und Zerstreuung blätterte ich gerne in Büchern. Der Zufall — ich gebrauche dieses gebräuchliche, aber vage d. i. nichtssagende Wort; denn es gibt gar keinen Zufall — spielte mir ein unscheinbares Büchlein in die Hand; ich öffnete es; es handelte von der Wasserheilkunde. Ich blätterte hin und blätterte her; da stand Unglaubliches. Am Ende, so blitzte ein Gedanke auf, findest du gar deinen selbsteigenen Zustand. Ich blätterte weiter. Richtig, das paßte, das stimmte; das war fast bis auf's Haar getroffen. Welche Freude, welcher Trost! Neue Hoffnungen elektrisirten den welken Leib und den noch welkeren Geist. Das Büchlein wurde zuerst der Strohhalm, an den ich mich klammerte; nach kurzer Zeit war es der Stab, auf welchen sich der Kranke stützte; heute gilt es mir als das Rettungsboot, welches eine barmherzige Vorsehung mir zur rechten Zeit, in der Stunde der höchsten Noth, sandte.

Das Büchlein, das von der Heilkraft des frischen Wassers handelt, ist von einem Arzte geschrieben, die Anwendungen selbst sind größtentheils sehr schroff und streng. Ich probirte

Jahr, ½ Jahr; ich fühlte keine wesentliche Besserung, aber auch nie Nachtheile. Das gab Muth. Es kam der Winter des Jahres 1849; ich war wieder in Dillingen. Wöchentlich 2—3 Mal suchte ich eine einsame Stelle und badete einige Augenblicke in der Donau. Rasch war ich der Badestelle zugeeilt, noch rascher marschirte ich nach Hause in die warme Stube. Schaden brachte diese kalte Uebung nie, Nutzen, wie ich meinte, nicht viel. Im Jahre 1850 kam ich in das Georgianum nach München. Da fand ich einen armen Studenten, dem es noch viel schlimmer erging als mir selbst. Der Anstaltsarzt weigerte sich, ihm zur Ausstellung des für die Weihe nothwendigen Tischtitels ein Gesundheitszeugniß zu schreiben; denn, so lautete das Verdikt, er lebe nicht mehr lange. Jetzt hatte ich einen lieben Kollegen. Ich weihte ihn ein in die Mysterien (Geheimnisse) meines Büchleins, und wir Beide probirten und praktizirten um die Wette. Der Freund erhielt binnen kurzer Frist vom Arzte das gewünschte Zeugniß und lebt heute noch. Ich selbst erstarkte mehr und mehr, wurde Priester und lebe im hl. Berufe schon über 36 Jahre. Meine Freunde schmeicheln mir und sagen, daß sie heute noch, wo ich 68 Jahre zähle, meine Stimmkraft bewundern und über meine Körperstärke staunen. Ein treubewährter Freund blieb mir das Wasser; wer kann es mir verargen, daß ich ihm gleichfalls treue Freundschaft bewahre?

Wer selbst in Noth und Elend saß, der weiß Noth und Elend des Nächsten zu würdigen.

Nicht alle Kranken sind in gleicher Weise unglück= lich. Wer Mittel und Wege besitzt, sich Heilung zu verschaffen, kann sich leicht mit einer kurzen Leidenszeit versöhnen. Solche Kranke wies ich selbst in den ersten Jahren zu Hunderten und Tausenden ab und ließ sie abweisen. Jener Arme bedarf zumeist unseres Mitleides, welcher, selbst arm und verlassen, von den Aerzten aufgegeben und von den Medikamenten und Heilmitteln verlassen ist. Leute dieser Art zähle ich in großer Menge zu meinen Freunden; denn solche Arme und gänz= lich Verarmte, die nirgends mehr Hilfe bekamen, habe ich nie abge= wiesen. Hart, gewissenlos und undankbar wäre es mir vorgekommen, und käme es mir vor, solchen Verlassenen die Thüre zu verschließen, jene Hilfsquellen zu verweigern, welche mir selbst in meiner Noth Heilung und Rettung gebracht haben.

Die Zahl der Leidenden, die noch größere Ver= schiedenheit ihrer Leiden spornte an, die Wassererfah=

rung zu bereichern, die Wasserheilmethode zu ver=
vollkommnen.

Meinem ersten Wasserrathe, dem bekannten Büchlein, bin ich
für seinen einleitenden Unterricht von Herzen dankbar. Doch bald
schon erkannte ich, daß manche Anwendungen zu schroff, für die
menschliche Natur viel zu stark und abschreckend sind. „Roßkuren"
nannte man mit Eifer die Wasserkur, und noch heutzutage lieben
es Viele, welche das beschimpfen, was sie gar nicht kennen oder
nicht gründlich kennen, Alles nach Wasser Schmeckende in Bausch
und Bogen als Schwindel, Pfuscherei u. s. w. zu bezeichnen. Gerne
gebe ich zu, daß manche Anwendungen und Uebungen der noch
primitiven d. h. erst entstehenden und noch unentwickelten Wasserkur
eher für ein starkmuskeliges und starkknochiges Roß paßten als für
ein von Fleisch weich umkleidetes und von zarten Nervchen besaitetes
Menschengerippe.

Im Leben des berühmten Paters Ravignan S. J. kommt
folgender Passus vor: „Seine Krankheit, ein Halsübel, wurde durch
die Anstrengung (der Pater war ein berühmter Prediger, der in
Paris, London, in vielen andern großen Städten mit apostolischem
Eifer seines Amtes waltete) verschlimmert und ging bald in
ein chronisches über .... Die Luftröhre war nur mehr eine Wunde,
die Stimme blieb erloschen und sein Organ wie erschöpft. Zwei ganze
Jahre (1846—1848) sollten in Unthätigkeit und Leiden ver=
fließen. Kuren an verschiedenen Orten, Luftveränderung im Süden,
welche folgten, verliefen ohne Resultate. Im Juni des Jahres
1848 nahm Pater Ravignan Aufenthalt bei Doktor K. R...
in dessen Landhaus im Thale zu B.... Eines Morgens nach
der Messe, zu der Stunde, die gewöhnlich alle Bewohner des
Hauses vereinigte, kündigte der Doktor den Versammelten mit
besorgter Miene an, daß Pater Ravignan sich leidender fühle
und nicht zum Frühstück kommen werde. Damit verschwand er
auch selbst wieder .... ging zu dem Kranken und sagte ihm:
„Stehen Sie auf und folgen Sie mir!" „Aber wohin führen
Sie mich?" antwortete Letzterer. „Ich will Sie in's Wasser
werfen!" „In's Wasser!" sagte Ravignan, „mit dem Fieber, mit
dem Husten! Doch wohlan, es thut nichts, ich bin in Ihren Hän=
den und muß Ihnen gehorchen." Es handelte sich um ein soge=
nanntes Sturzbad, ein gewaltsames, aber wirksames Mittel, wie
der Biograph (Lebensbeschreiber) sagt. Der Erfolg war ein augen=
scheinlicher. Schon zum Mittagessen brachte der Doktor trium=
phirend seinen Kranken in gutem Wohlbefinden mit, und der am

Morgen noch Stumme erzählte am Abende die Geschichte seiner Heilung" ....

Das nenne auch ich so eine kleine Roßkur, welche ich trotz ihres Erfolges weder selbst nachahmen, noch zur Nachahmung empfehlen möchte.

An dieser Stelle muß ich es sagen, daß ich nicht alle an unseren dermal bestehenden Wasserheilanstalten üblichen Anwendungen billige, manchmal sogar entschieden mißbillige. Dieselben erscheinen mir viel zu stark und — man verzeihe den Ausdruck — viel zu einseitig. Gar zu Vieles wird über denselben Leisten geschlagen, und viel zu wenig wird nach meinem Dafürhalten unterschieden zwischen den verschiedenen Patienten, ihrer größeren oder geringeren Schwäche, der mehr oder minder tief eingesessenen Krankheit, deren mehr oder weniger weit fortgeschrittenen Verwüstungen und Folgen u. s. w. Darin gerade, in der Mannigfaltigkeit aller Anwendungen und in der verschiedenartigen, jedem einzelnen Patienten durchaus angemessenen Applizirung derselben Anwendung wird und muß sich der Meister zeigen. Es kamen zu mir aus verschiedenen Heilanstalten Kranke, welche bitter klagend sagten: „Es ist nicht zum Aushalten, es hat mich förmlich ausgeworfen." Das sollte und dürfte nicht sein. Einst stellte sich mir ein gesunder Mann vor, welcher behauptete, er habe sich beim Waschen in der Frühe verdorben. Wie haben Sie es denn angestellt? fragte ich. „Ich habe", lautete die Antwort, „¼ Stunde lang den Kopf unter das Brunnenrohr gehalten, das eiskaltes Wasser ausspie." Ein Wunder, wenn sich ein derart Muthwilliger nicht gründlich verderben würde. Wir spotten und lächeln über ein solch thörichtes, unvernünftiges Verfahren. Und doch, wie Viele, bei denen man voraussetzen müßte, daß sie vernünftig das Wasser anzuwenden wissen, haben ebenso thöricht, nach meinem Dafürhalten noch thörichter gehandelt und damit für immer die Patienten vom Wasser zurückgeschreckt. Zahlreiche Beispiele könnten meiner Behauptung als ebensoviele schlagende Belege dienen.

Ich warne vor jedem zu starken und vor jedem zu häufigen Anwenden des Wassers. Der sonstige Nutzen des Heilelementes kehrt sich in Schaden, das hoffende Vertrauen des Patienten in Furcht und Entsetzen.

30 Jahre lang habe ich sondirt und jede einzelne Anwendung an mir selbst probirt. 3 Mal — ich gestehe es offen — sah ich mich veranlaßt, mein Wasserverfahren zu ändern, die Saiten abzuspannen, von der Strenge zur Milde, von großer Milde zu

noch größerer herabzusteigen. Nach meiner heutigen, bereits über 15 Jahren feststehenden und durch zahllose Heilungen erprobten Ueberzeugung wendet jener das Wasser mit den vortheilhaftesten Wirkungen und sichersten Resultaten an, welcher es in der einfachsten, leichtesten, schuldlosesten Form zu gebrauchen weiß.

In welchen Formen ich das Wasser als Heilmittel benütze, das besagt der **erste Theil** dieses Büchleins, welcher von den Wasseranwendungen, und der **dritte Theil**, der von einzelnen Krankheiten handelt.

Im **zweiten Theil** (man lese dessen besondere Einleitung) habe ich den Landleuten insbesondere einige Mittel für eine Hausapotheke zusammengestellt, welche wie die Wasseranwendungen selbst im Innern des Körpers einen der drei Zwecke: Auflösung oder Ausscheidung oder Kräftigung verfolgen.

An jeden Fremden, welcher bei mir Hilfe sucht, stelle ich vorerst einige Fragen, um nicht voreilig und zu meinem Schaden zu handeln.

Auch dieses Büchlein schuldet noch in Kürze Antwort auf folgende Fragen:

1. **Was ist Krankheit, und aus welcher gemeinsamen Quelle fließen alle Krankheiten?**

Der menschliche Körper ist eines der wunderbarsten Gebilde aus der Schöpferhand Gottes. Jedes Gliedchen paßt zum Gliede, jedes strenggemessene Glied zum harmonischen, zu staunenswerther Einheit verbundenen Ganzen. Noch merkwürdiger ist das Ineinandergreifen der Organe und ihre Thätigkeit im Innern. Selbst nicht der ungläubigste Arzt und Naturforscher, auch für den Fall, daß er „mit der Lancette und dem Secirmesser noch keine Seele gefunden", kann dem unnachahmlichen Menschengebilde die gerechteste und höchste Bewunderung versagen. Der ganze innere und äußere Mensch spielt nur die eine Weise: Alles an und in mir preise den Namen des Herrn! — Dieser Wohlklang und diese Wohlordnung, Gesundheit genannt, werden gestört durch die verschiedenartigsten Störungen, durch die mannigfaltigsten Eingriffe, welche man mit dem Namen „Krankheit" bezeichnet. Krankheiten im inneren, Krankheiten, Leiden am äußeren Körper gehören zu dem täglichen Brote, das die meisten Menschen mit Willen oder Widerwillen kauen müssen.

All diese Krankheiten, welche Namen sie immer führen mögen, haben, so behaupten wir, ihren Grund, ihre Entstehungsursache, ihr Würzelchen, ihren Keim im Blute, vielmehr in Störungen des Blutes, mag dieses nun in seiner im gesunden Zustande geordneten Circulation gestört oder in seiner Zusammensetzung, in seinen Bestandtheilen durch nicht dahingehörige, schlechte Säfte verdorben sein. Gleich wohlgeordneten Bewässerungsanlagen durchzieht das Adernetz mit seinem rothen Lebenssafte den ganzen Körper, Alles, jeden Theil, jedes Organ des Körpers in seiner ihm zuträglichen Art nährend, befruchtend. Im Maße liegt die Ordnung; jedes Zuviel und jedes Zuwenig im Tempo des Blutumlaufes, jedes Eindringen fremdartiger Elemente stört den Frieden, die Eintracht, bewirkt Zwietracht, setzt an Stelle der Gesundheit — Krankheit.

2. Wie erfolgt die Heilung?

An den Spuren im Schnee erkennt der geübte Jäger das Wild. Den Spuren geht er nach, wenn er den Hirsch, die Gemse, den Fuchs erjagen will. Der tüchtige Arzt weiß schnell, wo die Krankheit steckt, wo ihr Ursprung ist, welche Ausdehnung sie genommen. Die Symptome zeigen ihm die Krankheit, diese bezeichnet ihm die zu wählenden Mittel. Höchst einfach ist dieses Verfahren, dieser Prozeß, möchte Mancher sagen. Zuweilen ja, zuweilen auch nicht. Wenn Jemand mit erfrorenen Ohren zu mir kommt, so weiß ich, das hat die Kälte gethan; wer am Mühlstein sitzt und plötzlich wegen zerquetschter Finger laut aufschreit, den werde ich nicht fragen, wo es denn eigentlich fehle. Gar nicht so einfach verhält es sich schon mit ganz gewöhnlichen Kopfbeschwerden oder gar mit Magen= oder Nerven= oder Herz= und anderen Leiden, welche nicht nur einer mehr=, ja vielfachen Ursache entstammen, sondern sehr oft von Leiden benachbarter Organe herrühren können, welche Leiden den Magen, das Herz, die Nieren u. s. w. schlimm beeinflussen, nachtheilig auf dieselben einwirken. Ein Strohhalm macht das Perpendikel der größten Ganguhr stille stehen. Die kleinste Kleinigkeit vermag das Herz in die peinlichste Unruhe zu versetzen. Die Kleinigkeit sofort zu finden, darin besteht die Kunst. Diese Untersuchung kann oft sehr komplizirt, überaus verwickelt sein, und die mannigfaltigsten Täuschungen sind nicht ausgeschlossen. Man wird hievon im dritten Theile dieses Buches Beispiele finden.

Wenn ich mit dem Fuße oder mit einer Axt an den Stamm einer jungen Eiche schlage, so bebt der Stamm; es zittert jeder Ast, und es bewegt sich jedes Blatt. Wie verkehrt, wollte ich schließen: das Blatt zittert, es muß angegriffen, von irgend einem Gegenstande berührt worden sein. Nein, weil der Stamm zittert, zittert auch der Ast und das Blatt als Theil und Theilchen des Stammes.

Die Nerven sind solche Aeste am Baume des Körpers. „Er hat ein Nervenleiden, die Nerven sind angegriffen." Was heißt das? Nein, der ganze Organismus hat einen Schlag erhalten, ist geschwächt worden. Deshalb zittern leider auch die Nerven.

Zerschneide vorsichtig mit der Scheere einen vom Mittelpunkt zur Peripherie (äußersten Kreis) laufenden Netzfaden des Kunstgewebes der Spinne. Das ganze Netz fährt zusammen, die mit wunderbarer Genauigkeit gesponnenen, wie mit dem Zirkel abgemessenen Vierecke und Dreiecke bilden auf einmal die unregelmäßigsten, ungeordnetsten Figuren. Wie thöricht, wollte ich urtheilen: Das ist ein verworrenes Ding, die Spinne muß sich vergessen und beim Wirken ihres Seidenhauses dieses Mal wesentliche Fehler begangen haben. Spanne den kleinen Faden wieder an, und die frühere, wundersame Ordnung ist augenblicklich hergestellt! Den einzigen winzigen Faden suchen und finden, darin liegt die Kunst. Wer statt dessen im Gespinnste herumtappt, wird es ganz zerstören. Die Anwendung überlasse ich einem Jeden selbst und schließe nur mit der eigentlichen Antwort auf unsere Frage: Wie einfach, unkomplizirt und leicht, ich möchte sagen, fast jede Täuschung, jeden Irrthum ausschließend, ist die Heilung, wenn ich weiß, jede Krankheit ruht in Störungen des Blutes. Die Arbeit der Heilung kann nur die 2fache Aufgabe haben: entweder muß ich das ungeordnet cirkulirende Blut wieder zum richtigen und normalen Laufe zurückführen, oder ich muß die schlechten, die richtige Zusammensetzung des Blutes störenden, das gesunde Blut verderbenden Säfte, Stoffe (Krankheitsstoffe) aus dem Blute auszuscheiden suchen.

Eine weitere Arbeit, die Kräftigung des geschwächten Organismus ausgenommen, gibt es nicht.

3. Auf welche Weise bewirkt das Wasser die Heilung?

Den Tintenfleck auf der Hand wäscht das Wasser schnell ab; die blutende Wunde reinigt es aus. Wenn Du im Sommer nach angestrengtem Tagewerk Dir mit frischem Wasser den verkrusteten Schweiß von der Stirne wäschest, so lebst Du neu auf: es kühlt, kräftigt und thut wohl. Die Mutter gewahrt auf dem Köpfchen ihres Kleinen Schuppen und festsitzende Krusten. Sie nimmt warmes Wasser oder gar Lauge und löst die Unreinigkeiten auf.

Auflösen, Ausleiten (gleichsam abwaschen), Kräftigen, diese drei Eigenschaften des Wassers genügen uns, und wir stellen die Behauptung auf:

Das Wasser, speziell (im Besondern) unsere Wasserkur heilt alle überhaupt heilbaren Krankheiten; denn ihre verschiedenen Wasseranwendungen zielen darauf hin, die Wurzeln der Krankheit auszuheben, sind im Stande:

a) die Krankheitsstoffe im Blute aufzulösen;

b) das Aufgelöste auszuscheiden;

c) das so gereinigte Blut wieder in die richtige Circulation zu bringen;

d) endlich den geschwächten Organismus zu stählen d. i. zu neuer Thätigkeit zu kräftigen.

4. Woher stammt die Empfindsamkeit der jetzigen Generation, woher die auffallend schnelle Empfänglichkeit für alle möglichen Krankheiten, welche man, zum Theil wenigstens, früher nicht einmal dem Namen nach kannte?

Diese Frage würde mir gewiß Mancher gerne schenken. Gleichwohl erscheint sie mir von besonderer Wichtigkeit, und ich zögere nicht, zu sagen, diese großen Uebelstände rühren vorzüglich her von dem Mangel an Abhärtung. Die Verweichlichung der heutzutage lebenden Menschen hat einen hohen Grad erreicht. Die Schwächlichen und Schwächlinge, die Blutarmen und Nervösen, die Herz- und Magenkranken bilden fast die Regel, die Kräftigen und Kerngesunden die Ausnahme. Man fühlt sehr empfindlich jeden Wechsel der Witterung; der Uebergang der Jahreszeiten geht nie vor sich ohne Schnupfen und Katarrh; selbst der zu schnelle Eintritt von der kalten Straße in's warme Zimmer bleibt nicht ungerächt u. s. w. u. s. w. Das war doch vor 50, 60 Jahren noch ganz anders, und wohin sollen wir kommen, wenn, wie die allgemeine Klage der Besonnenen lautet, es mit der Menschenkraft und dem Menschenleben so rapid, so auffallend schnell bergab geht, wenn das Hinsiechen schon anfängt, ehe das kräftige Leben noch begonnen? Es ist hohe Zeit, daß man endlich zur Einsicht komme.

Einen kleinen Beitrag zur Remedur, Heilung solcher Nothstände, mögen die wenigen schuld- und gefahrlosen Mittel bieten, welche wir zur Abhärtung der Haut, des ganzen Körpers und einzelner Körpertheile den Wasseranwendungen beifügen. Es wurden diese Mittel bereits von zahllosen Personen aus allen Ständen, von manchen mit anfänglichem kopfschüttelnden Lächeln acceptirt, später aber mit bejahendem Nicken und mit sichtlichen Erfolgen praktizirt. Vivant sequentes!

Ebenso wichtige Kapitel wie über die Abhärtung wären zu schreiben über die Ernährung, Kleidung und Lüftung. Davon

vielleicht ein ander Mal. Ich weiß, meine Sonderansichten werden
auf großen Widerspruch stoßen. Gleichwohl halte ich fest an den=
selben; denn eine langjährige Erfahrung erst hat sie gereift. Es
sind nicht Pilze, die über Nacht im Gehirne aufschossen; es sind
Edelfrüchte, manchem eingefleischten Vorurtheil hart und herb, einem
gesunden Geistesmagen aber vortrefflich mundend.

Es soll nur angedeutet werden, daß bezüglich der Ernäh=
rung bei mir die Hauptregel lautet: Trockene, einfache, kräftige,
nicht verkünstelte, durch scharfe Gewürze verdorbene Hausmannskost,
das unverfälschte Getränk, das in jedem Quell der liebe Herrgott
spendet, beides genügsam gebraucht, ist dem Menschenkörper am besten
und förderlichsten. (Ich bin nicht Puritaner und gestatte gern ein
Glas Wein oder Bier, lege demselben aber durchaus nicht die allge=
mein beliebte Bedeutung bei. Vom medizinischen Standpunkte aus,
nach Krankheiten z. B. mögen diese Getränke zuweilen eine Rolle
spielen; in gesundem Zustande indessen lege ich dem Obste größere
Bedeutung bei.)

In der Bekleidung folge ich dem Grundsatze der Alt=
vordern: Selbst gesponnen, selbst gemacht, ist die beste Landestracht.
Ich bin zunächst gegen die auffallende Ungleichheit oder vielmehr
ungleichmäßige Vertheilung der Bekleidung zumal im Winter —
ein großes Verderben für die Gesundheit. Der Kopf hat seine
Pelzmütze; der Hals die feste Halsbinde, darüber den meterlangen
Wollschlipps; die Schultern tragen eine 3= bis 4fache Decke, beim
Ausgehen noch den Ueberwurf oder gar den Pelzkragen; die Füße
allein, die armen, vernachlässigten Füße bedecken wie im Sommer
die Socken oder Strümpfe, die Schuhe oder Stiefel. Was folgt
aus dieser unvernünftigen Parteilichkeit? Das obere Umgebinde
und Umgewinde zieht, wie eine Pumpe das Wasser, Blut und
Wärme in den oberen Stock, die unteren Körpertheile werden blut=
arm und kalt, Kopfweh, Congestionen, Erweiterung der Kopfadern,
hundert Uebelbefinden und Nöthen sind damit gelöste Räthsel. Im
Weiteren bin ich gegen die direkte, unmittelbar den Leib berührende
Wollbekleidung und für die Bekleidung mit dem trockenen, festen,
kernhaften, unverkünstelten Linnen oder Reisten. Letzteres ist mir die
liebste Haut auf der Haut, welche diese nie verweichlicht, vielmehr
ihr stets die besten Frottirdienste thut. Das vielzweigige, haarige,
fettige Wollgeflecht auf bloßem Körper (wie die Wolle meinen
Zwecken dient, sagt das Allgemeine zu den Wasseranwendungen)
gilt mir als Säfte= und Wärmesauger, als Mitursache der schreck=

lich wuchernden Blutarmuth unserer schwachen, elenden Generation. Das neueste Wollregime in verbesserter Auflage wird dieser Blutarmuth nicht ab- und dem Blute nicht aufhelfen. Die jüngeren Leute können es erleben und das Regime überleben.

Ich komme an die Lüftung. Den Fischen, die dem Quellwasser entspringen, gar Gebirgsforellen geben wir bei Weitem den Vorzug. Bachfische stellen wir zurück; Fische aus Sümpfen und Mooren mit dem ekligen Geschmacke schenken wir einem Jeden. Es gibt auch eine Sumpf- und Moorluft. Wer sie einathmet, füttert seine Lunge mit Pesthauch. Die Luft, zum dritten Male eingeathmet, sagt ein berühmter Arzt, wirkt giftartig. Ja, wenn die Leute Das verständen und übten, in ihren Wohn- und insbesondere Schlafzimmern stets möglichst reine, frische, sauerstoffhaltige Luft zu haben, viel Unwohlsein und viele Krankheiten blieben ihnen erspart. Die reine Luft wird verdorben hauptsächlich durch das Athmen. Wir wissen gar wohl, daß 1—2 Weihrauchkörnchen, welche man auf der Gluth vergehen läßt, ein ganzes Zimmer mit Wohlgeruch erfüllen. Wir wissen auch, daß 15—20 Cigarren- oder Pfeifenzüge hinreichen, einen großen Raum nach Tabaksqualm riechen zu machen. Das Kleinste, Unbedeutendste reicht oft hin, die reine Luft in der einen oder anderen, angenehmen oder unangenehmen Weise zu verderben. Ist das Athmen nicht einem solchen Rauche ähnlich?

Wie viele Athemzüge machen wir in einer Minute, in einer Stunde, bei Tag, bei der Nacht?

Wie verdorben muß die reine Luft werden, wenn wir den Qualm auch nicht sehen? Und wenn ich nicht lüfte d. i. die schlimme, durch Kohlensäure (lebensfeindliche Luft) verdorbene Atmosphäre nicht erneuere, welch verdorbene und Verderben anrichtende Miasmen (Gestänke) werden in die Lunge einströmen? Die Folgen können und müssen nun gleichfalls schlimme, schädliche sein.

Wie Athmen und Ausdünstung, ebenso nachtheilig wirkt auf die reine, gesunde Lebensluft eine zu große Wärme, insbesondere eine zu große Zimmerwärme. Auch sie macht die Luft schlecht und, da sie den Sauerstoff, das die Luft belebende Element, verzehrt und tödtet, zum Leben unfähig, für das Einathmen schädlich. 12—14 R. Grad Wärme sind ausreichend, 15 Grad sollen nie überschritten werden.

Man sorge für gründliche Lüftung sämmtlicher Wohn- und Schlafräume und führe dieselbe täglich mit Consequenz und Ausdauer durch in einer Ordnung, wie sie Niemanden belästigt, der Gesundheit eines Jeden nützt. Große Sorgfalt verwende man vor Allem auf die Lüftung der Betten.

Ich habe gesagt, was ich an dieser Stelle zu sagen für gut befand. Das Gesagte genügt, ein Bild des anklopfenden Fremden zu geben und ihn entweder freundschaftlich einzulassen oder ungehört von der Thüre zu weisen. Auf beide Arten des Empfanges bin ich gefaßt, und mit beiden erkläre ich mich zufrieden.

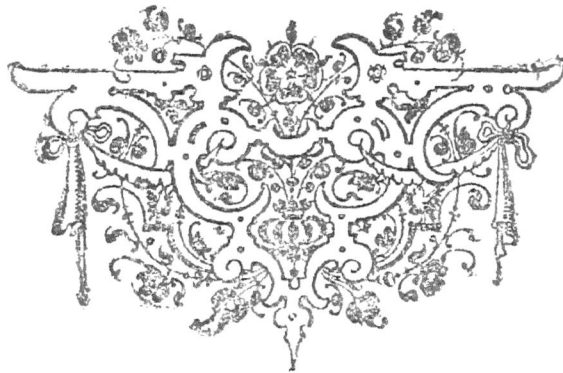

Erster Theil.

Wasser-Anwendungen.

~~~~~~~~~~~~~~

„Aquae omnes . . . laudent nomen Domini!"
„Ihr Wasser alle, preiset den Namen des Herrn!"

Allgemeines.

Die von mir gebrauchten und in diesem ersten Theile beschriebenen Wasseranwendungen theilen sich in:

Aufschläger,
Bäder,
Dämpfe,
Gießungen,
Waschungen,
Wickelungen,
Trinken des Wassers.

Die Unterabtheilungen einer jeden Anwendung enthält das erste Register. Fremdklingende Uebungen sind namentlich und sachlich an Ort und Stelle erklärt.

Dem Wesen aller Krankheiten entsprechend, wornach diese durch Störungen des Blutes, nämlich durch abnormalen, fehlerhaften Blutumlauf oder durch dem Blute beigemischte, verdorbene, fremdartige Bestandtheile, die Krankheitsstoffe, entstehen, verfolgen die Wasseranwendungen den dreifachen Zweck:

des Auflösens,
des Ausscheidens der Krankheitsstoffe und
der Kräftigung des Organismus.

Im Allgemeinen kann gesagt werden, daß der erste Dienst des Lösens von allen Dämpfen und den warmen Kräutervollbädern besorgt wird; der zweite Dienst des Ausscheidens von sämmtlichen Wickelungen, zum Theil von den Gießungen und Aufschlägen; der dritte Dienst der Kräftigung von allen kalten Bädern, allen Gießungen, zum Theil von den Waschungen, endlich von dem gesammten Material der Abhärtung.

In's Einzelne kann und will ich an dieser Stelle, um nicht zu Mißverständnissen Anlaß zu geben, nicht eingehen.

Da eine jede Krankheit in den oben angegebenen Blut-
störungen wurzelt, so leuchtet ein, daß auch in einem jeden Krank-
heitsfalle alle drei Arten der Anwendung oder mit anderen
Worten verschiedene Anwendungen vorkommen müssen, welche mehr
oder weniger auflösen, ausleiten und kräftigen; ferner, daß
nicht der kranke Körpertheil allein, etwa der Kopf oder der Fuß
oder die Hand, in Behandlung kommt, sondern stets der ganze
Körper, den ja in solchem Falle krankes Blut durchströmt: die
kranke Stelle mit Vorzug und besonderer Berücksichtigung, der übrige
Körper als Mitleidender. Es wäre einseitig und gefehlt, in diesen
zwei wichtigen Punkten anders handeln zu wollen. Manche Beispiele im dritten Theile werden meine Behauptung rechtfertigen.

Wer immer das Wasser, so wie ich es denke und wünsche, als
Heilmittel gebraucht, dem sind die Anwendungen niemals Selbst-
zweck, d. h. er wird nie eine Anwendung vornehmen, weil es ihm
jetzt gerade so gefällt; er wird nie wie ein Thor Vergnügen daran
haben, daß er mit recht Vielem, mit Dämpfen und Güssen und
Wickeln, „hantiren und prahlen und wüthen“ kann. Die Anwendungen werden einem Verständigen stets nur Mittel zum Zweck
sein. Erreicht er diesen durch das gelindeste Wässerchen, er wird
glücklich sein; denn seine Aufgabe ist ja nur, der nach Gesundheit
d. i. nach selbsteigener und selbstständiger Thätigkeit ringenden Natur
zu dieser Freithätigkeit zu verhelfen, die Krankheitsbande, die Leidens-
ketten zu lösen, auf daß sie ungehindert und frisch und freudig alle
Arbeit wieder allein thue. Nach Vollendung dieser Aufgabe zieht
der Heilende sofort und gerne seine Hand zurück.

Diese Bemerkung ist wichtig, noch wichtiger das Darnach-
achten. Gar Nichts nämlich bringt das Wasser als Heil-
element so sehr in Verruf und Mißkredit als indiskretes,
maß- und vernunftloses Anwenden, scharfes, strenges, schroffes Verfahren. Diejenigen, ja allein Diejenigen, ich kann es nicht oft genug
wiederholen, welche sich als Sachverständige im Wasserheilverfahren
geriren, aber mit ihrem endlosen Wickeln, ihren fast das Blut aus-
treibenden Dämpfen u. A. jeden Patienten abschrecken, richten den
größten Schaden an, der nur überaus schwer wieder gut zu machen
ist. Ich heiße das nicht das Wasser zu Heilzwecken gebrauchen,
ich heiße solche Gewaltthaten — man verzeihe den Ausdruck —
dem Wasser Schande anthun.

Wer immer die Wirkungen des Wassers versteht und in seiner
überaus mannigfaltigen Art anzuwenden weiß, besitzt ein Heilmittel, welches von keinem anderen, wie immer Namen habenden

Mittel übertroffen werden kann. Keines ist mannigfaltiger in der Wirkung, sozusagen dehnbarer als das Wasser. In der Schöpfung beginnt es mit dem unsichtbaren Luft- oder Dampfkügelchen, setzt sich fort im Tropfen und schließt ab mit dem den größten Theil der Erde erfüllenden Weltmeer. Das muß jedem Hydropathen ein Fingerzeig sein und sagen, daß eine jede Anwendung, mag sie Wasser in tropfbar- oder dehnbarflüssiger Form benützen, der Stei- gerung von dem gelindesten bis zum höchsten Grade fähig sei, daß in jedem Einzelfalle nicht der Patient sich nach dem Wickel, dem Dampf u. s. w., sondern jederzeit jedwelche Anwendung sich nach dem Patienten zu richten habe. —

In der Auswahl der zu treffenden Anwendungen zeigt sich der Meister. Der Heilende wird den zu Heilenden ohne jede Auffälligkeit streng prüfen. Zuerst werden die sekundären Leiden in die Augen springen, d. i. die Nebenkrankheiten, welche wie Giftpilze aus dem innern Krankheitsboden hervorschießen. Sie lassen in der Regel schnell auf den Herd der Krankheit, auf das Hauptleiden schließen. Man frägt und sieht nach, wie weit die Krankheit vorangeschritten, welches Unheil sie bereits angerichtet. Dann schaut man den Patienten an, ob er alt oder jung, schwach oder stark, mager oder korpulent, ob er blutarm, nervös u. s. w. sei. All diese Punkte und noch andere mehr zeichnen in den Geist das richtige Krankenbild, und erst, wenn dieses klar und fertig ist, greift man in die Wasserapotheke und wendet an nach dem Grundsatze: je gelinder, je schonender — desto besser und wirksamer.

Im Allgemeinen mögen an dieser Stelle noch folgende Be- merkungen Platz finden, welche die sämmtlichen Wasser- anwendungen angehen.

Keine wie immer Namen habende Anwendung kann schaden, wenn dieselbe in der vorschriftsmäßigen Weise genommen wird.

Die meisten derselben geschehen mit kaltem Wasser, sei es Brunnen-, Quell-, Flußwasser o. a. In allen Fällen, in denen nicht extra warmes Wasser verordnet ist, gilt der Ausdruck „Wasser" stets nur von kaltem Wasser. Dabei folge ich dem Erfahrungs- grundsatze: je kälter, desto besser. Zur Winterszeit mische ich für Gesunde in das zu Güssen bestimmte Wasser noch kältenden Schnee. Man werfe mir nicht Schroffheit vor; denn man bedenke die überaus kurze Dauer meiner Kaltwasseranwendungen. Wer es einmal gewagt hat, hat es für immer gewonnen, alle Vorurtheile sind ihm benommen. Indessen bin ich nicht unerbittlich.

Anfängern in der Wasserkur, schwächlichen, insbesondere ganz jungen und ältern, hochbetagten Personen; Kranken, welche das Kalte zurückschreckt; Leuten, welche wenig Naturwärme haben; Blutarmen und Nervösen gönne ich namentlich zur Winterszeit zum gewärmten Bad- und Gießraume (14—15° R.) mit Freuden für den Beginn laues, „abgeschrecktes" Wasser zu einer jeden Anwendung. Die Fliegen locke ich ja auch mit Honig, nicht mit Salz oder Essig.

Die warmen Anwendungen enthalten in jedem einzelnen Falle bezüglich der Wärmegrade, der Dauer u. s. w. genaue, spezielle Vorschriften. Die Wärmegrade, mit R. bezeichnet, bedeuten stets Réaumur.

Betreffs der kalten Anwendungen schulden wir (im dritten Theile ist dieser Punkt oftmals betont und des Weitern erörtert) in Kürze noch einige Winke, welche das Verhalten vor, während und nach der Anwendung regeln.

Niemand wage es, bei Kältegefühl, Frösteln u. s. f. irgend eine kalte Anwendung vorzunehmen, wenn dieses an der betreffenden Stelle nicht extra erlaubt ist. Die Anwendung soll thunlichst schnell (jedoch ohne Angst und Hast) vorgenommen werden; auch beim Aus- und Ankleiden sollen durchaus keine Verzögerungen eintreten z. B. durch langsames Zuknöpfen, Binden. All diese Nebenarbeiten können geschehen, wenn der ganze Körper einmal ordentlich bedeckt ist. Ein kaltes Vollbad soll, um ein Beispiel anzuführen, zum Auskleiden, Baden und Ankleiden die Zeit von 4—5 Minuten nicht übersteigen. Es bedarf dazu nur einiger Uebung. So oft bei einer Anwendung steht „1 Minute" *), soll damit die kürzeste Zeitdauer ausgedrückt werden; wenn es heißt 2—3 Minuten, so soll die Kälte wohl nachhaltiger, aber doch nicht länger einwirken.

Nach keiner wie immer Namen habenden kalten Anwendung wird (außer dem Kopfe und den Händen bis zur Handwurzel, Letzteres, um beim Anziehen der Kleider diese nicht naß zu machen) der Körper je abgetrocknet. Den nassen Körper bedeckt man sofort mit dem trockenen Hemde und den andern Kleidungsstücken; man thut dieses möglichst schnell, wie gesagt wurde, um thunlichst bald alle nassen Stellen luftdicht abzuschließen. Dieses Verfahren erscheint Manchem, ja den Meisten, eigenthümlich, da sie meinen, sie müßten jetzt den ganzen Tag „naß herumlaufen". Bevor

---

*) Landleuten, welche mit Taschenuhren nicht versehen sind oder mit denselben auf gespanntem Fuße stehen, rathe ich immer, sie sollen auf 1 Minute 2 Vaterunser rechnen.

sie ein Urtheil fällen, mögen sie es nur ein mal probiren. Sie werden es alsbald fühlen, wozu das Nichtabtrocknen taugt und gut ist. Das Abtrocknen ist ein Reiben und erzeugt, da es unmöglich an allen Stellen auf ganz gleichmäßige Weise geschehen kann, un= gleichgradige Haut= und Naturwärme, was bei Gesunden wenig, bei Kranken und Schwachen oft sehr viel zu bedeuten hat. Das Nicht= abtrocknen verhilft zu der geordnetsten, gleichmäßigsten und schnellsten Naturwärme. Es geschieht gleichsam, wie wenn man Wasser in's Feuer spritzt. Die innere Körperwärme benützt das am äußeren Kör= per anklebende Wasser als Material zu rascher Bildung intensiverer, größerer Wärme. Wie gesagt, nur auf eine Probe kommt es an.

Dagegen verordnen wir strenge, daß der Angekleidete nach jeder Wasseranwendung sich Bewegung mache (geschehe es durch Arbeit oder Spazierengehen), welche so lange dauere, bis alle Theile des Körpers vollkommen trocken und normal warm sind. Im Beginne der Bewegung kann man etwas rascher gehen, nach Eintritt der Wärme langsamer. Man fühlt selbst am besten, wann die normale Körperwärme eingetreten ist und die Be= wegung, das Gehen aufhören kann. Solche Patienten, welche schnell erhitzt sind und leicht in Schweiß kommen, sollen gleich von Anfang an langsamer und eher etwas länger gehen und ja nicht schwitzend oder erhitzt sich setzen, selbst nicht im warmen Zimmer. Ein Katarrh wäre unausbleibliche Folge.

Als Regel für Alle kann gelten, daß die Minimalzeit, die kleinste Zeit der Bewegung nach einer Anwendung, stets ¼ Stunde betragen soll. Wie dieselbe ausgefüllt werde (durch Lesen, Arbeit u. s. w.), bleibt sich gleich.

Diejenigen Anwendungen, welche das Bett vorschreiben, vornehmlich die Aufschläger und die Wickelungen, enthalten diese Notiz an Ort und Stelle, ebenso das einer jeden besonderen Uebung Eigen= artige. Wer bei einer solchen Anwendung einschläft, den soll man im Frieden schlafen und ruhen lassen, selbst wenn die vorgeschriebene Zeit vorüber ist. Wie beim kleinsten und größten Bedürfniß, versieht auch hier die Natur selbst die besten und genauesten Weckuhrdienste.

Sind Tücher nothwendig, so verstehe ich darunter niemals feine Leinwand, sondern körniges, wo möglich gröberes Reisten. Wenn einfache, arme Leute statt dessen nur abgenützten Zwilch, einen hänfenen Kaffeesack oder noch Aermere einen weichen „Rupf" o. A. zur Hand haben, so sind sie nicht im Nachtheil. Zum Abwaschen des Körpers, was oft vorkommt, taugt ebenfalls am besten ein ziemlich grobes, linnenes oder hänfenes Tuchstück.

2*

Aus Gründen, welche ich in der Einleitung kurz andeutete, bin ich gegen die Wolle als Kleidungsſtück auf bloßer Haut. Dagegen dient mir der Wollſtoff vorzüglich als Umhüllung z. B. des eiskalten Wickels. Er entwickelt raſche und reichliche Wärme und ſteht in dieſer Beziehung unübertroffen da. Aus dem gleichen Grunde empfehle ich bei ſolchen Anwendungen das Feder-bett als Zudecke.

Das ſogenannte Frottiren, ob es nun durch Reiben oder Bürſten oder ſonſt einen Gewaltakt geſchehe, findet bei meinen Anwendungen keine Stelle. Den einen Zweck desſelben, der im Erwärmen beſteht, erfüllt bei mir gleichmäßiger und egaler das Nichtabtrocknen, den andern, nämlich die Oeffnung der Poren, die Steigerung der Hautthätigkeit u. ſ. w. beſorgt das grobe Linnen- oder Reiſtenhemd, wieder mit dem Vortheile, daß dieſes nicht wie die Bürſte minutenlang, ſondern bei Tag und bei Nacht, ohne Opfer von Zeit und Kraft arbeitet. Wenn an manchen Stellen von kräftiger Abwaſchung die Rede iſt, ſo verſtehe ich darunter lediglich ein ſchnelles Abwaſchen der ganzen zu behandelnden Stelle. Das Naß-werden, nicht das Geriebenwerden iſt Hauptſache.

Ein Punkt möge hier noch erwähnt werden. Die Anwen-dungen am Abende, in der Zeit vor dem Schlafengehen, behagen den meiſten Menſchen nicht, ſie werden dadurch aufgeregt, gleichſam aus dem beginnenden Schlafe gerüttelt. Andere dagegen wiegt eine gelinde Abendanwendung in ſanften Schlaf. Ich empfehle ſolche An-wendung im Allgemeinen nicht, rathe indeſſen einem Jeden, er möge in dieſem Stücke nach ſeinem Gutdünken, nach ſeinen Erfahrun-gen handeln, da ja er allein auch die Folgen zu tragen haben wird.

Bezüglich der ſpeziellen Kenntniſſe für eine jede beſondere An-wendung verweiſe ich auf den ganzen erſten Theil, bezüglich des Gebrauches derſelben für Kranke inbeſondere auf den dritten Theil dieſes Büchleins. Daſelbſt iſt auch angegeben, welche Anwendungen für ſich allein als ſogenannte ganze, und welche nur als Theil-anwendungen, d. h. als ſolche, welche nur in Verbindung mit anderen auftreten, zu gelten haben, ebenfalls, welche der Anwen-dungen (Dämpfe) beſondere Vorſicht erheiſchen.

Ich ſchließe dieſen allgemeinen Theil mit dem Wunſche, daß durch die Waſſerübungen recht viele Geſunde noch mehr erſtarken und recht viele Kranke geneſen mögen, und beginne vorerſt mit einer kurzen Aufzählung der Abhärtungsmittel, ſodann mit der eigentlichen Abhand-lung über die bei mir im Gebrauche ſtehenden Waſſeranwendungen.

Abhärtungs-Mittel.

Als Abhärtungsmittel nennen wir:

1. das Baarfußgehen;
2. „ „ im nassen Grase;
3. „ „ auf nassen Steinen;
4. „ „ im neugefallenen Schnee;
5. „ „ im kalten Wasser;
6. das Kaltbaden der Arme und Beine (Füße);
7. den Knieguß (mit oder ohne den Oberguß).

---

1. Das natürlichste und einfachste Abhärtungs-Mittel besteht im **Baarfußgehen.**

Dieses kann, entsprechend den verschiedenen Ständen und Lebensaltern, auf die mannigfaltigste Weise geübt werden.

Ganz kleine Kinder, welche noch gänzlich auf die Hilfe Anderer angewiesen und in die Windeln, in's Tragekissen, an's Zimmer gebannt sind, sollen wo möglich nie eine Fußbekleidung tragen. Könnte ich dieses allen Eltern, besonders den allzu besorgten Müttern, als Kanon, als feststehende, unumstößliche Regel tief einprägen! Mit Vorurtheilen behaftete Eltern, die sich dazu nie verstehen wollen, mögen sich der kleinen Unbeholfenen erbarmen und zum Mindesten für eine solche Fußbekleidung sorgen, durch welche die frische Luft leicht auf die Haut dringen kann.

Kinder, welche bereits stehen und gehen können, wissen sich schon selbst zu helfen. Ohne alle Menschenrücksichten werfen sie die lästigen, die Füße quälenden Schuhe und Strümpfe von sich und sind ganz glückselig, besonders zur Frühjahrszeit, wenn man sie

frei herumtummeln läßt. Manchmal blutet eine Zehe; doch das
hält ſie nicht ab, bald wieder baarfuß zu gehen. Die Kinder thun
dieſes ganz inſtinktiv, einem gewiſſen Naturtriebe folgend, den wir
Alte auch verſpüren würden, wenn die überfeinerte, ſchablonirende,
Schraubſtockdienſt thuende, alles Natürliche wegdrechſelnde Bildung
uns nicht vielfach allen geſunden Sinn genommen hätte.

Die Kinder der Armen werden in ihrem Vergnügen ſelten
geſtört. Weniger vom Glücke begünſtigt ſind die Kinder der
Vornehmen und Reichen, und ſie fühlen wahrlich das Bedürfniß nicht weniger als ihre Kameraden aus armem Stande. Ich
ſah einſt die Knaben eines hohen, angeſehenen Beamten. Kaum
glaubten ſie ſich aus der Schußweite der durchdringenden Augen
des geſtrengen Herrn Papa, da flogen auch ſchon die feinen Schühchen
und die noch feineren, rothen, gelben, weißen Strümpfchen über alle
Hecken, und fort ging's im Galopp über die ſaftig grüne Wieſe.
Die Mama, eine Frau von geſundem Sinne, ſah dieſes nicht un-
gern; erblickte aber zufällig der Papa ſeine Prinzen in ſolchem un-
gehörigen Aufzuge, dann gab es lange Strafpredigten und noch
längere Standesunterweiſungen über Unbildung und Bildung und
Standesgefühl und Standesehre. Das ging den Kleinen ſo tief zu
Herzen, daß ſie andern Tags noch munterer baarfuß im Graſe
hüpften. Nochmals ſage ich, laſſe man wenigſtens den noch nicht
verbildeten Kindern ihre Freude!

Einſichtige Eltern, welche ſolches gerne geſtatten wollten,
aber in der Stadt leben und keinen einſamen Garten oder Raſen-
platz beſitzen, können den Kleinen das Baarfußgehen zu gewiſſen
Zeiten in irgend einem Zimmer, auf irgend einem Gange
u. ſ. w. geſtatten, wenn nur die Füße wie Geſicht und Hände zuweilen einmal frei aufathmen, nach Fußesluſt friſche Luft einſaugen,
ſich in ihrem Elemente bewegen können.

Erwachſene Leute der ärmeren Klaſſen, insbeſondere
auf dem Lande, brauche ich nicht zu ermahnen; dieſelben gehen viel
baarfuß und beneiden nicht den reichſten Städter um ſeine vornehmen, ausgeſchnittenen oder nicht ausgeſchnittenen, lackirten oder ge-
ſchnürten Fußfoltern, die preſſenden und die Füße feſſelnden Schuhe
und Strümpfe. Thörichte Landleute mit ſtädtiſchen Manieren, die
ſich ſchämen, es den Ihrigen gleichzuthun, ſind durch ihren Eigen-
dünkel geſtraft genug; die altmodiſchen Conſervativen ſollen an der
guten Tradition treu feſthalten. In meiner Jugendzeit ging auf dem
Lande Alles baarfuß: Kinder und Erwachſene, Vater und Mutter,
Bruder und Schweſter. In die Schule, zur Kirche waren die Wege

stundenweit; die Eltern gaben uns ein Stück Brod und einige
Aepfel zur Reisezehrung, so auch Schuhe und Strümpfe als Fuß=
bekleidung. Doch diese hingen bis zum Eintritt in die Schule oder
in die Kirche am Arme oder über die Achsel, nicht allein zur
Sommers=, selbst in der kälteren Jahreszeit. Kaum machte im
beginnenden Frühling auf der Höhe meiner Heimath der Schnee
Miene, sich zurückzuziehen, da traten unsere bloßen Füße schon ihre
Spuren in den mit seinem Wasser getränkten Boden, und wir fühlten
uns froh, heiter und gesund dabei.

Erwachsene in den Städten, gar solche, welche besseren,
ja den vornehmen Ständen angehören, können dieser Uebung sich
nicht unterziehen, das ist klar. Wenn sie in ihrem Vorurtheile bereits
so weit gekommen sind, daß sie meinen, sie könnten, wenn ihre zar=
ten Füße beim Aus= oder Ankleiden nur einen Augenblick auf dem
bloßen Boden des Salons, nicht auf warmen, weichen Teppichen
stehen, Rheumatismus, Katarrh, Halsleiden oder Aehnliches sich zu=
ziehen, so lasse ich sie vollkommen ungestört. Wenn aber Manche
doch Etwas thun und sich abhärten wollten, was hindert sie, Abends
unmittelbar vor dem Schlafengehen oder in der Frühe beim Aufstehen
10 Minuten, $\frac{1}{4}$ Stunde, $\frac{1}{2}$ Stunde lang eine derartige Promenade
zu machen? Dieselbe könnte die ersten Male, damit der plötzliche
Beginn nicht zu stark empfunden wird, in den Strümpfen, später
mit bloßen Füßen und noch später baarfüßig also geschehen, daß
vor dem Zimmer=Spaziergange die Füße bis über die Knöchel einige
Augenblicke in kaltes Wasser getaucht werden.

Bei guter Eintheilung, bei gutem Willen, bei wahrem Streben
nach Erhaltung seiner Gesundheit wird ein Jeder, selbst der Vor=
nehmste, selbst der in seinem Berufe Angestrengteste noch so viel
Zeit gewinnen, um sich selbst diese Wohlthat zu spenden.

Ein mir sehr gut bekannter Priester ging jedes Jahr auf
mehrere Tage zum Besuche eines guten Freundes, welcher einen
größeren Garten besaß. Der Morgenspaziergang galt stets diesem
Garten, dessen durch Thau genäßtes Gras so lange die bloßen Füße
labte und den Körper erquickte, als der Geist mit dem Brevier=
gebet beschäftigt war. Gar oft hielt mir dieser Herr Lobreden auf
die vortrefflichen Wirkungen des Baarfußgehens.

Eine Reihe Namen von Personen der höheren und höchsten
Stände stünde mir zu Gebote, die den wohlmeinenden Rathgeber
nicht verachteten und zu guter Jahreszeit bei Morgengängen im ein=
samen Walde oder auf abgelegener Wiese durch Baarfußgehen sich
abzuhärten suchten.

Einer aus dieser verhältnißmäßig immer noch sehr kleinen Zahl
gestand mir, er habe im Jahre selten eine Woche erlebt ohne einen
wenn auch nur kleinen Katarrh. Diese überaus einfache Uebung habe
ihn für immer von dieser Empfindsamkeit und Empfänglichkeit befreit.

Den Müttern widme ich an dieser Stelle noch ein besonderes
Wort. Es kann kurz sein; denn an anderer Stelle habe ich ver=
sprochen, ihnen, wenn Gott mir Leben und Gesundheit schenkt, später
einmal einige praktische Winke für eine gute, hauptsächlich den Leib
betreffende Erziehung zu geben. Die Mütter sind in erster Linie
dazu berufen, für die Heranziehung eines stärkeren, widerstands=
fähigeren Geschlechtes zu sorgen, die wuchernde, so arge Lücken in
die menschliche Gesellschaft reißende Verweichlichung, Entkräftung,
Blutarmuth, Nervosität, und wie all die Lebenssauger und Lebens=
abkürzer heißen, beseitigen zu helfen. Das geschieht durch Abhär=
tung, durch weise Abhärtung des Kindes vom zartesten Alter an.
Luft, Nahrung, Kleidung sind Bedürfnisse, welche der Säugling
ebenso nothwendig braucht als der Greis. Sie bilden zugleich das
Gebiet der Abhärtung. Je reiner die Luft ist, welche das Kleine
einathmet, desto besser das Blut. Um dieses schwache Geschöpflein
recht schnell an den Aufenthalt in frischer Luft zu gewöhnen, thun
diejenigen Mütter gut, welche nach den täglichen warmen Bädern
das Kleine 2—3 Sekunden in kälteres, wie von der Sonne er=
wärmtes Wasser tauchen oder es rasch kalt abwaschen. Das warme
Wasser allein macht schlaff und verweichlicht, die abschließende kalte
Waschung stärkt, härtet ab und sichert eine gesunde Körperentwick=
lung. Die anfänglichen Zeichen einer weinerlichen Empfindsamkeit
werden bei der dritten oder vierten Anwendung von selbst ausbleiben.
Diese Abhärtung stählt die noch ganz kleinen Kinder gegen die so
häufigen Erkältungen und deren Folgen und erspart den Müttern, welche
diesen Uebelständen vorbeugen wollen, die jeden denkenden Menschen
wahrhaft entsetzenden Einmummungen und Einhüllungen in Wolle
und andere schwere, jeden Luftzutritt hindernde Stoffe. In diesem
Stücke wird furchtbar gegen die kleinen Gesundheiten gesündiget. Die
zarten Körperchen stecken in förmlichen verbrennenden Wollöfen: der
kleine Leib keucht unter der Last der Binden und Decken, das Köpf=
chen ist eingepuppt, daß ihm Hören und Sehen vergehen müssen,
der vor Allem abzuhärtende Hals trägt außer den allgemeinen noch
besondere Wärmemittel, die ihn gegen die äußere Luft vollends ab=
schließen. Schon wenn der oder die Kleine auf dem Arm des
Kindsmädchens ruht, um ausgetragen oder ausgefahren zu werden,
sieht die verzärtelnde Mama nochmals nach, ob ja jedes Winkelchen

und jede Ecke sorglichst verschlossen sei. Wen darf bei sothanen Umständen, bei diesem gänzlichen Mangel der leisesten Spur von rationellem Abhärtungssinne wundern, wenn Diphteritis, Halsbräune u. s. w. jährlich eine unzählbare Schaar der kleinen, ich möchte sagen jedem Windhauche erliegenden Wesen hinwegraffen; wenn viele Familien von Schwächlingen gleichsam wimmeln; wenn die Mütter über hektische, krampfhafte und andere früher fast unbekannte Zustände insbesondere bei den Mädchen täglich Klage führen? Und wer erst vermöchte die geistigen Gebrechen zu zählen, diese tauben Blüthen und faulen Früchte eines Körpers, welcher vor der normalen Entwicklung und Kräftigung schon sein langsames Siechthum beginnt. Mens sana in corpore sano. Eine gesunde Seele wohnt nur in einem gesunden Körper. Eine Hauptvorbedingung der Entwicklung einer ausdauernden Gesundheit bildet die frühzeitigste Abhärtung. Daß alle Mütter ihre dießbezügliche Aufgabe und Verantwortung früh genug und tief erfaßten und keine Gelegenheit versäumten, aus guten Quellen sich guten Rath zu holen!

2. Eine besondere, überaus wirksame Art des Baarfußgehens ist das **Gehen im nassen Grase,***) gleichviel, ob dieses durch Thau, Regen oder Wasseraufguß genäßt sei. Im dritten Theile wird man dieser Abhärtungsübung recht oft begegnen, und ich kann dieselbe Jung und Alt, Gesunden und Kranken, unbehindert jeder andern Anwendung, bestens empfehlen.

Je nässer das Gras ist, je länger die Uebung fortgesetzt und je öfter dieselbe wiederholt werden kann, desto vorzüglicher wird der Erfolg sein. In der Regel dauert der Graslauf 1—3 Viertelstunden.

Nach vollendeter Fußpartie werden alle nicht an die Füße gehörigen Anhängsel, wie Laubgras oder Sand rasch abgewischt, die Füße indessen nicht abgetrocknet, sondern im status quo, d. i. naß, wie sie sind, sofort mit trockner Fußbekleidung versehen. Auf das Gehen im Grase folgt jetzt ein Gehen mit bekleideten Füßen auf trockenem, mit Sand oder Stein bedecktem Wege, im Beginne etwas schneller, allmählig im gewöhnlichen Tempo. Die Dauer des Gehens hängt ab von dem Trocken- und Warmwerden der Füße und dürfte eine Viertelstunde nicht übersteigen.

Ich ermahne bringend, die Worte „trockene Fußbeklei-dung" wohl zu bemerken und niemals sich nach dieser Anwendung

---

*) Das Gehen im nassen Grase ist bei Weitem vorzuziehen dem Gehen auf nasser Erde.

naſſer, angefeuchteter Strümpfe zu bedienen. Die Folgen würden
ſich in Kopf und Hals bald ſchon melden; das hieße nicht auf=
bauen, ſondern einreißen. Es dürfte angemeſſen ſein, junge, ſchnelle,
unbeſonnene Leutchen an die Vorſicht zu mahnen, die ausgezogenen
Schuhe und Strümpfe nicht in's naſſe Gras zu werfen, ſondern
im Trockenen bereit zu halten, daß ſie ſpäter die naßkalten Füße
warm empfangen und bald wieder in die gehörige Wärme bringen.
Dieſe Uebung, wie das Baarfußgehen überhaupt, kann vorgenommen
werden, ſelbſt wenn die Füße kalt ſind.

3. Dem Gehen im naſſen Graſe kommt in der Wirkung
ziemlich gleich das **Gehen auf naſſen Steinen,** das Vielen be=
quemer und leichter iſt. Jedes Haus und Häuschen hat im Par=
terre oder in einem Stockwerke, in der Waſchſtube oder Backküche
u. ſ. w. ein größeres oder kleineres Steinpflaſter: beide genügen zu
unſerem bloßfüßigen Spaziergange auf naſſen Steinen. Im lang=
geſtreckten Steingange wird man mit geflügeltem Schritte hin= und
herwandern; auf einem Fleckchen von 4—5 Steinplatten wird man
die Steine treten wie der Winzerbube die Trauben, wie an manchem
Orte der Bäckerlehrling den Teig tritt. Die Hauptſache beſteht
lediglich darin, daß die Steine naß ſind, und daß man nicht ruhig
auf denſelben ſtehe, ſondern in ziemlich raſcher Bewegung gehe.
Zum Benetzen der Steine nimmt man am beſten eine Gießkanne
oder einen Krug, zieht eine den Raumverhältniſſen entſprechend dicke
Waſſerlinie, welche man durch das Treten verbreitet. Sollten die
Steine zu raſch trocknen, ſo müßte das Neuaufgießen ein, zuweilen
zwei bis drei Mal erneuert werden; hiebei dient das kälteſte Waſſer
am vorzüglichſten.

In Fällen, in denen dieſes Abhärtungsmittel zu Heilzwecken
verwendet wird, darf ſeine Anwendungszeit die Dauer von 3—15
Minuten nicht überſchreiten. Dieſe wird ſich richten nach dem Zu=
ſtande des Patienten, ob er ſtärker oder ſchwächer, blutarm u. ſ. w.
ſei; in der Regel dürften 3—5 Minuten ausreichen. Als reines
Abhärtungsmittel von Geſunden kann die Uebung bis zu ½ Stunde
und noch länger ohne Schaden ausgedehnt werden. Ich empfehle
ſie allen Jenen, welche eine ſolide Abhärtung beginnen wollen.
Selbſt der Schwächſte und Empfindlichſte möge ſich nicht ab=
ſchrecken laſſen.

Wer an kalten Füßen leidet, Halsbeſchwerden, Katarrhen
leicht zugänglich iſt, Blutandrang zum Kopfe und von letzterem

erzeugtes Kopfweh hat, trete oft diese Steinwanderung an. Er thut gut, wenn er dem aufzugießenden Waſſer etwas Eſſig beimiſcht.

Für die Bekleidung und Bewegung gelten dieſelben Regeln wie beim Gehen im Graſe. Wie Letzteres, ſo kann auch das Stein= gehen mit kalten (vor der Uebung nicht warmen) Füßen geſchehen.

4. Größere Wirkung als durch die beiden vorhergehenden Uebungen wird erzielt durch das **Gehen im neugefallenen Schnee.** Wir bemerken ausdrücklich im neugefallenen, friſchen Schnee, der ſich ballt oder wie Staub den Füßen anlegt, nicht in altem, ſtarren, feſtgefrorenen Schnee, welcher zu empfindlich kältet und nichts taugt. Zudem ſoll dieſe Wanderung nie angetreten werden bei ſchneidend kaltem Winde, wohl aber, wenn bei der Frühlingsſonne der Schnee ſchmilzt. Ich kenne Manchen, der in ſolcher Schneeſulze $\frac{1}{2}$, 1 ganze, $1\frac{1}{2}$ Stunden mit den beſten Erfolgen herumſpazierte. Kleine Ueberwindung koſteten nur die erſten Mi= nuten des Beginnes; ſpäter zeigte ſich von Unbehagen oder beſon= derer Kälte keine Spur mehr. Die regelmäßige Dauer dieſes Schnee= ganges iſt 3—4 Minuten. Ich betone ausdrücklich, es darf nicht ſtille geſtanden, es muß gegangen werden.

Zuweilen kommt es vor, daß gar zu zarte, der äußern Luft ganz entwöhnte Zehen die Schneekälte nicht ertragen können und Schneefieber bekommen, d. i. trocken, heiß werden, ſchmerzhaft brennen und aufſchwellen. Man erſchrecke nicht, die Sache hat keine Bedeu= tung, und die Heilung erfolgt ſchnell, wenn man die trockenen Zehen öfters mit Schneewaſſer tränkt oder mit Schnee leicht reibt.

Die Schneetour kann im Herbſte z. B. erſetzt werden durch einen Gang im Graſe mit Reif. Das Kältegefühl iſt hier viel empfindlicher, da der Körper in dieſer Uebergangszeit noch zu wenig der Sommerwärme entwöhnt iſt. Im Winter ſelbſt vertritt den Schneegang ein Gang auf Steinplatten, welche mit Schnee= waſſer getränkt wurden. Bezüglich des Ankleidens und der Be= wegung leſe man die bei den vorhergehenden Nummern ange= gebenen Regeln.

Das ſind Thorheiten, Narrheiten u. ſ. w., ſo lauten in der Regel die Empfehlungen insbeſondere dieſer Abhärtungsübung, von der man Erkältungen, Rheumatismen, Halsleiden, Katarrhe, alles Mögliche fürchtet. Es kommt Alles nur auf eine Probe und kleine Ueberwindung an; man wird ſich bald überzeugen, wie unbegründet die Vorurtheile sind, und wie der schreckliche Schneegang statt der Nachtheile — große Vortheile bringt.*)

Vor vielen Jahren kannte ich eine höhere Beamtenfrau. Die energische Mutter hielt große Stücke auf die Abhärtung ihrer Kinder: wählerisches Verfahren beim Essen oder Trinken wurde durchaus nicht geduldet, Klagen über Witterung, Wärme, Kälte u. s. w. stets gerügt. Sobald der erste Schnee fiel, versprach sie den Jungen Butter=, Honigbrod, wenn sie es wagten, eine Weile es baarfuß mit dem Schnee aufzunehmen. So that sie lange Jahre; die Kinder erstarkten, strotzten von Kraft und waren ihr ganzes Leben überaus dankbar für diese nichts weniger als weichliche Erziehung. Diese Mutter hat ihre Aufgabe vortrefflich verstanden.

Das wäre der Schneelauf von Gesunden; es folgen zwei Fälle, welche zeigen sollen, wie erfolgreich man ihn bei manchen Leiden anwendet.

Eine Person litt viele Jahre hindurch zur Winterszeit an Frostbeulen, welche aufbrachen, eiterten und große Schmerzen verursachten. Im ersten Herbstschnee fing sie, meinem Rathe folgend, die Schneegänge an, wiederholte dieselben öfters und blieb von den lästigen Beulen gänzlich verschont.

Erst kürzlich kam ein 17 jähriges Mädchen zu mir und klagte über heftige Zahnschmerzen. Gingest Du fünf Minuten in den neugefallenen Schnee, sagte ich ihr, Dein Zahnweh würde bald verschwinden. Es befolgte augenblicklich den Rath, eilte dem Garten zu und kam nach 10 Minuten zurück mit dem freudigen Rufe, daß alles Zahnweh gänzlich nachgelassen.

Niemals darf das Schneegehen stattfinden, wenn nicht der ganze Körper warm ist. Wen friert und fröstelt, der suche zuerst durch Arbeit oder Bewegung die normale Leibeswärme sich zu verschaffen. Personen, welche an Fußschweiß, offenen Füßen, aufgesprungenen oder eiternden Frostbeulen leiden, können selbstverständlich niemals im Schnee gehen, bis anderweitige Heilung (s. Fußbad oder Fußdampf) eingetreten.

---

*) Manche Aerzte kenne ich, welche diese Uebung durchaus billigen, wenn sie nur mit der gehörigen Vorsicht geschieht. Andere, welche zum Vorwurf der Schroffheit Neigung haben, erinnere ich an die viel schroffere Verwendung des Eises.

5. Im Wasser gehen. So einfach es scheint, im Wasser bis an die Waden zu gehen, so dient gerade diese Anwendung a) zur Abhärtung. Es wirkt diese Anwendung auf den ganzen Körper, kräftigt die ganze Natur; b) wirkt günstig auf die Nieren und auf Ableitung des Harnes, verhütet deßwegen manche Leiden, die in den Nieren, der Blase und im Unterleib entstehen; c) wirkt recht gut auf die Brust, erleichtert das Athmen und leitet Gase aus dem Magen; d) wirkt besonders gegen Kopfleiden, Eingenommenheit des Kopfes, Kopfschmerzen. Man kann dies Abhärtungsmittel anwenden, indem man in einer Badewanne (oder Schaff, Zuber) anfangs bis über die Knöchel im kalten Wasser Bewegung macht. Wirksamer ist es, wenn die Abhärtung gesteigert wird und man bis an die Waden im Wasser geht, am wirksamsten, wenn das Wasser bis zu den Knieen reicht.

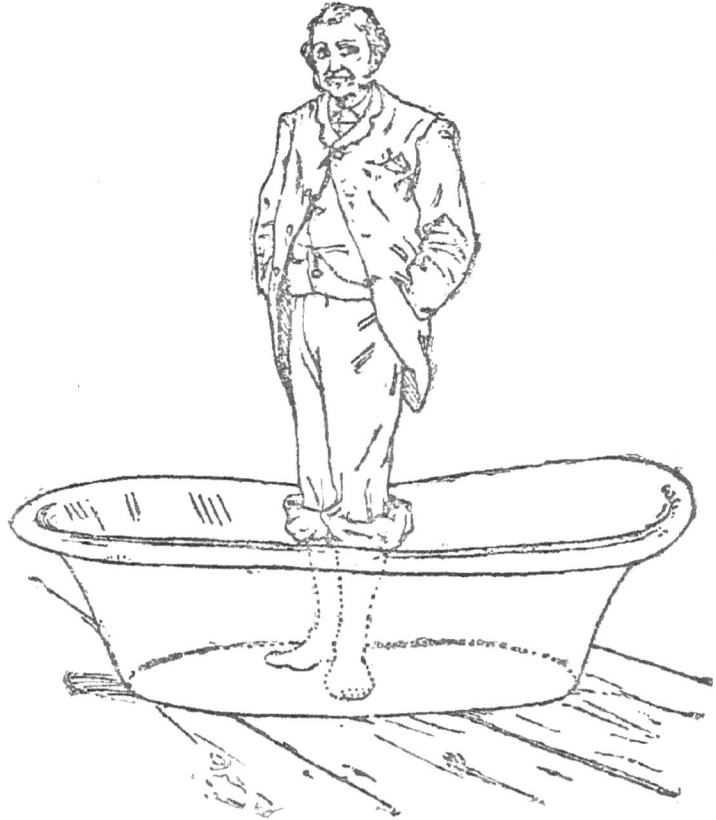

Die Dauer betreffend, kann man anfangen mit 1 Minute, dann länger bis 5 und 6 Minuten. Je kälter dabei das Wasser, um so besser. Nach solcher Anwendung ist Bewegung im Winter im warmen Zimmer, im Sommer im Freien zu machen bis zur vollständigen Erwärmung. Im Winter kann Schnee in's Wasser gethan werden. Bei Schwächlingen kann man auch mit warmem Wasser anfangen und nach und nach zum kälteren und schließlich zum ganz kalten übergehen.

6. Zur Abhärtung speziell der Extremitäten, der Arme und Beine, dient folgende Uebung in vorzüglicher Weise: Man steht in's kalte Wasser bis an oder über die Kniee, nicht länger als eine Minute. Nach dem Bekleiden der Füße entblößt man die

Arme bis zu den Achſeln und hält auch dieſe eine Minute in das
kalte Waſſer. Beſſer thut Derjenige, der beide Uebungen zu gleicher
Zeit vornimmt. Wer im Beſitze einer größeren Badewanne iſt, kann
dieſes unſchwer thun. Die Uebung kann auch in der Art vorgenommen werden, daß die Füße in ein eigenes Gefäß am Boden
zu ſtehen und die entblößten Arme und Hände in ein auf einem
Stuhl erhöhtes Holzſchaff zu ruhen kommen.

Nach manchen Krankheiten wende ich dieſe Uebung gerne an,
um den Fluß des Blutes nach den Extremitäten zu ſteigern.

Das Eintauchen der Arme allein thut gute Dienſte all Denen,
welche an Froſtbeulen und kalten Händen zu leiden haben.

Die Vornahme dieſer Uebung fordert, daß der Körper ſich
normal warm fühlt (nicht fröſtelt). Füße, welche bis über die
Knöchel (nicht bis über die Waden), Arme, die bis zum Ellenbogen
kalt ſind, ſollen von der Applizirung nicht abhalten.

7. Als letztes Abhärtungsmittel ſei der **Knieguß** aufgezählt.
Man ſuche die Art ſeiner Applizirung bei den Gießungen. Er iſt
der beſondere Freund der Füße, indem er in deren blutleere Adern
das Blut lockt.*) An dieſer Stelle habe ich nur zu bemerken, daß
ich den Knieguß, wenn ihn Geſunde zur Abhärtung benützen, in
ſtärkeren Formen gebe. Es wird dieſes z. B. dadurch erreicht,
daß ich den Strahl höher auffallen laſſe, daß ich zur Winterszeit
das Waſſer durch Schnee und Eis noch mehr kühle u. ſ. w.

Die Uebung kann nur vorgenommen werden, wenn der Körper
warm iſt (nicht fröſtelt). Bis zu den Knöcheln kalte Füße ſollen
die Anwendung nicht hindern. Deßgleichen darf der Knieguß allein,
d. i. ohne von einer andern Anwendung begleitet zu ſein, nicht zu
lange fortgeſetzt werden (nicht über 3—4 Tage). Wer ihn länger
gebraucht, gebraucht ihn im Wechſel mit dem Oberguß oder dem
Eintauchen der Arme (ſ. Nr. 5), in der Frühe die eine, Nachmittags die andere Anwendung.

Dieſe angeführten Abhärtungsmittel mögen genügen. Dieſelben können zu jeder Jahreszeit vorgenommen, im Winter und Sommer fortgeſetzt werden. Im Winter wird man die eigentliche Anwendung etwas abkürzen, dagegen die Bewegung nach derſelben um

---

*) Bei einem hohen Herrn bildete ſich anſtatt der Nägel an den Zehen
nur mehr eine weiche Maſſe. Die Kniegüſſe reichten hin, das Blut alſo zu
treiben, daß es auch den Nägeln wieder gab, was ihnen gehörte. Sie
wurden feſt wie früher.

ein Weniges verlängern. Ungewohnte thun gut, die Abhärtungs=
übungen nicht leicht im Winter, zur kalten Jahreszeit zu beginnen.
Vornehmlich gilt dieses Allen, welche an Blutarmuth, innerer Kälte
viel leiden und durch Wollenkleidung verwöhnt, verweichlicht, em=
pfindlich geworden sind. Ich sage dieses, nicht als ob ich Schaden
befürchtete; ich fürchte lediglich das Abgeschrecktwerden von einer
überaus guten Sache.

Gesunde und Kränkelnde können ohne Bedenken sämmtliche
Uebungen vornehmen, beide mit Vorsicht und die Anweisungen genau
befolgend. Schlimme Folgen sind niemals der Anwendung, sondern
stets irgend einer größeren oder kleineren Unvorsichtigkeit zuzuschreiben.
Selbst bei Schwindsüchtigen, bei denen das Leiden schon ziemliche
Fortschritte gemacht hatte, habe ich die Nummern 1. 2. 3. 6. mit
großen Erfolgen angewendet.

All die Leutchen, denen mein Büchlein in erster Linie gilt,
brauche ich nicht zur Abhärtung aufzumuntern. Ihr Beruf, die
täglichen Pflichten bringen täglich, oft stündlich das eine oder andere
der genannten und viele, unzählige, ungenannte Abhärtungsmittel
von selbst mit sich. Sie mögen ruhig ausharren und Niemanden
beneiden, der es scheinbar besser hat als sie. Das sind Täuschungen,
sehr oft, ja meistens große Täuschungen.

Diejenigen meiner verehrten Leser, welche die angeführten
Dinge vielleicht noch niemals, auch nur dem Namen nach gehört
haben, lade ich ein, vor dem Verdammungsurtheile eine kleine, die
kleinste Probe anzustellen. Wenn dieselbe zu meinen Gunsten aus=
fällt, soll es mich freuen, nicht meinetwegen, sondern wegen der
Wichtigkeit der Sache. Es brechen im Leben viele Stürme herein
über die Gesundheit der Menschen. Wohl Dem, der ihre (der
Gesundheit) Wurzeln durch die Abhärtung gut gefestigt, in die Tiefe
geleitet und gegründet hat.

Wasser-Anwendungen.

Die bei mir zur Anwendung kommenden Wasserheilmittel theilen sich in:

A. Aufschläger.
B. Bäder.
C. Dämpfe.
D. Gießungen.
E. Waschungen.
F. Wickelungen.
G. Trinken des Wassers.

A. Aufschläger.

Da beim Volke die folgenden Anwendungen bereits unter dem Namen „Aufschläger" eingebürgert und bekannt sind, so behalte ich die Benennung gerne bei, selbst auf die Gefahr hin, daß sie nicht ganz zutreffen sollte. Unter den Aufschlägern ist verwendet:

1. Der Oberaufschläger.

Ein größeres, grobes Linnenstück (Strohsackleinwand eignet sich sehr gut dazu) wird 3—4—6—8—10fach der Länge nach zusammengelegt, so breit und so lang, daß es vom Halse an die Brust und den ganzen Unterleib bedeckt. Rechts und links am Körper soll es nicht wie abgeschnitten aufhören, sondern zu beiden Seiten noch ein kleines Stück herunterhängen. Das so zubereitete Tuch wird in kaltes Wasser eingetaucht (zur Winterszeit darf Warmwasser gebraucht werden), tüchtig, d. i. vollständig ausge=
wunden und dann in oben beschriebener Weise dem zu Bette liegen=

ben Patienten aufgelegt. Darüber kommt eine Wolldecke oder ein 2—3fach zusammengelegtes Linnen, welches den Zweck hat, die nasse Auflage luftdicht abzuschließen, jeden Zutritt der Luft gründlich zu verhindern, darüber erst das Federbett. Um den Hals lege ich in der Regel noch ein ziemlich großes Tuch- oder Wollstück, um der von oben eindringenden Luft den Zugang zu wehren. Man sei mit dem Zudecken vorsichtig; denn leicht könnten sonst Erkältungen eintreten.

Der Aufschläger bleibt ¾—1 Stunde liegen; muß nach Vorschrift die Anwendung, welche in diesem Falle durch Kälte wirken soll, fortgesetzt werden, so muß auch der indessen warm gewordene Aufschläger erneuert, d. i. von Neuem naß gemacht werden.

Sobald die vorgeschriebene Zeit verstrichen, entfernt man die nassen Tücher, kleidet sich an und macht Bewegung, oder man bleibt noch eine kleine Zeit im Bette liegen.

Die Anwendung des Oberaufschlägers wirkt speziell auf die Austreibung versessener Gase in Magen und Unterleib.

Diese wie die folgenden Uebungen erfordern, daß der Körper warm sei.

2. Der Unteraufschläger.

Dem Oberaufschläger entspricht der Unteraufschläger, der, wenn beide Anwendungen successive, d. i. nach einander geschehen, zuerst an die Reihe kommt. Dabei ist Folgendes zu bemerken:

Da auch der Unteraufschläger im Bette zu nehmen ist, legt man, um das Naßwerden der Matratze oder des Strohsackes zu verhüten, über das Leintuch ein anderes Linnenstück, darüber der Breite nach eine Wolldecke („Kotze").

Dasselbe mehrfach (3—4 fach) zusammengelegte, vorher durchnäßte und ausgewundene, rohe Linnenzeug wird der Länge nach so auf die Wolldecke ausgebreitet, daß es vom letzten Halswirbel an die ganze Wirbelsäule, den ganzen Rücken, hinunterreicht. Darauf legt man sich mit dem Rücken, schlägt, um sich luftdicht abzuschließen, die ausgebreitete Wolldecke nach beiden Seiten ein und deckt sich mit Wolle und Federbett gut zu. Auch der Unteraufschläger soll ¾ Stunden gebraucht und im Verlängerungsfalle erneuert, von Neuem eingetaucht werden, da er wie der Oberaufschläger nur durch Kälte wirken soll. Die Verhaltungsmaßregeln nach der Anwendung sind dieselben wie die oben angegebenen.

Zur Stärkung des Rückgrates, des Rückenmarkes, bei Rückenschmerzen, beim Hexenschuß ist der Unteraufschläger eine vorzügliche Anwendung. Beim Hexenschuß z. B. kenne ich viele

Fälle, in denen zwei solcher Aufschläger, in einem Tage gebraucht, das Uebel gänzlich gehoben haben.

Auch bei Anstauungen von Blut, in der Fieberhitze wirkt der Unteraufschläger sehr gut.

In welchen einzelnen Fällen er zu gebrauchen, und wie oft er zu erneuern sei, das besagt die einzelne Krankheit.

3. Ober= und Unteraufschläger, zusammen genommen.

Wie nach einander, so können diese beiden Anwendungen auf einmal, zur selben Zeit genommen werden.

Man bereitet den Unteraufschläger vor, wie Nr. 2 besagt, deßgleichen den Oberaufschläger, den man neben das Bett legt. Ausgekleidet liegt man sodann auf den Unteraufschläger und applizirt sich den zur Seite parat, fertig liegenden Oberaufschläger. Das Zudecken mit Wolldecke und Federbett geht leicht. Ist Jemand zur Stelle, so kann er Beides, Federbett und Wolldecke, zu beiden Seiten gut einschlagen, daß nirgends die frische Luft Zutritt hat. Wichtig ist bei dieser Doppelanwendung, daß die der Breite nach unter dem Unteraufschläger aufgeschlagene Wolldecke so groß ist, daß sie gleich einer Binde beide nassen Aufschläger einhüllen kann.

Die Dauer der Anwendung beträgt zum Mindesten $\frac{3}{4}$, zum Höchsten eine Stunde.

Bei großen Hitzen, dann wieder bei Gasen, bei Congestionen, bei Hypochondrie und anderen Leiden thut dieselbe vorzügliche Dienste.

Der Name „Batzerei" darf uns nicht aus der Fassung bringen. Wende sie ruhig an diese etwas mühsame Kur, sie wird Dir manchen Batzen ersparen.

4. Auflage auf den Unterleib.

Ein Patient liegt zu Bett.

Ein 4—6 fach zusammengefaltetes Linnentuch wird in Wasser getaucht, ganz ausgewunden (daß es nicht mehr träufelt), auf den Unterleib (Magengegend und abwärts) gelegt und mit Wolldecke und Federbett sorgfältig zugedeckt. Die Anwendung kann $\frac{3}{4}$—2 Stunden dauern. Bei einer Dauer von zwei Stunden indessen soll die Auflage nach der ersten Stunde erneuert, d. i. von Neuem eingetaucht werden.

Diese Auflage leistet gute Dienste bei Magenbeschwerden, bei Krämpfen, auch wenn es gilt, das Blut von der Brust und vom Herzen wegzuleiten.

Sehr oft wird zum Eintauchen und Netzen des Tuches statt des Wassers Essig verwendet, wohl auch, wie Solches im Beson=

deren im III. Theile angegeben ift, Abſude von Heublumen, Zinnkraut, Haberſtroh u. ſ. w.

Um den Eſſig zu ſparen, gebe ich die Eſſigauflagen in der Art, daß ich zuerft ein zweifach gefaltetes Linnen in halb Waſſer und halb Eſſig eintauche und auf den bloßen Leib lege, darüber dann ein 3—4fach gefaltetes, nur in Waſſer getauchtes Tuch breite. Das Zudecken geſchieht wie oben.

Sehr oft bin ich gefragt worden, welche Grundſätze ich befolge bezüglich der Eisauflagen, des Aderlaſſens u. A. Dieſelben mögen hier in Kürze ihre Stelle finden.

Wer mit gerunzelter Stirne einem Feinde zur Verſöhnung die Fauſt bietet, wird ſchwerer zu Werke kommen, als wer ihm freundlichen Antlitzes und frohen Herzens die Hand reicht. Dieſes Bild will mir nicht übel dünken da, wo es ſich um die Anwendung von Eis oder um Waſſer handelt. Von jeher habe ich die Eisauflagen namentlich auf die edelſten Körpertheile (Kopf, Augen, Ohren u. ſ. w.) zu den ſchroffſten und gewaltſamſten Mitteln gerechnet, welche überhaupt zur Anwendung kommen können. Sie gehen der Natur nicht helfend an die Hand, daß ſie anfange, ſelbſt wieder zu arbeiten; ſie erzwingen gewaltſam etwas von ihr, und das muß ſich rächen. Eistuch und Eisbeutel und wie die Dinge heißen, ſind in meiner Werkſtätte unbekannte Größen und ſollen es auch für alle Zukunft bleiben. Man ſtelle ſich nur einmal die koloſſalen Gegenſätze vor. Drinnen im Körper die Glühhitze, draußen der Eisberg, dazwiſchen das leidende Glied, das von beiden bearbeitete Organ von zartem Fleiſch und Blut. Die Reſultate ſolcher Arbeit habe ich ſtets nur mit großem Bangen erwartet, und mein Bangen war in den meiſten Fällen ſehr gerechtfertigt.

Ich kenne einen Herrn, der ein ganzes Jahr hindurch bei Tag und bei Nacht auf einem Fuße Eisauflagen zu tragen hatte, ohne jede Unterbrechung. Fürwahr, da müßte ja geradezu ein Wunder geſchehen, wenn dieſe Eisſcholle nicht alle Hitze, aber auch die unentbehrliche Naturwärme davontragen ſollte. Von Heilung des Fußes war keine Spur zu ſehen.

Aber, entgegnet mir Jemand, in vielen Fällen hat's in der That geholfen. Mag ſein, daß das Uebel den Zwangsmitteln nicht widerſtehen konnte. Welches waren indeſſen die Folgen? Unzählige ſind zu mir gekommen mit theilweiſem Verluſte des Geſichtes, mit größerer oder geringerer Taubheit, mit Rheumatismen der verſchiedenſten Art, beſonders mit Kopfhautrheumatismus und ſonſtiger großer Empfindſamkeit des Kopfes u. ſ. w. Woher das Alles? Ja, da und dort und dann, ſo lauten die Antworten, hat Solches

3*

der leidige Eisbeutel gethan; dieses Uebel trage ich nun schon seit
so und so vielen Jahren. Gewiß, und die Meisten werden es tragen
bis zum Ende ihrer Jahre.

Noch einmal sei es gesagt, ich spreche durchaus gegen jede
Eisauflage und behaupte dagegen, daß das Wasser, richtig ange=
wendet, jedwede, auch die stärkste Hitze, in welchem Theile oder
Organe des Körpers dieselbe immer wüthe, zu dämmen und zu
tilgen im Stande ist. Wenn eine Feuersbrunst nicht mehr durch
Wasser gelöscht werden kann, dann kann sie auch nicht durch Eis=
schollen gelöscht werden. Das sieht ein Jeder sehr gut ein.

Ich sagte soeben, Hilfe wird bringen, wer das Wasser richtig
anwendet. Darunter verstehe ich freilich nicht, daß man z. B. bei
einer Entzündung am oder im Kopf, wie man sonst die Eisplatte,
den Eisbeutel auflegt, nun möglichst viele nasse Kopfwickel, Auf=
lagen u. s. w. gebrauchen müsse. 100 Eisplatten und Kopfwickel
werden das Zuströmen des Blutes nach der entzündeten Stelle,
wodurch die Hitze sich steigert, nicht aufhalten. Ich muß das Blut
anders wegzuleiten, zu vertheilen suchen, m. a. W. ich muß neben
den Anwendungen auf die leidende Stelle auch solche auf den ganzen
Körper machen. Diesen Feind in oder am Kopf z. B. werde ich
zu allererst bei den Füßen des Patienten angreifen und allmählig
dann gegen den ganzen Körper vorrücken.

Das Eis leistet im Uebrigen auch mir bei meiner Wasserkur
durch indirekte Verwendung treffliche Dienste. Es kühlt zur Som=
merszeit das Wasser, wenn es anfangen will, lau zu werden.

Wie ich über das Aderlassen, die Blutegel und all die
wie immer gearteten Blutentziehungen denke?

Noch vor 50, 40, 30 Jahren war selten eine Frau, die
nicht 2, 3, 4 Mal im Jahr zu Ader gelassen; die Halbfeiertage
und natürlich die günstigsten Zeichen waren gleich am Jahres=
anfange im Kalender strenggläubig gewählt und roth oder blau
angestrichen worden. Die Land= und anderen Aerzte, die Bader
und Rasirer selbst nannten ihre eigene Arbeit in dieser Beziehung
eine förmliche „Metzgerei“. Auch Anstalten, Klöster hatten ihre
Aderlaß=Zeit und die vor allem Anderen streng eingeführte Diät,
Lebensweise, genau bezeichnet. Man wünschte sich Glück vor und
gratulirte sich nach den überstandenen, blutigen Strapazen. Diese
mögen zuweilen nicht gering gewesen sein. Ein geistlicher Herr
aus jener Zeit versicherte, 32 Jahre lang habe er zu Ader gelassen,
in jedem Jahre 4 Mal und bei jedem Aderlaß 8 Unzen Blut
verloren. In Summa $8 \times 4 \times 32 = 1024$ Unzen Blut.

— Neben dem Aderlaß gingen noch Blutegel, Schröpfköpfe u. A.
um: es war gut gesorgt für Jung und alt, für Hoch und Nieder,
für Männer und Frauen.

Wie doch die Zeiten sich ändern! Dieses Treiben hielt man
lange für das unum necessarium, das einzige und absolut Nothwendige des Gesundseins und Gesundbleibenwollens. Und wie denkt
man heutzutage darüber? Man belächelt und bespöttelt diesen Irrwahn
der Alten, diese Naturwissenschaftlichkeit, zu meinen, daß irgend ein
Mensch zu viel Blut habe. Vor ungefähr zwei Jahren sagte mir
ein literarisch thätiger Arzt des Auslandes, der einer neueren Schul-
richtung folgt, er habe in seinem Leben noch nie Blutegel gesehen.
Viele Aerzte schreiben die Blutarmuth unserer Zeit dem früheren
Uebelstand und Mißbrauch des Aderlasses zu. Sie mögen Recht
haben, nur ist dieses nicht die einzige Ursache.

Doch zur Sache! Meine Ueberzeugung ist folgende: Beim menschlichen Körper stimmt Alles so wunderbar zusammen, der Theil zum
Theil und jeder Theil zum Ganzen, daß man nicht ansteht, das
Gebilde des Körpers ein einziges Kunstwerk zu nennen, dessen Idee
nur in Gottes Schöpfergeist ruhen konnte, und dessen Inswerksetzung
nur durch Gottes Schöpferkraft möglich war. Dieselbe Ordnung, dasselbe Maß, dieselbe Harmonie besteht zwischen Einnahme und Ver-
brauch der zum Unterhalte, zur Erhaltung des Körpers nothwendigen
Stoffe, wenn anders der vernünftige und freie Mensch durch rechten
Gebrauch des ihm Gegebenen nach Gottes Willen mitarbeitet und
nicht durch Mißbrauch desselben die Ordnung verkehrt und Miß-
klänge in die Harmonie bringt. Da der Sachverhalt ein derartiger
ist, so kann ich mir nicht denken, wie die Blutbildung allein, dieser
wichtigste aller Prozesse im menschlichen Körper, ohne Ordnung, ohne
Zahl und Maß, ungeordnet und übermäßig vor sich gehen solle.

Jedes Kind, so denke ich mir die Sache, bekommt von seiner
Mutter, mit dem Leben als Erbtheil gleich bei der Geburt ein
Quantum, eine Portion Blutbildungsstoff mit, mag man letztere
nennen, wie man will, gleichsam die Essenz, ohne welche kein Blut
fabrizirt, bereitet werden kann. Geht diese Essenz aus, so hört
auch die Blutbildung, mit ihr das eigentliche Leben auf. Absterben,
Hinsiechen nenne ich nicht mehr Leben. Durch einen jeden Blutverlust nun, geschehe er durch Fall, Sturz oder durch Aderlaß,
Blutegel, Schröpfköpfe, geht ein Theilchen oder Theil dieses Blut-
bildungsstoffes, dieser Lebensessenz verloren; um so viel hat er
weniger, kürzer zu leben. Jede Blutentziehung bedeutet soviel als
Verkürzung des Lebens; denn im Blute ist das Leben.

Man wendet ein: Nichts geht rascher als Blutbildung; Blut verlieren, Blut gewinnen ist fast ein und dasselbe. —

Unglaublich, wunderbar schnell geht die Blutbildung vor sich, das gestehe ich vollkommen zu. Aber man entschuldige folgendes Erfahrungsargument (Beispiel); es wird meine Leser aus dem Bauernstand interessiren, und sie werden es bestätigen müssen. Wer ein Stück Vieh schnell fett machen will, zapft ihm einen großen Theil Blutes ab, läßt ihm zu Ader und füttert es dann recht gut. In ganz kurzer Zeit wird neues, schönes Blut in Menge fließen. Dabei gedeiht das Stück außerordentlich und nimmt zu an Fettigkeit. Nach 3—4 Wochen läßt man nochmals Blut ab und füttert wieder kräftig und gut, gibt auch viele und kräftige Tränke. Das Gedeihen ist prächtig, und selbst ein altes Stück Vieh wird beim Schlachten so viel und so schönes Blut zeigen wie ein junges. Sehen wir uns indessen das Blut näher an. Das künstlich gebildete Blut ist nur mehr wässeriges, fades, lebensunfähiges Blut. Das Stück Vieh hat keine Kraft, keine Leistungsfähigkeit, keine Ausdauer mehr, und wird es nicht bald geschlachtet, so wird sich binnen Kurzem die Wassersucht ansetzen.

Sollte es bei dem Menschen anders sein? Wer schon mehr als 60 Jahre zählt und ein bischen Erfahrung und Einsicht hat in's Menschenleben, weiß, wie gerade der unmäßige Aderlaß der Voreltern Einfluß hatte auf Fähigkeiten, Talente, Lebensdauer der Nachkommen. Der im Beginne unserer Abhandlung angeführte Herr, der so viele Unzen Blutes lassen mußte, starb in den schönsten Mannesjahren an der Wassersucht. Und wenn eine Frau, es sind dieses Thatsachen, 300 Mal, eine andere 400 Mal zur Ader ließ und dabei namenlos schwach und krank wurde, mußte da die folgende Generation nicht schwächlich und gebrechlich, zu Krämpfen und andern Leiden veranlagt sein?

Ich gestehe gerne zu, daß es Fälle geben kann, welche aber stets zu den Ausnahmen gehören, in denen, da andere raschwirkende Mittel nicht zur Hand sind, der Aderlaß eine augenblickliche Gefahr beseitigt.

Sonst aber frage ich jeden vernünftigen Unparteiischen: Was ist besser, sich Stück für Stück vom Lebensfaden abzwacken zu lassen, oder durch richtige Wasseranwendung das Blut so zu vertheilen, daß selbst der Vollblutigste kein zu großes Quantum Blut besitzt? Wie und durch welche Anwendungen diese Vertheilung zu geschehen habe, ist an passender Stelle des öfteren erörtert.

Gewöhnlich bekommt man zu hören, daß bei drohenden Schlaganfällen der Aderlaß das einzige Rettungsmittel sei.

Da erinnere ich mich soeben eines Falles, wo nach einem statt= gehabten Schlagflusse der erste Arzt in der That schnell zur Ader ließ, der zweite Arzt aber bestimmt erklärte, der Kranke müsse ge= rade in Folge dieses Aderlasses sterben, was auch geschah. Nicht Blutreichthum und Blutüberfluß führen, wie irrthümlicherweise die Leute meinen, in der Regel einen Schlag herbei, sondern Blut= armuth. „Er ist am Schlage verschieden" heißt gewöhnlich so viel als: mit dem Ausgehen des Blutes ist ihm auch das Leben aus= gegangen. Das Oel hat aufgehört zu fließen und zu befruchten; deßhalb ist der glimmende Docht völlig erloschen.

Welch nützliche Dienste gerade nach Schlaganfällen das Wasser leistet, lese man im III. Theile nach. Ich bemerke hier nur noch, daß gerade mein Vorgänger im pfarrlichen Amte drei Mal vom Schlage gerührt und nach dem dritten Male vom Arzt als lebens= unfähig erklärt wurde. Das Wasser hat ihn nicht nur im Augenblicke gerettet, sondern noch mehrere Jahre seiner Gemeinde erhalten.

B. Bäder.

1. Fußbäder.

Die Fußbäder können kalt und warm zur Anwendung kommen.

1. Das kalte Fußbad

besteht darin, daß man 1—3 Minuten bis an oder über die Waden in kaltes Wasser steht.

Bei Krankheiten dienen sie vornehmlich dazu, das Blut von Kopf und Brust abwärts zu leiten; sie kommen indessen meist nur in Verbindung mit anderen Anwendungen vor, zuweilen in Fällen, in denen Ganz= oder Halbbäder von den Patienten ver= schiedener Ursachen wegen nicht ertragen werden.

Bei Gesunden bezwecken sie Auffrischung (Entziehung der Mattigkeit) und Kräftigung und sind Landleuten insbesondere zur Sommerszeit anzurathen, wenn nach anstrengenden, sehr ermüdenden Tagen Nachts der Schlaf sich nicht einstellen will. Sie ziehen die Müdigkeit aus, bringen Ruhe und guten Schlaf.

2. Das warme Fußbad

kann auf verschiedene Weise genommen werden.

a) In warmes Wasser mit 25—26° R. bringt man eine Hand voll Salz und die doppelte Quantität Holzasche. Nach gehöriger Mischung benützt man das Fußbad ungefähr 12—15 Minuten.

Zuweilen gebe ich — es muß Solches stets besonders ver= ordnet werden — so ein Fußbad mit einer Temperatur bis zu

30°, jedoch ſtets mit darauffolgendem kalten Fußbad von der Dauer einer halben Minute.

Die Fußbäder dienen vortrefflich überall da, wo wegen Kränk-lichkeit, Gebrechlichkeit, mangelnder Körperwärme u. ſ. w. ſtrenge und kalte Mittel nicht leicht gebraucht werden können, da zu geringe oder gar keine Reaktion ſtattfindet, d. h. das kalte Waſſer wegen Blutmangel zu wenig Wärme entwickelt.

Es ſind die eigentlichen Fußbäder für ſchwächliche, blut-arme, nervöſe, ſehr junge und ſehr alte, vorherrſchend für Frauens-Perſonen und erweiſen ſich ſehr wirkſam bei allen Störungen im Blutumlaufe, bei Congeſtionen, Kopf- und Halsleiden, Krämpfen u. ſ. w.

Sie leiten, ziehen das Blut nach den Füßen und wirken beruhigend.

Solchen, die an Fußſchweiß leiden, empfehle ich dieſelben nicht.

Bei unſerm Landvolke ſind dieſe warmen Fußbäder allbekannt und deren Wirkung, wie der häufige Gebrauch beſagt, allgemein anerkannt.

b) Ein heilkräftiges Fußbad iſt das Heublumenfußbad.

Man übergießt („ſchwellt an") eine kleine Schürze (3—5 Hand voll) Heublumen, Abfall vom Heu, als: Heuſamen, Blumen, Blättchen 2c. 2c. mit ſtrudelndem Waſſer, deckt das Gefäß zu und läßt die ganze Miſchung bis zu der angenehmen Fußbadwärme von 25—26° R. erkalten.

Es iſt ganz gleichgiltig, ob die Heublumen ſelbſt im Fußbade verbleiben, oder ob nach Entfernung derſelben der Abſud allein zur Verwendung komme. Gewöhnliche Leute laſſen der Ein-fachheit und Zeiterſparniß wegen in der Regel Alles beiſammen.

Dieſe Fußbäder wirken auflöſend, ausleitend und ſtär-kend und dienen ſehr gut bei kranken Füßen, des Nähern bei Fußſchweißen, bei offenen Schäden, bei Quetſchungen aller Art (ob durch Schlag, Stoß, Auffallen u. ſ. w. entſtanden, ob blutend oder blutunterlaufen), bei Geſchwulſten, bei der Fuß-gicht, bei Verknorpelungen an und bei Fäulniß zwiſchen den Zehen, bei Nagelgeſchwüren, bei Verletzungen durch zu enge Schuhe u. ſ. w. Im Allgemeinen kann geſagt werden: dieſe Fußbäder dienen all jenen Füßen vortrefflich, deren Säfte mehr krankhaft und zur Fäulniß neigend als friſch und geſund ſind.

Ein Herr litt entſetzlich an der Fußgicht. Er ſchrie vor Schmerzen. Ein ſolches Fußbad mit Fußwickel, der in den Abſud getaucht war, benahm nach einer Stunde die gräßlichen Schmerzen.

c) An das Heublumenfußbad schließt sich enge an das Haberstrohfußbad.

In einem Kessel werde Haberstroh eine halbe Stunde lang gesotten und der Absud zu einem Fußbade von 25—26° R. verwendet, in dem man 20—30 Minuten aushält.

Nach meinen Erfahrungen sind diese Fußbäder unübertroffen, wenn es sich um Auflösung aller möglichen Verhärtungen an den Füßen handelt. Sie dienen somit bei Verknorpelungen, Knoten u. s. w., den Folgen von Gicht, Gliedersucht, Podagra, bei Hühneraugen, bei eingewachsenen faulenden Nägeln, bei durch Gehen entstandenen Hitzblattern. Selbst offene, eiternde Füße, durch zu scharfen Fußschweiß verwundete Zehen können in diesem Fußbade behandelt werden.

Ein Herr schnitt sich das Hühnerauge aus. Der Zehen entzündete sich; ein giftartiges Geschwür ließ an Blutvergiftung denken. Täglich drei Haberstrohfußbäder und bis über die Fußknöchel reichende Fußwickel, in solchen Absud getaucht, heilten den Fuß innerhalb vier Tagen.

Einem Kranken drohten sämmtliche Zehen eines Fußes wegzufaulen. Geschwulsten, dunkelblau gefärbt, legten wiederum die Besorgniß vor Blutzersetzung nahe. Die Fußbäder und Fußwickel halfen in kurzer Zeit wieder auf die Beine.

In manchen Fällen verordne ich bei den genannten Fußbädern (man lese den einschlägigen Passus beim warmen Vollbade) wie bei den warmen Vollbädern den dreimaligen Wechsel. Den Abschluß findet auch hier wie dort stets das Kalte.

d) An eine besondere Art von Fußbäder, die mehr fester als tropfbar flüssiger Natur sind, möchte ich hier nur erinnern. Wer in die Möglichkeit ihres Gebrauches gesetzt ist, verschmähe dieselben nicht! Ich habe sie oft, sehr oft mit großem Erfolge angewendet.

Man nehme in ein Gefäß (Fußkübel) den noch warmen Malzträber. Die Füße bohren sich leicht ein und fühlen sich in der wohlthuenden Wärme bald heimisch. Das Bad kann 15—30 Minuten währen.

Wer an Rheumatismus, Gicht oder ähnlichen Uebeln leidet, wird die Heilwirkung am Besten spüren.

Eine Bemerkung, welche für sämmtliche Fußbäder gilt, ist folgende: Bei Personen, die mit Krampfadern behaftet sind, sollen die Fußbäder nie weiter als bis zu den beginnenden Waden reichen und die Temperatur von 25° R. nicht übersteigen.

Fußbäder mit einfachem warmen Waſſer, ohne jede
Beimiſchung, nehme und verordne ich nie.

II. Halbbäder.

Im Allgemeinen verſtehe ich unter Halbbäder jene Bäder,
welche den Körper im höchſten Falle bis zur Mitte des Unterleibes,
ungefähr bis zur Magengegend beſpülen, aber ſehr oft unter dieſem
höchſten Waſſerſtande bleiben. Ich mußte ein Mittelding haben
zwiſchen den Vollbädern, die mir zu viel, und zwiſchen
den Fußbädern, die mir zu wenig bieten. Für dieſes Mittelding wählte ich mit Verlaub den Namen Halbbäder.

Die Anwendung kommt in dreifacher Art vor:

1. In's Waſſer ſtehen, ſo daß dieſes reicht bis
über die Waden oder über die Kniee;

2. In's Waſſer knieen, ſo daß die ganzen Schenkel
mit in's Waſſer kommen;

3. In's Waſſer ſitzen. Die dritte Art nur verdient mit
Recht den Namen des eigentlichen Halbbades; es reicht bis
zur Mitte des Unterleibes, bis in die Nabelgegend.

Alle drei Anwendungen, die ſtets nur in kaltem Waſſer
vorgenommen werden, zählen in erſter Linie mit zu den Abhärtungsmitteln. Sie betreffen demnach Geſunde, die noch ſtärker,
Schwächlinge, die ſtark, Rekonvalescenten, die vollends geſund und ſtark werden wollen. In Krankheitsfällen muß ihr
Gebrauch ſpeziell und ausdrücklich vorgeſchrieben ſein; ſonſt
ſoll man damit keine Verſuche anſtellen, ſie könnten unter Umſtänden nicht gut ausfallen.

Bei jeder Art des Verwendens, ſie betreffe Geſunde oder
Kranke, iſt die Anwendung ſtets eine Theilanwendung, d. h. ſie
kommt nur in Verwendung mit anderen Anwendungen vor und darf
die Gebrauchszeit von ½—3 Minuten nie überſteigen.

Die Nummern 1 und 2, in's Waſſer ſtehen und in's
Waſſer knieen, habe ich bei ſolchen Perſonen, die an Kraft durch
die verſchiedenſten Urſachen gänzlich heruntergekommen waren,
beim Beginne der Waſſerkur ſtets mit großem Erfolge angewendet.
Ich will dieſe Urſachen nicht nennen, ſondern nur andeuten, daß es
viele gibt, welche den Druck des Waſſers bei Vollbädern Anfangs
ohne die unangenehmſten Folgen nicht ertragen können. Man gehe
über dieſen Punkt nicht mit vornehmem Naſerümpfen oder mit
Lachen hinweg. Ich wäre gern bereit, nicht einige, nein, hunderte
von ſchlagenden, lebendigen Beiſpielen aus den verſchiedenſten Klaſſen

und Ständen anzuführen. Gerade solche (wegen zu großer Schwäche
und Armseligkeit) Kranke haben mich auf diese zwei Anwendungen
gebracht; ihr Zustand erforderte diese diskrete, maß= und rücksichts=
vollste Wasserbehandlung — manchmal durch lange Wochen hin=
durch, solange, bis sie mehr gekräftigt auch mehr aushalten konnten.

Als zweite abhärtende Uebung wird mit beiden Num=
mern gewöhnlich verbunden das Eintauchen der Arme bis
zu den Achseln (s. Abhärtungsmittel). Neben Stählung der
Natur wende ich diese eine ganze (aus zwei Theilanwendungen
bestehende) Anwendung speziell an gegen kalte Füße.

Die Nummer 3, das eigentliche Halbbad, ist wohl zu beach=
ten; ich empfehle dieses allen Gesunden auf das Eindringlichste.
Die Unterleibsschwächen und Unterleibskrankheiten —
und deren Zahl ist Legion, deren Ursache im Grunde nur eine, Mangel
an Abhärtung, Verweichlichung — werden durch sie im Keime erstickt,
die schon seßhaften beseitigt. Diese Halbbäder kräftigen den
Unterleib, erhalten und mehren die Kraft. Tausende und
Tausende von Menschen tragen eine, zwei, mehr Leibbinden und
Anderes. Machen die es besser? Oft schlimmer; sie binden die Ver=
weichlichung, das Gebrechen erst recht so zu sagen in den armen Leib
hinein. Man probire einmal, langsam, aber entschieden unser Halbbad!
Die Klagen über Hämorrhoiden, Windkolik, Hypochondrie, Hy=
sterie u. s. w. werden sich in Bälde bedeutend mindern, Uebel, die jetzt im
kranken und geschwächten Unterleib ihr geistverrückendes Spiel treiben.

Gesunden gebe ich den Rath, sie sollen Morgens beim Auf=
stehen den Oberkörper waschen, Nachmittags oder Abends sodann
unser Halbbad nehmen. Haben sie zur Waschung in der Frühe
keine Zeit, so mögen sie im Halbbade selbst die Waschung des Ober=
körpers (der Brust und des Rückens) vornehmen.

Ueber den Gebrauch der einen oder anderen unserer drei An=
wendungen in Krankheitsfällen mögen Beispiele ein Wort sagen.

Ein junger Mann wurde durch den Typhus derart
geschwächt, daß er zu jeder Arbeit unfähig war. Längere Zeit hin=
durch kniete er jeden zweiten oder dritten Tag eine, später 2—3
Minuten in's Wasser.

Er erholte sich von Woche zu Woche mehr und wurde kräftig
wie früher.

Jemand leidet an heftigen Congestionen, die vom Unter=
leibe (es kommt dieses häufig vor) ausgehen. Er wäscht den einen
Tag den Oberkörper kräftig ab, den andern Tag kniet er in's Wasser.
So setzt er es eine geraume Zeit fort und wird frei.

Magenleiden, die von Blähungen, verhaltenen oder ver=
sessenen Winden herrühren, werden ebenso geheilt.

Das Austreiben solcher Gase, die nach Krankheiten zu
den belästigendsten Uebeln gehören können, ist ein Spezifikum, d. i.
eine ganz besondere Wirkung unseres Halbbades.

III. Sitzbäder.
Die Sitzbäder kommen kalt und warm zur Verwendung.

1. Das kalte Sitzbad
wird in folgender Weise genommen.

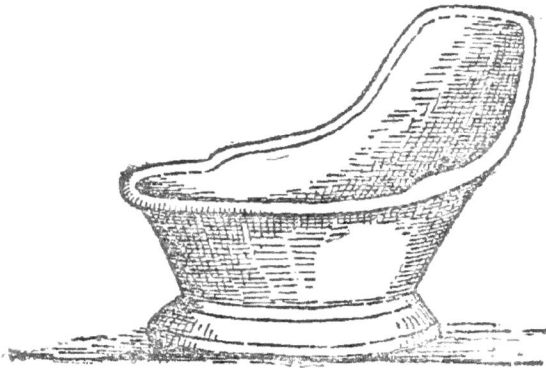

(a.)
Fig. 1.

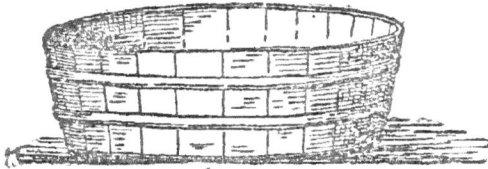

(b.)
Fig. 2.

Die eigens für die Sitzbäder
gefertigte Sitzbadewanne (Fig.1)
oder in deren Ermangelung das
weite, nicht tiefwandige Gefäß
aus Holz, Blech oder Zink (Fig. 2)
wird zum vierten oder fünf=
ten Theile etwa mit Kaltwasser
angefüllt. In diese Wanne setzt
man sich ausgekleidet wie auf
einen Stuhl derart, daß der
halbe Unterleib bis in die Nieren=
gegend und die obere Hälfte
der Schenkel in das Wasser
kommen. Die andere Schenkel=
hälfte gegen die Kniee zu und
die Füße kommen außer Wasser

zu stehen (s. Abbildung). Wer schon einige Praxis hat, braucht
sich nicht ganz auszukleiden.
Die Dauer eines Bades dehnt
sich von ½ bis zu 3 Minuten.

Diese kalten Sitzbäder gehö=
ren nächst den Halbbädern zu
den bedeutsamsten und wirk=
samsten Anwendungen spe=
ziell für den Unterleib.
Sie sind luft= (gas=) aus=
leitend, die schwache Ver=

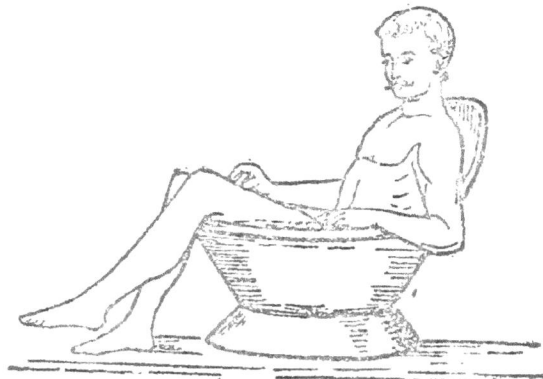

Fig. 3.

dauung und den Stuhlgang befördernd, den Blutum=
lauf regulirend, stärkend und deßhalb bei Bleichsucht,
Blutfluß und ähnlichen Zuständen, bei Unterleibs=

gebrechen der delikatesten Art nicht genug zu empfehlen.
Niemand braucht die naßkalte, nur nach 1—2 Minuten zählende
Anwendung zu fürchten. Gut und nach Vorschrift ausgeführt kann
dieselbe niemals schaden.

Um Erkältungen vorzubeugen, um gefeit, gekräf=
tigt, unempfindlich zu werden gegen den häufig so arg
mitspielenden Temperaturwechsel, nehme man öfters solche
Sitzbäder, am besten Nachts vom Bette aus. Man erwacht
zu irgend einer Stunde, steigt schnell in's Sitzbad (das Auskleiden
bleibt erspart) und sofort, ohne abzutrocknen, wieder in's Bett. Wer
in der einen oder anderen Nacht sich zwei, selbst drei Mal also ver=
steigt, hat nicht unklug gehandelt.

Ich kenne einen Herrn, bei dem die Wasserwanne neben dem
Bette nie eintrocknen darf, der Sommer und Winter allnächtlich
diese Bäder benützt, dabei stets in ungeheiztem Raume schläft. Ich
empfehle dieses nicht einem Jeden, lobe mir aber den abgehärteten
Mann, der, obgleich hoch in den Jahren, seiner Uebung treu bleibt
und sich dabei wohl befindet.

Wem der gesunde, ruhige Schlaf fehlt schon beim
Beginn der Nachtruhe, wer Nachts aufwacht und nicht
wieder einschlafen kann, wer überhaupt an Schlaflosig=
keit leidet, benütze fleißig das kalte Sitzbad. Die Sitzungen wäh=
rend je 1—2 Minuten benehmen die Aufregung und ver=
schaffen angenehme Ruhe.

Ein Patient vermochte geraume Zeit hindurch selten länger
als 1—2 Stunden zu schlafen und wälzte sich, alle möglichen Ge=
danken aufgreifend, in immer tiefere Aufregung hinein. Diese Bäder
brachten ihm den heißersehnten Gast.

Wer in der Frühe mit eingenommenem Kopfe,
wer matter aufsteht, als er zur Ruhe ging: beiden rathe ich
dringend diese Anwendung.

Allen Gesunden sei dieselbe hiemit auch nochmals auf's
wärmste empfohlen.

2. Das warme Sitzbad

bereite ich niemals mit warmem Wasser allein. Dasselbe ist bei
mir stets entweder

    a) ein Zinnkraut=Sitzbad oder
    b) ein Haberstroh=Sitzbad oder
    c) ein Heublumen=Sitzbad.

Die Zubereitung der drei Bäder geschieht auf eine und
dieselbe Weise. Man gießt strudelndes Wasser über das Kraut und

läßt die Mischung auf dem Feuer eine Zeit aufkochen. Sodann rückt man das Kochgefäß aus der Hitze weg, läßt den Absud sammt dem Kraut abkühlen, bis er die Badetemperatur von 24—26°, selten 30° R. erreicht hat, und schüttet Beides, Absud und Kraut, in die bereitstehende Sitzbadewanne. So ein Sitzbad darf ¼ Stunde währen, und da es schade wäre, den Absud alsdann wegzugießen, lasse ich denselben noch zu zwei weiteren Anwendungen benützen. Die eine geschieht 3—4 Stunden später als die erste, die andere eine Stunde später als die zweite Anwendung, beide im kalten Absude, je zu 1—2 Minuten.

Solche Kräutersitzbäder erlaube ich wöchentlich höchstens 2—3 Mal, öfters nur im Wechsel mit kalten oder in Fällen, wo es sich um die Heilung eines tief eingewurzelten Uebels handelt, wie bei hervorragenden Hämorrhoidalleiden, bei Mastdarmfisteln, Blinddarmbeschwerden und Aehnlichem.

Bruchleidende brauchen sich durch ihr Gebrechen von der Benützung dieser Bäder nicht abhalten zu lassen.

a) Das Zinnkraut-Sitzbad dient speziell und hauptsächlich bei krampfhaften, rheumatischen Zuständen der Nieren und der Blase, bei Gries- und Steinleiden, bei Beschwerden im Uriniren (Wassermachen).

b) Das Haberstrohsitzbad ist ein vorzügliches Bad bei allen gichtischen Leiden.

c) Das Heublumen-Sitzbad hat mehr allgemeine Wirkung und wird in Ermanglung von Zinnkraut und Haberstroh bei allen oben angeführten Unterleibsleiden angewandt, wenn auch weniger wirksam. Gute Dienste hat es mir stets geleistet bei der Auflösung von Anstauungen im Unterleibe, bei der Behandlung von äußeren Geschwulsten, Geschwüren (Gürtelausschlag), bei hartem Stuhlgang, bei Hämorrhoiden, bei krampfhaften und kolikartigen Erscheinungen (Windkolik).

IV. Vollbäder oder Ganzbäder.

Auch diese Bäder werden unterschieden in kalte und warme Vollbäder. Jede Art dient sowohl den Gesunden als den Kranken.

1. Das kalte Vollbad

kann auf zweifache Weise genommen werden. Entweder steht oder liegt man mit dem ganzen Körper in das kalte Wasser, in die Badewanne.

Oder man geht, um den fühlbaren Druck des Wassers auf die Lunge zu vermeiden (obgleich nie eine Gefahr ist), nur bis unter die Arme in's Wasser, so daß die Lungenspitzen frei bleiben, und wascht den Oberkörper mit der Hand oder einem rauheren Linnen= (Handtuche) rasch ab.

Die kürzeste Dauer eines solchen kalten Vollbades ist ½ Minute, die längste, welche nicht überschritten werden soll, drei Minuten.

Auf diese meine Sonderanschauung werde ich im Folgenden noch einige Male zurückkommen müssen. Hier stehe nur die Bemerkung, daß ich vor ungefähr 20 Jahren selbst noch anderer Meinung war, Bäder von längerer Dauer anrieth und im Glauben lebte, die Wasser= heilanstalten könnten von der besten Methode nicht weit abirren.

Die langjährige Erfahrung und die tägliche Praxis an mir und an Anderen haben mich seit langer Zeit, wie ich glaube, eines Besseren belehrt. Diese Lehrmeisterinen brachten mich zu der festen Ueberzeugung, daß bei Kaltwasserbädern der Grundsatz der richtige und wahre ist:

Je kürzer das Bad, desto besser die Wirkung. Wer eine Minute im kalten Vollbade bleibt, thut klüger und sicherer als derjenige, welcher 5 Minuten darinnen bleibt.

Mögen Gesunde oder Kranke dieses Bad gebrauchen, ich ver= werfe ein jedes, das über drei Minuten dauert.

Diese Ueberzeugung, die unzählige Thatsachen gebracht und seitdem bestätigt haben, macht es erklärlich, daß ich über die schroffen Anwendungen in Wasserheilanstalten, auch über das viel= fach unüberlegte Baden zur Sommerszeit meine eigenen Anschau= ungen habe.

Was den letzten Punkt angeht, so gibt es Leute, welche ein Mal, ja zwei Mal im Tage je ½ Stunde und darüber im Wasser bleiben. Bei tüchtigen Schwimmern, die starke Bewegung machen und nach dem Bade gute, kräftige Nahrung zu sich nehmen können, sage ich weniger. Die robuste Natur wird schnell ersetzen, was das Bad ihr genommen. Den Landratten aber, die ohne rechte Be= wegung wie mühsam gehende Schildkröten ½ Stunde im Wasser herumkriechen, nützt so ein Badmartyrium nicht nur Nichts (die Reinigung der Hautwäsche hätten sie billiger haben können), es schadet, und wenn es öfters, gar zu oft wiederkehrt, schadet es viel: derlei Bäder machen schlaff, müde. Statt daß sie der Natur, dem Organismus nützen, ziehen sie ihn aus; statt daß sie kräftigen und nähren, zehren sie. —

a) Das kalte Vollbad für Geſunde.

Oefters kamen mir von bekannter und unbekannter Seite
Warnungen zu des Inhaltes, ich möchte doch bedenken, daß die Anwendung des kalten Waſſers gleichbedeutend ſei mit Wärmeentziehung,
daß Wärmeentziehung blutarmen Perſonen ſehr ſchade und die
Nervenreizbarkeit in hohem Grade ſteigere.

Ich unterſchreibe jedes Wort, wenn es ſich um allzuſchroffe
Anwendungen der oben beſchriebenen Art handelt; meine Anwendungen aber, an dieſer Stelle die kalten Vollbäder, empfehle ich
vorerſt allen Geſunden zu jeder Jahreszeit, Sommers und Winters,
und behaupte, daß gerade dieſe Bäder zur Erhaltung und Kräftigung der Geſundheit weſentlich beitragen; ſie reinigen die Haut,
befördern die Hautthätigkeit, erfriſchen, beleben und ſtärken den
ganzen Organismus. Im Winter ſollen die Bäder in der Woche
die Zahl 2 nicht leicht überſchreiten; eines genügt alle 8, unter
Umſtänden alle 14 Tage.

Noch zwei Punkte ſeien hier berührt.

Eine wichtige Rolle im Geſundbleiben ſpielt mit das Abge-
härtetſein gegen die verſchiedenen Einflüſſe, den Wechſel
der Temperatur (Witterung, Jahreszeiten). Unglücklich der Menſch,
dem jeder Windhauch, jedes Lüftchen die Lunge, den Hals, den Kopf
verdreht, der das ganze Jahr aufmerken muß, wie heut und morgen
die Windfahne gerichtet iſt. Dem Baum in der freien Natur kann
es gleichgiltig ſein, ob Sturm, ob Windſtille, ob Hitze, ob Kälte
herrſcht. Er trotzt Wind und Wetter, er iſt abgehärtet. Der Geſunde probire unſer Bad, er wird dem ſtarken Baume gleichen.

Ein Grund der Angſt und Beſorgniß vor den Kaltwaſſer-
Anwendungen iſt Vielen ſehr ſchwer zu benehmen; ich möchte denſelben
bezeichnen als die fixe Idee von der Wärmeentziehung.
Die Kälte ſchwächt und muß ſchwächen, ſagen ſie, wenn nicht auf
deren Anwendung alsbald das Gefühl von Wärme folgt. Ganz
gewiß, ich ſtimme bei. Aber ich behaupte entgegen, daß, abgeſehen
von der vielen Bewegung, die nach unſern Grundſätzen mit jeder
Anwendung von kaltem Waſſer ſtrenge und vorſchriftsmäßig verbunden iſt, unſere Kaltwaſſerbäder der Natur die Wärme nicht
rauben, vielmehr dieſelbe erhalten und pflegen. Statt Allem die
Frage: Wenn ein geſchwächter, durch fortwährendes Stubenſitzen ver-
weichlichter Menſch, welcher zur Winterszeit nur im äußerſten Nothfalle noch einen Ausgang wagen darf, durch die Bäder oder durch
die Waſchungen auf einmal ſo abgehärtet iſt, daß er ohne Furcht

bei jeder Witterung ausgeht, die empfindsame Kälte selbst kaum mehr empfindlich spürt, muß bei einem solchen die Naturwärme nicht gewonnen haben? Sollte dieses Alles Schein und Trug sein?

Ein Beispiel von vielen möge doch hier Platz finden!

Ein hoher Herr, über 60 Jahre alt, war wasserscheu auf's äußerste. Seine größte Sorge bei Ausgängen bestand darin, ja nicht eines der obligaten Wollstücke zu vergessen; alle möglichen und unmöglichen Erkältungen u. s. w. könnten ja die Folge solch' unverzeihlicher Vergeßlichkeit sein. Der Hals des Herrn war vor allen andern Kopf-, Rumpf- und Gliedertheilen so empfindlich, daß er ihn kaum mehr entsprechend zu pflegen, zu umhüllen wußte. Da kam der „Barbar" dahinter. Mit einer gewissen Schadenfreude verordnete er unsere kalten Vollbäder. Der Herr gehorchte. Und die Folgen? Dieselben waren außerordentlich günstige. Nach wenigen Tagen schon vollzog sich die erste Häutung; dem ersten Woll- und Flanellhemd folgte bald das zweite, und die Wollseiler des Halses gingen bald denselben Weg. Jeden Tag, an dem er kein Vollbad nehmen konnte, hielt er für keinen geordneten Tag; so sehr stählte es fühlbar gegen Klima und Witterung. Und er nahm die Bäder nicht bloß im erwärmten Zimmer, er nahm dieselben im Oktober noch beim täglichen Spaziergange in einem Flusse, dessen kalte Wasser ihm willkommener waren als das Wasser der zu Hause stehenden Badewanne.

Die Hauptfragen, die wir zu beantworten haben, sind folgende:

In welchem Zustande, in welcher Disposition (Beschaffenheit) muß der gesunde Körper sein, daß er solche kalten Vollbäder mit gutem Erfolge gebraucht? Ferner:

Wie lange darf ein Gesunder im Bade bleiben? Endlich:

Zu welcher Jahreszeit beginnt man am leichtesten diese Abhärtungskur?

Die gute Disposition für die kalten Vollbäder erfordert wesentlich, daß der ganze Körper vollkommen warm sei.

Wer somit durch den Aufenthalt im warmen Zimmer, wer durch Arbeiten oder durch Gehen vollständig durchwärmt ist, befindet sich in der richtigen Verfassung.

Wem kalt ist, wer an kalten Füßen leidet, wen fröstelt, der soll bei solchem Kältezustande

nie ein kaltes Vollbad nehmen, er habe sich denn zuvor durch Gehen u. s. w. gehörig erwärmt.

Umgekehrt, wer schwitzt, wer erhitzt (ich rede von gesunden Menschen), im größten Schweiße wie gebadet ist, nehme ruhig unser Vollbad.*)

Kaum wird irgend etwas selbst von ruhig besonnenen, einsichtsvollen Männern so sehr gefürchtet, als in der Hitze, im Schweiße sich in's kalte Wasser zu begeben. Und doch, nichts ist schuldloser. Ja, ich stelle kühn die wohlüberlegte und langjährig erprobte Behauptung auf: Je ärger der Schweiß, um so besser, um so wirksamer das Bad.

Bei Unzähligen, die früher geglaubt hatten, es müsse sie bei solcher „Roßkur" sofort der Schlag treffen, war nach einem einzigen Versuche, nach der ersten Probe alle Furcht, alle Angst, alles Vorurtheil geschwunden.**)

Wer hat denn je, wenn er schwitzend nach Hause kommt, wenn ihm der salzige Saft über's Gesicht rinnt und die Finger wie mit Klebstoff zusammengeleimt erscheinen, Bedenken und Furcht, Hände und Gesicht zu waschen, wohl auch noch Brust und Füße? Das thut ein Jeder; denn es macht behaglich und wohl. Muß die Wirkung für den ganzen Körper — das ist die nothwendige Folgerung — nicht dieselbe sein? Sollte eine Sache, die einzelnen Theilen vortrefflich zu Statten kommt, für dieselbe eine Wohlthat ist, für das Ganze ein Nachtheil, ein Verderben sein?

Ich glaube, die Angst vor der schädlichen Wirkung der kalten Bäder für Schwitzende rührt meistens her von der Wahrnehmung, daß Personen, die, von Schweiß triefend, plötzlich an die Kälte kommen oder der frischen Luft, besonders der Zugluft sich aussetzen, sich manchmal schon für ihr ganzes Leben gründlich verdorben haben. Das ist ganz wahr.

Ich gebe noch mehr zu, daß sich nämlich auch schon manche Schwitzende im kalten Wasser die Keime zu schweren Leiden holten. Was trägt die Schuld: der Schweiß oder das Kaltbad? Keines von Beiden. Wie bei Allem im Leben, so kommt es auch hier in erster Linie nicht auf das Was, sondern auf das Wie an, in unserm

---

*) Wer durch Regen oder sonst etwas durchnäßt wurde, soll mit dem Wasser nichts zu thun haben; es bekäme ihm nicht gut. An dieser Stelle warne ich auch davor, nach solchem Bade irgend nasse Kleider anzuziehen. Diese müssen vollständig trocken sein.

**) Man vergl. im III. Theil den Aufsatz, der über den „Schweiß" handelt.

Falle, wie die Menschen im Schweiße das kalte Wasser gebrauchen. Mit dem einfachen Taschen- und Brodmesser kann ein Rasender namenloses Unheil anrichten. Unvernünftige Anwendung kann das beste Gut in das größte Uebel verkehren. Merkwürdig bleibt nur, daß man dann stets das Gut und nicht die zu verurtheilenden Mißbräuche desselben verdammt.

Auf das Wie des Gebrauches also kommt es an. Wer in diesem Stücke seinem Kopfe nachgeht, der mag auch die Folgen, an denen er leichtfertiger Weise selbst die Schuld hat, allein tragen.

Damit stehen wir bei der Beantwortung der zweiten Frage: wie lange darf ein Gesunder im kalten Vollbade bleiben?

Ein Herr, dem ich wöchentlich zwei solcher Bäder verordnet hatte, kam nach 14 Tagen zu mir und jammerte, daß sein Zustand sich bedeutend verschlimmert habe, er sei wie ein Eisklumpen. Das Aussehen war sehr leidend, und ich begriff nicht, daß das Wasser mich auf einmal so im Stich gelassen. Auf meine Frage, ob er die Anwendung genau nach Weisung gemacht, antwortete der Herr: Auf's genaueste, ich habe noch mehr gethan, als Sie befohlen haben; statt einer Minute bin ich fünf Minuten im Wasser geblieben, dann aber kaum mehr oder nicht mehr warm geworden. Er machte es die folgenden Wochen richtig und hatte in Bälde die frühere Naturwärme und Frische.

Dieser eine Fall illustrirt, bildet alle Fälle ab, in denen das Wasser geschadet haben soll. Nicht das Wasser, nicht die Anwendung fällt aus der Rolle; die unvorsichtigen und ungenauen Menschen sind die Missethäter. Wie aber einmal die Gewohnheit besteht, muß ihre Schuld das unschuldige Wasser tragen.

Wer das kalte Vollbad nimmt, kleide sich rasch aus und lege sich 1 Minute in die bereitstehende Badewanne. Wer es im Schweiße nimmt, setze sich in die Wanne, d. h. gehe nur bis an die Magengegend in's Wasser und wasche sich schnell und kräftig den Oberkörper ab. Dann tauche er einen Augenblick bis zum Halse unter, gehe ungesäumt aus dem Wasser und kleide sich, ohne abzutrocknen, in thunlichster Eile an. Der Hand- oder Feldarbeiter kann sofort wieder seine Arbeit aufnehmen; Andere müssen (mindestens ¼ Stunde) so lange Bewegung machen, bis der Körper vollständig trocken und normal erwärmt ist. Ob dieses im Zimmer oder im Freien geschieht, bleibt sich ganz gleich; ich für meine Person gebe selbst im Herbst und Winter stets der frischen Luft den Vorzug.

4*

Was Du thust, mein lieber Leser, das thue vernünftig und überschreite nie das rechte Maß! Auch die Anwendung des Vollbades darf in der Woche die Zahl von drei nicht leicht übersteigen.

Wann soll ich am besten diese Bäder beginnen?

Die wichtige Arbeit, den Körper abzuhärten oder, was gleichbedeutend ist, ihn gegen Krankheit zu schützen, widerstandsfähig zu machen, kann nie früh genug begonnen werden. Fange gleich heute noch an, aber fange an mit leichteren (s. Abhärtungsmittel), nicht gleich mit den schwereren Uebungen! — Du könntest leicht den Muth verlieren. Unsere kalten Vollbäder wirst Du beginnen können, wenn Du kräftig bist, vielleicht nach kürzerer, wenn Du schwach bist, unter Umständen erst nach längerer Vorbereitung.

Es ist dieses ein sehr wichtiges Kapitel. Nur nicht unvermittelt, plötzlich, mit den strengsten Mitteln etwas forciren, erzwingen wollen! Das ist zum mindesten Unverstand.

Ein Arzt rieth einem am Nervenfieber Erkrankten, er solle ¼ Stunde in's kalte Wasser gehen. Der Kranke that es, bekam aber darnach solchen Frost, daß er in Zukunft von einem solchen Heilbade natürlich nichts mehr wissen wollte, es verwünschte und verfluchte. Die Erklärung des Sachverständigen ging einfach dahin, nach solchen Erfahrungen sei klar, man könne bei dem Kranken das Wasser nicht ferner in Anwendung bringen, der Kranke sei im Uebrigen verloren. Mit diesem Todesurtheil kam man zu mir. Ich gab den Rath, der Aufgegebene solle doch nochmals das Wasser probiren, aber statt ¼ Stunde nur 10 Sekunden (hinein und hinaus) im Wasser bleiben, der Erfolg müsse ein anderer sein. Gesagt, gethan; in wenigen Tagen erholte sich der Kranke.

Bei derartigen Vorkommnissen habe ich stets gegen die Versuchung oder Meinung zu kämpfen, man wende das Wasser absichtlich in solch' schroffer, unbegreiflich gewaltthätiger Weise an, um das Volk, anstatt mit Vertrauen, mit Schrecken vor diesem nassen Wauwau zu erfüllen. Ich bin ein sonderbarer Mensch, ich weiß es; d'rum wird man mir solche Einfälle nicht hoch anrechnen.

Solche, denen es Ernst ist, mögen nach Anwendung der Abhärtungsmittel zuerst noch die Ganzwaschungen (s. Waschungen) beginnen und dieselben, wenn sie das Waschen vor Schlafengehen nicht aufregt und wach erhält, Abends vor dem Bettgehen oder in der Frühe beim Aufstehen vornehmen. Abends verliert man gar keine Zeit, auch früh ist in 1 Minute Alles fertig. Wer nicht gleich an die

Arbeit oder in tüchtige Bewegung kommt, soll sich nochmals (bis zur Trocknung und Erwärmung) ¼ Stündchen niederlegen.

Diese Uebung, wöchentlich 2—4 Mal vorgenommen, was genügt, oder täglich praktizirt, bildet die beste Vorbereitung zu unserem kalten Vollbade. Man versuche es nur einmal! Dem ersten Unbehagen wird bald ein bis in's Innerste hinein wohlthuendes Behagen folgen, und was früher gescheut und gefürchtet war, wird bald fast Bedürfniß werden.

Ein mir bekannter Herr ging 18 Jahre hindurch allnächtlich in sein Vollbad. Ich hatte es ihm nicht vorgeschrieben; aber er wollte die Uebung durchaus nicht lassen. In den 18 Jahren war er keine Stunde lang krank.

Andere, die in einer Nacht 2—3 Mal in die Badewanne stiegen, mußte ich zurückhalten, es ihnen verbieten. Wäre die Uebung sie hart oder unausstehlich angekommen, wie man so oft ausschreit und ausheult, sie hätten es sicherlich bleiben lassen. —

Wer es mit der Abhärtung, mit der Erhaltung seiner Gesundheit, mit seiner Kräftigung ernst meint, fasse das kalte Vollbad recht in's Auge,*) lasse es aber bei dem guten Vorsatze allein nicht bewenden.

Kräftige Völker, Geschlechter, Familien sind stets treue Freunde des kalten Wassers, gerade unseres Bades gewesen. Je mehr unser Zeitalter den Charakter und Namen des verweichlichten bekommt, um so höhere Zeit ist's, zurückzukehren zu den gesunden, natürlichen (nicht verkünstelten und unnatürlichen) Anschauungen und Grundsätzen der Alten.

Noch gibt es manche, besonders hochadelige Familien, angesehene Männer, welche gerade unsere Wasseranwendung gleichsam als Haustradition und als ein zur Gesundheitspflege überaus wichtiges Erziehungsmittel ansehen und ihrem Stamme, ihren Nachfolgern gesichert wissen wollen.

Wir brauchen uns also unserer Sache nicht zu schämen.

b) Das kalte Vollbad für Kranke.

Bei den einzelnen Krankheiten wird genau angegeben, wann und wie oft es zur Verwendung kommen soll. Nur einige Bemerkungen von mehr allgemeiner Natur mögen hier ihre Stelle finden.

Eine kräftige Natur, ein gesunder Organismus ist im Stande, die Krankheitsstoffe, welche sich ansetzen wollen, selbst auszuscheiden.

---

*) Einige detaillirte Wirkungen s. im III. Theil bei „Schweiß".

Dem kranken und durch Krankheit geschwächten Körper muß man beispringen, ihn unterstützen, daß er anfange, diese Arbeit selbst wieder zu thun. Vielfach geschieht diese Unterstützung durch das kalte Vollbad, das in solchem Falle als vortreffliche Krücke oder Stab, als Kräftigungsmittel dient.

Die Hauptanwendung findet es indessen bei den sogenannten „hitzigen Krankheiten", d. h. bei all jenen Krankheiten, welche als Vorboten und Begleiter heftige Fieber haben. Die Fieber von 39—40° und darüber sind am meisten zu fürchten; sie rauben alle Kraft, brennen die Hütte des menschlichen Körpers gleichsam elendiglich nieder. Mancher, den die Krankheit verschont, wird ein Opfer der Schwäche. Zusehen und Zuwarten, was sich aus einem so schrecklichen Feuerbrande wohl entwickeln möge, scheint mir bedenklich und folgenschwer zu sein. Was soll da „alle Stunden einen Eßlöffel voll", was das theure Chinin, was das wohlfeile Antipyrin, was die giftige Digitalismixtur, deren Folgen für den Magen wir Alle kennen? Medikamente sind und bleiben bei solchen Bränden doch recht schwache Hilfs- oder Fieberstillungsmittel. Was sollen endlich jene künstlichen Berauschungsmittel, die man dem Kranken eingibt oder einspritzt, die ihn in der That berauschen, daß er nichts mehr weiß, nichts mehr fühlt und empfindet? Ganz abgesehen vom moralischen und religiösen Standpunkte ist es wahrlich erbärmlich, so einen halb eingeschlummerten, vielmehr berauschten Kranken zu sehen, wie er daliegt mit entstellten Zügen, mit verdrehten Augen. Wird das helfen? Bei solchem Fieberfeuer hilft gar nichts als das Löschen. Feuer und Brände löscht man mit Wasser; den allgemeinen Körperbrand, wo gleichsam Alles in hellen Flammen steht, am gründlichsten durch das Vollbad. Bei jedem neuen Aufflackern, d. h. so oft die Hitze, die Bangigkeit groß werden, vielleicht im Anfange des Fiebers jede halbe Stunde erneuert, wird es, früh genug angewendet, bald Herr des Feuers sein (s. Entzündungen, Scharlach, Typhus u. A.).

Früher schon hörte ich, daß man in großen allgemeinen Krankenhäusern für arme Kranke, welche das theure Chinin nicht auftreiben konnten, häufig die Badewanne gebrauchte; in den letzten Zeiten durchlief manche Zeitungen die mir freudige Kunde, daß man besonders in großen Militärspitälern Oesterreichs wieder angefangen habe, gewisse Krankheiten wie·den Typhus mit Wasser zu behandeln. Warum, so möchte ich fragen, nur den Typhus? Warum nicht mit logischer Nothwendigkeit all' jene Krankheiten, die als giftige Früchte aus den Fieberpilzen hervorwachsen? Wer A sagt, muß B sagen. Mit Spannung warten Viele auf das B, darunter auch manche Leute vom Fach.

Eine Bemerkung, die vielleicht besser bei den Waschungen stünde, möge gleichwohl hier sich anreihen. Nicht alle Kranken sind im Stande, die Vollbäder zu benützen; manche sind vielleicht schon derart geschwächt, daß sie weder selbst sich heben und wenden, noch auch aus dem Bette gehoben werden können. Müssen solche Kranke der Kaltwasseranwendung verlustig gehen? Durchaus nicht. Unsere Wasseranwendungen sind so mannigfaltig, und jede einzelne Anwendung hat wieder so viele Grade oder Stufen, daß der Gesundeste wie der Schwerkranke das für ihn und seinen Zustand Passende finden kann. Nur darum handelt es sich, die Anwendung gut aus= zuwählen.

Für einen Schwerkranken, der wegen zu großer Schwäche unfähig ist, die kalten Vollbäder zu gebrauchen, dienen als Ersatz die Voll= oder Ganzwaschungen, die bei jedem, auch dem schwächsten Kranken leicht im Bette vorgenommen werden können. Wie sie zu geschehen haben, sehe man bei den Waschungen. Sie werden wie die Vollbäder so oft wiederholt, als der Hitz= oder Bangigkeitszeiger einen hohen Grad, eine hohe Ziffer zeigt.

Gerade bei solchen an's Bett gefesselten Schwerkranken hüte man sich doppelt vor dem großen Fehler einer zu schroffen An= wendung; man würde stets das Uebel ärger machen.

Ich könnte Jemanden nennen, der 11 Jahre bettlägerig und ebensolange Zeit in ärztlicher Behandlung war. Auch Wasser= anwendungen waren versucht worden; Alles scheiterte. Nach der Heilung dieser Person, die in 6 Wochen erfolgte, erklärte der Arzt selbst, die Sache komme ihm wie ein Wunder vor. Er besuchte mich persönlich und wollte wissen, was denn geschehen. Der ganze Hergang sei ihm um so unbegreiflicher, da nach seinem Dafürhalten nicht mehr die geringste Thätigkeit in dem Körper vorhanden war und seine sämmtlichen Anwendungen mit Wasser ohne Erfolg blieben. Ich nannte dem Herrn den einfachen Hergang und die noch ein= facheren Wasserübungen. Wir Beide sahen ein, einen glimmenden Kienspan löscht man nicht mit der Feuerspritze aus; sein Wasser war zu schroff, das meinige sachte, langsam, den Fassungskräften des elenden Körpers entsprechend, zur Anwendung gekommen.

Mich hat es oft erbarmt, daß man hören und lesen muß, wie in manchen Anstalten und Häusern Leute 10, 20 und mehr Jahre das Bett nie mehr verlassen können. Das sind bedauerungs= würdige Geschöpfe. So etwas begreife ich übrigens nicht und habe

es nie begriffen, ganz wenige Ausnahmefälle abgerechnet; es hat ja
auch die heilige Schrift ihren 38jährigen Kranken. Ich bin der
feſten Ueberzeugung, daß gar manchen dieſer Betthüter und Bett=
hüterinen durch die einfachſten, mit Ausdauer und Pünktlichkeit fort=
geſetzten Waſſeranwendungen wieder auf die Beine zu helfen wäre.

2. Das warme Vollbad

dient wie das kalte für Geſunde und Kranke.

Die Art und Weiſe, wie es genommen wird, iſt eine
zweifache.

Man ſteigt ein Mal in die mit Warmwaſſer ſo hoch ange=
füllte Badewanne (a), daß das Waſſer den ganzen Körper über=
ſpült, kein Theil bloß, d. i. über Waſſer liegt. In dem Bade
verweilt man 25—30 Minuten. Dann geht man raſch in eine

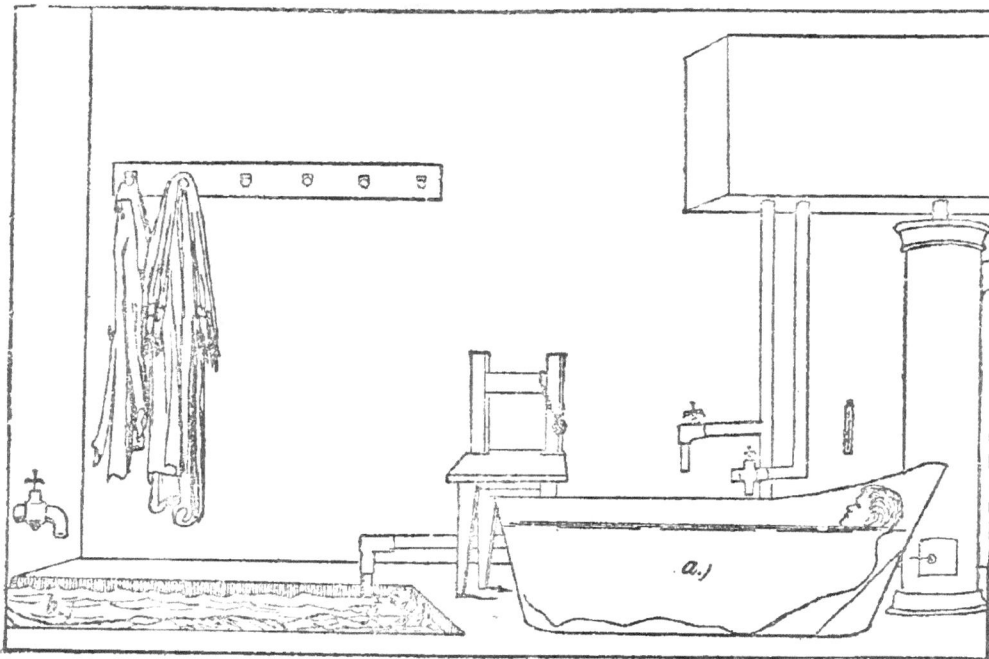

Fig. 4.

danebenſtehende Wanne (b), die kaltes Waſſer enthält, und taucht
bis an den Kopf, nicht mit dem Kopfe, unter, oder in Ermangelung
dieſer zweiten Badewanne waſcht man den ganzen Körper möglichſt
raſch kalt ab. In 1 Minute muß das kalte Bad, die kalte Waſchung
fertig ſein. Schnell, ohne abzutrocknen, wirft man ſich in die Kleider
und macht bis zu völliger Trocknung und Erwärmung Bewegung
(mindeſtens ½ Stunde) im Zimmer oder im Freien. Landleute
können ruhig und ſofort wieder zur Arbeit zurückkehren. Das Bade=
waſſer hat bei dieſem erſten Bade eine Temperatur von 26—28°,
bei älteren Perſonen von 28—30° R. Ich rathe, mit einem

Thermometer, das man leicht bekommt, mit Vorsicht und genau zu messen. Es genügt nicht, das Quecksilberröhrchen hineinzustecken in's Warme und sofort wieder herauszuziehen, dasselbe muß einige Zeit im Wasser belassen werden. Erst das Ruhigstehen des flüssigen Silbers gibt an, daß gut und lange genug gemessen sei. Wer immer das Bad bereiten mag, nehme es mit der Bereitung und der damit verbundenen Verantwortung ernst. Gleichgiltigkeit und Schlendrian sind nirgends weniger am Platz als bei derart wichtigen Diensten der Nächstenliebe.

Die zweite Art, dieses Bad zu nehmen, ist folgende:

Die Badewanne wird gefüllt wie das erste Mal, das Badewasser aber hat die höhere Temperatur von 30—35° R. Ueber die Zahl 35 sollen bei dieser Art Bäder die Wärmegrade nie steigen (wann, in welchen Fällen sie zur Anwendung kommen soll, muß stets extra gesagt sein), unter die Zahl 28 nie fallen; durchschnittlich rathe und bereite ich sie selbst mit 31—33° R.

Bei diesem Bade geht man nicht 1 Mal, sondern 3 Mal in's Warme, nicht 1 Mal, sondern 3 Mal in's Kalte. Es ist dieses Bad das sogenannte warme Vollbad mit dreimaligem Wechsel. Das ganze Bad dauert akkurat 33 Minuten; die verschiedenen Wechsel vertheilen sich auf diese Zeit also (man lege die Uhr auf ein Stühlchen neben die Wanne und zähle gut):

10 Minuten in das Warme,
1 Minute in das Kalte,
10 Minuten in das Warme,
1 Minute in das Kalte,
10 Minuten in das Warme,
1 Minute in das Kalte.

Mit Kalt muß ohne Ausnahme stets abgeschlossen werden. Gesunde, kräftige Leute setzen sich in die Wanne mit kaltem Wasser und tauchen langsam bis an den Kopf unter. Empfindsame Personen setzen sich und waschen rasch Brust und Rücken*) ab, ohne unterzutauchen. Eine Ganzwaschung thut Jedem, der die kalte Wanne zu sehr fürchtet, dieselben Dienste. Der Kopf wird nie naß gemacht. Sollte er naß geworden sein, so trockne man ihn ab; ebenso trockne man beim letzten Heraussteigen aus der kalten Wanne von allen Körpertheilen die Hände allein, damit selbe beim Anziehen der Kleider diese nicht naß machen.

---

*) D. i. man wirft so viel Wasser über die Schultern hinweg, daß es den Rücken hinunterläuft und ihn abspült.

Bezüglich des Weiteren, insbesondere bezüglich der nach dem
Baden nothwendigen Bewegung gilt genau das beim erſten Bad
Geſagte.

Ich ſchulde hier einige Bemerkungen.

Warme Bäder allein, d. i. ohne darauffolgende kalte
Bäder oder kalte Waſchungen, verordne ich niemals. Die erhöhte
Wärme, zumal wenn ſie längere Zeit andauert und einwirkt, ſtärkt
nicht, ſie ſchwächt und macht den ganzen Organismus ſchlaff; ſie
härtet nicht ab, ſie macht die Haut gerade noch empfindſamer gegen
alle Kälte; ſie ſchützt nicht, ſie bringt Gefahr. Das Warmwaſſer
öffnet die Poren; es bringt kalte Luft ein und die Folgen zeigen
ſich ſchon in den nächſten Stunden. Sämmtlichen Uebelſtänden
helfen die auf die warmen Bäder folgenden Kaltbäder oder
Kaltwaſchungen (ich kenne keine warme Waſſer-Anwendung
ohne die darauffolgende kalte) gründlich ab; das friſche Waſſer
ſtärkt, die erhöhte Wärme herunterdrückend; es erfriſcht, die überflüſſige Hitze gleichſam wegwiſchend; es ſchützt, die Poren ſchließend
und die Haut feſter machend.

Daſſelbe Vorurtheil von der plötzlichen Kälte, die
auf die Wärme folgt, begegnet uns hier ſchon wieder. Gerade mit
Rückſicht auf die folgenden Kaltbäder können und müſſen die Warmbäder in höherer Temperatur, als ſonſt normal iſt, und ich anders
rathen würde, gegeben werden. Der Körper wird mit ſo viel Wärme
erfüllt, gleichſam gewappnet, daß er den Anſtoß der eindringenden
Kälte gut aushalten kann. Wer beim erſten Male zu ſehr vor
der kalten Wanne zurückſchrecken ſollte, nehme eine Ganzwaſchung
vor. Er wird Muth bekommen. Es kommt Alles nur auf die
erſte Probe an. Wer es einmal verſucht hat, nimmt ſchon des
Wohlbehagens wegen nie mehr ein warmes Bad ohne das darauffolgende kalte. Vielen, die anfangs vor Angſt gezittert, ſpäter aber
ſich an den merkwürdig wirkenden Wechſel gewöhnt, denſelben lieb-
gewonnen haben, mußte ich ſtrenge Grenzen ziehen, daß das Uebermaß des Guten ihnen nicht zum Uebel werde.

Das Prickeln, das Krabbeln in der Haut, welches man beim
Wiedereinſteigen vom kalten in's warme Bad, beſonders an den
Füßen lebhaft verſpürt, darf Niemanden beängſtigen; es wird Einem
ſpäter ein angenehmes Frottiren.

Beſondere Vorbereitungen, um z. B. die richtige Wärmetemperatur im Körper herzuſtellen, ſind bei beiden Arten dieſes Vollbades nicht nothwendig.

Auch hier wie bei allen Warmbädern benütze ich nie oder

höchst selten bei Gesunden Warmwasser allein; ich mische stets Absude von verschiedenen Heilkräutern bei.

a) Das warme Vollbad für Gesunde.

Wenn ich Gesunden, d. h. relativ Gesunden (gesunden, aber schwachen Menschen) warme Vollbäder verordne, so geschieht dieses nur dann, wenn solch' geschwächte Leute zu den Kaltwasserbädern sich nicht entschließen können, und allein zu dem Zwecke, sie durch das Warmbad mit folgender kalter Waschung allmählich für's frische Kaltbad vorzubereiten und reif zu machen.

Meine Grundsätze und meine Praxis sind in diesem Stücke folgender Art:

Ganz gesunden und kräftigen Naturen, deren frisches, geröthetes Aussehen gleichsam selbst Wärme und Lebensfeuer sprüht, gebe ich warme Bäder selten, fast nie. Sie verlangen auch nicht darnach, sie streben wie der Fisch in's kalte Wasser.

Jüngeren, schwächlichen, blutarmen, nervösen Personen rathe ich es als gut, besonders jenen, welche Anlage zeigen zu Krämpfen, Rheumatismen und ähnlichen Gebrechen. Die Hausmütter, welche so frühe schon durch alle möglichen Mühseligkeiten aufgerieben werden, mögen hier obenan stehen. Jeden Monat ein solches Bad mit 28° R. und folgender kalter Abwaschung, 25—30 Minuten dauernd, würde genügen.

Bei Anlage zu Gliedersucht, Gicht, Podagra sind zwei solcher Bäder in jedem Monat besser als eines.

Zur Sommerszeit sollen die jüngeren Personen die kalten Vollbäder versuchen.

Bejahrten, schwächlichen Leuten empfehle ich der Reinlichkeit der Haut, der Auffrischung und Stärkung wegen wenigstens allmonatlich ein warmes Vollbad mit 28—30° R. von 25 Minuten Dauer, mit abschließender kräftiger Abwaschung. Sie werden jedes Mal in Folge der erhöhten Transpiration (Hautthätigkeit) und der lebendigeren Cirkulation (Umlauf) des Blutes wie neu aufleben.

b) Das warme Vollbad für Kranke.

In welchen Krankheiten das warme Vollbad anzuwenden sei, das besagen die einzelnen Krankheitsfälle. Beide Arten desselben kommen in Verwendung, und man hat bei gehöriger Vorsicht und Pünktlichkeit durchaus nichts zu fürchten.

Die Bäder verfolgen einen doppelten Zweck:

Im einen Falle sollen sie durch Zufuhr von Wärme die Körperwärme erhöhen, vermehren, im anderen Falle mitwirken zur Auflösung und Ausleitung von Stoffen, welche der kranke Körper allein aus eigener Kraft nicht mehr entfernen kann.

Die warmen Vollbäder werden bereitet als:

Heublumenbäder,
Haberstrohbäder,
Fichtenreiser= (Nadel=) Bäder,
Gemischte Bäder.

Die Bereitung und Wirkung der 2 ersten Bäder wurde der Hauptsache nach schon bei der Abhandlung über das warme Sitzbad angegeben. Nur einige Punkte seien der Vorsicht halber wiederholt.

aa) Das Heublumenbad.

Ein kleines Säckchen mit Heublumen angefüllt kommt in einen Kessel heißen Wassers und bleibt mindestens ¼ Stunde im Sude. Der ganze Absud wird in die mit Warmwasser bereitstehende Wanne geschüttet, und die Mischung, bis sie die vorgeschriebene Temperatur erreicht hat, mit warmem oder kaltem Wasser aufgefüllt. Dieses Bad, das leichteste und häufigste, ist eigentlich das unschuldigste, das normale Bad zum Wärmen des Körpers. Auch Gesunde können es jederzeit benützen. Bei mir zu Hause geht mancher Wassermann, von solchem Heublumenduft umschwängert, Dorf auf und ab. Das kaffeebraune Wasser öffnet eindringlich die Poren und löst Anstauungen im Körper auf.

bb) Das Haberstrohbad.

Nachdem ein ordentliches Büschel Haberstroh in einem Kessel siedenden Wassers ¼ Stunde lang gesotten, verfährt man mit dem Absude wie oben.

Dieses Bad wirkt stärker als das Heublumenbad und ist bei Nieren= und Blasenbeschwerden, bei Stein=, Gries= und Gichtleiden vorzüglich.

cc) Das Fichtenreiser (Nadel-) Bad

wird also bereitet: Man nimmt Fichtennadeln, je frischer, desto besser, klein zerhackte Aestchen (Reiser), selbst recht harzige, gleichfalls zerschnittene Tannenzapfen und siedet die ganze Masse, bunt durch einander geworfen, ¼ Stunde in heißem Wasser. Mit dem Absude verfährt man wie oben. Auch dieses Bad hat günstigen Einfluß auf Nieren= und Blasenleiden, doch schwächeren als das

Haberstrohbad. Seine Hauptwirkung betrifft die Haut, welche es zur Thätigkeit spornt, und die inneren Gefäße, welche es stärkt. Dieses wohlduftende und stärkende Fichtennadelbad ist so recht das obenerwähnte Bad der älteren Leute.

dd) Gemischte Bäder

nenne ich jene, bei denen, da gerade das nothwendige Quantum irgend einer dieser Heilpflanzen abgeht, die Absude von mehreren zusammengegeben werden in ein Bad. Am häufigsten habe ich so gemischt die Absude von Heublumen und Haberstroh, indem schon die Pflanzen zusammen gekocht wurden. Das Haberstrohbad wird auf diese Weise auch wohlriechender.

Bäder wären schon gut, sagt mir Einer, das weiß ich; aber die Sache kommt zu theuer und ist viel zu umständlich.

Mit Recht könnte mir derjenige meiner Leser diesen Einwand erheben, welchen ich nach Reichenhall, nach Karlsbad oder sonst einem Bade schicke, oder welchem ich etwa verordnen wollte, er solle die kleinen schwarzen, sorgfältigst verpfropften theuren Fichtennadel-extrakt-Fläschchen kaufen und in jedes Bad die Hälfte oder das Dritttheil des Inhaltes gießen.

So aber hat Niemand auch nur den geringsten Grund zur Klage, zur Entschuldigung, zu einem Einwande. Der Aermste selbst kann sämmtliche Bäder mit Leichtigkeit bereiten, und er hat in jedem Falle den reinsten Extrakt, wie er ihn ächter und unverfälschter an keinem Orte bekommen kann.

Gerade für ärmere und unbemittelte Leute habe ich solche Bäder lange Zeit gesucht, daß auch sie der Wohlthat des Bades, das auf die Gesundheit vielfach so großen Einfluß übt, nicht ganz verlustig gehen müssen.

Der Reisen bedarf es dazu nicht, höchstens eines Ganges auf den Heu- oder Stroh-Speicher oder in den nahen Wald. Kosten thun die Bäder auch nur ein paar Schritte oder ein gutes Wort. Heublumen und ein Büschel Haberstroh schenkt jeder Bauer jedem Armen; keine Tanne versagt ihm ihre Zapfen und ihr grünes Reisig. Eine hölzerne Stande (Zuber, Schaff) hat doch ein Jeder unter dem Hausrathe; im Nothfalle borgt sie der Nachbar gerne.

Dieses genüge bezüglich des Kostenpunktes.

Was die Mühe, die Umständlichkeit angeht, so stelle ich einzig die Frage: ist es für Dich, für Deine Angehörigen weniger um-ständlich, wenn Du wochenlang auf's Krankenlager geworfen wirst,

oder wenn der verwahrloste, über Gebühr geschwächte und nie er=
frischte, niemals neu aufgerichtete Körper langsam dahinsiecht?

Ueber Mühe und Arbeit kann da gar nicht die Rede
sein; ich müßte es Bequemlichkeit und Trägheit nennen, wem immer
es zu viel wäre, meinen allergeringsten Anforderungen zu entsprechen.
Wer solche Gesinnung theilen würde, verdiente in der That gar kein
solches Bad.

3. Die Mineralbäder.

An dieser Stelle schulde ich ein Wort über die Mineral=
bäder, wegen deren ich sehr oft schon befragt wurde.

Meine unmaßgebliche Ansicht über diesen Punkt ist folgende:
Ich kann nach all den Grundsätzen meiner Wasserkur nicht
dafür sein, weil ich alles Forcirte, alles Gewaltsame nicht billige,
ganz gleich ob von Außen nach Innen oder direkt nach Innen ge=
wirkt werde. Mein Urtheil lautet und wird immer lauten: Die
gelindeste Anwendung ist die beste, ob es sich nun um die Wasser=
heilmittel, oder ob es sich um Medizinen u. s. w. handle, und wer mit
einer Anwendung seinen Zweck erreicht, soll ja keine zweite gebrauchen.
Wir müssen der Natur, dem kranken oder geschwächten Organismus
sachte an die Hand gehen, nicht streng und stürmisch; wir müssen
den kranken Körper sozusagen milde und leicht an der Hand führen,
ihm bisweilen helfend und stützend unter die Arme greifen, aber
ihn nicht allzusehr drängen, ihn nicht zerren und stoßen; wir müssen
nicht durch Dies und Das absolut etwas erwirken wollen, sondern
nur mitwirken, daß der Körper mit seiner Arbeit fertig werde, und
sofort von dieser gelinden oder gelindesten Mitwirkung abstehen, so=
bald der Körper allein sich weiter zu helfen weiß.

Niemanden wird es, um ein Beispiel meines Verfahrens an=
zuführen, entgangen sein, daß er die allbekannten Wurzel= und
Drahtbürsten, die Frottirtücher u. s. w. bei mir nicht
findet. Ich habe diese Sachen früher angewendet, wenn auch nur in
vereinzelten Fällen, aber die Erfahrung gemacht, daß das Wasser
allein ohne diese doch mehr oder weniger gewaltsamen Manipula=
tionen (der arme Körper hat dann auch zu aller Arbeit hin noch
die gekneteten und gebürsteten Muskeln und die ebenso bearbeitete
Haut in Ordnung zu bringen) die besten Wirkungen thut, wenn es
nur richtig angewendet wird. Den Frottirdienst versieht bei mir den
ganzen Tag und die ganze Nacht hindurch das grobe Linnen= oder
Reistenhemd, welches ich hiemit warm empfehle.

Der Name Mineralbad schon deutet eine strenge Wir=

kung an. All' diese Wasser, heißen sie, wie, und fließen sie, wo
sie wollen, enthalten mehr oder weniger, gelindere oder schärfere
Salze. Solche Salzwasser, von Außen nach Innen angewendet,
kommen mir vor — man verzeihe den Ausdruck — wie der Feg=
wisch und der körnige Sand, welche ich zum Putzen, zum Reinigen
des Silbers oder noch edleren Metalles anwenden wollte. Silber
und Gold sind zart, feinfühlig. Sind das die inneren Organe
weniger? Ein Hauch trübt das Silber, rauhe Putzmittel verletzen,
verwunden es. Es wird bei solcher Bearbeitung wohl blank; Feg=
wisch und Sand nehmen den Staub und Schmutz gründlich weg.
Ja, nur allzu gründlich, und lange wird das Silberzeug solche Be=
handlung, besser gesagt Mißhandlung, nicht aushalten. Die Anwen=
dung brauche ich nicht zu machen, auch nicht lang und breit zu
erklären, an welch empfindsamem, weichem, überaus edlem Metall
solche Wasser ihre Reinigungsarbeit vornehmen.

Und was sagt denn die Erfahrung zu dieser Behauptung?

In großen Badestädten trägt man vielfach — die Heim=
gegangenen nicht am Tage, sondern in der Nacht, nicht mit Gesang
und Musik, sondern in aller Stille, um die Lebenden nicht unan=
genehm zu berühren und zu inkommodiren, auf den Friedhof zur
letzten Ruhestätte. Aber man trägt manche, ziemlich viele hinaus.
Es stirbt jährlich eine ziemlich große Anzahl Menschen in den ver=
schiedensten Bädern. Der oder Die war in dem und dem Jahre
das erste Mal hier, heißt es; es ist ihm, ihr vortrefflich bekommen.
Das alte Leiden kam wieder, und er, sie ging wieder hin. In dem
und dem Jahre war er das zweite Mal dort, sagen die Angehö=
rigen, aber es bekam ihm weniger gut. Das Uebel kehrte in
erhöhtem Grade zurück; er ließ es sich nicht nehmen und reiste ein
drittes Mal hin. Er kehrte sichtlich gekräftigt zurück, er schien
prächtig kurirt zu sein. Aber er kehrte nur zurück, um daheim zu
sterben. Manchem erspart der frühe Tod an Ort und Stelle noch
die Reisekosten. Diese Geschichte und ähnliche andere habe ich zu
unzähligen Malen erzählen hören.

Wer der Zerstreuung und Gesellschaft wegen und rein zu
äußerlichem Gebrauche derlei Orte besucht, hat Obiges nicht zu
fürchten; er hat nur mit seinem Geldbeutel zu rechnen, der vor allem
Anderen in die erbarmungsloseste Kur genommen, am gründlichsten
ausgepumpt wird.*)

*) Manches amüsante (heitere), auch manches recht traurige Stückchen
aus so einem Badeleben ließe sich hier anfügen. Doch ich denke, besser ist
schweigen als reden, wenn diese Geschichten auch recht viele gute Lehren ent=
hielten. Möglich, daß ich später einmal damit dienen kann.

Auch gewöhnliche, selbst Bauersleute, denen der Kopf nicht
mehr an der rechten, der demüthigen Stelle steht, die es den besseren,
studirten, gebildeten und fortgeschrittenen Menschen nachmachen, nach=
äffen wollen, besuchen zwar keine Badestadt — daran verhindert sie
zum Glück der Herr Habenichts in der Hosen= und Westentasche —
aber sie fangen allerlei verkehrte Sachen an.

Zu mir kam einst ein Bauer und sagte: So, jetzt habe ich
das beste Mittel zur Reinigung des Körpers gefunden, es ist eine
Art von Heilwasser, und ich nehme dasselbe öfters. Worin besteht
es denn? fragte ich ihn. Nach einigem Zögern gestand er, daß er
einen Löffel Salz in Wasser auflöse und das Salzwasser nüchtern
trinke. Das putzt sauber aus, und es sei ihm lieber (natürlich dem
aufgeklärten, aber geldschwindsüchtigen Springinsfeld!) als das beste
Mineralwasser. Ich warnte den Bauern; aber er ließ sich von
seiner von ihm selbst erfundenen Kur nicht abbringen. Er trank
noch eine Zeitlang fort; dann aber bekam er Magen= und Ver=
dauungsbeschwerden, Blutarmuth und starb, erschöpft und entkräftet
und ausgesegt in den besten Mannesjahren.

Also immer hübsch bescheiden und vernünftig bleiben und nie=
mals einen Reichen und Vornehmen, dem scheinbar Besseres ge=
boten wird und zu Gebote steht, beneiden. Das wäre unchristlich
und thöricht.

Auch solche sollst Du nicht schief ansehen, die wegen Kränk=
lichkeit und Anlage zur Schwindsucht u. s. w. sogenannte klima=
tische oder Luftkurorte besuchen können, die nach Meran gehen
oder nach Südfrankreich oder nach Italien oder gar nach Afrika.
Ich denke mir immer: für den Fisch ist der beste Ort das Wasser;
für den Vogel das herrlichste Heim die frische Luft und die freie
Natur; für mich das zuträglichste, das günstigste Klima der Ort,
an dem, die Gegend, in der Gottes Schöpferhand mich gebildet
hat. Will die Luft mir zu rauh werden, nun, dann suche ich mich
abzuhärten; auch in Krankheiten wird mir das heimathliche Wasser
so gute Dienste thun wie jenes, das in fremden Landen fließt.
Soll ich sterben nach Gottes Willen, gut, einmal muß es doch sein,
und die heimathliche Erde, sagt man, deckt leichter; in ihr ruht es
sich besser und friedlicher.

Welches sind denn die jährlich von neuem approbirten
Erfahrungen auch über solche mild oder hoch gelegenen Luft=
Badestätten?

Ich stelle nur die zwei Fragen: Wie viele von denen, die wirklich
krank dahin flüchteten, sind gründlich geheilt heimgekehrt? Ferner:

Wie viele sind für immer besonders in den wärmeren Kur=
orten geblieben und dort begraben worden?

So bleibe im Lande, nähre Dich redlich und wasche Dich täglich!

V. Theilbäder.

Ich fasse die folgenden Bäder unter dem Namen Theilbäder
zusammen, einmal, weil sie einzelne Körpertheile betreffen, vorzüglich
aber, um dieser Kleinigkeit wegen nicht noch weitere größere Ab=
schnitte machen zu müssen.

1. Das Hand= und Armbad.

Der Name besagt genug, und an Ort und Stelle wird bei
den betreffenden Krankheiten gesagt sein, wann und in welchen
Fällen dieselben anzuwenden sind, ob kalt oder warm; wie lange,
ob 2—3 Minuten, ob ¼ Stunde, wie oft zu wiederholen, in wel=
chem Kräuterabsud u. s. w.

Bezüglich der Anwendung genüge die eine Bemerkung:

Es hat z. B. Jemand einen bösen Finger. Ich wirke nicht
allein auf den Finger, sondern auch auf die Hand, auf den Arm,
auf den ganzen Körper. Der böse Finger ist nur eine böse Frucht
des bösen Zweiges, des bösen Astes, des bösen Stammes. Ist der
Stamm in Ordnung, liefert er genügenden und guten Saft, so muß
auch die Frucht eine gute werden.

Die Anwendungen, resp. die Verbesserungen der Zweige und
Aeste, d. i. der Hand und des Armes, geschehen neben den Wickeln
durch die Hand= und Armbäder.

2. Das Kopfbad.*)

Zu den wichtigsten Theilbädern zählt das Kopfbad. Dasselbe kann,
kalt oder warm, am besten in folgender Weise genommen werden:

Man stellt ein Gefäß mit Wasser
auf einen Stuhl und hält den Ober=
kopf (s. Abbildung), den eigentlichen
Haarboden, in's kalte Wasser ungefähr
1 Minute, in's warme 5—7
Minuten. Soweit das Wasser am
Hinterhaupte die Haare nicht berührt,
kann mit Aufgießen durch die hohle
Hand nachgeholfen, d. h. es können die
trocken gebliebenen Haare gleichfalls
benetzt werden.

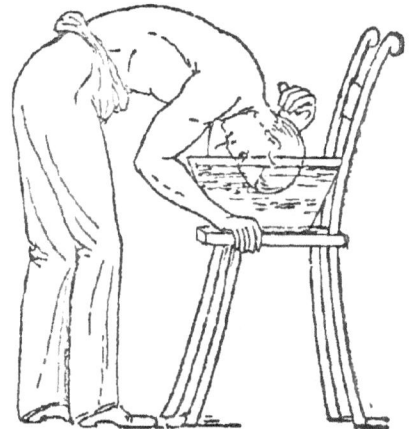

Fig. 5.

_____

*) Wiederholt steht sonst an verschiedenen Stellen, daß der Kopf

Nach dem Bade soll man die Haare sorgfältigst abtrocknen. Dieses ist der einzige Fall, in welchem die Abtrocknung stattfindet, und ich rathe große Vorsicht und Genauigkeit an, da bei Vernachlässigung leicht schwere Kopfleiden, wie Kopfrheumatismus u. a. die Folge sein könnten. Nach der Abtrocknung bleibe man im Zimmer oder setze eine die ganze nasse Haarfläche bedeckende Mütze auf, bis Kopfhaut und Haare vollständig trocken sind.

Viele wenden ein kürzeres Verfahren im Kopfbade an, besonders junge Leute vom Lande. Sie tauchen ihren Kopf öfters nach einander unter im Brunnentroge wie die Enten im Teiche oder halten den Kopf unter die Röhre. Es thut ihnen wohl so. Ganz recht! Sie sollen es nur nicht zu arg (zu lange und zu oft) treiben und die Regeln des Abtrocknens gut merken.

Gut ist das kalte Kopfbad Dem, der kurzgeschnittenes Haar hat. Bei langem Haare*) bringt das Wasser schwerer durch auf die Haut, — was eigentlicher Zweck des Bades ist, — und die Trocknung schreitet langsamer voran. Solchen rathe ich stets das warme Kopfbad an wegen seiner längeren Dauer.

Die Kopfbäder verordne ich zuweilen gegen Kopfleiden — dann sind es immer kalte und kurze —, meistens jedoch solchen Personen, bei denen der Haarboden insbesondere der Tummelplatz aller möglichen Geschwüre und Geschwürchen, flechtenartiger, trockener Ausschläge, eine förmliche Fundgrube von Schuppen und Staub und gar noch von Anderem ist, was freilich eher und besser die Nacht als der Tag, nur nicht das Haar bedecken sollte. Diese bekommen warme Kopfbäder von längerer Dauer, abschließend mit kalter Uebergießung oder kalter Abwaschung.

Ich mache auf diese Kopfbäder wohl aufmerksam. Wenn auf dem Lande im kleinen Häuschen und im noch kleineren Stübchen den ganzen Winter hindurch die ohnedies kleinen Seh- und Luftlöcher, Fenster genannt, niemals geöffnet werden, so entsteht zuletzt eine Luft, die man förmlich schneiden kann, und die jeden eintretenden Fremden mit Wucht zurückschlägt.

---

nicht naß werden solle. Der Hauptgrund liegt darin, daß Landleute insbesondere mit dem nothwendigen Abtrocknen es nicht genau nehmen und so sich leicht ein Uebel zuziehen. Im Uebrigen zählt gerade der besonders bei Männern jeder Witterung ausgesetzte Kopf zu den abgehärtetsten Theilen.

*) Kurze Haare haben für die Gesundheit, z. B. bei Anlage zu Kopfleiden, auch bezüglich der Kopfhautpflege, große Vortheile. Langes Haar ist ein schöner Schmuck, eine schöne Beigabe des Schöpfers; aber sie sollen recht gut gepflegt, reinlich gehalten und Haarbürste und Kamm nicht geschont werden. Die Nachtheile kennt jede Hausmutter.

Und wenn in einer Stube nie gereinigt, nie aufgewaschen wird, wie muß dann zuletzt der Boden aussehen?

Kann es dem armen Haarboden anders gehen, wenn die langen Haare oder die 2= oder 3fachen Kopfumhüllungen das halbe Jahr hindurch keinen Lufthauch und keinen Sonnenstrahl hineindringen lassen auf die ohnedies im Verborgenen lebende Kopfhaut? Und wenn da nie ein Wasser oder eine Lauge gründlich, recht gründlich ihre Arbeit thut, wie mag es zuletzt aussehen?

Auch da kann sich ein Morast von Krusten u. s. w. bilden, eine Fäulniß, und manche Mutter weiß zu erzählen, was solche Fäulniß zeitigt.

Leider ist nur zu wahr, die Kopfpflege wird vielfach sehr vernachlässigt. Man wäscht jahraus jahrein jeden Morgen sein Gesicht und meint, damit sei es abgethan. Damit ist es noch lange nicht abgethan. Ich empfehle die Kopfpflege im Interesse der noth=wendigen Reinlichkeit, dann der Gesundheit der Jungen wie der Erwachsenen; in erster Linie soll sie den Müttern empfohlen sein.

3. Das Augenbad

ist kalt oder warm zu nehmen. Man bereitet es in beiden Fällen seinen Augen folgendermaßen: Man taucht das Gesicht in das kalte Wasser ein, öffnet die Augen und läßt diese ½ Minute gleichsam baden. Dann erhebt man sich, setzt ungefähr ½—1 Minute aus und taucht Stirne und Augen von Neuem ein. Die Wiederholung kann geschehen 4—5 Mal. Das warme (24—26.° R.) Augenbad soll stets mit Kalt abschließen, sei es, daß man das letzte Bad kalt nimmt, oder daß man zum Schlusse die Augen mit frischem Wasser abwäscht. Desgleichen sei das Badewasser nicht warmes Wasser allein, sondern wieder Kräuterwasser. ½ Löffel ge=mahlener Fenchel oder Absud von Augentrost haben mir stets gute Dienste geleistet.

a) Das kalte Augenbad wirkt vortrefflich bei gesunden, aber schwachen Augen. Es stärkt und erfrischt den ganzen Sehapparat in seinen inneren und äußeren Bestandtheilen.

b) Das warme Augenbad (lauwarm) wird verwendet, um Geschwulste am äußeren Auge aufzuweichen und um ungesunde, d. i. dicke, eiterige Flüssigkeit in dem inneren Auge zu lösen und auszuziehen.

C. Dämpfe.

Wie unsere sämmtlichen Wasseranwendungen, so wirken auch die Dämpfe in der gelindesten Form und deshalb durchaus unge=

5*

fährlich und unschädlich. Gleichwohl erheischt die Anwendung der
Wasserdämpfe große Vorsicht Was den Kranken, der richtig
und nach Vorschrift anwendet, gesund macht, kann bei Nachlässigkeit
und Sichgehenlassen einen Gesunden krank machen. Wer z. B. un=
mittelbar nach einem Dampfbade ohne vorhergehende Abkühlung in's
Freie, an die kühle Luft tritt, kann nicht nur krank, er kann töbt=
lich krank werden. Die Anwendung ist daran so unschuldig wie ein
neugeborenes Kind. Diese erste Bemerkung soll zur Vorsicht, nicht
zur Aengstlichkeit ermahnen. Ich wiederhole, daß bei richtigem
Gebrauche niemals eine, selbst nicht die leiseste Gefahr
zu befürchten ist.

Sind Dämpfe zur Heilung überhaupt nothwendig?
Wenn eine Hausfrau ihre Wäsche reinigt, so gebraucht sie warmes
und kaltes Wasser. Das warme Wasser soll das zu Entfernende
auflösen, das kalte Wasser soll das Gelöste wegschwemmen. Ein
ähnlicher Prozeß (Vorgang) vollzieht sich beim Heilverfahren. Auch
bei Krankheiten muß Verschiedenes, wie Blutanstauungen, verdorbene
Säfte u. s. w. auf= und ausgelöst werden. Das geschieht durch die
Wärme. Sodann muß der Körper gekräftigt und widerstandsfähig
gemacht werden. Das geschieht durch die Kälte.

Jeder Körper muß demnach ein gewisses Quantum, ein gewisses
Maß von Wärme haben, wenn seine Arbeit von Statten gehen soll.

Der gesunde Körper besitzt in sich Naturwärme genug, er
braucht keine Zuthat.

Jeder kränkelnde Körper fühlt sehr bald den Abgang, das
Fehlen der nothwendigen inneren Wärme, dieselbe muß auf irgend
eine Art ersetzt werden. Bei vielen Patienten genügen die Wicke=
lungen und Umschläge; bei andern thun die Dämpfe, diese künst=
liche Zufuhr, ich möchte sagen Einpressung der Wärme, bessere Dienste.

Worin besteht das richtige Dampfverfahren?
Diese Frage zu beantworten ist nicht leicht. Ich theile ledig=
lich meine Erfahrungen mit und gestehe gleich im Anfange sehr
gerne, daß ich innerhalb drei Jahren mein Dampfverfahren drei
Mal geändert habe. Anfangs schloß ich mich der allgemeinen Praxis,
welche ganze Dampfbäder vorzog, an und befolgte diese Praxis 13
Jahre lang. Da ich indessen die erwarteten Wirkungen nicht sah,
änderte ich und änderte, bis ich die jetzige, überaus gelinde, alles
Schroffe sorgfältigst vermeidende Art, den Dampf zu verwenden,
als die vortheilhafteste erkannte und nun schon seit vielen Jahren
mit den besten Erfolgen praktizire.

Doch ich muß hier etwas weiter ausholen:

Vor ungefähr 30 Jahren kamen auch bei uns in Süddeutsch=
land die russischen Dampfbäder in Uebung. Da viele Familien
nicht im Stande waren, diese damals erst großstädtischen Gesund=
heitsbäder zu gebrauchen, so erfand man, wie ich mir die Sache
erkläre und denke, als Ersatz dafür den bekannten Schwitzkasten,
der ähnliche Schweißtreibungsdienste leisten sollte.

Auch ich ließ mir einen solchen Schwitzkasten fabriziren, d. i.
einen Kasten mit einer schließbaren Eingangsthüre und einer Oeff=
nung dem Himmel zu, durch welche man bequem den Kopf stecken
konnte. Die Zufuhr des Dampfes geschah von Außen; der Patient
oder Schwitzlustige saß oder stand im Innern des Kastens und be=
trachtete mit stiller Resignation (Ergebung in sein Schicksal) das vor
ihm angebrachte Thermometer. Ein trockenes Tuch umhüllte den
Hals, um das Entweichen des Dampfes zu verhindern; nasse Kom=
pressen oder Umschläge bedeckten den Kopf, um ihn, während der
ganze Körper schon nach 10—15 Minuten in größtem Schweiße
war, kühl zu erhalten. Das Dampfbad beschloß ein Vollguß (eine
Gießkanne Wasser) oder ein Vollbad. So oft größere Schweiße
erwünscht waren, ließ ich 2 Mal, je 15 Minuten lang, in dem
Kasten Aufenthalt nehmen mit jedesmaliger rascher, ½ Minute wäh=
render Abwaschung.

Die Art und Weise der Bereitung dieser Ganzdampfbäder
schien mir unübertrefflich; mir war nur unbegreiflich, daß die Er=
folge nicht ebenfalls vorzügliche waren. Zur Winterszeit insbesondere
hatte die Sache große Schwierigkeiten. Innerhalb weniger Minuten
brachte der heißeste Dampf, welcher den ganzen Körper gleichmäßig
einhüllte, von allen Seiten ihn gleich heftig angriff, auch den ganzen
Körper in starken Schweiß und damit in große Empfindsamkeit der
Kälte gegenüber. Mir wenigstens war es stets sehr schwer, nach
dem Bade die ganze Hautfläche gegen die frische, kalte Winterluft so
zu schützen, daß nicht irgend ein Fleck der Haut Schaden gelitten und
längere Zeit Beschwerden, zuweilen heftige Schmerzen bereitet hätte.

Ich probirte viel, wie diesem Uebelstande abzuhelfen sei, und
dachte noch mehr darüber nach.

Da führte mich gerade zur Winterszeit einmal der Weg nach
München; ich litt an ziemlich heftigem Katarrh. Der Zufall spielte
mir ein Blatt in die Hand, welches auf der letzten Seite die an's
Wunderbare grenzenden Wirkungen der russischen Dampfbäder in
einem überschwenglichen Lobeshymnus pries. Unter Anderem hieß
es: man probire es nur, ein einziges Dampfbad ist im Stande, den
heftigsten Katarrh zu heilen. Das muß ich doch mal sehen, dachte

ich, und — gedacht, gethan. Ich ſuchte die Anſtalt auf, nahm ein
ſolches Bad, und in der That, ich fühlte nach der allerdings ruſſiſchen Dampfkur keine Spur mehr von meinem Katarrh. Aber nur
langſam! Kaum waren 5—6 Stunden verfloſſen, da ſaß im ganzen
Körper ein neuer Katarrh, doppelt ſo heftig als der alte, den ich
im ruſſiſchen Bade zurückgelaſſen.

Ach ſo, dachte ich und ſagte mir leiſe in's Ohr: dieſe Art,
Dampfbäder zu nehmen, kann nicht die richtige ſein. Ich ſehe ganz
ab von mir ſelbſt; wie aber ſoll ein Geſchwächter, ein Kranker,
vollends ein Schwerkranker etwas anwenden, was ſelbſt einen kräftigen, geſunden Mann erſchaudern macht? Fürwahr, ein ſolcher
muß anders bedient werden.

All die weiteren Forſchungen und Verſuche brachten mich zu
der Ueberzeugung, daß derſelbe Grundſatz, welcher für ſämmtliche
Waſſeranwendungen gilt, auch bei den Dämpfen Geltung hat, daß
nämlich die gelindeſte Anwendung auch ſtets die beſte iſt.
Die gelindeſte Anwendung nenne ich die einfachſte und die den
Körper am meiſten ſchonende. Niemals werde ich (z. B. zur
Vermehrung der Naturwärme) irgend einen Dampf gebrauchen, wo
eine kleine Waſſeranwendung, ein Guß oder ein Halbbad ausreicht;
niemals werde ich den ganzen Körper durch ein Ganzdampfbad
quälen und ausmergeln in Fällen, in denen Dämpfe auf einzelne
Körpertheile genügen. Ne quid nimis, d. h. ich bleibe auch beim
Dampfverfahren auf der goldenen Mittelſtraße: Nichts der Natur
abzwingen wollen, ſondern ihr an die Hand gehen, ſie freundſchaft-
lich ſtützen und durch kleine Hilfsmittel einladen, daß ſie ſelbſt und
allein und freiwillig den Dienſt thue.

Meine ſämmtlichen Dämpfe ſind eigentlich nur Theil-
dämpfe, d. h. ſie berühren direkt nur Theile des Körpers; dennoch
bleibt keiner derſelben ohne Einwirkung auf den ganzen Körper.
Gerade darin ſcheint mir der große Vortheil zu liegen. Die
Dämpfe berühren oder, wenn man will, ſchwächen nur die leidende
Körperſtelle und laſſen den übrigen geſunden Körper intakt, unberührt, ungeſchwächt. Dieſer behält ſeine volle Kraft und ruht,
während der leidende, vom Dampf angegriffene Theil in voller Arbeit
iſt, unterdeſſen gleichſam eine Weile aus, um dem geſchwächten Mit-
genoſſen alsbald von ſeiner Kraft mitzutheilen.

Viele meiner Dampfanwendungen dienen lediglich dazu, den
Waſſeranwendungen vorzuarbeiten, dieſelben z. B. durch
Steigerung der Körperwärme zu ermöglichen, vielleicht wirkſamer
zu machen oder im Inneren des Körpers (z. B. durch Auf-

lösung in Luftröhre und Lunge) den von Außen thätigen Wasser=
anwendungen in die Hand zu arbeiten. Ganz selten nur
kommt einer der Dämpfe für sich allein als abgeschlossene, ganze
Anwendung vor.

Die nothwendigen Vorsichtsmaßregeln bezüglich der Ab=
kühlung, Bekleidung, Bewegung enthält die spezielle Beschreibung
der einzelnen Dämpfe.

Noch muß ich warnen vor einer Täuschung.

Sehr oft kommt es vor, daß einer der verschiedenen Dämpfe,
insbesondere der Kopf= und Fußdampf, in besonderer Weise günstig
wirkt. Sie machen, weil sie stark auflösen und ausscheiden, sehr
leicht, ungemein behaglich, viele Patienten überaus froh und glück=
lich. Die Gefahr liegt nahe, daß sie das Gute mißbrauchen,
den betreffenden Dampf zu häufig vornehmen und so unüber=
legter Weise ihrer Gesundheit großen Schaden zufügen. Modus
est in rebus! Nur immer weise Maßhaltung sich zur Regel und
Pflicht machen!

Zur Belehrung will ich einige besondere Fälle anführen.

Ein Rekonvaleszent nach Typhus oder einer anderen
schweren Krankheit hat noch bedeutende Anstauungen am oder im
Kopfe oder anderswo. Dämpfe thäten da treffliche Dienste. Ganz
gewiß, aber sehr sparsame und leichtere Kopf= oder Fußdämpfe;
denn wir haben es mit einem blut= und säftearmen Individuum zu
thun. Um ein Zündhölzchen auszulöschen, brauche ich keinen Schmiede=
blasbalg, der leise Athem reicht aus.

Dasselbe gilt von allen blutarmen Personen. Die wär=
menden Dämpfe bereiten ihnen Wohlbehagen; zu viele Dämpfe aber
wären ebensoviele Blut= und Wärme= und Lebenssauger.

Aber starke, korpulente Leute können sicherlich viele
Dämpfe, vieles Schwitzen ertragen?

Diese sehr oft am allerwenigsten, aus dem einfachen Grunde,
weil sie blutarm sind. Gerade bei solchen Individuen bin ich mit
Dämpfen überaus sparsam und greife mit Vorliebe nach den Wickeln,
um auf gute Transpiration (Ausdünstungen der Haut) hinzuwirken.
Wo diese in Ordnung ist, ist Vielschwitzen nicht nothwendig.

Ein Patient klagt über heftige Schmerzen in den Füßen.
Er wünscht Fußdämpfe auf die ausgemergelten, spindeldürren Beine.
Wie thöricht, wollte man seinem Wunsche willfahren! Ein solcher
in der That armer „Häuter", wie die Tyroler bezeichnend sagen,
hat nichts Weiteres auszuschwitzen und herzugeben. Man applizire
ihm statt der Dämpfe Halbbäder und öftere Kniegüsse.

Die von mir angewendeten **Dämpfe** sind der Reihe nach folgende:

1. Der Kopfdampf.

Die Anwendung des Kopfdampfes erheischt einige **kleinere Vorbereitungen.** Zu dessen Vornahme nämlich sind nothwendig ein **kleines Holzgefäß,** mehr tief als weit, mit **Oehren,** auf welche man bequem die Hände stützen kann, und einem gut ab-

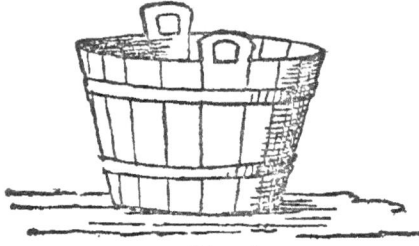

Fig. 6.

schließenden **Deckel**; sodann **zwei Stühle** und zum Zudecken des Behandelten eine größere **Wolldecke.** Von den Stühlen dient der eine höhere zum Sitzen, der zweite niedrigere als Untergestell des Holzgefäßes (Schaff, Schafferl, Kübel, Gelte).

Wenn all die genannten Gegenstände parat stehen, wird das auf dem niedrigeren Stuhle placirte Holzgefäß bis zu Dreiviertheilen angefüllt mit **strudelndem Wasser** und mit dem Deckel und einem feuchten Tuche gut verschlossen, damit bis zum Gebrauche möglichst wenig Dampf entweiche. Der Patient hat den ganzen Oberkörper bis zu den Beinkleidern entblößt und über diese als abschließende Binde ein trockenes Tuch gelegt, um den niederrinnenden Schweiß aufzuhalten und das Naßwerden der Beinkleider zu verhindern. Er setzt sich auf den größeren Stuhl und stützt die flachen Hände auf die Oehren des Holzgefäßes, den Oberkörper über das Gefäß hinneigend (s. Figur 7). Oberkörper und Gefäß werden sodann mit der großen Wolldecke locker, aber nach allen Seiten hin derart eingehüllt, daß auch nicht durch die kleinste Oeffnung Dampf entweiche. Jetzt erst entfernt der Behandelnde dem Behandelten gerade gegenüber und von unten her die Wolldecke etwas lüftend, in die Höhe hebend, den abschließenden Deckel mit dem angefeuchteten Tuche; der Dampf dringt ungehindert wie ein glühender

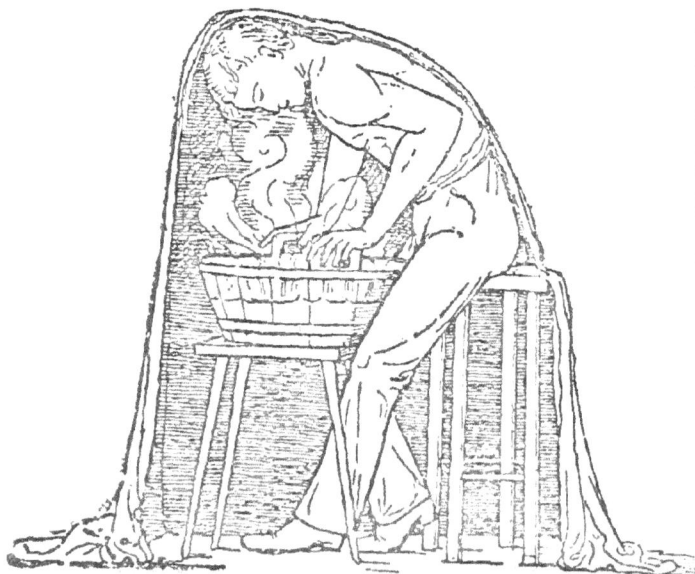

Fig. 7.

Strom auf Kopf, Bruſt, Rücken, auf den ganzen Oberkörper ein
und beginnt ſeine auflöſende Arbeit.

Wer zur Aufſicht und Bedienung beigegeben iſt, ſorge wohl
dafür, daß ſchwächere Patienten, denen der Rücken leicht wehe thut,
bequem ſitzen, eine gute Stütze im Rücken haben u. ſ. w. Dagegen
achte er nicht auf Klagen und die verſchiedenartigſten Ausrufe wie:
ich halte es nicht ferner aus, mich muß der Schlag treffen u. a.

Im erſten Augenblicke mag Mancher ob der ungewohnten
Glühtemperatur erſchrecken; doch bald hat er ſich an das tropiſche,
das heiße Klima gewöhnt und ſchnell einige kleinere Vortheile
gefunden. Beim erſten Anſturme der hitzigen Wolken ſuche er eine
mehr aufrechte Stellung einzunehmen, den Kopf zu heben, nach ver=
ſchiedenen Richtungen zu wenden u. ſ. w. Mit dem Angewöhnen
und dem Nachlaſſen der Hitze kehrt der Oberkörper in die vor=
geſchriebene, gebückte Stellung zurück.

Zu befürchten hat man abſolut nichts. Ich kenne
nicht einen Fall, in welchem der Kopfdampf, genau nach Vorſchrift
angewendet, im Geringſten geſchadet hätte. Ich habe denſelben den
verſchiedenſten Perſonen in den verſchiedenſten Krankheiten applizirt
und ſtets gute Reſultate erzielt. Schaden zugefügt haben nie die
Dämpfe, wohl aber jene Selbſtklugen ſich ſelbſt, welche ohne alle
Vorſicht und Regel thaten, wie es ihnen gut dünkte, nicht wie die
Ordnung es vorſchrieb. Eine Anwendung dauert 20—24
Minuten. Der Patient ſoll während der ganzen Dauer nicht
nur willig mit ſeinem Kopfe herhalten, er ſoll auch nach Vermögen
Augen, Naſe, Mund öffnen und an Dampf einſtrömen laſſen,
was und wie viel er nur ertragen kann.

Nach Umlauf der Zeit von 20—24 Minuten wird die Woll=
decke entfernt und der ganze Oberkörper mit friſchem Waſſer kräftig
abgewaſchen. Der Patient macht ſich zur Winterszeit im Zimmer,
zur Sommerszeit im Freien Bewegung, bis die gehörige Trocknung
und die normale Wärmetemperatur der Haut eingetreten ſind.

Ich ſchulde an dieſer Stelle noch einige wichtige und nicht
zu überſehende Bemerkungen.

Der reine Waſſerdampf wirkt auf manche Augen, ebenſo beim
Einathmen auf den Magen zuweilen nicht ganz günſtig. Deshalb
miſche ich dem heißen Waſſer ſtets Kräuter bei. Zunächſt
empfehle ich Fenchel, der ſich vortrefflich bewährte. 1 Löffel ge=
mahlener Fenchel reicht aus für eine Anwendung. Auch Kräuter
von Salbei, Schafgarbe, Minze, Hollunder, Spitzwegerich,
Lindenblüthen thun treffliche Dienſte. Und wenn Dir auch

diese abgehen, so nimm eine Hand voll Brennesseln oder Heu=
blumen und mische sie bei; das Kräutchen mag verachtet sein,
sein Dienst ist dennoch gut.

Bei gewöhnlichen Menschen thut der Dampf bald seine
Wirkung; den meisten derselben rinnen schon nach den 5 ersten
Minuten die Schweißtropfen von der Stirne, nach 8—10 Minuten
perlen sie hervor aus allen Poren.

Es gibt jedoch Patienten — es sind in der Regel blut=
arme Individuen mit wenig Naturwärme — bei denen der
Dampf nicht so leichte Arbeit hat. Man hilft nach, indem man
im Herde ungefähr den sechsten Theil eines Ziegelsteines glühend
macht und circa 10 Minuten nach Beginn der Anwendung in das
Dampfbad bringt. Es braust gewaltig, und die Wolken steigen von
Neuem dichter und lebhafter auf.

Unmittelbar nach beendigtem Kopfdampf, der wie die folgende
Abkühlung stets (im Winter) in erwärmten Räumen vorzu=
nehmen ist, soll man es nie wagen, in's Freie zu gehen ohne
vorherigen kalten Abguß, wodurch die durch den Dampf
geöffneten Poren wieder geschlossen werden. Zur Winterszeit ver=
bleibe man vor solchem Austritt in's Freie noch ungefähr ½ Stunde
im gewärmten Zimmer, in demselben auf= und abgehend. Ohne
diese Vorsicht könnte man sich leicht nicht nur einen Katarrh, son=
dern unter Umständen eine schwere, tödtliche Krankheit zuziehen.
Der genannte kalte Abguß ist auf mehrfache Weise mög=
lich. Die einfachste Art, welche ich besonders bei schwächeren,
fremder Hilfe bedürfenden Personen empfehle, besteht darin, daß
man mit einem Handtuche und frischem Wasser den Patienten rasch
abwäscht. Bei Kopfgeschwulsten, Ausschlägen am Kopf,
Ohrenfließen, überhaupt bei Leiden, welche große Ausscheidungen
aus dem Kopfe verlangen, muß beim ersten und zweiten Kopf=
dampfe diese Art des Abgusses, vielmehr Abwaschens, stattfinden.
Die Folgen des Versäumnisses, wie heftiges Ohrensausen u. s. w.
wären, wenn auch nicht gerade gefährlich, doch unangenehm. Bei
den folgenden Anwendungen, nach bereits erfolgten größeren Aus=
scheidungen aus dem Kopfe, kann die zweite Art des Abgusses, der
eigentliche Abguß an die Stelle der Waschung treten. In Form
des Obergusses werden 1—2 Gießkannen kalten Wassers über
die bedampften Stellen langsam gegossen, den Kopf, d. i. die Haare
ausgenommen; die Brust wird kräftig gewaschen. Das weitere
Verhalten ist dasselbe wie nach den Güssen, d. i. nach sorgfälti=
ger Abtrocknung des Gesichtes und der Haare zieht man, ohne den

übrigen Körper abzutrocknen, rasch die Kleider an und gibt sich in
Bewegung oder in Handarbeit bis zur völligen Trocknung und
normalen Erwärmung des Körpers.

Wer nach dem Kopfdampfe Gelegenheit hat, rasch ein kaltes
Vollbad von höchstens 1 Minute zu nehmen, macht seine Sache
gleichfalls gut durch Benützung solcher Gelegenheit.

Die Wirkungen dieser Anwendung sind bedeutende; sie
erstrecken sich auf die ganze Hautfläche des Oberkörpers, deren Poren
sie öffnen, sodann auf das Innere des Körpers, indem sie in der
Nase, in den Luftröhren, in der Lunge u. s. w. auflösen und
ausleiten. Bei Erkältungen durch Nässe oder raschem Temperaturwechsel; bei Kopfleiden, Ohrensausen, rheumatischen und
krampfhaften Zuständen im Genick und auf den Schultern,
bei Enge auf der Brust, bei noch nicht vorgerücktem Schleimfieber, lauter Begleiter und Begleiterinen der verschiedenen Katarrhe,
thut der Kopfdampf vorzügliche Dienste. 2 Anwendungen innerhalb 3 Tagen bringen in der Regel vollständige Heilung. Beginnende Katarrhe hebt gewöhnlich ein einziger Kopfdampf auf
und aus, sie mögen sitzen, wo sie wollen.

Wer einen aufgedunsenen Kopf, einen unverhältnißmäßig vollen Hals, angeschwollene Halsdrüsen hat,
nehme wöchentlich 2—3 solcher Dämpfe. Bei Augenentzün-
dungen, welche von Kälte, Erkältungen u. s. w. herrühren und
bei Triefungen thue man ebenso. Der letztere Patient darf noch
größeren Erfolg hoffen. wenn er am Abende des Tages, an welchem
er dem Kopfe den Dampf gibt, seinen Füßen ein viertelstündiges
warmes Fußbad mit Asche und Salz verabreicht.

Bei Congestionen, selbst nach Schlaganfällen habe ich den
Kopfdampf mit den günstigsten Erfolgen angewendet. Man läßt
sich bei diesen freilich heikeln Fällen von der Meinung täuschen und
beängstigen, als ziehe so ein Dampf noch vollends alles Blut in
den Kopf. Die Furcht ist unbegründet. Indessen habe ich selbst
die Praxis, — ich rathe dieselbe in den genannten 2 Fällen
einem Jeden an, — die Anwendung stets auf 15—20 Minuten zu
beschränken und dem Dampfe auf den Kopf thunlichst bald einen
Dampf auf die Füße folgen zu lassen.

Da der Kopfdampf stark auflösend wirkt und allzu reichliche
Schweißbildung leicht allzusehr schwächen könnte, so darf diese Anwendung nicht zu oft vorgenommen werden. Als Regel soll
gelten, daß man die Zahl 2 in der Woche nicht überschreite. In
seltenen Fällen, in welchen ganz besondere Auflösungen

und Ausſcheidungen nothwendig ſind, kann eine Woche hindurch
der Kopfdampf jeden zweiten Tag zur Anwendung kommen, jedoch
mit verkürzter Dauer (Minimum [geringſte Zeit] 15 Minuten;
Maximum [längſte Zeit] 20 Minuten).

2. Der Fußdampf.

Die Arbeit, welche der Kopfdampf am Oberkörper vornimmt,
leiſtet der Fußdampf dem Unterkörper, in erſter Linie den Füßen.

Die Anwendung geſchieht folgendermaßen:

Ueber den zum Sitzen bereit gehaltenen Stuhl wird der
Länge nach eine ziemlich breite und dichte Wolldecke ausgebreitet.
Darauf ſetzt ſich der zu Behandelnde mit bekleidetem Oberkörper,
mit entkleideten Füßen (Beinen). Vor ihn kommt wie zum Fuß-

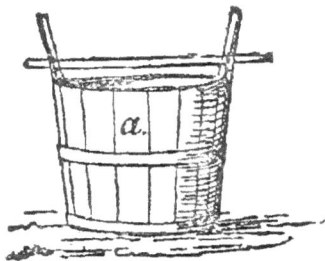
Fig. 8.

bade das mit heißem Waſſer etwas über die
Hälfte gefüllte Holzgefäß zu ſtehen. Es iſt
das auch zum Kopfdampf benützte Gefäß (a).
Auf dem oberen Rande desſelben, zu beiden
Seiten der Oehren liegen zwei ſchmale Holz-
ſtäbe, auf welche der zu Behandelnde die
Füße bequem aufſtellen kann. Man ſuche

dieſelben durch irgend eine kleine Vorrichtung zu befeſtigen, daß die
Gefahr des Nachgebens und des Verbrühens der Füße den Patien-

Fig. 9.

ten nicht ängſtigt.*) Hat dieſer ſodann ſeine
Poſition eingenommen und ſteht das dampfende
Waſſer vor ihm parat, ſo wird die dichte Woll-
decke derart um die Füße und das Holzgefäß ge-

legt, daß kein Dampf unbenützt verloren geht und durch eine große
Wollröhre das warme Element von unten nach oben, zu den Füßen,
zu dem Unterleibe und weiter aufſteigt.**) (S. Figur 10.) Zu den
Fußdämpfen benütze ich in der Regel leichtere, ſtrudelnde Abſude
von Heublumen. Wie beim Kopfdampfe, ſo kann ich bei dieſer
Anwendung den Dampf und damit die Wirkung ſteigern, indem

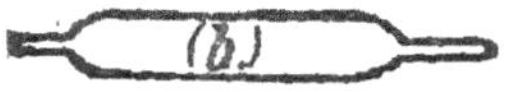

---

*) Statt der beiden Holzſtäbe genügt ein in der Mitte etwas zum
Auflegen der Füße bereitetes Holzſtück (b), deſſen Enden ſo bearbeitet und
in die Oehren eingefügt werden, daß ein Drehen des Holzſtückes und ein
Ausgleiten der Füße unmöglich iſt. Einfacher vielleicht ſtellt man in das
mit heißem Waſſer gefüllte Gefäß ein kleines, bis zum Rande desſelben
reichendes Fußſchemelchen.

**) Wer lange, faſt bis zur Erde reichende Kleidung hat, umhülle
damit das dampfende Holzgefäß. Dieſes iſt die einfachſte, leichteſte und am
wenigſten komplizirte Art der Vornahme des Fußdampfes. Nur muß man
ſich nachher neu bekleiden.

ich nach je 5 oder 10 Minuten
das glühende Stück eines Ziegel=
steines in das heiße Wasser sachte
und vorsichtig einsenke. Man lasse
die Steine ja nicht in's Wasser
fallen; dieses müßte ein Spritzen
und Brandwunden absetzen. Die
Zahl der glühenden Ziegelstücke,
sowie die Dauer des Fuß=
dampfes richten sich genau nach
dem höheren oder geringeren Grade
der Wirkung, welche man erzielen
will. Oft sollen lediglich die
unteren Füße in Schweiß ge=
bracht werden, wie z. B. bei
Fußschwitzern; öfters aber sucht
man die ganzen Füße, die

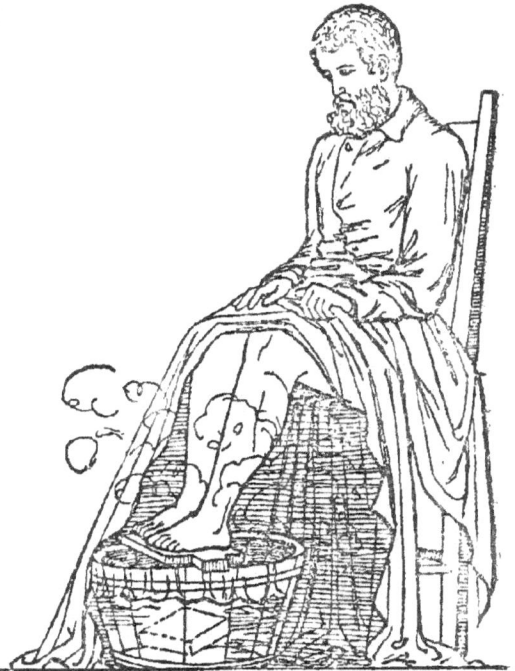

Fig. 10.

Schenkel inbegriffen, öfters den ganzen Unterleib, zu=
weilen den ganzen Körper durch einen Fußdampf in Schweiß
zu bringen. Viele habe ich gesehen, denen bei dieser höchst ein=
fachen und primitiven Anwendung der Schweiß von der Stirne
rann wie bei der forcirtesten (angestrengtesten) Schwitztour unter
2—3 Federbetten. Bei den leichtesten Anwendungen wird
ein glühendes Ziegelstück und eine Zeitdauer von 15—20 Minu=
ten genügen; um die größte Wirkung eines eigentlichen Schwitz=
dampfbades zu erzielen, wird es nothwendig werden, die glühende
Masse alle 5—10 Minuten zu erneuern und die Anwendung bis
zu 25 und 30 Minuten auszudehnen.

Dem Dampfbade folgt stets die kalte Abkühlung, welche
sich ganz richtet nach der Ausdehnung der schwitzenden oder in
Schweiß gebadeten Stellen. Füßen, welche nur bis an die Kniee
schwitzen, genügt eine rasche kalte Abwaschung mit einem Linnen=
tuche, kräftigeren Naturen ein Knieguß. Bei mitschwitzenden Schen=
keln und Unterleib reicht ein Halbbad aus. Ist der ganze Körper
in Mitleidenschaft gezogen, so muß auch der ganze Körper entweder
durch ein Halbbad mit Waschung des Oberkörpers oder durch ein
Ganzbad oder durch eine Ganzwaschung abgekühlt werden. Die
Regeln über die Vornahme dieser Anwendung lese man an den
betreffenden Stellen (bei den Bädern und Waschungen), die Regeln
über das Verhalten nach dem Fußdampfe beim Kopfdampfe nach.
Sie gelten auch hier ohne allen Unterschied.

Die Anwendung des Fußdampfes geſchieht vornehmlich bei den verſchiedenartigſten Fußleiden, ſo bei
ſtarken, übelriechenden Fußſchweißen, wo es gilt, die
faulen Säfte aufzulöſen und auszuleiten; bei angeſchwollenen
Füßen, die auf Säfte- und Blutſtauungen ſchließen laſſen; bei
kalten Füßen, in denen die Transpiration auf Nullgrad ſteht,
und zu denen das Blut ſozuſagen den Weg nicht mehr findet.
Dieſe Dämpfe wecken neue Thätigkeit und bringen friſches Leben,
ſind zuweilen auch nur, wie die einzelnen Krankheiten beſagen, nothwendig vorbereitende Uebungen, welche anderweitigen Waſſeranwendungen die Wege ebnen und deren Erfolg ſichern.

Wer an Nagelgeſchwüren, eingewachſenen Nägeln
u. ſ. w. leidet; wer Blutvergiftung befürchten muß, z. B.
wegen unglücklicher Behandlung von Hühneraugen, Ausreißen von
Nagelwurzeln u. ſ. w., laſſe ſich baldigſt dieſen Dampf bereiten.

Geſteigerte Anwendungen, welche mehr oder weniger
auf den ganzen Körper wirken ſollen, kommen vor bei krampfartigen, beſonders durch Erkältung entſtandenen Leiden des
Unterleibes; bei Kopfleiden, deren Urſache auf Congeſtionen,
zu heftigen Blutandrang zum Kopfe zurückzuführen iſt.

Bei blutarmen Individuen, denen vor dem Beginne
irgend einer Kaltwaſſeranwendung mehr Wärme einzupumpen iſt,
haben mir leichtere Fußdämpfe ſehr oft große Dienſte erwieſen.

Als Regel bezüglich der Wiederholung dieſer Anwendung gilt wie beim Kopfdampfe, daß man damit recht ſparſam
ſei. 1 Mal, 2 Mal in der Woche wird man öfters, 3 Mal nur
ſelten leſen, letzteres nur bei Einzelfällen, welche ſtets dieſe Notiz
ausdrücklich enthalten müſſen.

Nun noch die eine Bemerkung.

Oft ſchon ſind mir Klagen gekommen wegen der zu
großen Umſtändlichkeit der von mir verordneten Dämpfe.
Ich frage jeden Wohlmeinenden: was iſt einfacher, mein Fußdampf
oder ein Schwitzbad nach ſo und ſo viel Taſſen heißen Thee's,
nach ſo und ſo viel ſtündiger Tortur, unter ſo und ſo vielen Federbetten, ein Schwitzbad, welches ſelten, faſt nie vorübergeht ohne die
heftigſten Kopfſchmerzen und anderes Weh!

3. Der Leibſtuhldampf.

Dieſer Dampf thut ſeiner leichten Bereitung, bequemen Applizirung und überaus ſchuldloſen, d. i. ungefährlichen Wirkung wegen
beſonders in Krankheiten große Dienſte. Selbſt Schwer-

kranke, bei denen wegen Schwäche oft ſehr ſchwer der erwünſchte
Schweiß zu erzielen iſt, können auf dieſe Weiſe recht leicht zum
Schwitzen gebracht werden.

In den irdenen oder blechernen Topf des Leibſtuhles wird
die ſtrudelnde Miſchung geſchüttet. Der Patient ſetzt ſich, die Bedienung ſorgt, daß kein Wölkchen des wohlthuenden Rauches unnütz
entweicht. Raſch ſteigt der heiße Qualm zum Körper auf und erzeugt in Bälde ſchwächeren oder ſtärkeren Schweiß, der ſich manchmal zu einem förmlichen Schwitzbade, d. h. zu einem allgemeinen
Schwitzen des ganzen Körpers ſteigert. Die Anwendung dauert
15—20 Minuten. Erſcheint es nothwendig, den Kranken in länger
dauerndem Schwitzen zu erhalten, ſo bringt man (da das Sitzen
beſchwerlich und der Dampf vielleicht für längere Dauer nicht wirkſam wäre) ihn zu Bette; es wird ohne jede beſondere Auflage die
Schweißkur, d. i. das Schwitzen fortdauern. Nach dem Dampfe
ſoll eine Ganzwaſchung, ein Halbbad mit Abwaſchung des Oberkörpers oder ein Vollbad je nach Können des Patienten die ganze
Anwendung beſchließen. Bei Schwerkranken wird ſtets die
Ganzwaſchung am leichteſten und ungefährlichſten vorgenommen
werden können.

Die Wirkung des Leibſtuhldampfes iſt, wie von ſelbſt
einleuchtet, auflöſender und ausleitender Natur. Die Ausſcheidungen
geſchehen in Form und durch Abgang des Schweißes. Niemals
benütze ich für dieſe Dämpfe das Waſſer allein; ſtets miſche
ich Kräuter bei und zwar wieder die bekannten Kräuter von Heublumen, Haberſtroh, vor allen andern indeſſen von Zinnkraut.

Bei Nieren- und Steinleiden wende ich Dämpfe an
von Haberſtrohabſud;

bei krampfhaften oder rheumatiſchen Zuſtänden
des Unterleibes, bei Blaſengeſchwüren, bei beginnender
Waſſerſucht ſolche von Heublumenabſud.

Wie die Dämpfe mit Anwendung von Kaltwaſſer wechſeln,
leſe man nach im III. Theile bei den einzelnen Krankheiten.

Die auffallendſten und erſtaunlichſten Reſultate habe ich erzielt
mit Dämpfen von Zinnkrautabſud in all' den höchſt peinlichen
Fällen, in welchen das Uriniren (Waſſermachen) unmöglich
wurde und in Folge deſſen die entſetzlichſten, wahnſinnigſten Schmerzen
den armen Patienten quälten und faſt zur Verzweiflung brachten.
Die meiſt durch Erkältung und Entzündung entſtandenen krampfhaften Zuſtände der Blaſe wurden durch den heißen Zinnkrautdampf

in verhältnißmäßig kurzer Zeit gehoben, und das Organ that wie
früher ſeine reinigenden Dienſte.

4. Beſondere Dämpfe auf einzelne kranke Stellen.

Im Wechſel mit andern Waſſeranwendungen dienen in vielen
Fällen die Dämpfe ſehr gut bei Leiden an den Augen, in
den Ohren, im Mund, an den Fingern, an der Hand,
am Arme, an den Zehen, am Fuß u. ſ. w. Einige Beiſpiele
mögen dieſes klar thun.

Ein giftiges Inſekt ſticht in die Hand, in den Arm;
das Glied ſchwillt an und ſchmerzt heftig, die Entzündung droht
um ſich zu greifen u. ſ. w. Im Vereine mit Hand- und Arm-
wickeln werden Dämpfe auf die leidende Stelle bald Linderung der
Schmerzen und Hilfe bringen. Zu dem Zwecke hält man die Hand
oder den Arm über ein Gefäß, welches das ſtrudelnde, dampfende
Waſſer enthält.

Wegen irgend einer durch Giftſtoffe verunreinigten
Wunde droht Blutvergiftung; es iſt Gefahr im Verzuge.
Raſch ſoll ein auflöſender und ausleitender Hand- oder Fußdampf
bereitet werden.

Es wird Jemand von einem muthverdächtigen Hunde
gebiſſen. Bevor ein Arzt und andere Hilfe zur Hand ſind, iſt
raſcher durch einen Dampf dem Gefährdeten wenigſtens proviſoriſche
Hilfe gebracht.

Heftige Krämpfe quälen ganz beſtimmte Stellen an Händen
und Füßen. Man ſäume nicht, ſie bedampfen zu laſſen.

Zu äußeren Anwendungen der genannten Arten verwende ich
in der Regel Abſude von Heublumen.

Für Augendämpfe dient ſehr gut Abſud von Fenchelpulver oder Augentroſt oder Schafgarbe;

für Ohrendämpfe Abſud von Taubneſſeln oder
Brenneſſeln oder Schafgarbe;

für Verſchleimungen im Halſe Abſud von Schafgarben oder Spitzwegerich oder Brenneſſeln.

Bezüglich der Anwendungszeit überſchreite man 20 Minuten nie; die kürzeſte Dauer umfaßt 10 Minuten.

Jene Dämpfe, welche zum Einathmen dienen, nach
Innen wirken oder die Augen und Ohren betreffen, ſollen vor-
ſichtiger Weiſe niemals übermäßig warm oder gar heiß genommen werden.

D. Gießungen.

Die bei mir zur Anwendung kommenden Gießungen (Güsse) sind folgende:

1. Der Knieguß.

Die Füße werden bis über die Kniee entblößt, die Bein=kleider möglichst weit zurückgeschlagen und, um sie vor Nässe zu schützen, gegen die zu begießenden Stellen zu mit einem Tuche (Handtuche) bedeckt. Man setzt sich sodann auf einen Stuhl und stellt beide Füße ähnlich wie beim Fußbade in ein bereitstehendes Gefäß. (S. Abbildung.) Der Guß geschieht mit einer klei=nen Gießkanne (am besten mit einer Treibhausgießkanne, die mit einer Hand leicht di=rigirt wird). Die erste Kanne, die schneller und voller strah=lend ausgegossen werde, be=netzt beide Füße von den Zehen bis über die Kniee. Die folgenden Kannen be=spülen in schwachem Strahle, der bald höher, bald tiefer auffällt, einzelne Fußstellen, besonders die Kniescheiben (in der Mitte, rechts und links

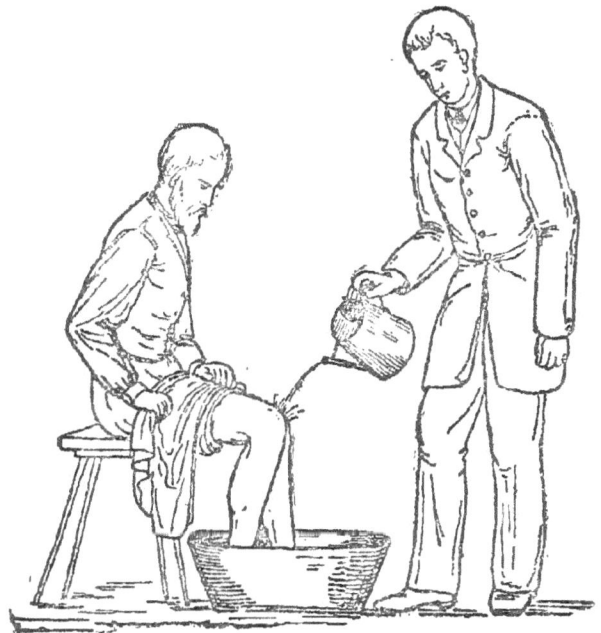

Fig. 11.

davon) und die Waden in einer Art, daß das Wasser über die Füße ziemlich gleichmäßig hinunterläuft. Der Inhalt der letzten Kanne wird nicht gegossen, sondern aus der größeren Oeffnung in 2 oder 3 Malen über die Füße wie zur Abspülung hingeschüttet. Zu einem Kniegusse können 2—10 Gießkannen verwendet werden.

Kranke, Schwächliche halten den Guß beim ersten Anprall sehr schwer aus. Kein Anfänger thut ganz leicht. Schon Männer, welche zuerst über das Bagatellverfahren witzelten, dann die elek=trischen Schlägen gleichende und bis in's Innerste hinein erschütternde Wirkung verbeißen wollten, habe ich wie Espenlaub zittern und vor Schmerz weinen sehen. Es ist das der beste Beweis für die elek=trisirende, auffrischende, stärkende Kraft dieses Gusses.

Rekonvaleszenten, blut= und säftearmen Personen — Allen, deren Fußknochen nicht kernige Muskeln, sondern nur dünne, armselige Fleischmäntelchen tragen, rathe ich die erste

Zeit nie mehr als 2—3 Gießkannen; auch bei jedem Anfänger soll das erste Mal die Zweizahl nicht überschritten werden.
Sie können in den folgenden Tagen auf 4—6 und noch später
auf 8—10 Kannen steigen. Nach 8—10 Kniegüssen ist jedes
Schmerzgefühl verschwunden; mit Behagen, mit einem gewissen
Sehnen erwartet man den nächsten Strahl, der in so kurzer Zeit
die verweichlichten Füße so bedeutend gestärkt hat.

    Der Knieguß kommt regelmäßig nur in Verbindung
mit dem Oberguß vor. Man lese deshalb nur das vom Oberguß Gesagte.

2. Der Oberguß.

    Der zu Behandelnde entkleidet sich bis auf die Beinkleider.
Das Einfließen des Wassers in letztere hindert ein übergelegtes,
abschließendes Tuch. Das Gefäß, in welches das Wasser abfließt,
kann statt auf der Erde, auf einem Stühlchen stehen. Das Bücken
wird stärkeren Personen dadurch leichter gemacht; auch der Kopf wird
geschont, d. i. durch dessen
mehr gehobene Haltung der
Blutandrang zu demselben
gemindert.   Der Patient
stützt beide Hände auf den
Boden des Gefäßes, so daß
der Oberkörper eine hori-
zontale Lage annimmt und
das Wasser beim Gießen
in's Gefäß abfließt. (S.
Abbildung.)

    Die erste Kanne ver-
breitet sich, ausgehend vom
rechten Arm und der rechten
Schulter, über den ganzen
Rücken bis zur linken Schulter

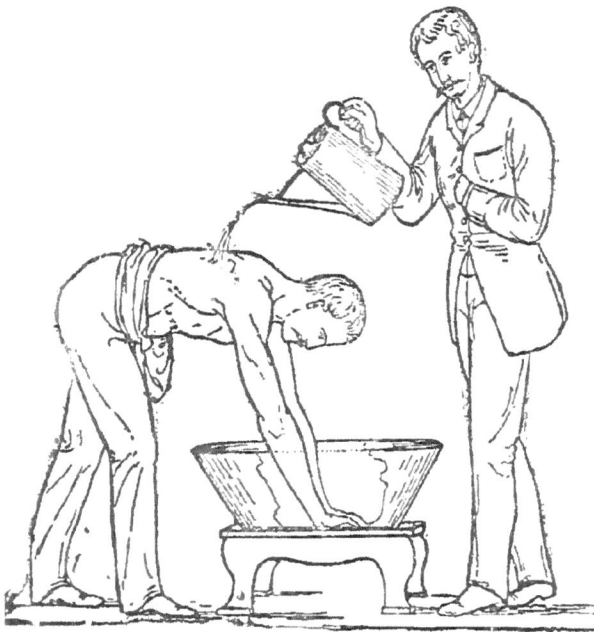

Fig. 12.

und dem linken Oberarm (a). Sie dient in erster Linie zur
Anfeuchtung der ganzen Gußstelle. Die zweite (b), ebenso die
dritte Kanne (c) bewegen sich hauptsächlich über das große sym-
pathische Nervengeflecht zu beiden Seiten des 7. Halswirbels,
sodann über den ganzen Rücken und Rückgrat, stets abschließend
mit einem der beiden Oberarme. Die ganze Gußstelle soll
3—4 Mal gleichmäßig übergossen werden, der Begossene
gleichsam 3 Wasserauflagen bekommen, welche über den Ober-

körper, über die Brust in das Gefäß abfließen.
Der Kopf werde möglichst geschont, der
Hals dagegen tüchtig begossen. Wer lange Haare
hat, dessen Kopf greife ich gar nicht an; wer
kurze Haare hat, den begieße ich zart und wenig.
Bei nervösen Personen sei man achtsam,
daß der Rückgrat oder auch nur eine Stelle desselben zu stark oder zu lange begossen werde.
Der Strahl würde fast wie ein stechendes Messer
empfunden und nicht ertragen werden, wenn auch
durchaus keine Gefahr ist. Je nach Bedarf und

Fig. 13.

Absicht läßt der Begießende den Strahl voller oder getheilter, höher
oder tiefer, d. i. stärker oder schwächer auffallen. Zugleich habe er
ein Ohr, ob der Patient über besondere Schmerzen an irgend einer
einzelnen Stelle klagt, und ein Auge, ob er vielleicht Symptome
von Ausschlägen, Geschwüren, Blutanstauungen (blaue Flecken),
Blutwulsten u. s. w. gewahr wird.

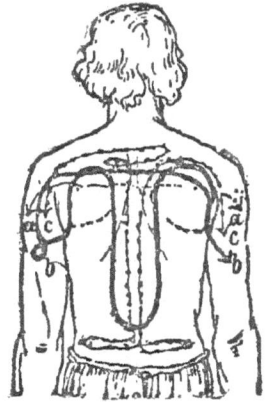

Je gleichmäßiger das Wasser über die begossenen Theile
läuft, um so leichter ist der Guß auszuhalten, und um so schneller
tritt an allen Stellen gleichmäßige Wärme ein.

Es gibt Personen (darunter zählen insbesondere diejenigen,
welche entweder schon stark beleibt sind oder zum Starkwerden Anlage haben), bei denen man lange auf Reaktion warten kann.
Man sieht dieses daran, daß die Haut weiß, farblos bleibt wie vor
dem Gusse, nicht roth wird vom aufgescheuchten, geweckten, den begossenen Stellen zuströmenden Blute. Da helfe ich dadurch nach,
daß ich nach der ersten Kanne den nassen Rücken leicht mit der
Hand abwasche und durch diese kleine Reibung die Haut zur Thätigkeit reize. Beim 3. und 4. Gusse schon ist in der Regel vollständige Reaktion vorhanden.

Bei schwächlichen Personen reicht zum Gusse 1 Kanne aus.

Anfänger traktire man mit 1 oder 2, Fortgeschrittene
mit 2—3, Gesunde und Kräftige mit 5—6 Kannen. Ueber-
treiben soll man bei einem Wohlbehagen in keinem Falle.

Nach dem Gusse wasche man sich schnell die Brust, trockne
die Hände und das Gesicht, ziehe rasch, ohne sonst irgend abzutrocknen, die Kleider an und begebe sich in Bewegung oder an
die Arbeit.

Der Oberguß ist (wenn nicht eine Abwaschung stattfindet)
stets nothwendig nach dem Kopfdampf.

6*

Sonſt kommt er regelmäßig vor in Verbindung mit dem
Kniegub und zwar in der Reihenfolge, daß zuerſt er und nach
vollſtändiger Bekleidung des Oberkörpers der Kniegub vorgenom=
men wird.

Beide Güſſe zählen mit zu den Abhärtungsmitteln;
ſie wirken erwärmend (gleichmäßige Cirkulation des Blutes), ſtärkend,
förmlich elektriſirend und können von Perſonen beiderlei Geſchlechtes
ohne allen Nachtheil angewendet werden.

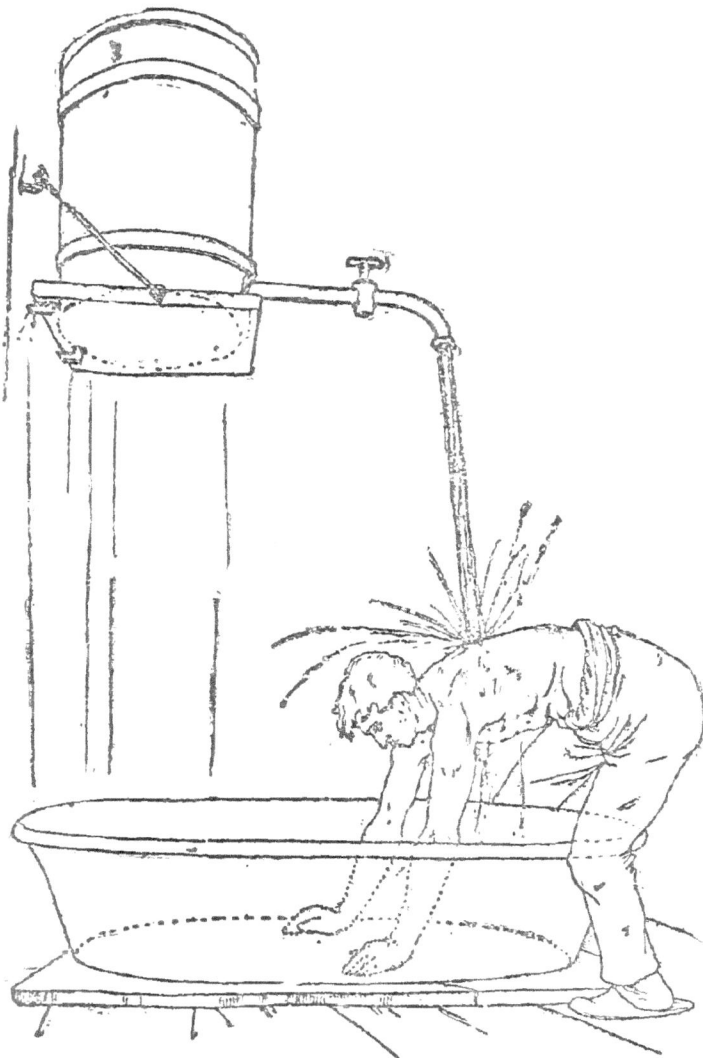

Ich kenne ſolche,
welche jeden Mor=
gen beim Aufſtehen
ſich ſelbſt beide
Güſſe appliziren.
Sie nehmen zuerſt
den Obergub vor,
indem ſie durch
geſchickte Handha=
habung der kleinen
Kanne ſich das
Waſſer über den
Rücken laufen laſ=
ſen, noch beſſer, in=
dem ſie ſich in der
Waſchküche oder
in einem Badelokal
den Waſſerhahn
klein drehen und
den mäßigen Strahl
auf den Rücken
ſpielen laſſen. Sie
wandern unter dem
Strahl einher, wie
es ihnen ſelbſt be=
liebt und wohlthut. Hernach richten ſie den Hahn oder die Kanne
ebenſo auf die Kniee. In 5 Minuten iſt Alles vorüber und dem
ganzen Körper eine große Wohlthat erwieſen.

Wer ſich ſcheut, den Gub von einem Andern zu
erbitten und dazu ſelbſt die Gewandtheit nicht beſitzt, waſche ſich
den Oberkörper mit recht kaltem Waſſer. Dann ſtelle er die bis
über die Kniee entblößten Füße in ein zum Theil mit Waſſer ge=
füllltes Gefäß, ſchöpfe mit was immer von dem Waſſer und ſchütte

dieses langsam über die Kniee und den unteren Fuß. Selbst bei dieser primitiven Selbstverabreichung der beiden Güsse wird die Wirkung nicht fehlen.

3. Der Rückenguß

bildet die Fortsetzung des Obergusses und wird angewendet, wenn in besonderer Weise auf das Rückgrat stärkend eingewirkt werden soll. Auf die Förderung der Blutzirkulation ist sein Einfluß gleichfalls sehr günstig und stärker als jener des Obergusses.

Wie beim Obergusse führt man den Strahl, der höher oder tiefer, schwächer oder stärker auffallen kann, von dem einen Schulter= blatte zum andern und läßt ihn 3 bis 6, bis 8 Gießkannen besonders auf die Rückensäule spielen, vom obersten Halswirbel angefangen bis hinunter zu den Steißwirbeln.

Rasches Abwaschen von Brust und Unterleib, dann der Arme und Beine soll den Rückenguß stets beschließen.

Am einfachsten wird es sein, wenn der zu Begießende in Badehosen oder in einem Bade= hemde über der Badewanne sitzt. An den Wechsel des Hemdes, rasche Ankleidung u. s. w. braucht kaum erinnert zu werden. (S. Abbildung.)

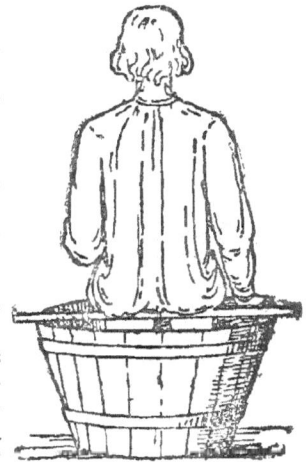

Fig. 14.

4. Der Unterguß

bildet die Fortsetzung des Kniegusses gegen den Unterleib zu und besteht darin, daß außer den beim Knieguß begossenen Fußstellen die Schenkel mit in Behandlung gezogen werden.

Die Wirkung dieses Gusses ist die erhöhte Wirkung des Kniegusses. Sehr gut könnte er jederzeit diesen letzteren ver= treten. Der Unterguß muß regelmäßig nach dem Fußdampfe erfolgen, wenn nicht etwa das Halbbad oder das Knieen in die Badewanne vorgezogen wird.

Jedermann ist im Stande, sich selbst den Guß zu applizieren. Geschieht es durch einen Andern, so gilt auch hier das beim Rückenguß Gesagte. (S. Abbildung.)

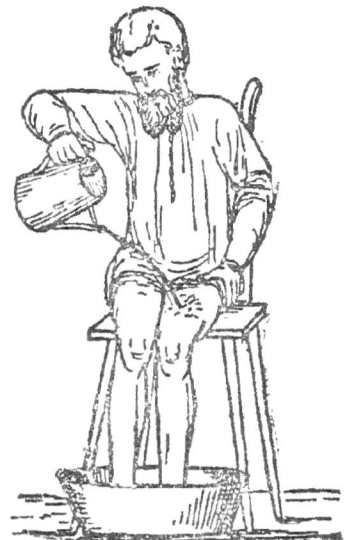

Fig. 15.

5. Der Ganz- oder Vollguß

erstreckt sich, wie der Name besagt, auf den ganzen Körper, vom Hals bis zu den Fußspitzen.

Derselbe wird folgendermaßen ertheilt:

Der Patient sitzt in der Badewanne oder in einem weiten Holz- oder Blechgefäß auf einem schmalen Brettchen, bekleidet mit Badehosen oder dem Badehembe. Der Guß geschieht zum Theil von der Rückseite, zum Theil von der Vorderseite mit ungefähr 4 Gießkannen Wasser. Die erste Kanne netzt den ganzen Körper an. Die weiteren drei und mehr Kannen werden in der Art verwendet, daß der Strahl nach allen Körpertheilen hinzielt, vorzüglich nach dem Rückenmark und den Hauptnervengeflechten, also in's Genick und zu beiden Seiten desselben, sodann in die Magengegend (Magengrube, Sympathikus in der Magengegend).

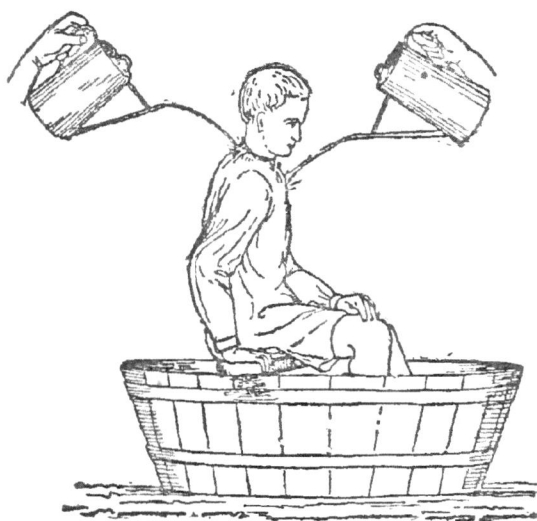

Fig. 16.

Gesunden, besonders korpulenten Personen ist dieser Guß sehr zu empfehlen. Er härtet ab, steigert die Circulation des Blutes, kräftigt und hebt diese blutarmen und wasserscheuen Individuen aus ihrer übergroßen Empfindsamkeit und Empfindlichkeit heraus.

Wer sich kalt fühlt und fröstelt, darf den Guß nicht nehmen, er stelle denn zuerst die richtige Naturwärme her, sei es durch Bewegung, sei es durch künstliche Nachhilfe, etwa den Fuß- oder Kopfdampf. Sonst aber kann er Sommers und Winters vorgenommen werden, im Winter selbstverständlich in einem gewärmten Lokale.

Bei Kränklichen und Schwächlichen darf, ja soll das Wasser etwas temperirt („abgeschreckt") werden und wenigstens die Temperatur haben, welche das Wasser in Badeanstalten zur Sommerszeit hat (15—18° R.).

Die Berichte der einzelnen Krankheiten enthalten, in welchen Fällen und wie oft der Ganzguß anzuwenden sei. Ich ziehe denselben vielfach dem Vollbade vor und verwende ihn statt desselben da, wo ich durch Aufgießen auf eine besonders leidende Stelle in nachhaltiger Weise einwirken will. Bei Rheumatismen geschieht dieses ziemlich oft.

Kranken, bei denen ich besonders starke Auflösungen und Ausleitungen erzielen möchte, gebe ich nach dem Vollgusse noch folgende Anwendung. Das durch den Guß naßgewordene Hemd wird rasch so ausgewunden, daß es nicht mehr träufelt, und dann als Wickel benützt (f. Wickelungen), in welchem der Patient 1 bis 1½ Stunden bleibt. Andernfalls muß es selbstverständlich ausgezogen und durch trockene Wäsche ergänzt werden. Der Patient selbst macht sich Bewegung, bis er völlig warm und trocken ist.

Hier nur eine flüchtige Bemerkung. Die an manchen Orten üblichen hoch= und deshalb sehr stark auffallenden Güsse und heftigen Douchen habe und billige ich nicht. Ich sehe absolut nicht ein, was so gewaltige Wasserschläge bei Gesunden und erst bei Kranken erzielen sollen. Zum Waschen des Körpers braucht man keine Feuerspritze; wem würde solches einfallen?

Zum Begießen sind diese förmlichen Wasserstürme nicht nothwendig; denn entweder ist die Krankheit heilbar, und so durch geringere Anwendung ihr beizukommen, oder sie ist nicht heilbar; dann würde diese schroffe Behandlung auch nichts nützen, eher schaden.

E. Waschungen.

Die Waschungen theilen sich in Ganzwaschungen und in Theilwaschungen. Von beiden wird im Folgenden die Rede sein. Im Allgemeinen kann vorausgeschickt werden, daß die Grundsätze bezüglich des Frottirens, des Nichtabtrocknens auch hier gelten. Bei einer jeden Waschung liegt die Hauptsache (der Schwerpunkt) darin, daß der ganze Körper oder der einzelne zu waschende Theil gleichmäßig naß werde. Vom Gerieben=, Geknetetwerden ist nirgends die Rede. Wenn zuweilen bei den Krankheiten von kräftiger Abwaschung gesprochen wird, so verstehe ich darunter stets eine schnelle Handlung, bei der man nicht zögert und zaudert. Diejenige Ganz= oder Theilwaschung wird die beste sein, die am gleichmäßigsten geschieht und am kürzesten dauert; über 1, längstens 2 Minuten darf keine währen. Darnach mag man beurtheilen, wie sehr mein Verfahren von dem in gewissen Anstalten divergirt, von demselben verschieden ist, und man verschone mich mit dem Vorwurfe, daß ich die Patienten unmäßig lange im kalten Wasser belasse, was den also Mißhandelten Rheumatismen, Gelenkrheumatismen u. A. nothwendigerweise zuziehen müsse. Ich sündige wahrlich nicht durch ein Uebermaß.

Noch sei bemerkt und eingeschärft wie beim kalten Vollbade: wessen Körper kalt ist, wen fröstelt oder friert, der nehme nie eine Waſchung, vor Allem nie eine Ganzwaſchung vor. Die ohnedies geringe Naturwärme würde ſo noch bedeutend geſchwächt und nur ſchwer und lange nicht erſetzt werden. Fieber, Katarrh und Anderes müßten die unausbleiblichen Folgen ſein.

1. Die Ganzwaſchung.

a) Die Ganzwaſchung für Geſunde.

Die Ganzwaſchung erſtreckt ſich, wie der Name beſagt, auf den ganzen Körper (den Kopf ausgenommen), welcher von oben bis unten in einem Zuge gewaſchen wird.

Am leichteſten geſchieht ſie in folgender Weiſe:

Man nimmt ein rauhes, grobes Handtuch (mit dem kleinen Badeſchwamm geht es zu langſam), taucht es in's kalte Waſſer und beginnt die Waſchung an Bruſt und Unterleib. Dann kommt die Reihe an den ſchwerer zugänglichen Rücken. Eine Regel über das „Wie" der Rückenwaſchung läßt ſich nicht geben. Ein Jeder wird bald ſelbſt den Vortheil finden, wie er dem ganzen Rücken ſchnell und leicht beikommt. Den Abſchluß bildet die Waſchung der Arme und Beine (Füße). Alles muß in 1, längſtens in 2 Minuten fertig ſein. Jede Waſchung, welche darüber währt, kann vom Uebel ſein. Zudem hüte man ſich, die Waſchung an einem Orte vorzunehmen, an dem der Körper der freien Luft ausgeſetzt iſt. Das hieße ſich abſichtlich verderben wollen.

Ohne abzutrocknen zieht man möglichſt raſch die Kleider an und ſucht Arbeit oder Bewegung bis zur völligen Erwärmung und Trocknung der Haut.

Wann und wie oft können Geſunde die Ganz-waſchung vornehmen?

Einmal, in der Frühe nämlich, wäſcht ſich Jedermann Geſicht und Hände. Auch die Ganzwaſchung wäre in der Morgenfrühe, gleich beim Aufſtehen, vortrefflich angebracht. Da iſt die Natur-wärme, weil durch die Bettwärme geſteigert, am ſtärkſten; die Wa-ſchung wäre eine angenehme Abkühlung, Auffriſchung, die ſofort den Halbſchlaf vertreiben und ſchon beim Beginne des Tagewerkes tüchtig, lebendig und friſch machen würde. Von Zeitverluſt kann da nicht die Rede ſein; denn in 1 Minute iſt die Ganzwaſchung geſchehen, und es kann ſofort zur Arbeit geſchritten werden.

Wie mancher in der Stadt macht im Frühjahr und im Sommer ſeinen Morgenſpaziergang. Er probire vor demselben die Ganzwaschung. Ich bin überzeugt, ich brauche ihn zum zweiten Male nicht aufzumuntern.

Solche, welche nach dem Ganzbade weder Bewegung machen, noch an eine Arbeit gehen können und darin eine Entschuldigung suchen, thun unklug. Sie sollen die Ganzwaschung ruhig vornehmen und sich nach derselben noch 1 Viertel= oder 1 Halbstündchen zu Bette legen. Auch dieses geht an.

Wer es über sich bringt, es ist eine so kleine Ueberwindung, eine zeitlang täglich oder wenigstens alle 2—3 Tage seinem Körper diesen Dienst zu erweisen, der dient demselben in Wahrheit gut und erwirbt sich selbst den besten Lohn.

Hat Jemand in der Morgenfrühe keine Zeit, so ist jede Tagesstunde eine gute Stunde zur Waschung. Man zieht sich 2, 3 Minuten in seine Schlafkammer, in die Waschküche u. s. w. zurück, und die wohlthuende Arbeit ist vorüber. Daß wir doch nicht so überaus bequem oder wasserscheu wären!

Wenn der Schmied oder Schlosser seine Werkstatt schließt, so wäscht er sich den Ruß und Kohlenstaub vom Gesichte; wenn der Landmann, der auf Reinlichkeit was hält, vom Felde heimkehrt, so wäscht er sich die Hände und nimmt zur heißen Sommerszeit vor jeder andern Erfrischung einen Schluck Wasser, sich Mund und Gaumen auszuspülen. Wie gut wäre es erst, wenn beide nach dem ermüdenden Tagewerke den letzten Schweiß sich in einer Ganzwaschung abwischen würden! Ich wünschte, diese erquickende und stärkende Uebung wäre viel mehr bekannt.

Nachts vor dem Schlafengehen kann nicht Jeder eine Wasseranwendung vornehmen, da diese manche Personen aufregt. Wer sie ertragen mag, verliert gerade da die wenigste Zeit und wird fester und ruhiger schlafen, als er sonst gewohnt ist.

Gar Vielen, welche Nachts nicht einschlafen konn= ten, habe ich statt der Ganzbäder die leichtere Ganzwaschung und meistens mit gutem Erfolge empfohlen.

Zur Winterszeit rathe ich stets an, zuerst ungefähr 10 Minuten in's Bett zu liegen und erst, nachdem der ganze Körper warm geworden, die Waschung vorzunehmen.

b) Die Ganzwaschung für Kranke.

Gerade bei Kranken habe ich stets die Erfahrung gemacht, nicht nur wie wenig die Reibungen, Frottirungen u. s. w. nützen, sondern auch wie sie vielmehr gar oft schaden durch ungleichmäßige Erwärmung, durch Aufregung u. A.

Vor Allem dringe ich bei der Ganzwaschung der Kranken darauf, einmal, daß der ganze Körper, die Fußsohlen sogar inbegriffen, gewaschen werde, und dann, daß er gleichmäßig gewaschen werde; gleichmäßig sowohl in Bezug auf das an alle Stellen des Körpers verwendete Quantum Wasser, als auch in Bezug auf die Reibung, die mit jedem, selbst dem gelindesten Waschen, verbunden ist. So nur wird die Naturwärme sich gleichsam natürlich, ungezwungen, gleichmäßig bilden; bei den angedeuteten Unregelmäßigkeiten müßte ihr Eintreten ebenfalls unregelmäßig, an den verschiedenen Stellen verschieden und wenn nicht gerade von schädlicher, doch weniger günstiger Wirkung sein.

An Kranken lasse ich die Waschungen stets in folgender Weise vornehmen: Der Kranke setzt sich im Bette auf oder wird, wenn er allzuschwach ist, aufgesetzt und gestützt. Man wasche ihm schnell den Rücken, die ganze Wirbelsäule auf und ab. Das ist die Arbeit ½ Minute, und der Kranke legt sich nieder. Jetzt wäscht man Brust und Unterleib; noch kräftige, nicht allzusehr geschwächte Personen thun dieses in der Regel selbst. In längstens 1 Minute ist auch dieses geschehen. Nun kommen die Arme an die Reihe und endlich die Beine. In 3, längstens 4 Minuten ist Alles vorüber, und der Kranke fühlt sich wohl wie neugeboren.

Wie ich jedem, selbst dem schwer Erkrankten täglich Gesicht und Hände waschen kann, gerade so leicht kann ich mit gutem Willen und mit liebevoller Sorgfalt diese Waschung vornehmen. Das zweite und dritte Mal wird auch die Praxis schon eine bessere und größere sein.

Sollte einem Schwerkranken die Waschung des ganzen Körpers in der That auf einmal zu viel sein, dann theilt man die Ganzwaschung in 2 oder gar 3 Theilwaschungen. Man wäscht in der Frühe Brust, Unterleib und Arme, Nachmittags den Rücken und die Füße. Oder man wäscht in den Morgenstunden die Brust und den Unterleib, gegen Mittag den Rücken, Nachmittags die Arme und die Beine.

Eine vorsichtige, schnelle Waschung kann niemals schaden, selbst wenn sie mit dem frischesten Wasser — was das beste ist — vorgenommen wird.

Wann und wie oft bei Kranken die Ganzwaschung zu geschehen habe, ist bei den einzelnen Krankheiten angegeben.

Wir bemerken hier nur noch, daß namentlich bei heftigem Fieber, dann bei allen mit heftigem Fieber begleiteten Krankheiten, besonders beim Typhus und den Blattern die Ganzwaschungen

eine Hauptrolle spielen und stets an die Stelle der kalten Ganz=
bäder treten, wenn diese aus irgend einem Grunde nicht genommen
werden können.

Beim Fieber zeigen die sich steigernde Hitze und die damit
verbundene Bangigkeit stets selber die Zeit der jedesmaligen Wieder=
holung der Waschung an, die unter Umständen alle Halbstunden
geschehen kann.

Viele Krankheiten wie Katarrh, Schleimfieber, Blattern, Ty=
phus u. a. habe ich durch die Ganzwaschungen allein geheilt.

Bei schwächlichen Naturen verwende ich zur Waschung
statt des Wassers sehr oft den Essig (mit Wasser verdünnt).
Abgesehen davon, daß er gründlicher die Haut reinigt, die Poren
öffnet, kräftigt, stählt er auch.

Gar oft bekommt man zu hören, daß Waschungen mit
Wein, Spiritus (den Essig nehme ich aus) u. s. w. ganz
außerordentliche Wirkungen hervorbringen sollen. Ich habe solche
Waschungen recht oft probirend und forschend vorgenommen, bin
aber über das Niveau (Bereich) der ordentlichen, manchmal der
recht mittelmäßigen Wirkung nie hinausgekommen. Manchmal hat
mich ein Versuch ohne jegliches Resultat gelassen.

Vor Jahren galt der Franzbranntwein als das Non
plus ultra der Waschungsmittel; tausende von Flaschen wurden
verkauft und gekauft. Die Sache schwieg dann einige Jahre, und
erst seit dem letzten Jahre macht dieser Geist wieder in der ganzen
Welt die Runde.

Derlei Mittel kamen und verschwanden zu verschiedenen Zeiten
wie die Kometen. Sie ziehen oft einen großen Schweif nach sich;
dann aber verschwinden sie für immer. Es sind nicht die regu=
lären, die gewohnten Sterne, die allnächtlich auftauchen und ruhig,
aber ohne Unterbrechung und ohne Aufhören leuchten. Mit letzteren
möchte ich das Wasser vergleichen. Es wirkt, und seine Anwendungen
werden bleiben, wenn derlei „außerordentliche" Strömungen längst
aufgehört haben zu fließen, zum Theil, weil sie die Probe nicht
bestanden.

Ich wünschte nur recht lebhaft, daß das Wasser sich allge=
mein Bahn bräche, besonders in die Kreise hinein, die zu seiner
nutz= und segensvollen Verbreitung und Anwendung Alles thun
könnten.

2. Die Theilwaschung

betrifft nicht den ganzen Körper, sondern einen Theil desselben.

Dieſelbe wird vorgenommen mit der Hand oder einem gröberen Handtuch und friſchem Waſſer. Im Weitern gelten ganz die gleichen Regeln wie oben.

Ob der Finger oder der Zehen, der Fuß oder die Hand, was immer entzündet ſei — überall und ſtets löſche man, wo es und wann es brennt.

Etwaige nähere Beſtimmungen, wann ſolche Theilwaſchungen nothwendig erſcheinen, ſtehen bei den einzelnen Krankheitsfällen ſelbſt.

F. Wickelungen.

Unter Wickelungen ſei zuerſt genannt

1. Der Kopfwickel.

Dieſer Wickel kann auf 2fache Art genommen werden.

Der ganze Kopf, Geſicht und Haare, werde gewaſchen, ganz naß gemacht. Das Waſſer ſoll durchdringen bis auf die Haut; doch dürfen die Haare nicht von Waſſer träufeln. Das wäre des Guten zu viel.

Darüber (über den ganzen Kopf) bindet man ein trockenes Tuch, in der Art, daß es gut anliegend, luftdicht abſchließt und nur die halbe Stirne mit den Augen ſichtbar läßt.

Nach ½ Stunde ſchon, ſelten erſt nach 1 Stunde ſind die Haare trocken.

Es kann ſodann die Waſchung und der Umſchlag 1, 2, ja 3 Mal erneuert werden. Man ſehe nur darauf, daß das den naſſen Kopf bedeckende Tuch beim Wickeln recht trocken iſt. Die zweite und dritte Anwendung werden je ½ Stunde währen; man achte indeſſen genau darauf, daß vor jeder neuen Anwendung die Haare ſtets vollſtändig getrocknet ſeien.

Am Schluſſe der letzten Anwendung gewöhne man es ſich an, Hals und Kopf leicht, kurz und kalt abzuwaſchen und wie beim Waſchen in der Frühe abzutrocknen.

Beſſer noch geſchieht die Anwendung auf folgende Art, beſonders in Fällen, in denen man ſtarke Ausſcheidungen erzielen will.

Man waſcht den Kopf, wie oben angegeben wurde. Das Wickeln geſchieht dieſes Mal mit 2 Tüchern, mit dem luftabſchließenden Tuche der erſten Art der Anwendung, dann noch mit einem leichteren, ebenfalls gut anliegenden und abſchließenden Wolltuche.

Wäre die Hitze des Kopfes ſehr groß, ſo könnte außer

den Haaren die unter dem Wolltuche liegende Umhüllung auch genäßt werden.

Soll die ganze Anwendung längere Zeit dauern, so säume man nicht mit dem Wechsel; er wird im höchsten Falle 25—30 Minuten aufgeschoben werden können.

Die Anwendung wird beschlossen wie oben.

Kopfleiden hauptsächlich rheumatischer Art, die durch Verkühlung, Erkältung, raschen Temperaturwechsel entstanden sind, zahlreiche Schuppen, trockene Ausschläge, kleine Geschwüre auf dem Haarboden werden mit Erfolg durch den Kopfwickel behandelt.

2. Der Halswickel.

Die gelinde Form des Halswickels besteht darin, daß man mit der Hand oder mit einem Handtuche den ganzen Hals naß macht und ihn mit einer trockenen groben Linnenbinde in 3—4 Windungen („Umgängen") sorgfältig, aber nicht zu fest umwindet. Es soll eben der Zutritt der frischen Luft zu der benetzten Stelle verhindert werden.

Die zweite Art der Wickelung geschieht also, daß ein weiches Handtuch in frisches Wasser getaucht und um den Hals gelegt wird. Das nasse deckt ein trockenes Handtuch und beide eine Woll= oder Flanellbinde. Wer diese nicht besitzt, kann jedweden trockenen Wollstoff verwenden und soll nur stets für luftdichtes Abschließen besorgt sein.

Nach meiner ganzen bisherigen Erfahrung muß ich im Allgemeinen gegen langwährende Anwendungen sprechen; sie bewirken sehr oft das Gegentheil von dem, was sie bezwecken: Verschlimmerung statt Besserung. Das ist denn sehr oft mit ein Hauptgrund, daß die Anwendungen überhaupt den Credit, das Vertrauen, einbüßen. Ein derart abgeschreckter, weil getäuschter Kranke bleibt stets sehr schwer zu bekehren, alle Ueberredungs= und Ueberzeugungskünste scheitern.

Diese allgemeine Bemerkung möchte ich jetzt insbesondere auf die Wickelungen beziehen, den Halswickel nicht ausgenommen.

Sämmtliche Wickel wollen und sollen vorzüglich dahin wirken, übermäßiges, ungeordnetes Strömen des Blutes nach irgend einer Stelle hin zu verhindern, das Blut abzulenken, wegzuziehen von dieser Stelle, sodann sehr große Hitze aus= und abzuleiten.

Wenn ich den Wickel nun allzulange, z. B. eine ganze Nacht

an der kranken Stelle belaſſe, ſo wird dieſe Stelle warm und immer wärmer, es ſtrömt mehr Blut zu; ſie wird zuletzt oft fürchterlich heiß, und die Entzündung, das Uebel, muß verſchlimmert werden.

Die Folgerungen, welche ſich hieraus für den Halswickel ergeben, liegen auf der Hand.

Ich bin durchaus gegen vielſtündige oder gar ganznächtliche Anwendungen. Eine vollſtändige Anwendung dauert bei mir 1, höchſtens 1½ Stunden, und es ſoll nach jeder halben Stunde, unter Umſtänden nach je 20 Minuten der naſſe Umſchlag erneuert, d. i. von neuem eingetaucht und nach obiger Weiſe umwunden werden. Dieſes Neueintauchen kann alſo innerhalb einer Anwendung 2—4 Mal geſchehen. Es iſt nicht bei jedem Patienten gleich und hängt ab von der geringeren oder größeren Hitze, welche derſelbe verſpürt. Das Gefühl einer gewiſſen Unluſt und Bangigkeit darf als der beſte Zeiger gelten, der die Zeit zum Wechſeln angibt.

Bei Halsentzündungen, Schlingungsbeſchwerden, bei manchen Kopfleiden iſt der Halswickel vorgeſchrieben; zu gleicher Zeit wird man ſuchen, durch Anwendungen auf andere Körpertheile, z. B. die Füße (naſſe Socken) oder auf den ganzen Körper ihm entgegenzuarbeiten.

3. Der Shawl („Schahl").

Der Shawl iſt eine ſpezielle Anwendung für die Bruſt und den obern Theil des Rückens. Jede Frau und jedes Mädchen kennt das unter dieſem Namen beſonders auf dem Lande gebräuchliche Kleidungsſtück. Es iſt ein viereckiges größeres Wolltuch, welches einmal und zwar im Dreieck zuſammengefaltet, ſo über die Schultern geworfen wird, daß der größere Winkel auf den Rücken, die beiden kleinen ſpitzigen Winkel auf die Bruſtſeite zu liegen kommen.

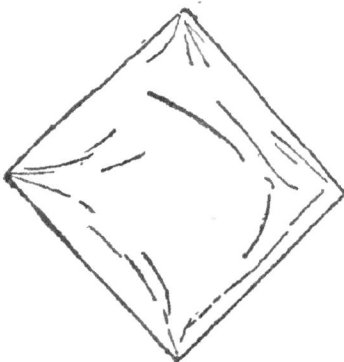

Fig. 17.

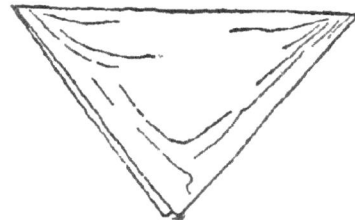

Fig. 18.

Der Shawl als Wickel iſt ausgebreitet ein grobes, quadratförmiges Leinwandſtück, 1 bis 1½ Meter lang und ebenſo breit. Als gleichſchenkliges Dreieck zuſammengelegt und nach der oben angegebenen Art über die Schultern ge-

breitet, kommt der größere, der rechte Winkel auf den Rücken zu
liegen und reicht bis unter das Kreuz, die beiden spitzen Winkel
fallen über die Brust herab und schließen zusammen in der Magen=
gegend. (S. Abbildung.)

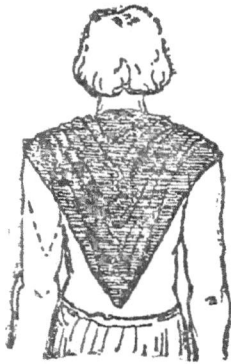

Der Wickel wird in kaltes
Wasser getaucht, ausgewunden,
auf den bloßen Körper gelegt
und mit trockener Linnen= oder
Wollhülle luftdicht abgeschlossen.

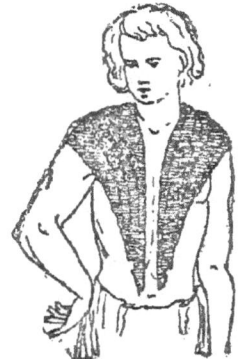

Sehr bald fühlt man, wie
eine angenehme Wärme sich ent=
wickelt, wie das nasse Tuch warm,
ja allmählig heiß wird.

Fig. 19.　　　　　　　　　　　　　　　　Fig. 20.

Die Anwendung des Shawles kann ½—1½, in seltenen Fällen
bis 2 Stunden dauern; letzteres dann, wenn stärkere Ableitungen
gewünscht werden. Bei längerer Dauer darf man die Erneue=
rung, d. i. Neueintauchung des Wickels nicht übersehen. Dieses
geschieht nach ungefähr ½—¾ Stunden, in der Regel dann, wenn
die Hitze stark, der Wickel warm, heiß wird.

Bei Hitzen, Congestionen und beginnenden Ent=
zündungen an oder im Kopfe, bei fieberhaften Katarr=
hen, bei Verschleimungen im Hals, in den Luftröhren, auf
der Brust, wirkt unser ganz „schuldloser“ Wickel auflösend und
ableitend.

Die größten und auffallendsten Dienste hat er stets gemüths=
oder geisteskranken Personen des schwachen Geschlechtes
erwiesen. In Verbindung mit einer andern, ebenso leichten Anwen=
dung reichte der Shawl vollkommen aus, den Blutandrang zum
Kopfe aufzuheben, den überfüllten Kopf zu entbluten.

Diese zweite Anwendung bestand gewöhnlich in nassen Socken
oder in Fußwickeln oder in einem warmen Fußbade mit Asche
und Salz.

4. Der Fußwickel.

Dieser Wickel ist stets eine wichtige Nebenanwendung, d. h.
ein Hilfsmittel, welches andern Anwendungen helfend entgegen=
arbeitet. Wir unterscheiden einen doppelten Fußwickel, nämlich:

a) Den eigentlichen Fußwickel.

Landleute, welche mehr beschränkt sind in Zeit und Mitteln,
nehmen diesen Wickel am einfachsten, indem sie ein Paar nasse

Socken und darüber trockene Wollstrümpfe anziehen und sich dann während der Anwendungszeit in's Bett legen unter eine gute Zudecke.

Wem dieses nicht behagt, der tauche grobe leinene Lappen oder eine Linnenbinde in halb Wasser, halb Essig, umwinde damit die Füße bis über die Knöchel, bringe den trockenen Umschlag, am besten eine Woll- oder Flanellbinde, darüber und decke sich im Bette ordentlich zu.

Die Anwendung dauert 1—1½—2 Stunden und schreibt stets das Bett vor.

Entwickelt sich starke Hitze, und handelt es sich bei der betreffenden Anwendung gerade um deren Ableitung, wie z. B. bei der Lungen-, der Brustfellentzündung, bei Entzündungen im Unterleibe, so soll der Wickel wiederholt, bei jeder größeren Hitze neu eingetaucht werden.

In allen Fällen, in denen es sich darum handelt, krankhafte Säfte aus den Füßen auszuziehen, bei Entzündungen die Hitze zu nehmen, das Blut vom obern Körper nach unten zu ziehen, leistet dieser Fußwickel treffliche Dienste.

Man verwechsle ihn nicht mit dem Fußbade und seinen Wirkungen! Wie die Dauer des Fußbades eine bedeutend kürzere, so ist seine Wirkung eine beschränktere. Wohl leitet auch es die Wärme, das Blut in die Füße; aber eine Reinigung, eine Ausleitung verdorbener Säfte aus den Füßen vermag kein kaltes und kein warmes Fußbad zu Stande zu bringen.

Eine Anwendung dieses Wickels darf ich nicht vergessen.

Wer die Wasserübungen am Abende ertragen kann, der ziehe nasse Socken an beim Schlafengehen, darüber natürlich stets trockene. So verliert er absolut keine Zeit; er wird prächtig schlafen und braucht auf keine bestimmte Zeitdauer Acht zu haben. Nur das Eine merke er sich, daß er beim Aufwachen in der Nacht oder in der Morgenfrühe die nassen Socken ungesäumt weggibt.

Landleuten, die Abends recht müde sind, zieht dieser Sockenwickel alle Müdigkeit aus den Füßen, noch gründlicher als das kalte Fußbad.

Wer an kalten Füßen leidet, probire einmal diese Nachtwickel. Auch Fußschweißlern habe ich dieselben oft mit Erfolg angerathen, jedoch erst, nachdem mehrere Fußdämpfe vorangegangen waren.

b) Den Wickel über die Kniee.

Kräftiger als der eigentliche Fußwickel wirkt in der unter a beschriebenen Weise ein Wickel bis über die Kniee.

Die nasse Linnenbinde, welche beim Fußwickel bis über die Fußknöchel reicht, wird fortgesetzt, fortentwickelt bis über die Kniee und gut mit trockener, am besten wollener Umhüllung besorgt.

Die Dauer dieses Wickels, auch das andere Verhalten ist dasselbe wie beim Fußwickel a.

Zur Ausleitung von Hitze im Oberkörper, zur Hebung großer Müdigkeit, speziell zur Lösung quälender Winde, versessener Gase empfehle ich den Wickel angelegentlich.

Man verwechsle ihn nicht mit dem bei den Halbbädern genannten „in's Wasserstehen bis über die Kniee". Diese Anwendung ist rein stärkender, nie ableitender Natur.

5. Der Unterwickel

führt seinen Namen aus dem Grunde, weil er hauptsächlich gegen Gebrechen des Unterleibes und der Füße gerichtet und deshalb der speziell dem Unterleibe zugedachte Wickel ist. Er beginnt unter den Armen und reicht hinunter bis über die Fußspitzen. Der oberste Oberkörper, die Schultern mit den Armen, die frei bleiben, sind unberührt und müssen, wenn der Behandelte zu Bette liegt, gut mit dem Hemde, besser noch mit wärmerer Bekleidung bedeckt werden, daß von oben her nicht etwa Luft eindringe.

Der Unterwickel wird also bereitet und genommen: Auf das die Matratze oder den Strohsack bedeckende Leintuch wird der Länge nach eine möglichst breite Wolldecke ausgebreitet. Das

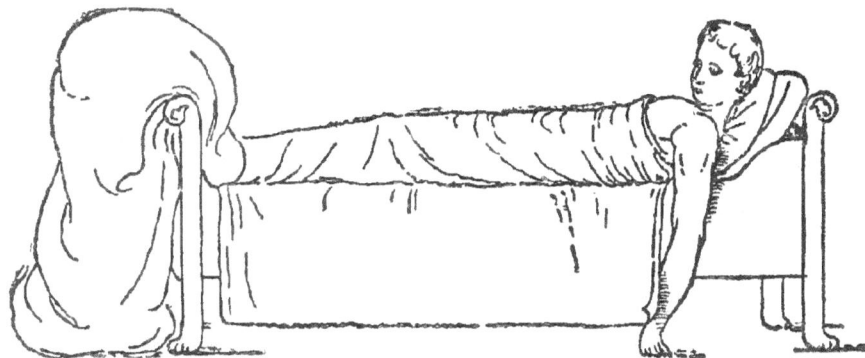

Fig. 21.

zum Wickel bestimmte Linnen soll so groß sein, daß es zum Mindesten 2 Mal, in manchen Fällen 3—4 Mal um den Körper und

bis über die Fußſpitzen hinaus reicht (2—3—4fache „Fätſchung").
Man nimmt es, ich nehme an, doppelt gefaltet, taucht es in kaltes
Waſſer, windet es aus, ſo daß es nicht mehr träufelt, und legt
es in Form eines Rechteckes auf den parat liegenden Wollteppich
in's Bett. Auf der naſſen Unterlage nun nimmt man Platz, ſchlägt
ſie rechts und links ein, aber ſo, daß Naß über Naß geht und
keine Stelle des Unterleibes unbedeckt bleibt. Darüber wird die
unter dem naſſen Linnen gebreitete Wolldecke als ſchützende und luft-
abſchließende Hülle zuſammengezogen, das Ganze mit dem Federbett ſorgfältig zugedeckt. Die Füße werden meiſtens noch eine
Extrazudecke erfordern. (S. Abbildung.)

　　Die Sache iſt nicht ſo verwickelt, wie es beim Leſen erſcheinen
könnte. Der ganze Hergang kann dadurch erleichtert werden, daß
der Behandelte außer Bett, vielleicht mit Badehoſen bekleidet, den
naſſen Wickel vorſchriftsmäßig um ſich hüllt und ſich derart eingehüllt auf die ausgebreitete Wolldecke legt. Jetzt kann ihm, damit
Alles raſch, ohne Verzug geſchieht, daß er möglichſt geringe Zeit
der Luft ausgeſetzt iſt, leicht Jemand behilflich ſein, d. i. den
naſſen Wickel etwas glätten, zurecht legen, die Ränder anſchließend
machen, beſſer über einander legen, den Patienten endlich ſorglich
zudecken.

　　Freilich iſt die Sache ſtets etwas umſtändlich, doch, wie mir
ſcheinen will, einfacher und leichter als ein Umwickeln mit eigens
dazu bereiteten Binden, welche ich bei größeren und den größten
Wickeln nie verwende.

　　Bei einiger Praxis ergibt ſich ein Vortheil nach dem andern.
Ich kenne Viele, die ohne Mühe und in kürzeſter Zeit (das iſt eine
Hauptſache) ſämmtliche größeren Wickel ſich ſelbſt allein zu bereiten
und zu appliziren wiſſen.

　　Hier ſchon möge eine Bemerkung Platz finden, die
Manchen das beim Leſen empfundene Schauern oder Kaltüberrieſeln
nehmen wird.

　　Wer die Antipathie gegen das kalte Waſſer nicht
überwinden kann, wer wenig Naturwärme, zartere Nerven u. ſ. w.
hat, tauche den Wickel ganz ruhig in heißes Waſſer ein.

　　Schwächlichen, gebrechlichen, blutarmen, namentlich
älteren Leuten mache ich dieſe Eintauchung nicht gerade zur
ſtrengen Vorſchrift, gebe ihr aber ſtets den Vorzug.

　　Die Anwendung des Unterwickels dauert 1, 1½, manchmal
2 Stunden. Das anfängliche Kältegefühl wird bald einer angenehmen Wärme weichen.

Einfache, arme Land= und Bauersleute können diese ganze Geschichte viel einfacher haben. Sie suchen sich einen alten, ziemlich abgenützten, deshalb weniger steifen Getreidesack aus, tauchen denselben in's Wasser, winden ihn ordentlich aus und schlüpfen dann bis unter die Arme in den Sack, gleich als wenn sie die Hosen anziehen würden. In dieser altmodischen Tracht legen sie sich auf die ausgebreitete Wolldecke in's Bett und wickeln sich in diese und das Federbett tüchtig ein. Hunderte haben diese Art von „Sackjucken" probirt. Schäme Dich nicht, der Sack wird auch Dir recht wohl bekommen!

Die Wirkung des Unterwickels, welcher stets mit anderen Anwendungen verbunden wird, ist verschieden: wärmend, auflösend und ausleitend. Er übt diese Wirkung, wie bereits gesagt wurde, vornehmlich aus auf den Unterleib. Bei Fußgeschwulsten, rheumatischen und gichtischen Zuständen, bei Nierenleiden, Blähungen, Krämpfen u. s. w. wird er regelmäßig zur Mithilfe beigezogen werden.

Anstatt des einfachen kalten oder warmen Wassers verwende ich sehr häufig zum Eintauchen die Absude von Heublumen, saurem Heu, Haberstroh, Fichtenreisern. Das saure Heu gilt als Ersatzmittel für Heublumen; beide dienen bei Harnbeschwerden und in untergeordneter Weise bei Gries= und Steinleiden.

Absud von Haberstroh hat sich jederzeit bewährt bei der Gicht, bei Gries= und Steinleiden; Absud von Fichtenreisern bei schwächlichen Naturen zur Ausleitung von Gasen und zur Beseitigung der verschiedensten krampfhaften Zustände im Unterleib.

6. Der kurze Wickel

ist der am meisten genannte und gebrauchte. Er bildet für sich allein eine abgeschlossene Anwendung, d. h. er wirkt, ohne daß andere Wasserübungen beizuziehen sind, auf den ganzen Körper. Er steigert die Naturwärme und zieht anderseits zu große Hitze aus, je nachdem seine Anwendung längere oder kürzere Zeit dauert.

Dieser Wickel ist alles werth, hat einmal Einer gesagt; was der Sattelgaul am Fuhrwerke, das leistet er unter den Wickeln.

Zu seiner Beliebtheit und allgemeinen Verbreitung hat sehr viel der Umstand beigetragen, daß ihn ein Jeder selbst leicht und bequem nehmen, umlegen kann. Der kurze Wickel beginnt wie der Unterwickel seine Wickelungen unter den

7*

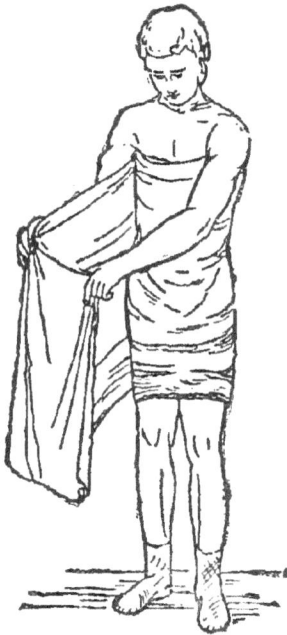

Armen und beendet sie oberhalb der Kniee. Ein grobes Linnentuch wird 4—6 fach in sol= cher Breite zusammengefaltet, daß es den Kör= per in besagter Weise umhüllt, sodann naß= gemacht, ausgewunden und gut anschließend umgelegt. Eine Wolldecke schließt luftdicht ab, und das Federbett gibt die nothwendige Wärme. (S. Abbildung.)

Schwächliche und ältere Personen, mit einem Worte die Blutarmen, deren Blutwärme nicht viel über dem Gefrierpunkte steht, dürfen, ja sollen auch diesen Wickel warm nehmen.

Arme und einfache Leute auf dem Lande können statt des 4—6fach gefalteten Linnen= tuches wieder einen abgenützten, weicheren Ge= treidesack netzen und denselben der Breite nach umlegen.

Fig. 22.

Die ganze Anwendung dauert je nach Vorschrift, 1, 1½, zuweilen 2 Stunden.

Würden gesunde Leute alle 8, auch nur alle 14 Tage einen kurzen Wickel nehmen, sie könnten einer großen Anzahl Krank= heiten gründlich vorbeugen. Auch er wirkt günstig und reinigend auf Niere und Leber und auf den Unterleib, den er von versessenen Winden, quälenden Gasen, verlegenen Stoffen, überflüssigem Wasser reinigt. Die Wasser= sucht, Herz= und Magenleiden, die sehr häufig vom Druck der Gase nach oben herrühren und aufhören, sobald diese entfernt werden, sind den Freunden des kurzen Wickels unbekannte Gäste. Und ich kenne eine Zahl solcher treuen Freunde, welche manche Nacht in seiner Umhüllung schlafen und bis zum Morgen überaus gut und sanft ruhen.

Bei Verschleimungen des Magens, bei Herz= und Lungenübeln, bei den verschiedensten Kopf= und Halsleiden findet der kurze Wickel die mannigfaltigste Verwendung. Das Nähere besagt im III. Theile eine Reihe von Krankheiten.

Wenn ich im Unklaren bin über ein Uebel, wenn ich den Sitz einer Krankheit nicht genau erkenne, so ist stets der kurze Wickel der treueste und beste Rathgeber. Auf nähere Ausführung kann ich mich nicht einlassen.

Patienten, deren Unterleib durch was immer ge=
schwächt ist, rathe ich unmittelbar vor oder nach dem Wickel
den Unterleib mit Schweinefett oder Kampheröl einzureiben.

Bei Krämpfen lasse ich auch manchmal ein in Essig
getauchtes einfaches Tuch unter den Wickel auf den bloßen
Leib legen.

7. Das nasse Hemd.

Diese Anwendung habe ich gewählt, weil sie auch von den
einfachsten Menschen mit kurzer Fassungskraft nicht leicht mißver=
standen werden kann.

Ein gewöhnliches Linnenhemd wird in Wasser ge=
taucht, ordentlich ausgewunden und wie gewöhnlich angezogen. Man
legt sich in's Bett auf eine ausgebreitete Wolldecke, hüllt sich gut ein
oder läßt sich gut einhüllen und mit einem Federbett warm zudecken.

Ich kannte einen Herrn, welchem auch dieses Verfahren noch
zu umständlich war. Er stellte sich im Hemde in eine Badewanne
und ließ über das Hemd und seinen Körper eine Kanne mit Wasser
gießen. Darauf ließ er sich in die Wolldecken hüllen, und er konnte
von dieser „ersten und besten aller Anwendungen" nicht genug
rühmen, wie sie guten Schlaf bringe, den Humor froh, den Geist
geweckt und den Körper frisch mache.

In dem nassen Hemde bleibt man 1, 1½, längstens 2
Stunden. Bezüglich seiner Wirkung habe ich die Erfahrung ge=
macht, daß es die Poren öffnet und wie ein gelindes Zug=
pflaster auszieht, daß es beruhigt, Congestionen und
krampfhafte Zustände hebt, gleichmäßige Naturwärme hervor=
bringt und das Allgemeinbefinden des Körpers hauptsächlich wegen
seiner ausgezeichneten Wirkung auf die Haut zum Besten macht.
Mit sehr großem Erfolge habe ich es bei Gemüthsleiden,
bei Kindern beim Veitstanz und ähnlichen Erscheinungen, beson=
ders auch bei Hautkrankheiten angewendet. Sollten in letz=
teren Fällen starke Ausleitungen erzielt, Ausschläge, wie Scharlach
u. s. w. hervorgelockt werden, so ließ ich das Hemd in Salz=
wasser oder in mit Essig vermischtes Wasser tauchen.

8. Der spanische Mantel.

Diesen Namen habe ich nicht erfunden; ich habe aber auch
keinen genügenden Grund, den unter solcher Benennung bekannten
und eingebürgerten Wickel anders zu taufen, selbst auf die Gefahr
hin, daß das fremdländische Wort manchem schnüffelnden Leser

spanisch vorkommen sollte. Das ist und wäre mir Alles Eins. Auf die so bezeichnete Sache kommt es allein an.

Der spanische Mantel, auch großer Wickel genannt, ist wie das Vollbad und der kurze Wickel eine ganze, für sich allein genügende Anwendung, welche auf den ganzen Organismus einwirkt. Das hindert nicht, daß sie bei größeren und gefährlicheren Krankheiten stets nur im Wechsel mit anderen Wasseranwendungen vorkommt.

Worin besteht dieser größte Wickel?

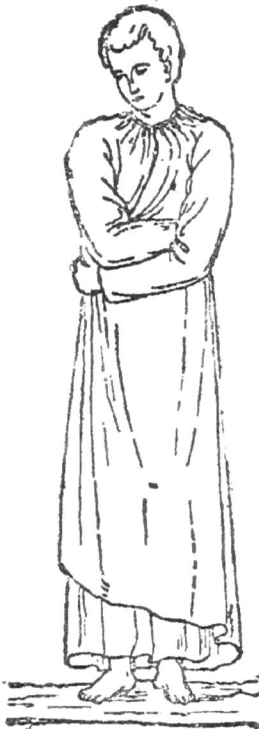

Aus grober Leinwand, dem beim Volke bekannten „Reisten", wird eine Art Linnenmantel gemacht. Derselbe gleicht einem weiten Hemde mit Aermeln, welches nach vorne zu ganz offen ist und bis über die Zehen hinunterreicht, oder, wenn man will, einem weiten, langen Linnenschlafrock. (S. Abbildung.) Dieser Mantel wird in kaltes oder bei schwächeren, blutarmen, älteren, wasserscheuen Individuen in heißes Wasser getaucht, ausgewunden, wie ein Hemd angezogen und vorne gut übereinander geschlagen. Das Bett wurde vorher so zubereitet, daß die Wolldecken zur Aufnahme des Bemantelten parat liegen. Am besten breitet man eine recht breite große Wolldecke aus oder legt 2 kleinere Decken der Breite nach über die Matratze oder den Strohsack. Darauf legt sich der Patient und wird durch die Wolldecken luftdicht abgeschlossen und mit einem Plumeaux (Federbett) warm zugedeckt. (S. Abbildung.) Man sehe darauf, daß die nasse Einkleidung und die Ver-

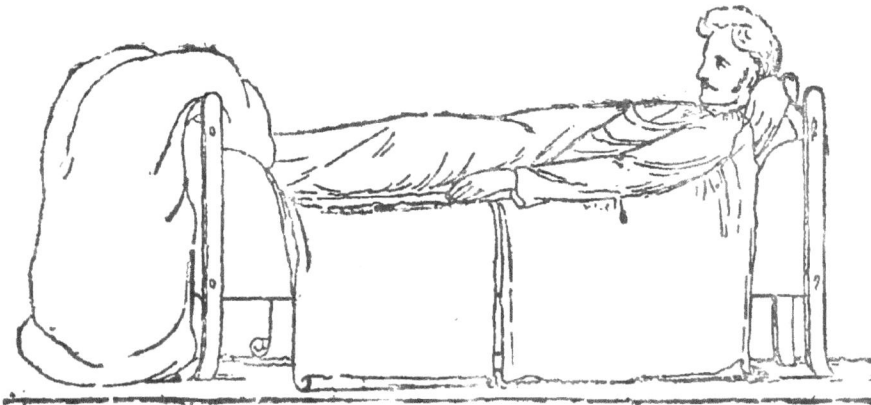

Fig. 23.

Fig. 24.

packung in die Wolle möglichst rasch vor sich gehe, daß das der frischen Luft Ausgesetztsein ein Minimum, eine möglichst kleine Zeit ausmacht.

Es kam einst ein Patient zu mir, der an allen möglichen Gebrechen litt. Congestionen, Blähungen, Hämorrhoiden plagten ihn und eine Herzverfettung brachte große Beängstigungen. Er gewöhnte sich daran, in der Woche 1—2 Mal den spanischen Mantel umzulegen, und nach längerem Gebrauche waren all' die genannten Uebel mit noch anderen wie weggeblasen. Seitdem benützt der Geheilte bis zum heutigen Tag den spanischen Mantel als Universal= mittel, und da er nicht viel Zeit zu versäumen hat, zieht er den= selben an beim Schlafengehen und legt ihn erst ab beim Aufwachen in der Nacht oder in der Morgenfrühe. Der Herr ließ sich aus starkem Wollstoff einen zweiten spanischen Mantel machen, der ihm statt der Wolldecken trefflich dient und jede Mithilfe bei Anwendung dieses Wickels erspart.

Die Zeitdauer einer Anwendung beträgt 1, 1½, längstens 2 Stunden. Dieselbe richtet und bemißt sich nach der Kraft des Individuums, insbesondere nach der Korpulenz. Für einen schwächlichen Bauersmann werden 1, 1½ Stunden genügen; einem Herrn Bräumeister kann man ohne Zögern 2 Stunden verordnen.

Wer wissen will, wie und wie stark der spanische Mantel wirke, der untersuche das Wasser, in welchem der Wickel nach der Anwendung stets sorgfältigst ausgewaschen werden soll. Er wird finden, daß es ganz trüb ist; ja er wird staunen und es kaum glaublich finden, daß ein spanischer Mantel solchen Unrath auszuziehen im Stande ist.

Ich erinnere mich an Fälle, in denen der weiße Linnenwickel ganz gelb wurde, welche Gelbe keine Lauge, erst das Bleichen auf dem Grase wieder vertreiben, aussaugen konnte.

In der gelindesten (nicht im Mindesten schroffen) Form, aber gründlich öffnet der spanische Mantel die Hautporen am ganzen Körper und zieht allen Unrath, Schleim u. s. w. aus. Ich brauche nicht zu sagen, wie wohlthuend er deshalb auf die normale Körper= temperatur, auf das Allgemeinbefinden wirken muß.

Im Besonderen wende ich diesen großen Wickel an bei ziemlich allgemeinen (den ganzen Körper mehr oder weniger an= greifenden) Katarrhen, bei Schleimfieber, Podagra, Glieder= sucht, Blattern, Typhus, zur Vorbeugung gegen Schlag= anfälle u. s. w. Im Krankheitstheile (s. III. Theil) wird man ihm recht oft begegnen.

Wird der Mantel in Absude von Heublumen, Haber=
stroh, Fichtenreiser getaucht, so wirkt er vortrefflich gegen Leiden
(Gicht, Stein, Gries u. s. w.), deren Heilung den genannten Pflan=
zen eigenthümlich ist.

G. Trinken des Wassers.

In diesem Stücke kann ich mich sehr kurz fassen. Ich warne
vor 2 Extremen, d. h. vor 2 das richtige Maß überschreitenden
Ansichten. Es sind einige Jahrzehnte her, da gab es förmliche
Wassertrinkturniere. Wer die meisten „Maßerl zwang", der war
der größte Held. Ein tägliches Quantum von 4, 6, 8, 10 Maß
zählte durchaus nicht zu den Seltenheiten. Noch heutzutage spuckt
in manchem Kopfe der Gedanke, viel Wassertrinken müsse gesund
machen. Besser noch diese Grille als die andere, welche dem
glühenden Hirn vorsingt, 3, 4, 5 Maßerl braunes Gerstenwasser
sei nicht zu viel Flüssiges für die Menge des täglich eingenom=
menen Festen.

Den Leuten der zweiten Gattung scheint das Gegentheil
von dem Gesagten das Richtige zu sein, sie trinken wochen=, ja
monatelang gar kein Wasser; denn das Wassertrinken ist nicht vom
Guten; sie scheuen auch das Bier; noch weniger kosten sie den
Wein; denn solcher Geist ist vollends Gift.

Wie doch die Menschen zu Zeiten allen gesunden Sinn ver=
lieren, sich förmlich jedes vernünftige Urtheil unterbinden, jedem
instinktiven Trieb und Gefühl, dem die Thiere blind Folge leisten,
um es gemein zu sagen, von vornherein den Hals abschneiden. Ist
dieses vernünftig?

Einige Minuten, bevor die Uhr schlägt, kündigt sich's an.
Hat denn der große Werkmeister, unser Schöpfer, etwas Halbes, ein
Pfuschwerk gemacht? Oder haben die Menschen in seine wunder=
bare Ordnung die Unordnung gebracht? So ist es. Der unendlich
weise Schöpfergott läßt den Hunger ein Zeichen geben, wann ge=
gessen, den Durst anklopfen, wann getrunken werden soll. Der
Menschenkörper, diese lebendige Uhr vom besten Gang und Schlag,
liefe und schlüge vortrefflich, wenn nicht der Menschenthor Schmutz
und Sand und anderen Unrath zwischen die Räder werfen und so
den geordneten Lauf stören, vielleicht zerstören würde.

So oft die zahmen und wilden Thiere Hunger verspüren,
suchen sie Nahrung; so oft der Durst sich einstellt, eilen sie zum
frischen Quell. Nach erfolgter Sättigung hören sie sofort auf, ein
Weiteres zu sich zu nehmen.

Gerade so handelt der unverdorbene Mensch bei geregelter Lebensweise, gleichviel, ob er gesund sei oder krank.

Demnach lautet unser einziger und oberster hieher gehöriger Grundsatz, ein goldener Grundsatz, den ein Jeder befolgen sollte:

Trinke, so oft es Dich dürstet, und trinke nie viel!

Ich kenne Personen, welche die ganze Woche hindurch vielleicht keinen Tropfen Wasser trinken, andere, die sich beim Frühstück mit dem herkömmlichen Glase für den ganzen Tag begnügen. Sie fühlen niemals Durst, und dieses erklärt sich also, daß bei unserer Zubereitung von Speisen in letzteren dem Körper täglich eine Menge Wasser zugeführt wird. Wenn wir von großen Erhitzungen des Sommers oder von den in der Regel eine Krankheit anmeldenden Hitzen im Körper absehen, so ist der eigentliche Durst vielen Menschen ein seltener Gast, und es bleibt mir wenigstens stets ein Räthsel, wie gleichwohl so viele Menschen ohne jedes Bedürfniß im armen Magen förmliche Ueberschwemmungen anrichten. So etwas kann ja nicht ungerächt bleiben.*

---

* An dieser Stelle muß ich doch ein Wort sagen über das Trinken bei Tisch, hauptsächlich während des Mittagessens. Bei Landleuten kommt es kaum oder wenigstens nicht in ausgedehntem Maße vor. Die Sache betrifft mehr die Stadt- und Herrenleute. „Unter das Essen hineintrinken," wie man sagt, ist nicht gut. Ich kenne manche Aerzte, besonders der älteren Schule, welche den Gesunden dieses abrathen und ihren Kranken solches entschieden verbieten. Wer ein Auge hat und etwas Erfahrung, weiß, daß Alle, welche während des Essens viel Wasser, Bier oder Anderes genießen, mit einem Worte, daß alle Vieltrinker stets über Mangel an Verdauung klagen.

Es kann gar nicht anders sein. Wie so?

Während man die Speise im Munde kaut, wird sie oder soll sie gemischt, ganz durchdrungen werden vom Speichel, der ja zu diesem Zwecke von eigenen Organen, den Speicheldrüsen bereitet wird. Es wäre unklug, irgend etwas Festes zu schlucken, d. i. es in den Magen, diese lederne Maschinerie, zu bringen, bevor jene erste wichtige Vorarbeit der Verkleinerung und Erweichung gut und recht gethan ist. — Im Magen werden sodann die also vorbereiteten Speisen mit dem Magensafte getränkt. Je reiner, je besser, je ursprünglicher, d. i. je unvermischter dieser wichtige Saft, desto besser die Verdauung und ihre Resultate, d. h. desto besser auch die durch die Verdauung bereiteten und der Natur zur Ausarbeitung und Vervollkommnung der verschiedenen Bestandtheile des Körpers vorgelegten Säfte und Nährstoffe.

Wenn Jemand nun eine Speise ißt und das Genossene mit fremder Flüssigkeit, sei es Wasser, Wein oder Bier, übergießt, so wird diese Speise schon nicht mehr von reinem Magensaft durchdrungen, sie wird, zum Theil wenigstens, durchtränkt von dem zugeschütteten Wasser, Bier und Wein.

Trinke, ſo oft es Dich dürſtet, und trinke nie viel!

Die Landleute lieben den Platzregen gar nicht; ſie behaupten, daß er unfruchtbar ſei und mehr zerſtöre als nütze. Dagegen verſichern ſie, daß jene ſtarken Morgennebel, welche dem Bauern den Hut netzen, daß er träufelt, ihre lieben Freunde ſeien, weil ſie die „beſte Fruchtbarkeit" bringen und befördern.

Der Körper, ſpeziell der Magen bedarf Flüſſiges, um ſeinen Magenſaft zuweilen zu verdünnen, zu mehren und ſo über all' die feſten Inſaſſen Meiſter zu werden. Er meldet ſich jedesmal, wenn die Noth an ihn herantritt, durch leiſes Anklopfen im geringen Verlangen nach Waſſer, bald in lautem Pochen und Schreien im heftigen Durſte. Da ſoll man ſtets auf ihn hören, mag nun das Rufen von einem geſunden oder kranken Magen ausgehen, aber ihm nie mehr geben, als ihm ſelbſt gut iſt, kleine Quantitäten in gehörigen Zwiſchenräumen; in Erkrankungsfällen zumal, wie in der Fiebergluth eher öfter, z. B. alle 5—10 Minuten ein Eßlöffel, als auf einmal ein Glas. Letzteres würde den Durſt nicht ſtillen und zum beſtehenden Uebel eine neue Beſchwerde hinzufügen.

Ein Beiſpiel meines Vorgehens möge dieſen Paſſus abſchließen. Es leidet Jemand an hartem Stuhlgange, große Hitze quält den Unterleib, heftiger Durſt den armen Kranken; er könnte, wie er ſagt, 2, 3, 4 Glas Waſſer, Glas auf Glas trinken, es iſt ihm, als ob es in einen Glühofen geſchüttet werde. Ich glaube

---

Wer während einer Mahlzeit das beſagte Ueberſchütten 6—8 Mal vornimmt, verdünnt einmal den Magenſaft derart, daß er als Verdauungseſſenz nicht mehr dient, und bewirkt ſodann, daß ſein Magen von einem auf 6—8fache Art gemiſchten Speiſebrei erfüllt, vielmehr gequält iſt. Wer will da noch klagen, daß der arme Magen nicht Ach und Weh ſchreit, daß die Verdauung eine ſchlechte iſt, wie ſo oft die Klage lautet!

Wie ſoll man demnach ſein Trinken einrichten?

Wer vor dem Eſſen Durſt hat, der trinke! Durch den Durſt zeigt ſich die Dürftigkeit der Säfte an. Die Magenſäfte ſind zudem dick und erleiden eine Verdünnung.

Während Tiſch ſoll womöglich nicht oder ſehr wenig getrunken werden, damit der reinſte Magenſaft auch noch den letzten Biſſen tränke und durchdringe.

Iſt eine längere Zeit nach dem Eſſen vorüber, verlangt der Speiſebrei zu ſeiner weiteren Verarbeitung vom Magenſafte wieder Flüſſiges, mit andern Worten ſtellt ſich nach 1, 2, 3 Stunden wieder Durſt ein, dann kann mäßig auch wieder getrunken werden.

Ich habe mit manchem tüchtigen Arzte gerade über dieſen Punkt eingehend geſprochen. Alle theilten vollkommen meine Anſicht und ſchrieben die Unzahl der Magenleiden zum großen Theil den diesbezüglichen Ueberſchreitungen der Menge zu.

das; die Wassermasse kommt in den Magen und macht dann, ohne die leidende Stelle irgend zu berühren und günstig zu beeinflussen, eine rasche Wanderung durch den Leib, bis sie vollinhaltlich, ja noch ein ordentliches Quantum des unentbehrlichen Magensaftes mit sich schwemmend, ausgeschieden wird. Man gebe dem Kranken statt der vielen Gläser mit Wasser während eines Tages jede halbe Stunde 1 Eßlöffel voll. Man wird ganz andere Wirkung verspüren, eine Wirkung, welche das nothwendige Resultat einer vernünftigen Behandlung sein muß.

Die kleine Quantität Wasser wird schnell vom Magensafte erfaßt und leicht mit demselben vermischt. Die eine jede halbe Stunde erfolgende Nachspeisung gibt reichlichere Säfte, die kühlend und in normalem Laufe den Körper, die Eingeweide durchströmen und erweichend und lösend binnen kurzer Zeit allen Stockungen und Verhärtungen ein Ende machen. Unzählige haben in dieser Beziehung meinen Rath befolgt, und schnell ward ihnen geholfen. Probatum est!

In der allerneuesten Zeit wurde viel gesprochen und geschrieben von den Wirkungen des Trinkens von heißem Wasser (30 bis 35° R. wie bei Kaffee und Thee), besonders bei chronischen Krankheiten. Ich selbst habe vor Jahren bei manchen Patienten gute Erfolge erzielt. Ehre, wem Ehre gebührt! Wer dem warmen Wasser vor dem kalten frischen Elemente das Lob spendet, wer wollte ihn beurtheilen oder gar verurtheilen! Das ist Geschmacksache. Ich habe indessen nach meinen Erfahrungen gefunden, daß kaltes, lebendiges (nicht getödtetes) Wasser dieselben, wenn nicht bessere Dienste thut. Ich für meine Person ziehe es jedem lauwarmen oder heißen Wasser vor. Jeder wähle, wozu ihn das Verlangen treibt!

Zweiter Theil.

Apotheke.

~~~~~~~~~~

„Benedicite universa germinantia in terra Domino!"
„Jedes Kräutchen der Erde preise den Herrn!"

Allgemeines und Eintheilung.

Zu den Dingen, welche ich verabscheue und haſſe, zählt als ein gründlich und grundſätzlich gehaßtes die Geheimmittelei, die Krämerei mit Heilmitteln, welche als Geheimniß des Erfinders gelten.

Dieſen Vorwurf ſoll mir Niemand machen können. Darum öffne ich in dieſem zweiten Theil die Läden meiner Apotheke und laſſe einen Jeden hineinſchauen und hineinſchmecken bis in's letzte Theeſchächtelchen und in's kleinſte Oelfläſchchen.*)

In jeder Apotheke ſteckt ein theures Geld; in der meini= gen iſt nicht viel Rares. Ich geſtehe dieſes ſehr gerne zu und betrachte dieſen leicht möglichen Vorwurf als einen großen Vorzug meiner Apotheke.

Faſt ſämmtliche meiner Theee und Extrakte, Oele, Pulver rühren von früher geachteten, jetzt vielfach verachteten, ſpottbilligen Heilkräutern her, welche der liebe Herrgott im eigenen Garten, auf freiem Felde, manche um's Haus herum an abgelegenen und unbeſuchten Stellen wachſen läßt, Heilkräutern, die meiſtens keinen Pfennig koſten.

Mein Büchlein iſt ja in erſter Linie für arme Kranke ge= ſchrieben, für welche ich auch, den Himmelslohn im Sinne habend, dieſes opfervolle Handwerk treibe oder, wenn man will, Andern „in's Handwerk pfuſche". Für ſie ſuchte ich mit Abſicht all die gleichfalls armen alten Bekannten auf, vieles Andere bei Seite laſſend. Lange Jahre hindurch habe ich ſondirt und geprüft, ge= trocknet und zerſchnitten, geſotten und gekoſtet. Kein Kräutchen,

---

*) Das Rezept des Ausſcheidungsöles allein, welches in einzelnen Fällen zum äußerlichen (niemals innerlichen) Gebrauche angewendet wird, habe ich, um Mißbräuchen vorzubeugen, mir vorbehalten.

kein Pulver, das ich nicht selbst versucht und als
bewährt befunden! Ich wünsche nur das Eine, daß die alten
Bekannten zu neuen Ehren gelangen, bei einer Klasse von Menschen
wenigstens.

Ich habe mich lange besonnen, ehe ich mich entschloß, den
für sich allein ausreichenden und genügenden Wassermitteln diese
Apotheke, d. i. dieses Verzeichniß der dem Wasser von Innen
heilsam entgegenwirkenden Hilfsmittel anzufügen. Es könnte wie
ein Mißtrauensvotum gegen die Wasserheilkraft
aussehen.

Doch es gibt Kranke, welche aus unüberwindlicher
Wasserangst sich schwer zu einer oft nothwendigen längeren
Wasserkur entschließen würden. Diesen wollte ich es erleichtern,
m. a. W. die Wasseranwendungen reduziren, vereinfachen und die
Zeit des Gebrauches abkürzen. Solches aber kann und wird ge-
schehen, wenn ich der äußeren Kur (mit Wasser) durch eine innere
Kur (die Heilmittel) in die Hand arbeite.

Wer sämmtliche Artikel dieser Apotheke überblickt, sieht sofort,
daß sie wie die gesammten Wasseranwendungen selbst 3fachen
Zweck haben, ungesunde, kranke Stoffe im Innern
aufzulösen, auszuleiten, sodann den Organismus zu
kräftigen. Insofern glaube ich mit vollem Rechte behaupten zu
können, daß beide Verfahren, das innere und das äußere, zusammen-
stimmen und einheitlich zusammenwirken. Ich warne vor einer
Täuschung. Wer glaubt, er müsse die Wasserkur recht strenge
und ernst anwenden, irrt.

Wer meint, er müsse nach Innen recht häufig und viel anwenden, irrt ebenfalls. Immer und in allen Fällen gilt der gol-
dene Grundsatz: die gelindeste, ob äußere ob innere, Anwendung ist
die beste.*)

Pflanzen mit zweifelhafter Wirkung, wie Eibisch,
Süßholz u. s. w.; mit den geringsten ungünstigen Wirkungen z. B.

---

*) Es gibt viele Patienten, welche meinen, recht viele Medizinen und
Pillen u. A. müssen gesund machen. Ich erinnere mich gut an einen sehr
tüchtigen Arzt, der möglichst wenig verschrieb und oft über die Unvernunft
der Leute klagte, welche trotz des ärztlichen Ausspruches stets nach Medikamenten schrieen. Wenn mir solche unausstehliche Thoren kamen und nicht
Ruhe gaben, sagte er einst, dann gab ich ihnen Brodpillen mit einer kleinen,
gleichgiltigen Mischung, welche den — Apothekengeruch brachte. Sie nahmen
die Pillen, und wenn ich wiederkam, so hatten diese „besten Pillen, die sie
im Leben genommen", fast regelmäßig geholfen.

auf den Magen wie Senesblätter, Hopfen u. s. w.; Giftpflanzen vollends habe ich grundsätzlich übergangen.*)

Wie gut Gott ist, so drängt sich's mir aus dem Herzen! Nicht bloß was zur Erhaltung des Lebens, zu des Leibes täglichem Brod nothwendig ist, läßt er uns wachsen. Er, der in unendlicher Weisheit Alles nach Maß, Zahl und Gewicht geschaffen, läßt in väterlicher Liebe zahllos auch diejenigen Kräutchen aus der Erde hervorschießen, welche dem Menschen in kranken Tagen Trost, seinem in Schmerzen sich windenden Körper Linderung und Heilung verschaffen.

Wie gut Gott ist! Daß wir Einsicht haben! Den Pflänzchen, welche durch die ihnen vom Schöpfer angehängten Riechfläschchen, den würzigen Heilduft, sich selbst uns ankündigen und freundlich zuvorkommend stellen, wollen wir fleißig nachgehen und beim Pflücken eines jeden mit kindlichem Danke unseren unendlich liebevollen Vater preisen, der im Himmel ist!

Unsere Hausapotheke soll 4 Hauptabtheilungen oder Hauptfächer und einige kleinere Nebenfächer enthalten.

In die Hauptfächer stellen wir:

   in das erste die Tinkturen,

   in das zweite, größte, die Theesorten,

   in das dritte die Pulver,

   in das vierte die Oele.

In die Nebenfächer kommt, wieder gut geordnet, alles Andere, was nicht unter obige 4 Rubriken fällt. Auch die Leinwandabfälle zum Ueberbinden und Ueberlegen (stets rein und frisch), die Baumwolle u. s. w. können eines der Nebenfächer einnehmen.

Die Tinkturen und die Oele müssen in Gläsern aufbewahrt werden, die verschiedenen Thee und Pulver entweder in festen Papierdüten oder besser in Schachteln. (Wer neue machen läßt, soll sie länglichrund und gleichmäßig, wenn auch in verschiedenen Größen, machen lassen, daß sie dastehen wie Soldaten

---

*) Hier ein Wort über die Süßigkeiten und Schleckereien. Wenn ich von Männern höre, die derlei Kindereien treiben, so ärgere ich mich; wenn ich von Kindern Solches höre, so bemitleide ich die Armen und bedauere die Kurzsichtigkeit oder die mangelhafte Wachsamkeit der Eltern.**) Absolut und entschieden spreche ich mich gegen all diese Schleckereien aus, mögen dieselben was immer für einen Namen, Ruf, Apotheke u. s. w. haben, und für Katarrhe, Husten, Magenleiden, alles Denkbare und Undenkbare, Mögliche und Unmögliche augepriesen werden. Man kann damit gründlich den Magen und Anderes verderben.

**) Kranken derlei ungewisses Zeug zu reichen, wäre ein unverantwortlicher Frevel.

in Reih und Glied. Das macht einem Jeden Freude und gibt der
Hausapotheke ein Ansehen — und das gehört ihr auch.) Alles an
einem kühlen, jedoch nicht feuchten (daß sich nicht Schimmel an=
setze) und nicht allzu abgelegenen Orte im Hause!

Auf einem jeden Glase oder Fläschchen, auf jeder Schachtel oder
Dute soll genau und für Jedermann gut leserlich die Aufschrift des
Inhaltes stehen. Am besten werden sodann die verschiedenen Heil=
mittel in jeder Abtheilung alphabetisch d. h. nach dem ABC ge=
ordnet. Was mit A anfängt (z. B. Alaun), marschirt am Anfang
auf, was mit Z beginnt (z. B. Zinnkraut), bildet den Schluß der Reihe.

Vor Allem soll in der Hausapotheke große Ordnung sein.
Jeder Fremde, welcher dieselbe bisher nie gesehen, muß im Augenblick
jedes Fläschchen, jeden Thee u. s. w. finden. Dann muß große Rein=
lichkeit herrschen. Auf keiner Schachtel darf, ich will nicht sagen,
liniendicker, ich will sagen, gar kein Stäubchen liegen; an keiner Flasche,
selbst nicht an einer Oelflasche, dürfen Schmutz= oder Oelflecken wie
nachlässig gekämmte Haare herunterhängen. Nichts entehrt ein Haus
mehr als Unreinlichkeit, und merke wohl: nach 2 Dingen hauptsäch=
lich beurtheilt man und zwar mit vollem Rechte und meistens sehr
wahr das ganze Haus. Sind diese in Ordnung, so ist, schließt
man, Alles in Ordnung. Sind sie unordentlich, so heißt's: in diesem
Hause, in dieser Wohnung müssen die Einwohner recht unordent=
liche Leute sein. Willst Du die 2 Dinge wissen? Sie heißen:
Hausapotheke und Abtritt.

Am besten wird es mit der Ordnung der Hausapotheke
bestellt sein, wenn die Hausmutter oder ein fleißiger Sohn oder
die reinlichste und ordnungsliebendste Tochter die Sorge und Verant=
wortung übernimmt. Sie wird die pünktlichste, gewissenhafteste Rein=
lichkeitspflege als Ehrensache betrachten und den Staublumpen stets in
einer Ecke parat liegen haben. Wenn sie ihr Amt gut verwaltet, das
ja für's ganze Haus, für alle Glieder desselben von Segen ist, darf
sie mit Freude an jenes Wort des göttlichen Heilandes denken: „Was
ihr dem geringsten meiner Brüder gethan habt, das habt ihr mir gethan.“

Was so eine kleine Hausapotheke annähernd enthalten
soll, habe ich hinten beim Register angegeben.*) Ich rathe ab von
allem nicht Nothwendigen. Man kann ja gelegentlich das eine oder
andere Mittel beifügen.

Hier soll nur noch ein Wort stehen über die Bereitung
der Tinkturen, des Thees, der Pulver.

*) Bei jedem einzelnen Heilmittel steht auch genau, in welchen Formen
es gebraucht werden kann, ob als Extrakt, Pulver, Thee, Oel u. s. w.

Tinkturen oder Extrakt.

Die inneren Kräfte, die Heilsäfte können aus einer Pflanze in verschiedener Weise ausgezogen werden. Den besten, stärksten Auszug erhalten wir im eigentlichen, sogenannten Extrakt:

Der Extrakt wird folgendermaßen bereitet:

Man sucht unter den Kräutern, Beeren u. s. w., aus denen man den Extrakt gewinnen will, die besten aus: die reifsten, die untadelhaften; diese trocknet man auf einem Brett an der frischen Luft, stets (das merke man sich gut) jedoch im Schatten, niemals an der Sonne. Beim Trocknen wird sich noch Manches zeigen, was als untauglich verworfen werden muß.

Nachdem die Kräuter, Beeren u. s. w. gut getrocknet sind, verkleinere, zerschneide man sie, wenn nothwendig, und bringe sie in eine verschließbare Flasche (Weinflasche). Diese nun wird mit echtem Kornbranntwein — den ich allem Andern vorziehe — oder in dessen Ermangelung mit reinem Spiritus oder Fruchtbranntwein aufgefüllt und luftdicht verschlossen für einige Zeit an einen mäßig warmen Ort gestellt.*) Ich habe derart gefüllte Flaschen schon 1 Jahr lang und noch länger ruhig stehen lassen und dann erst den mit dem ausgezogenen Saft des betreffenden Heilmittels durchtränkten Spiritus als Extrakt abgegossen. Im Noth- und Bedarfsfalle kann man denselben schon nach wenigen Tagen des Ansatzes in Gebrauch nehmen.

Die Tinkturen nimmt man tropfenweise; in gewissen Fällen (es ist dieses jedes Mal ausdrücklich angegeben) wird auf den Kaffeelöffel (kleineres Maß) und auf den Eßlöffel (größeres Maß) hingewiesen.

Thee.

Bei trockener Witterung, vielleicht wenn Du vom Felde heimkehrst, oder wenn Du hinausgehst, den Stand der Saaten zu betrachten, mache einen Abstecher und sammle da diese, dort jene Heilkräuter. Was auf trockenem Grunde wächst, gar an sonnigen Berghalden, verdient den Vorzug, und welche Pflanzen Du in der schönsten Blüthezeit sammelst, diese werden Dir die herrlichste und in Leiden die gesegnetste Frucht bringen. Manches der Kräutchen und Kräuter wächst in Deinem Gras- oder Gemüsegarten, an Haus oder Scheune. Du brauchst nur dem zehnjährigen Knaben oder Deinem kleinen Mädchen es vorzumachen,

---

*) Sämmtliche Kräuter, Beeren u. s. w., die zu Extrakten dienen, können auch in Wein angesetzt werden, wie dieses an Ort und Stelle stets bemerkt ist. Dieser Wein dient indessen nur zum sofortigen, wenigstens schnelleren Gebrauche, nicht zum Aufbewahren.

wie sie es anstellen sollen, und Du verlierst beim Sammeln der
Kräuter keinen Augenblick und bereitest Deinen Kindern eine Freude.
Die Garten= und Feldkräuter sollen jedes Jahr erneuert
d. h. neugesammelt, die alten weggegeben werden.

Jede Hausmutter versteht es, jedweden Thee zu bereiten.
Von den getrockneten Kräutern (über das Trocknen lies das auf
der vorhergehenden Seite Gesagte) nimmt sie zu einer Tasse, soviel
sie mit 3 Fingern fassen kann, gießt in das Pfännchen über
die Theeblätter oder Blüthen sprudelndes Wasser und läßt es einige
Minuten aufkochen. Dann schüttet sie den fertigen Thee ab.

In dieser Weise bereiteter Thee hat den feinsten Geschmack
mit dem besten, jeder Pflanze eigenthümlichen Aroma; aber es ist
nicht der kräftigste Thee.

Bei mir werden die Kräuter durch längere Zeit förmlich
abgekocht, gründlich ausgesotten, daß auch nicht ein Theilchen
der Heilkraft verloren geht, vielmehr alle im Wasser gefangen wird.

Die Art des Einnehmens, ob tassen=, ob löffelweise,
ist bei jeder einzelnen Krankheit genau angegeben.

Pulver.

Das Pulver wird gewonnen, indem die trockenen Wurzeln,
Blätter, Körner oder Beeren der Heilpflanzen zerrieben oder im
Mörser zerstoßen werden.

Manchen Kranken ist damit leichter beizukommen als mit Thee.
Man streut ihnen das vorgeschriebene Pulver wie Gewürz (Pfeffer,
Zimmt u. s. w.) an eine Speise oder mischt es an einen Trank,
daß sie desselben gar nicht gewahr werden.

Die Gefäße, welche zur Aufbewahrung der verschiedensten Pulver
dienen, seien des Staubes wegen recht sorgfältig verschlossen.

Oele.

Die Bereitung der Oele, soweit dieselben nicht in der
Apotheke gekauft werden, ist bei jeder Krankheit, in der ein solches
zur Verwendung kommt, jedes Mal besonders angegeben.

An der Reinhaltung der Oelfläschchen insbesondere wird man
den Sinn für Ordnungsliebe, Reinlichkeit u. s. w. erkennen.

Heilmittel.

In alphabetischer Aufzählung sind die von mir verwendeten Heilmittel folgende:

Alaun.

Alaun ätzt; er eignet sich demnach für faule, bösartige Schäden. Ich habe gesehen, wie er selbst den noch nicht zu weit vorgeschrittenen Krebs am Weiterfressen hinderte.

Schwürende, eingewachsene Nägel sollen stets mit Alaun behandelt werden.

Die Anwendung ist folgende:

Alaun wird entweder gepulvert d. i. zu feinem Staub zerrieben und direkt auf die Wunde aufgestreut, oder er wird in Wasser aufgelöst und die Auflösung in Form von Waschungen oder eingetauchten kleinen Linnenauflagen benützt.

Sind die Wunden von Eiter, Faulfleisch u. s. w. ganz gereinigt, so wirkt Alaun zusammenziehend, trocknend und rasch heilend.

Für Zähne, an denen sich ungesundes Fleisch mit unterlaufenem Blute ansetzt, ist verdünntes Alaunwasser ein probates Mittel.

Als Mundwasser, zum Ausspülen des Mundes und der Zähne, sowie als Gurgelwasser dient Alaunwasser längst.

Aloë (Aloë vulgaris Lam.).

Aloë (man kauft das Pulver in der Apotheke) ist, sowohl innerlich als äußerlich verwendet, von guter Wirkung. Siedet man 1—2 Messerspitzen Aloëpulver mit einem Kaffeelöffel voll Honig, so reinigt diese Mixtur den Magen gründlich ohne die geringste Belästigung.

Wird Aloë mit anderen Kräutern vermengt und als Thee bereitet, so ist obige Wirkung noch nachhaltiger. Die Mischung hat gewöhnlich folgende Zusammensetzung: 1 Messerspitze Aloë, Hollunderblüthen für 2 Tassen Thee, ein paar Messerspitzen Foenum graecum, ein Kaffeelöffel Fenchel. Die 2 Tassen Thee sind innerhalb 2 Tagen zu nehmen. Die Wirkung, die nicht in heftigem Abführen, sondern lediglich in reichlichem Stuhlgang besteht, tritt erst nach 12—30 Stunden ein.

Eine Anwendung von Aloë mit Johanniskraut und Schafgarbe wird an anderer Stelle erwähnt werden.

Dieselbe reinigende Kraft, welche Aloe innerlich angewendet zeigt, hat sie bei äußerlichem Gebrauche. Wer kranke, trübe, roth unterlaufene, triefende Augen hat, aus denen Eiter und anderer Unrath sich ausscheiden, bereitet sich aus Aloë ein vorzügliches Augenwasser. Eine kräftige Messerspitze Aloë wird in ein Medizin-Glas geschüttet, mit heißem Wasser übergossen, gerüttelt — das Augenwasser ist zum sofortigen Gebrauche fertig. 3—4 Mal täglich wasche man die Augen äußerlich ab und innerlich aus. Das anfängliche Jucken und leichte Brennen darf Einen nicht stören.

Alte Schäden, faulendes Fleisch, tiefe Narben mit viel Eiter werden vorzüglich gereinigt durch solches Wasser, das sie heilt. Es werde zu dem Zwecke ein Lappen in Aloëwasser getaucht und auf die leidende Stelle gelegt.

Sollte an irgend einer Körperstelle die Neubildung der Haut durch Geschwüre oder vielmehr durch die aus derselben ausströmende scharfe Flüssigkeit gehindert werden, so streue man Aloëpulver auf die Geschwürstelle so dicht, daß der ganze offene Schaden bedeckt ist. Das Ganze werde trocken überbunden. Dieses täglich 1 Mal. Das Pulver bildet, die schlechten Stoffe aufsaugend, eine harte Kruste, unter welcher bald die neue Haut sich zeigt.

Wunden, frische wie alte, heilt Aloë sehr schnell zu. Bei alldem kann das reinliche und reinigende Heilmittel, wohin es immer komme (in das Auge oder in die Wunde), niemals schaden.

Aloë (Agave L.).

Blumenfreunde haben gerne an ihren Fenstern in Scherben Pflanzen, die schöne außerordentliche Blumen haben. Doch findet man auch in dem einen oder anderen Hause eine Pflanze, die recht dicke, ziemlich lange Blätter trägt und an den Blättern Stacheln hat. Blumen hat eine solche Pflanze selten; wenn man aber die Wirkung dieser Blätter kennen würde, dann würde sicher jeder

Blumenfreund auch eine solche Pflanze in einem Scherben unter seinen Blumen haben.

Die Wirkungen sind folgende:

Wenn man ein solches Blatt nimmt, es in Wasser siedet und trinkt, so reinigt eine solche Tasse Magen wie Gedärme. Diese Pflanze wirkt auf kranke Leber, Gelbsucht, wenn die Pflanze zu Pulver gemacht und täglich 2 Mal eine Messerspitze voll davon eingenommen wird.

Wenn man von derselben so ein Blatt mit einem Kaffee=löffel voll Honig in einem Schoppen Wasser siedet und in kleinen Portionen einnimmt, dann nimmt dieser Absud die innere Hitze, besonders wenn im Gaumen Hitzblasen sind, oder durch innere Hitze ein Keuchhusten entstanden ist. Ein kleines Stück eines solchen Blattes, mit einer Messerspitze voll Honig gesotten, nimmt die Hitze aus den Augen, wenn dieselben damit gut ausgewaschen werden. Wer sich verwundet hat oder ein Geschwür am Leibe trägt, findet an diesem Blatte Hilfe, weil es ein vorzügliches Heilmittel ist. Wermuth, mit Aloë gesotten, treibt die wässerigen schlechten Stoffe, aus denen leicht Wassersucht entstehen kann, aus und macht einen recht guten Magen.

Dieses wenige Angeführte veranlaßte mich, jedem Blumen=freund den Rath zu geben, diese Pflanze auch in einem Blumen=scherben unter seinen Blumenstöcken zu pflegen.

Angelika oder Engelwurz (Angelica silvestris L.).

Es wachsen auf den feuchten Wiesen und im Walde Pflanzen mit einem Stengel einen halben bis ganzen Meter hoch. Die Stengel sind hohl, und die Buben machen gerne Pfeifen daraus. Diese Pflanze führt den Namen Angelika. Leider ist dieselbe nicht erkannt in ihrer Heilkraft für den menschlichen Körper. Hat Jemand ungesunde oder halbgiftige Speisen bekommen, so ist ein Thee, von ihren Wurzeln, Samen und Blättern gesotten, ein vorzügliches Mittel, diese schlechten Stoffe wieder zu entfernen.

Weil das Blut aus den verschiedenen Nährstoffen bereitet wird und die Nährstoffe nicht alle gut und gesund sind für die Natur, so leitet dieser Thee die schlechten Stoffe wieder aus dem Blut. Wie oft kommt es vor, daß im Magen eine unbehagliche Kälte herrscht; eine Tasse Thee von solchen Wurzeln bringt dem Magen wieder mehr Wärme. Am besten ist es, wenn man eine solche Tasse Thee in 3 Portionen theilt, die erste am Morgen, die zweite am Mittag, die dritte am Abend nimmt.

Wenn ungesunde Stoffe im Magen und in den Gedärmen sind, oder wenn versteckte Gase Grimmen verursachen, so ist wieder dieser Thee ein Hauptmittel, das Uebel zu heben, besonders wenn man zum Thee halb Wein und halb Wasser nimmt.

Starke Verschleimungen in der Lunge und Brust, Magen=brennen, Verschleimungen in den Luftröhren werden gerade durch diesen Thee am leichtesten beseitigt.

Man kann mit Recht die Angelika als ein vorzügliches Haus=mittel empfehlen, und die Landleute sollten alle Jahre auf ihren Wiesen und in ihren Wäldern eine ziemliche Portion für das ganze Jahr sammeln, an der Luft trocknen und an einem trockenen Orte aufbewahren. Diese Wurzeln, Samen und Blätter, gut getrocknet, können auch zu Pulver gemacht werden, und wenn man täglich 2 oder 3 Mal eine Messerspitze voll solchen Pulvers einnimmt, so ersetzt dieses den Thee.

Anis (Pimpinella anisum L.).

Anis ist wie Fenchel sehr zu empfehlen. Seine Wirkung auf Gase (Winde) übertrifft jene des Fenchels bei weitem. Meistens werden beide Heilmittel mit einander gemengt und verbunden.

Die Oele von Anis und Fenchel kauft man am leichtesten in jeder Apotheke. Gegen obiges Leiden genügen 4—7 Tropfen auf Zucker, täglich 1—2 Mal zu nehmen.

Anserine oder Gänsefingerkraut (Potentilla anserina L.).

Das Gänsefingerkraut wächst, wie sein Name besagt, da am besten, wo Gänse sich am liebsten aufhalten. Man trifft es in der Nähe der Häuser, besonders zahlreich an Bächen, mehr noch auf Feldern. Viele Leute haben ihm, nach seiner Wirkungsweise, den Namen Krampfkraut gegeben.

Thee von Anserinenkraut ist ein vortreffliches Mittel bei Krampfanfällen, seien dieselben im Magen, im Unterleib, wo immer. Bei Starrkrampf selbst — soweit überhaupt eingewirkt werden kann — thut dieses Kräutchen sehr gute Dienste. Beim Beginne der Anfälle, besser noch bei den sich zeigenden Symptomen (Vorzeichen) der Krämpfe, gebe man dem Kranken täglich 3 Mal recht warme Milch (so warm sie der Kranke ertragen kann), in welcher solche Heilkräuter (so viel mit 3 Fingern zu fassen sind) wie zu Thee abgebrüht wurden.

Doppelte Wirkung erzielt der, welcher solchen Thee einnimmt und zugleich auf die krampfhaften Stellen Ueberschläge mit dem im Wasser angeschwellten oder abgebrühten Kraute macht.

Keine Familienmutter soll es unterlassen, einen hinlänglichen Vorrath solchen Krautes zu sammeln und zu trocknen. Sie weiß selbst zu beurtheilen, wie schmerzhaft solche häufig vorkommenden Krampfanfälle sind, und wie es noch größeren Schmerz bereitet, Angehörige leiden zu sehen, ohne helfen zu können.

Arnika oder Bergwohlverleih (Arnica montana L.).

Arnika besitzt in der ganzen Welt den Ruf einer vorzüglichen Heilpflanze. Weshalb gerade Viele von Denen, die Solches wissen könnten und sollten, dieses bestreiten, begreife ich wenigstens nicht.

Die Arnika-Tinktur ist so allgemein bekannt und bei Wunden zu deren Auswaschen, zu Compressen (Aufschlägen) u. s. w. so allgemein in Uebung, daß es mir nicht nothwendig erscheint, darüber auch nur ein Wort zu verlieren.

Man kauft diese Tinktur billig; ein Jeder kann sie aber auch leicht selbst bereiten. Die Blüthen werden Ende Juni und Anfangs Juli gesammelt und in Branntwein oder Spiritus angesetzt. Nach ungefähr 3 Tagen schon kann die fertige Tinktur in Gebrauch genommen werden.

Attich oder Zwerghollunder (Sambucus ebulus L.).

Am Rande der Wälder, besonders abgetriebener (ausgehauener) Wälder sieht man Stauden 1 Meter und darüber hoch, die im Frühjahr weiße große Doldenblüthen, im Herbste prächtige, schwere, glänzende Doldentrauben tragen. Das ist der Attich, der Waldhollunder. Die Beeren sind kleiner als die des Haushollunders; ersterer aber wächst viel zahlreicher und ist bei Weitem nicht so verwöhnt wie sein Collega in unseren Gärten.

Der Thee, aus solchen Wurzeln bereitet, treibt mit außerordentlicher Wirkung das Wasser ab in der Wassersucht und reinigt die Nieren. Mir sind mehrere Fälle bekannt, in denen solcher Thee die ziemlich vorangeschrittene Wassersucht vollständig heilte und ausheilte.

Auch bei anderen Zufällen im Unterleib, die von schlechten Säften herrühren, wirkt er gut; er scheidet die Säfte durch den Urin aus.

Attichthee, den man aus dem Pulver bereitet, thut dieselben Dienste. Zu einer Tasse, die in 2 Malen zu verschiedenen

Zeiten des Tages genommen wird, reichen 2 Messerspitzen des
Pulvers aus.

Im Spätherbste sammelt man die Wurzeln, trocknet sie gut
an der Luft und bewahrt die gedörrten W u r z e l n oder das aus
den zerstoßenen Wurzeln gewonnene Pulver in der Hausapotheke auf.

Augentrost (Euphrasia officinalis L.).

Zum Lohn und aus Dankbarkeit für treue Dienste haben
unsere Voreltern diesem kleinen Kräutchen den schönen Namen
„Augentrost" gegeben. Wenn oft kein Mittel mehr helfen wollte,
spendete dieses Blümchen den A u g e n den letzten Trost. Ich habe
dasselbe schon recht häufig gerathen und mit guten Erfolgen.

Wenn die Oehmd- (Grummet-) Ernte zur Hälfte reif ist, im
August etwa, findest Du dieses Heilkräutlein fast auf jeder Wiese.
Oft wächst es so zahlreich, das eigentliche Futter verdrängend, daß
die Bauersleute ihm gram werden.

Sowohl die getrockneten als die zerriebenen Blätter kommen
als T h e e und als P u l v e r zur Anwendung. Mit dem Thee
wäscht man täglich 2—3 Mal die Augen gut aus, oder man
taucht in denselben kleine Fleckchen, die man über Nacht auf's Auge
legt und mit einer Binde befestigt. Das Auge wird so gereinigt,
geklärt, die Sehkraft gestärkt.

Nach meiner Praxis lasse ich zu gleicher Zeit die Patienten
das Pulver nach Innen anwenden und zwar täglich 1 Messer=
spitze in 1 Löffel Suppe oder Wasser. Damit ist die Heilkraft des
Kräutchens nicht erschöpft. Auch M a g e n t r o s t könnte man es
nennen. Wegen seiner angeborenen Bitterkeit gilt sein Thee als
M a g e n b i t t e r zu regerer Verdauung und zur Verbesserung der
Magensäfte. Probire es einmal, lieber Leser, das Kräutchen wird
auch bei Dir mit seinem Trost nicht kargen!

Ausscheidungsöl, im Volksmunde „Malefizöl".

Es gibt Fälle, wo in Körpern sich so viele kranke Stoffe
angesammelt haben, daß es ungemein schwer ist, dieselben gänzlich
aufzulösen und auszuleiten. Die Schwierigkeit besteht nicht in der
zweifelhaften Leistungsfähigkeit des Wassers oder der verschiedenen
Anwendungen, vielmehr in der Frage: wird ein solcher Patient,
werden insbesondere schwächliche Naturen vor den nothwendig anzu=
wendenden Uebungen und der Langwierigkeit einer solchen Kur nicht
zurückschrecken und so alle Bemühungen vereiteln? Dieser Gedanke

hat mich viel beschäftigt, und manche Erfahrung hat zu neuem, ernsten Nachdenken angespornt.

Da fiel mir ein, daß ja manches innere Leiden plötzlich verschwand, sobald nach außen hin ein Ausschlag zu Tage trat.

Könnte man, so fragte ich mich, nicht auf künstliche Weise solchen Ausschlag bewirken, m. a. W. durch irgend ein Mittel den im inneren Körper verborgenen kranken Stoffen zum Durchbruch verhelfen, dieselben herauslocken an die Oberfläche der Haut und so der Wasserkur ihre Arbeit um ein gutes Stück erleichtern?*)

Nach langem Suchen traf ich auf ein Oel, welches diese Dienste in vortrefflicher Weise leistet, bei manchen Fällen geradezu mit auffallenden Erfolgen. Dasselbe ist wie gesagt zur Heilung nicht absolut nothwendig, keine conditio sine qua non; das Wasser allein kann wohl die Arbeit thun. Aber es unterstützt und fördert das oft sehr schwere Werk der Auflösung und Ausleitung um ein Bedeutendes. Das Oel wird nur äußerlich angewendet und allein in solchen Fällen, in denen so auf die leichteste Weise eine vortheilhafte Ausleitung des kranken Stoffes erzielt werden kann. Die Wirkung ist ganz und gar unschädlich, aber gründlich, tiefgehend bis in's Innerste. Weil es die Rebellen im Körper und im Blut mit scharfer Spürnase wittert und sicher an's Tageslicht bringt, hat ein Herr, bei dem es prächtig und erfolgreich diente, ihm den Namen „Malefizöl" gegeben, den es bis heute behalten. Ich hatte keinen Grund, den originellen Namen irgendwie anzufechten.

Die Art der Anwendung mögen einige Beispiele veranschaulichen.

Jemand klagt über Augenleiden: die Augen sind geröthet, jede Helle thut weh. Sie triefen sehr stark und schmerzen auf's empfindlichste. In diesem Falle reibe ich die Hautfläche hinter den Ohren (an Ohrmuschel und Hinterhaupt) leise, um sie etwas zu erwärmen, und trage dann sachte 3—4 Tropfen solchen Oeles auf die erwärmte Stelle auf. Schon nach ½ Stunde spürt der Patient die Wirkung, ein leichtes Spannen und Brennen; nach ungefähr 24 Stunden erscheinen unzählige mit Eiter angefüllte Bläschen, die je nach der Masse des auszuziehenden kranken Stoffes wachsen, später vertrocknen und als verdorrte Krusten abfallen. Sollte der erste Versuch nicht gelingen, d. h. sollte das Oel nach circa 30 Stun-

---

*) Patienten, die schon Wasserheilanstalten besucht haben, behaupteten, man erblicke im Erscheinen eines Ausschlages ein sicheres Zeichen vom guten Gelingen der ganzen Kur.

ben nicht wirken, so bringe man am zweiten Tage nochmals ein paar Tropfen auf die gerötheten Stellen. Die Wirkung wird sicherlich nicht ausbleiben, und der Giftstoff, der im Auge die Entzündung verursacht hat, in Bälde ausgegangen sein. Bei einer Reihe derartiger Augenleiden ließ bei Anwendung besagten Oeles schon nach 1—2 Stunden der Schmerz nach, und binnen kurzer Zeit waren die Augen rein und gesund.

Heftiges Zahnweh plagt einen anderen Patienten: Das Zahnfleisch ist angeschwollen, der Kiefer schmerzt, als ob er zerrissen werde, den ganzen Kopf peinigt die schmerzlichste Aufregung. Wie beim ersten Fall bringe man einige Tropfen unseres Oeles hinter die Ohren oder in's Genick. Der Erfolg muß ein günstiger sein.

Eine Eigenthümlichkeit des Oeles besteht noch darin, daß es bei der ersten und vornehmeren Arbeit des Ausziehens die bestrichene Stelle verwundet, dann aber, sobald es seine Pflicht gethan, in zweiter Arbeit dieselbe schnell und gut zuheilt.

Das Oel betrachte ich nicht im Mindesten als ein Geheimmittel; ich habe dessen Zusammensetzung manchem vertrauten Freunde mitgetheilt. Um indessen Mißbräuchen verschiedener Art vorzubeugen, sehe ich mich veranlaßt, das Rezept einstweilen noch mir vorzubehalten.

Baldrian, gebräuchlicher (Valeriana officinalis L.).

Daß im Baldrian etwas Besonderes stecken muß, darüber belehren uns die Katzen, die er so betäubt, daß sie sich in ihm wälzen.

Wir benützen allein die Wurzel, die entweder zur Theebereitung zugeschnitten oder zu Pulver zerrieben und stets nur (als Thee und als Pulver) in kleinen Portionen genommen wird.

Baldrianwurzel lindert Kopfbeschwerden und hebt krampfhafte Zustände ähnlich wie die Raute; sie wirkt auf beide Leiden gut ein, weil sie deren hauptsächlichste Ursachen, die Gase nämlich, ausscheidet.

Bitter- oder Sumpfklee (Menyanthes trifoliata L.)

ist eine Pflanze, welche gewöhnlich in der Nähe von laufendem Wasser steht. Da wo das Wasser im Fließen keinen Ausweg mehr gefunden hat und eine kleinere oder größere Pfütze bildet, wächst unter anderem sauerem Grase auch diese Sumpfpflanze. Sie hat 3 Blätter und ist sehr bitter, daher der Name Bitterklee. Dieses

Kraut gibt vorzüglichen Thee für den Magen; er wirkt gut auf die Verdauung und hilft gute Magensäfte bereiten.

Bitterklee, in Branntwein angesetzt, gibt den sogenannten „bittern Geist", der denselben guten Zwecken dient.

Brennessel, große (Urtica dioica L.).

Die Brennessel ist die verachtetste unter den Pflanzen. Manche zartbenervte Seelen sticht und brennt es schon, wenn sie nur diesen Namen hören. Ob wohl mit Recht? Jüngst hörte ich, daß ein Wanderlehrer, ich glaube in Böhmen, über die Brennesseln und deren Bedeutung eine ganze Broschüre geschrieben habe. Der fängt's wieder einmal gut an, das lobe ich mir! Die Brennessel hat in der That für Kenner den größten Werth.

Frische Brennesseln, vom Standorte gerade weggenommen, gedörrt und zu Thee verwendet, lösen die Verschleimungen in Brust und Lunge, reinigen den Magen von verlegenen Stoffen, die sie hauptsächlich beim Uriniren entfernen.

Kräftiger als die Blätter wirken die Brennesselwurzeln, ob man sie im Sommer grün ausgegraben oder im Winter gedörrt verwendet. Eine beginnende Wassersucht kann durch Thee von Brennesselwurzeln gehoben werden. Derselbe räumt überhaupt mit faulen Säften im Inneren gründlich auf.

Wer unreines Blut hat, soll zur Sommerszeit recht oft Brennesseln, wie Spinat gekocht, essen. Man liebt besonders in Italien die Kräutersuppen. Kräuterknödel aus Brennesseln sind nicht bloß ein Nähr-, sondern auch ein Gesundheitsmittel.

Wer an Rheumatismus leidet und kein Mittel mehr findet, denselben auszutreiben, bestreiche oder schlage die schmerzenden Stellen täglich ein paar Minuten lang mit frischen Brennesseln. Die Furcht vor der ungewohnten Ruthe wird bald der Freude über deren vorzügliche Heilwirksamkeit weichen.

Dornschlehblüthe (Prunus spinosa L.).

Dornschlehblüthen sind das schuldloseste Abführmittel und sollten in jeder Hausapotheke in vorderster und leicht zugänglicher Reihe zu finden sein.

Wie oft fühlt man im Magen und im Unterleib, im ganzen Befinden, daß eine schnelle Purgirung gut, ja nothwendig wäre; man sucht ein leichtes Mittel und sucht und — könnte es so leicht bei der Hand haben!

Nimm solche Dornschlehblüthen, siede dieselben 1 Minute lang
und trinke 3—4 Tage lang solchen Thee, täglich 1 Tasse! Der
Thee wirkt leicht, ohne alle Unannehmlichkeiten und Beschwerden,
dazu dennoch gründlich.

Als Magenmittel, als reinigendes und stärkendes, kann ich
denselben Thee gleichfalls bestens empfehlen.

Eibisch (Althaea officinalis L.).

Eibischthee wird sehr viel gebraucht bei Erkältungen. Ich
bin für denselben nicht besonders eingenommen, da er meinen Erwartungen zu wenig oder nicht entsprochen hat. Schon beim Sieden
erhält man eine schlütterige (zähe) Masse, die nach verhältnißmäßig
kurzer Zeit schleimig wird und so — was in der That oft vorkommt — den Appetit nehmen oder verderben muß. Derlei Medizinen empfehle ich nie. Gelinde gesagt ist mir Eibischkraut und
Eibischwurzel etwas verdächtig. Ich wähle deßhalb stets
Heilkräuter, welche dieselben Dienste zweifellos sicher thun.

Eichenrinde.

Heißt er uns gar die Eichenrinde als Medizin gebrauchen!
Ja freilich, sie mag frisch vom Baume weg oder getrocknet sein.

Junge Eichenrinde, längere Zeit (½ Stunde) abgebrüht,
gibt einen heilkräftigen Absud. Man tauche nur ein Hand-
tüchlein in denselben und winde es als Wickel um den Hals.
Solche Wickel lösen auf und verdrängen dicke Hälse, und wenn
ein Kropf noch nicht zu groß und zu fest ist, sind sie selbst die
wirksamsten und zugleich schuldlosesten Kropfmittel. Mit den
Drüsen räumen diese Wickel nicht weniger gründlich auf.

Wer an Mastdarmvorfall leidet, nehme fleißig Sitzbäder mit Absud von Eichenrinden, dazu zuweilen kleine Klystire
mit verdünntem Absud.

Die lästigen und oft gefährlichen Mastdarmfisteln löst
der Absud und heilt sie aus.

Auch harte Geschwulsten, die nicht entzündet sind, können
ebenso behandelt und aufgelöst werden.

Thee von Eichenrinde wirkt wie Harz stärkend auf die
inneren Gefäße.

Enzian, gelber (Gentiana lutea L.).

Der Enzian wächst besonders auf den Bergen. Durch zuver-
lässige Leute kann man leicht und billig dieses prächtige Heilkraut

sich sammeln lassen. Vor Allem rathe ich, Extrakte von Enzian zu bereiten. Die Enzian = Wurzeln werden zu diesem Zwecke gut getrocknet, klein geschnitten und so mit Branntwein oder Spiritus in Glasflaschen angesetzt.

Dieser Extrakt ist eines der ersten **Magenmittel**. Man gieße 20—30 Tropfen desselben in ein Glas an 6—8 Eßlöffel Wasser und nehme diese Mischung längere Zeit hindurch täglich. Die gute Verdauung wird ein nicht minder guter Appetit recht bald anzeigen. Spürt man, daß eine Speise schwer im Magen liegt und belästigt, das Magentränklein von 1 Kaffeelöffel Extrakt in ½ Glas warmen Wassers wird die Störung bald beendigen.

Für **Magendrücken** ist Enzian ebenfalls sehr gut.

Auf größeren Reisen, wenn man Tage lang oft schlecht ißt, noch schlechter trinkt und todtmüde und halbkrank am Ziele ankommt, leistet ein winziges Fläschchen Enziantinktur, tropfenweise auf Zucker zu Rathe gezogen, treffliche, unbezahlbare Dienste.

Uebelkeiten und Anfälle von Ohnmachten entfernt 1 Kaffeelöffel Tinktur in Wasser genommen; sie erwärmt, weckt auf, bringt Körper und Geist wieder in Frieden.

Enzian, zu **Thee** verwerthet, thut ähnliche Dienste. Man siedet dann entweder die geschnittenen Wurzeln oder selbst das Enzianpulver und trinkt den Absud als Thee.

Erdbeere (Fragaria vesca L.).

Welche Freude, wenn Kinder das erste Erdbeersträußchen den Eltern, dem Lehrer, dem Pfarrer bringen! Welcher Genuß, wenn als Nachspeise (mit oder ohne Wein) der erste Teller kühlender Erdbeeren auf den Tisch gebracht wird!

Nicht allein die **Früchte** dieses kleinen, so überaus fruchtbaren Pflänzchens sind gerne gesehen; auch die **Blätter** sammelt und trocknet manche, für ihre schwachen Kleinen besorgte, von schwerer Arbeit heimkehrende Mutter; denn Erdbeerblätter, das weiß sie, sind ein gutes, gesundes und ein so überaus billiges Nährmittel.

Wie bereitet sie diesen **Thee**? Sie nimmt Erdbeerblätter, so viel sie mit 3—4 Fingern fassen kann, schüttet ungefähr ½ Schoppen siedendes Wasser dran und deckt beides gut zu. Nach 15 Minuten gießt sie den Thee ab und sie hat reinen Erdbeerblätterthee. Dann mischt sie daran heiße Milch, etwas Zucker, und das Tränklein ist fertig.

Würde die Mutter statt des dritten oder vierten Theiles der Erdbeerblätter Waldmeister (Asperula adorata L.) nehmen, so gewänne der Thee an Geschmack und Gehalt.

Frische, schöne Erdbeerblätter, im Mai und Juni an sonnigen Standorten, besonders an hohen Bergeshalden, gesammelt und gut getrocknet, geben vorzüglichen Thee, der durch Beimischung einer kleinen Quantität Waldmeister ein ganz eigenes Aroma erhält. Man probire es einmal!

Die Erdbeeren selbst sind als Gesundheitsmittel gar nicht zu unterschätzen. Man gebe dieselben besonders Rekonvalescenten, die große Schwäche und Entkräftung nach schwerer Krankheit spüren; man gebe sie verbunden mit anderen Nahrungsmitteln. Wer längere Zeit hindurch, gleichsam zum Kurgebrauch, täglich z. B. 1 Schoppen Milch mit ½ Schoppen Erdbeeren vermischt (wie man dieses in Süddeutschland vielfach thut) oder täglich 2 Mal ein Stück guten Roggenbrodes mit je ¼ Schoppen Erdbeeren genießt, wird bald die überaus wohlthuende Wirkung verspüren, die neben der Kräftigung auch in Blutreinigung besteht. Eingekocht wie Kirschen, Weichseln, Amorellen u. s. w. kann obige Kur mit bestem Erfolg selbst im Winter vorgenommen werden.

Bei innerer Hitze leisten Erdbeeren im Sommer selbst Kranken die besten Dienste. Welch' herrliches Refrigerans, d. i. kühlendes Labsal kann dem Lechzenden damit gereicht werden!

Grieß- und Stein-Leidenden werden vielfach täglich gleichmäßige Portionen von Erdbeeren empfohlen.

Dasselbe gilt für Leberleidende (täglich in verschiedenen Malen bis zu 2 Schoppen) und für Solche, die mit aus dem krankhaften Blute herrührenden Ausschlägen behaftet sind. (Morgens und Nachmittags je 1 Schoppen.)

Es ist merkwürdig, wie gerade diese Frucht von der Erde den Menschen so reichlich gereicht wird. Daß unser Verständniß und unsere Dankbarkeit der liebevollen Freigebigkeit ihres und unseres Schöpfers jederzeit entsprechen möge!

Fenchel (Foeniculum officinale L.).

Die Fenchelkörner dürfen in keiner Hausapotheke fehlen, da das Leiden, in welchem sie Hilfe schaffen, so gar häufig vorkommt; ich meine die Kolik mit ihrer Begleitschaft, den krampfartigen Zuständen. Schnell siede die Mutter 1 Eßlöffel voll Fenchel in einer Tasse Milch 5—10 Minuten lang und gebe den Heiltrank dem Kranken so warm wie möglich (nie zu heiß, daß man im

Innern nichts verbrennt). Die Wirkung ist meist sehr gut und sehr schnell. Die rasch sich verbreitende Wärme stillt die Krämpfe, die Kolik läßt nach und verschwindet. Aeußerlich soll, wie solches an anderer Stelle angegeben ist, ein warmer Aufschlag von Wasser und Essig (halb und halb) auf den Unterleib zu liegen kommen.

Fenchelpulver, wie Gewürz auf Speisen gestreut, vertreibt die Gase aus dem Magen und den unteren Regionen.

Das Pulver wird gewonnen, indem man Fenchelkörner im Rohre röstet (dörrt) und in einer gewöhnlichen Kaffeemühle mahlt.

Fenchelöl kauft man in der Apotheke.

Fenchel, als Augenwasser verwendet, klingt manchem Geheilten, der dieses liest, nicht mehr neu. Man koche ½ Eßlöffel Fenchelpulver ab und wasche mit dem Absud ungefähr 3 Mal des Tages die Augen aus.

Reinigender und stärkender noch wirken die Augendämpfe.

Da ich bei jedem Kopfdampfe behufs Lösung im Inneren stets 1, zum Mindesten ½ Löffel Fenchelpulver verwende, so ist eigentlich mit jedem Kopfdampf ein solcher Augendampf verbunden.

Aehnliche Wirkungen wie mit Fenchel erzielt man mit Anis und Kümmel. Ofters werden 2 oder gar sämmtliche 3 Heilkörner mit einander vermischt, zusammen gemahlen und benützt.

Foenum graecum oder Bockshornklee (Trigonella foenum graecum L.).

Von dem Samen des Bockshornklees wird ein Pulver bereitet, das Vielen derjenigen, die meine Wassermittel gebrauchten, längst kein Fremdling mehr ist. Sie schätzen es und benützen es fleißig. Man habe keine Furcht, das Pulver ist ganz unschädlich.

Nach Innen wirkt dasselbe, als Thee zubereitet, kühlend bei hitzigen Fiebern.

Bei Halsleiden mit starken Hitzen im Halse dient der Thee als gutes Gurgelwasser. 1 Kaffeelöffel des Pulvers reicht aus für eine mäßige Tasse Thee, die im Tage (alle Stunden, auch öfter, 1 Eßlöffel voll) getrunken oder zum Gurgeln verwendet wird.

Was die äußere Anwendung betrifft, so ist Foenum graecum das beste von allen mir bekannten Mitteln zum Auflösen von Geschwulsten und Geschwüren. Es wirkt langsam, schmerzlos, aber bis zum letzten Tropfen Eiter ausdauernd und gründlich. Man kocht ähnlich wie beim Leinsamen den bekannten öligen Brei, den man in kleine Linnentüchlein bringt und auflegt.

Bei offenen Füßen ziehen solche Auflagen die sogenannten „Zuschläge", d. i. die Entzündungen um die Ränder der Wunde aus und verhindern die Bildung des faulen Fleisches oder gar einer Blutvergiftung. Diese letztere Anwendung empfehle ich der besonderen Aufmerksamkeit Aller, denen solche Fußwunden oft recht viel Leid und Sorge bereiten.

Foenum graecum kauft man sich in der Apotheke.

Hafer oder Haber (Avena sativa L.).

Ein tüchtiges Sieben entzieht den Haferkörnern — auf gleiche Weise kann Gerste behandelt und gebraucht werden — die inne=wohnende Kraft. Solches Getränk, nahrhaft, leicht verdaulich, küh=lend bei vorhandenen inneren Hitzen, ist für Rekonvaleszenten, die z. B. durch die Blattern, durch den Typhus und andere ähn=liche Krankheiten übermäßig entkräftigt und geschwächt wurden, ein vorzügliches Nährmittel, ein wahres Labsal. Wie oft bedaure ich es, daß man derlei armseligen Kreaturen, die doch vor Allem neues, gesundes Blut brauchen, alle möglichen, nur nicht solche Getränke bereitet und bietet.

Die Bereitung ist einfach. 1 Liter Hafer wird 6—8 Mal mit frischem Wasser gewaschen, dann in 2 Liter Wasser so lange abgekocht, bis dieses zur Hälfte eingesotten ist. In den abgegossenen Absud rührt man 2 Löffel Honig und läßt die Mischung noch einige Minuten kochen. —

Hagebutten.

Am Hundsrosenstrauch (Heckenrose) [Rosa canina L.] pflückt die auf ihre Hausapotheke denkende Mutter nicht allein die schönen Rosen, sie sammelt auch mit Fleiß die sogenannten Hagebutten, und zwar nicht allein zu Saucen, sondern auch zu Heilzwecken. Diejenige Hausmutter wird mit noch größerem Eifer ihren Garten und auch frem=des Eigenthum durchmustern, die in der Familie ein Glied hat, das an Gries oder an Nieren- und Blasenstein, diesen schrecklichen und schmerzlichen Uebeln, leidet. Sie weiß, Hagebuttenthee lindert und reinigt die Nieren und die Blase.

Ich kenne einen hochbejahrten Greis, welcher in jüngeren Jahren viel an Gries und Stein gelitten hat und sich oftmals nicht zu rathen und zu helfen wußte. Man rieth ihm diesen Thee, und er gewöhnte sich mit solcher Vorliebe daran, daß Abends beim Schlafen=gehen die seit Jahren übliche Tasse nie fehlen darf; sie ist ihm lieber als ein Glas des besten Weines. „Das sind meine Spiri=

tuosen", sagt er; „das ist das Oel, welches die bald ausgelaufene Maschine des alten Körpers täglich von Neuem zum Gange ölt."

Die Hagebutten werden ausgekernt, die Hülsen getrocknet und daraus der Thee bereitet.

Harz= oder Weihrauchkörner.

Wie die Kerze träufelt, so träufelt es manchmal aus der Rinde der Tanne oder der Fichte. Ein Jeder, der zur Sommers= oder zur Herbstzeit in den Wald geht, kann dieses Träufeln gewahren. Wie hängengebliebene Thränen sehen diese Harzperlen aus, weiß wie Wachs, klar wie Honig, frisch wie Quellwasser.

Das Harz ist das Blut der Tanne, der Fichte, und wenn ein solcher lebenskräftiger Baum in's Fleisch hinein verletzt wird, so blutet es oft ganz gewaltig.

Dieses Harz, das so zäh klebt und dem Ansehen nach edle, körnige Stoffe enthält, muß gewiß eine besondere Kraft haben.

5—6 solcher erbsengroßen Harzkügelchen oder Harzthränen, längere Zeit hindurch täglich eingenommen und geschluckt, kräftigen die Brust und wirken merkwürdig stärkend auf die inneren Gefäße.

Ich kannte einen sehr schwächlichen Priester, der täglich ein größeres Quantum dieser harzigen Flüssigkeit zu sich nahm. Diesem „Kraftsyrup", meinte er, „verdanke ich die Erstarkung meiner Brust."

Diese Harzpillen kann Derjenige, dem sie der nahe Wald nicht liefert, durch Weihrauchkörner weißer Sorte ersetzen. Weihrauch ist ja auch nur ein feines Harz. 6—8 solcher Körner, auf längere Zeit täglich genommen, bilden eine gute Brustkur.

Die Angst vor Unverdaulichkeit dieser Harzsteinchen, wie sie eine hochgehende Phantasie bezeichnen möchte, soll Dir nicht bange machen. Die Natur verarbeitet auch solcherlei Waare recht gut.

Heidelbeere (Vaccinium myrtillus L.).

Zur Jakobizeit gehen die Kinder so gerne in die Wälder. Die Heidelbeeren sind reif, eine Leibspeise für die jungen Spring=insfelde. Auch alte Kinder lassen sich die Beeren recht gut schmecken. In Großstädten, auf den Obstmärkten sieht man die schwarzen Be=kannten korbweise stehen; manches Studentlein denkt an vergangene schöne Jugendzeit, wo es mit der kleinen Schwester in die „Hoidlen" ging, und läßt sich von der Obstfrau für ein paar Pfennig die an=heimelnden Schwärzlinge in die Tasche schütten.

9*

Kein Haus sollte sein, das nicht eine gute Portion Heidelbeeren dörrt und für's Jahr aufbewahrt. Sie sind zu gar Vielem nütze.

Man bringt Heidelbeeren, so viel man mit 2—3 Handvoll fassen kann, in ein Glas und gießt guten, echten Branntwein darauf. Je längere Zeit (selbst Jahre lang) die angesetzten Beeren stehen, d. h. je besser dieselben ausgezogen werden, um so schärfer wird und wirkt die Medizin solchen Beerengeistes.

Wer an leichten Diarrhöen leidet, nehme von Zeit zu Zeit einige getrocknete, rohe Heidelbeeren, verkaue und schlucke sie. Sehr oft genügt dieses leichteste Mittelchen. Ich sah Badegäste in großen Badestädten, die, um unangenehmen Ueberraschungen auf dem Spaziergange vorzubeugen, von der erfahrenen und umsichtigen Hausfrau derlei „Diarrhöestillpillchen" mit auf den Weg bekamen.

Heftiges, andauerndes Abweichen, mit großen Schmerzen verbunden, bei dem mitunter Blut abgeht, stillt ein Löffel Heidelbeerbranntwein, genommen in $\frac{1}{8}$ Liter warmen Wassers. Nach 8—10 Stunden kann man die gleiche Medizin nochmals nehmen. Eine dritte Repetition wird kaum mehr nothwendig sein. Suche man in der Apotheke ein unschuldigeres und doch wirksameres Mittel!

Bei gefährlichen Ruhrerkrankungen arbeitet derselbe Heidelbeergeist der äußeren Wasseranwendung (Aufschläge von Wasser und Essig auf den Unterleib) von Innen überaus wirksam entgegen.

Unter den Tinkturen unserer Hausapotheke ist die Heidelbeertinktur die erste und unentbehrlichste. Sie dient in all' den oben bezeichneten Fällen und ist einer der wärmsten Freunde des Unterleibes. Die Dosis richtet sich nach dem Grade des Uebels: die kleinste beträgt 10—12 Tropfen auf Zucker, die stärkere etwa 30 Tropfen, die stärkste und größte 1 Kaffeelöffel, in warmem Wasser oder in Wein genommen.

Hollunder, schwarzer (Sambucus nigra L.).

Dem Hause am nächsten stund in den guten alten Zeiten der Hollunderbusch; jetzt ist er vielfach verdrängt und ausgerottet. Es sollte kein Wohnhaus geben, wo er nicht gleichsam als Hausgenosse in der Nähe wäre oder wieder in die Nähe gezogen würde; denn am Hollunderbaum sind wirksam die Blätter, die Blüthen, die Beeren, die Rinde und die Wurzeln.

Zur Frühlingszeit sucht die kräftige Natur, der Körper manche Stoffe, die sich in ihm den Winter über angesammelt haben, zu entfernen. Wer kennt nicht diese Zustände, die sogenannten „Frühlingskrankheiten", wie Ausschläge, Abweichen, Kolik und Aehnliches.

Wer durch eine Frühlingskur Säfte und Blut reinigen und verlegene Stoffe in leichter und natürlicher Weise ausscheiden will, der nehme 6—8 Blätter des Hollunderbaumes, schneide sie klein, wie man Tabak schneidet, und lasse den Thee etwa 10 Minuten lang sieden. Dann nehme er in der ganzen Kurzeit täglich des Morgens nüchtern 1 Tasse solchen Thees, eine Stunde später sein Frühstück.

Dieser einfachste Blutreinigungs=Thee säubert die Maschine des menschlichen Körpers in vortrefflicher Weise und ersetzt armen Leuten die Pillen und Alpenkräuter u. A., die in feinen Schachteln und Schächtelchen heutzutage die Runde machen und oft ganz sonderbare Wirkung thun.

Wie im Frühlinge, so kann diese Kur auch zu jeder anderen Jahreszeit vorgenommen werden. Selbst die gedörrten Blätter liefern guten Thee zur Auflösung und Reinigung.

Wer hat nicht schon von Hollunder=Blüthen zubereitete Kuchen gegessen? (Die schwäbischen sogenannten Küchlein.) Viele Leute backen dieselben gerade zu der Zeit, wo der Baum im weißen Frühlingsschmucke prangt, und sagen, diese Blüthenkuchen schützen vor Fieber.

Ich kenne einen Ort, in den der Schüttelfrost sehr häufig Einzug hält. Dort sieht man im Frühling auf jedem Tisch diese Hollunderblüthen= oder Fieberkuchen. Spitzfindig und kritisch habe ich dieses nie untersucht; die Leutchen mögen ganz ruhig bei ihrem Glauben bleiben; denn solche Kost ist gut und gesund.

Auch die Hollunderblüthe reiniget, daran zweifelt Niemand, und wäre es gut, wenn in jeder Hausapotheke eine Schachtel gedörrter Blüthen aufbewahrt würde. Der Winter ist lang, und es kann Fälle geben, in denen ein derart lösendes und schweißtreibendes Mittelchen überaus treffliche Dienste leistet. Schaden kann solcher Thee niemals bringen.

Bei Organismen, in welche die Wassersucht Einzug halten, sich ansetzen will, treibt die Hollunderwurzel, als Thee zubereitet, so kräftig Wasser aus, daß sie kaum von irgend einem andern Medikament übertroffen wird. Dabei ist ihr Wirken ganz schuldlos.

Die Beere, welche zur Herbstzeit häufig gekocht und als Brei, als Mus gegessen wird, wurde von den Alten hochgeschätzt

als Blutreinigungsmittel. Meine sel. Mutter hat alle Jahre 14
Tage bis 3 Wochen lang eine solche Hollunderkur vorgenommen. Dieses
war der Hauptgrund, weshalb unsere Altvordern noch vor 50—60
Jahren mindestens ein paar Hollunderbäume vor's Haus pflanzten.
Wie die hohen Herrschaften heute in die theuere Traubenkur wandern,
oft nach fernen Ländern, so gingen unsere Eltern und Großeltern
in die Kur zum Hollunderbaum, der sie in nächster Nähe so billig
und oft viel besser bediente. Vor mehreren Jahren kam ich in ein
österreichisches Alpenland. Da sah ich zu meiner großen Freude
auch den Hollunderbaum noch in Ehren. „Ja daran,“ sagte mir
ein alter Bauer, „lassen wir keine Beere zu Grunde gehen.“ Wie
einfach, wie rationell (vernünftig)! Die Vögel selbst, ehe sie ihre
Herbstwanderung antreten, suchen noch überall den Hollunderbaum
auf, um ihr Blut zu reinigen und ihre Natur zur weiten Wanderung zu stärken. Wie schade, daß der Mensch alle diese Naturtriebe, „den gesunden Sinn“ vor lauter Kunst und Gekünsteltem
nicht mehr fühlt und achtet!

Wird die Beere mit Zucker oder besser mit Honig ein-
gekocht, so dient diese Masse zur Winterszeit besonders solchen
Leuten vorzüglich, die wenig Bewegung haben, die mehr zu ruhiger,
sitzender Lebensweise verurtheilt sind. 1 Löffel voll von solchem
Eingekochten in ein Glas Wasser gerührt, gibt den herrlichsten
Kühl- und Labetrunk ab, reinigt den Magen, wirkt auf
Urinausscheidung und günstig auf die Nieren.

Viele Landleute dörren die Beeren. Verkocht man diese
gedörrten Beeren zu Brei, oder siedet man sie ab zu Thee, oder
ißt sie dürr, in allen Formen wirken sie sehr gut bei heftigem
Abweichen.

Weil man sich an die überaus guten Dienste des Hollunderbaumes, dieses treuen und früher so geachteten Hausfreundes, nicht
mehr erinnerte, deshalb hat man denselben vielfach verworfen.
Daß der alte Freund wieder zu neuem Ansehen kommen möge!

Honig.

Die früheren Generationen behaupteten, junge Leute sollten
ja nicht viel Honig essen, er sei für sie viel zu stark; den Alten
dagegen helfe er nochmals auf den Gaul.

Ich habe den Honig vielfach verwendet und stets gefunden,
daß er von vorzüglicher Wirkung ist. Er wirkt lösend, reinigend,
stärkend.

Als Beimischung zu Thee für Katarrhe und Ver=
schleimungen benützt man den Honig seit langer Zeit.

Die Landleute verstehen es gut, für äußere Geschwüre
die Honigsalbe anzuwenden. Wer nicht die Gewandtheit besitzt,
solche Geschwüre mit Wasser zu behandeln, dem rathe ich entschieden,
vor jeder anderen Schmiererei nach diesem einfachen, unschädlichen
und wirksamen Mittel zu greifen. Die Bereitung ist höchst einfach.
Man nimmt halb Honig, halb weißes Mehl, rührt die Mischungen
durch Zugießen von wenig Wasser gut durcheinander. Die rechte
Honigsalbe soll ziemlich fest, nicht flüssig sein.

Auch nach Innen wirkt der Honig bei verschiedenen kleineren
Uebeln heilkräftig.

Kleinere Magengeschwüre soll er rasch zusammenziehen,
reifen und ausheilen. Ich würde nicht rathen, den Honig rein,
dagegen es sehr anempfehlen, den Honig mit einem passenden Thee
vermengt zu nehmen. Ohne Beimischung wirkt dieser edle Extrakt
zu stark; noch bevor er den Hals passirt, hat er diesen schon „rauh"
gemacht. —

Wem das Schlucken wegen Katarrh oder eines ähnlichen
Uebels schwer geht, lasse 1 Kaffeelöffel Honig in ¼ Liter Wasser
aufkochen. Jeder Sänger hat so das herrlichste und süßeste Gurgel=
wasser. Selbst wenn ein Tropfen hinunterrinnt, braucht man sich
vor dem Magenverderben und Vergiften nicht zu fürchten.

Das reinigende und stärkende Honig=Augenwasser ist be=
kannt. Siede 1 Kaffeelöffel Honig in ¼ Liter Wasser 5 Minuten
lang; alsbald kannst Du das Augenläppchen eintauchen.

Eines noch liegt mir am Herzen. Ich kenne einen Herrn von
mehr als 80 Jahren. Dieser bereitet sich seinen Tischwein täglich
selbst. Er gießt 1 Eßlöffel echten Honig in siedendes Wasser und
läßt dieses eine Weile kochen. Der Trank ist fertig und soll gesund
sein und kräftigen und vortrefflich munden. „Meine Gesundheit
und meine Rüstigkeit in solchem Alter," meinte der Greis, „ver=
danke ich diesem Honigwein." Mag sein! Soviel kenne ich aus
eigener Erfahrung (ich habe sehr viel Honigwein bereitet, sehr viel
trinken sehen, selbst auch manchmal ein Glas getrunken): dieser Wein
wirkt lösend, reinigend, nährend und stärkend. Nicht nur dem
schwachen, auch dem starken Geschlechte würde so ein Trank alle
Ehre machen. Ich denke dabei stets an den Honigmeth der alten
Deutschen. Diesem unverfälschten Biere schrieben sie, wie Tacitus
erzählt, hauptsächlich ihre Gesundheit und ihr hohes Alter zu. Wer
als echter Sohn urdeutscher Väter sich einmal also gestimmt fühlt,

kann das Recept dieses außer Gebrauch gekommenen Getränkes auf
Seite 159 finden.

Huflattich (Tussilago farfara L.).

Der Schöpfer hat manches Kraut und manche Pflanze wachsen
lassen, die man so wenig achtet oder gar verachtet, so daß man eine
Freude hat, einer solchen Pflanze einen Fußtritt geben zu können.
Dieses Schicksal trifft auch den Huflattich, weil er gewöhnlich als
das reinste Unkraut gilt. Wer aber diese Pflanze kennt, wird sie
hochschätzen und als vorzügliches Hausmittel behandeln.

Zum Reinigen der Brust und zum Säubern der Lungen ist
es sehr rathsam, Lattichthee zu trinken. Engbrüstigkeit und Husten
kann recht leicht durch diese eine Pflanze gehoben werden, besonders
wenn eine Anlage zur Schwindsucht vorhanden ist. Diese Blätter
können, auf ein Tuch geheftet oder auch ohne dasselbe, auf die Brust
gelegt werden. Sie ziehen die Hitze aus, hemmen Schwächen oder
entfernen die Fieber. Vorzüglich wirken diese Blätter auf offene
Geschwüre gelegt; sie nehmen die Hitze, den Zuschlag (Röthe),
ziehen die schädlichen Stoffe nach Außen.

Ganz besonders wirksam zeigen sich die Blätter bei offenen
Füßen, wenn die Stellen blau und schwarz, stark entzündet sind;
sie nehmen die Hitze und den Schmerz, und wiederholt aufgelegt
sind sie ein ausgezeichnetes Heilmittel. Also bei hitzigen Geschwüren,
bei Rothlauf, Gesichtsrose und ähnlichen Zuständen haben wir im
Huflattich ein vorzügliches Mittel. Diese Huflattichblätter können
auch im Schatten getrocknet, zu Pulver gerieben und als solches
eingenommen werden; täglich 2 bis 3 Mal jedesmal 1 bis 2
Messerspitzen voll; dieses Pulver kann sogar in der Kost genom=
men werden.

Johanniskraut (Hypericum perforatum L.).

Das Johanniskraut führte seiner großen Wirkungen wegen
früher den Namen Hexenkraut. Heutzutage sind seine Leistungen
und es selbst ganz vergessen.

Dieses Heilkraut übt besonderen Einfluß aus auf die Leber;
sein Thee ist ihr vorzüglichstes Heilmittel. Eine kleine Beimischung
von Aloëpulver erhöht die Wirkung, die sich im Urin zeigt, der oft
ganze Flocken unreiner Krankenstoffe mitschwemmt.

Kopfleiden, die von wässerigen Stoffen oder Verschlei=
mungen im Kopfe, auch von zum Kopf bringenden Gasen herrühren,

Magendrücken, leichte Verschleimungen von Brust und Lunge heilt Thee von Johanniskraut in Bälde.

Mütter, denen kleine Bettnässer viel Arbeit und Sorge bereiten, wissen von der stärkenden Wirkung solchen Thee's Manches zu berichten.

In Ermangelung von Johanniskraut wende man für all die genannten Zustände die Schafgarbe (Achillea millefolium L.) an.

Kamille (Matricaria chamomilla L.).

Kamillenthee, der bei Erkältungen, besonders wenn diese fieberartige Zustände begleiten, bei Grimmen (heftigem Leibweh), Krämpfen, starken Congestionen u. s. w. verwendet wird; die Kamillensäckchen sodann, diese trefflichen Wärmer bei verschiedenen Zuständen, sind in jedem Hause so liebe Bekannte, daß es überflüssig erscheint, darüber ein Weiteres zu sagen.

Kampher.

Die Anwendung von Kampher ist eine allgemein bekannte und geübte. Derselbe wirkt lindernd, erweichend, schmerzstillend.

Zur Verwendung kommt der Kampher im Kampherspiritus und im Kampheröl.

Der Kampherspiritus wird bereitet, indem man ein Stück Kampher, so groß wie eine Haselnuß, in ¼ Liter Spiritus auflöst, und dient nur äußerlich zum Einreiben von Quetschungen, Verrenkungen, rheumatischen und krampfhaften Zuständen. Viele benützen ihn zur Stärkung und Kräftigung irgend eines Gliedes; sie thun vollkommen recht.

Kampher, in Baumöl, Salatöl oder Mandelöl so lange gerieben, bis er aufgelöst ist, gibt das Kampheröl. Er erweist sich als vortrefflich zu Einreibungen bei Rheumatismus und Rückenschmerzen und lindert die großen Schmerzen, welche Gichtarten und ähnliche Geschwulsten und Verknorpelungen verursachen.

Kleie.

Wie unbegreiflich wir Menschen uns in manchen Stücken benehmen, das zeigt so recht, wenn auch nur in einem kleinen, unscheinbaren Punkte, die Behandlung der Kleie. Jede Dienstmagd wirft die Kleie den Schweinen vor, die Kleie, die, ich möchte sagen, gesundere und kräftigere Nährstoffe enthält als das Mehl selbst. Viel vernünftiger würde diejenige Hausmutter handeln, welche die

nahr= und heilkräftige Kleie sorgfältig in selbsteigenen Verwahr
nähme und dieses edle, nahrhafte und gesunde Heilmittel ihren
schwachen Kindern gönnte.

Schwächlingen, Rekonvaleszenten und Kindern ist
nichts lieber als leichtverdauliche Speisen. Was die schwächste Natur
noch verarbeiten kann, ist ein Absud der Kleie, gleichsam der
Extrakt der Frucht selbst.*)

Man nehme Waizen= oder Kornkleie und koche sie ¾
Stunden in heißem Wasser. Dann presse man die Kleie aus,
mische in den Absud Honig und lasse die Mischung nochmals
¼ Stunde aufkochen. Von dem fertigen Kleientrunke nehme der
Patient 2 Mal im Tage je ¼ Liter. Semmelbrod, das er in den
süßen Saft taucht, wird ihm sehr gut schmecken.

Für Kinder und alte Leute weiß ich kaum einen besseren
Trank; mit Dank werden dieselben stets dieses Labsal begrüßen.

Daß wir Alle doch wieder einfacher, genügsamer, natürlicher
zu werden strebten! Gott gebe es; viel hängt davon ab!

Knochenmehl (siehe Kreidemehl).

Von diesem Knochenkohlenpulver bereite ich mir stets
3 Sorten. Die erste Sorte ist das sogenannte

a) Schwarze Pulver.

Ich nehme gesunde Knochen eines gesunden, geschlachteten
Stück Viehes und setze dieselben so lange der Glühhitze aus, bis
die Knochen zu Kohle verbrannt sind. Diese schwarzen Knochen=
kohlen werden fein zerstoßen, und das überaus einfache und un=
schädliche schwarze Pulver ist fertig.

Als zweite Sorte verwahre ich das sogenannte

b) Weiße Pulver.

Ich brenne die Knochen wie Kalk, d. h. so lange, bis sie das
Aussehen haben wie frischgebrannter Kalk. In der That habe ich
ja auch der Hauptsache nach Kalk vor mir; denn die beigemengten
Salze oder anderen Stoffe bilden bei weitem den kleinsten Theil.
Die verkalkten Knochen werden wieder pulverisirt, d. h. zu Pulver

---

*) Das darf nicht befremden. Bekannt ist ja auch oder dürfte es
sein, daß z. B. in den Schalen (schwäbisch „Schelfen") der Aepfel, Birnen
rc. mehr Kraft steckt als in dem Fleisch der Früchte selbst. Die Essigprobe
(aus den Früchten oder den Schalen) wird meine Behauptung sicherlich nicht
im Stiche lassen.

zermalmt, und ich habe ein Pulver, welches das Ansehen hat wie Kreidemehl, das sogenannte weiße Pulver.

Eine dritte Sorte nenne ich das

c) Graue Pulver.

Ein Theil weißes Pulver, ein Theil schwarzes Pulver, ein Theil zerstoßener weißer Weihrauchkörner dürften in der Farbenmischung ungefähr auf Grau heraus kommen. Daher der Name.

Wer meine Bemerkungen zu der Rubrik „Kreidemehl" gelesen hat, wird verstehen, weshalb das Knochenkohlenpulver in meiner Hausapotheke eine Rolle und zwar eine sehr wichtige Rolle spielt.

Nach schweren Krankheiten und bei Patienten, die recht geschwächt, an Kräften tief heruntergekommen sind, ist die Wirkung am auffallendsten. Ich selbst konnte manchmal mein Staunen nicht unterdrücken.

Unklar könnte erscheinen, weshalb ich 3 verschiedene Pulver von denselben Knochen bereite. Die 3 Arten des Knochenkohlenpulvers entsprechen verschiedenen Arten der Schwäche, an welcher die Patienten leiden.

Rekonvaleszenten, die eine Kräftigung des Gesammtorganismus nothwendig haben, selbst Kinder, die wie verkümmerte Waldbäumlein ein elendes Dasein fristen und, man weiß nicht warum, mit den Jahren doch nicht an Kraft zunehmen (hieher zählen besonders die Kinder, welche an der sogenannten englischen Krankheit leiden), bekommen das schwarze Pulver täglich in Wasser oder in der Speise, 1—2 Messerspitzen.

Patienten, bei denen ich sehe, daß die Maschine nur langsam und träge arbeitet, daß es mit der Verdauung und Blutbildung schlecht bestellt ist, daß manche Bestandtheile des Körpers nur karg und unregelmäßig das bekommen, was sie zum Wachsthum, zum Ansatze nothwendig brauchen, daß insbesondere das Knochengerüste wie ein baufälliges Maurergerüst wackelt und am Zusammenbrechen ist, solche bekommen das weiße Kalkpulver. Wie die Mutter dem ganz Kleinen Mehlbrei gibt, der dem noch zahnlosen Milchkindlein mund- und magengerecht ist, so bediene ich sozusagen die armen hungrigen Knochen mit Knochenmehl, auf daß sie einzeln und im Ganzen wieder zusammenhalten.

Wie die Beimischung des Weihrauches besagt, wird das graue Pulver insbesondere denjenigen Patienten oder Rekon-

valeszenten verabreicht werden, bei denen die inneren Gefäße
in großem Schwächezustande sind.

Nun hast Du, lieber Leser, das Geheimniß vom schwarzen,
weißen und grauen Pulver, von dem viele, sehr viele Patienten
zu erzählen wissen, und worüber schon so viel gerathen und disputirt
worden ist. Glaube mir, durch diese Pulver allein hätte ich ein
reicher Mann werden können! Ich verabscheue und verurtheile im
Prinzip die Geheimmittelei und stimme vollkommen Jenen bei, welche
dieselbe als Pfuscherei und Quacksalberei brandmarken und verdam=
men. Meine Mittel brauchen das hellste Tageslicht nicht zu scheuen.
Jeder prüfe und wähle das Beste!

Kohlenstaub.

Kohlenstaub wird stets aus Holzkohle bereitet. Den feinsten
und besten liefert das Lindenholz, den selbst manche Apotheker
bereiten. In Ermangelung von Lindenholzkohlen reicht jede Holz=
kohle aus. Je frischer sie ist, desto bessere Dienste thut sie.
Die frischeste Kohle ist die soeben aus dem Feuer geholte. Zerdrücke
sie fein, und Du hast den oben aufgeführten Kohlenstaub!

Nach Krankheiten, in denen die Verdauungsorgane schwer
gelitten haben, erleichtert diese unsere Kohle die Arbeit um ein gut
Stück. Es klingt vielleicht sonderbar, aber es ist so. Am leichte=
sten nehmen solche Rekonvaleszenten den Kohlenstaub in Milch mit
etwas Zucker. Das Quantum darf täglich 1 mittleren Eß=
löffel ausmachen und kann auf 1 Mal oder in 2 Malen genom=
men werden.

Auszehrende dürfen täglich im Ganzen zu verschiedenen
Zeiten 2 Schoppen Milch trinken und in jeden Schoppen (Glas)
1 Löffel Kohlenstaub mischen.

Besondere Wirkung erzielt man bei Leberkrankheiten.
Das Pulver werde wieder in Milch genommen.

Auf alle eiternde, netzende Geschwüre gepudert,
täglich 1—2 Mal, saugt der Kohlenstaub auf und befördert und
beschleunigt durch diese Auftrocknung die Neubildung der Haut.

Kreidemehl (siehe Knochenmehl).

Wer hat nicht schon gesehen, wie nicht allein die Hühner, son=
dern auch andere Hausthiere Körnchen, Kalk oder Mörtel verschlucken?
Und wer hat nicht schon gehört, wie es nothwendig geworden ist,
vor manchem Kinde die Schulkreide zu verstecken, weil es sonst die=

selbe entwendet und mit leidenschaftlichem Behagen das Stück wie
Zucker zerbeißt und ißt?

Sollte die Kreide bei manchen Zuständen dem Men=
schen in der That dienlich sein? Obige Vorkommnisse mahnen
zu reiflichem Nachdenken. Ich habe Kreidemehl in großen Quanti=
täten selbst angewendet und Viele es anwenden lassen. Die Resul=
tate waren ganz merkwürdige, d. i. überaus günstige.

Die Kreide enthält Kalk, Schwefel und andere Stoffe, oder
sagen wir lieber Baumaterialien, welche der menschliche Körper noth=
wendig braucht, insbesondere zum Bau des Knochengerüstes, dieses
herrlichen und kunstfertigen Baues des tüchtigsten Baumeisters.

Bei Schwächlingen könnte der Bau mißrathen oder an
Festigkeit einbüßen; es fehlt ihnen gleichsam der gute Kalk, der alles
Andere, Sand und Steine, bindet.

Diesen, selbst Kindern, die recht schwach sind, gebe ich
Kreidemehl, täglich 1 Messerspitze in Wasser oder in der Speise.
Da das Mehl geschmack= und geruchlos ist, nimmt man es sehr leicht.

Wer an schwacher Verdauung leidet, wer überhaupt bei
aller Pflege nicht recht wachsen und gedeihen will, probire einmal
täglich das oben angegebene Quantum Kreidemehl.

„Hier ist gegypst,“ ließ Franklin mit solchem oder wenigstens
ähnlichem Kreidestaub auf ein herrlich prosperirendes Kleefeld in
großen Lettern schreiben. Bei Diesem oder Jenem wurde gekreidet,
könnte ich von vielen Patienten sagen, die mir unter die Hände
gerathen sind.

Vor allen anderen Kranken empfehle ich diesen weißen Staub
Bleichsüchtigen, die jeden Tag nicht 1, sondern 2 Messerspitzen
— die eine in der Frühe, die andere Abends — nehmen sollen.
Ihr Weiß wird dieses Weiß bald wieder in's gesunde, lebensfrische
Roth verwandeln.

Wirksamer noch als Kreidemehl ist Knochenmehl.

Leberthran.

Ein tüchtiger Militärarzt that mir gegenüber einst das Diktum
(den Ausspruch): „Mit Leberthran wird großer . . . . . getrieben,
und schlechter Leberthran hat oft schon recht bittere Folgen nach
sich gezogen. Es gibt Inseln, dort wirkt er in skrophulösen Zu=
ständen. Sonst aber verachte ich ihn.“

Niemand ist an dieses Urtheil gebunden. Ich für meine
Person verwende denselben nie. Als Heilmittel gilt er mir nicht,
und da ich schlechten Leberthran als Nährmittel fürchte, gebe ich

zur Nahrung Anderes, das reichlich ersetzt und bringt, was Leberthran bringen soll.

Leinsamen.

Die Leinsamenumschläge oder Aufleger sind allbekannt und
allgemein in Praxis. Mit denselben erzielt man ähnliche Wirkung
(kühlend, aufweichend, lösend, ausziehend) wie mit Foenum Graecum. Ich gebe Letzterem den Vorzug, da es mit mehr Kraft und
Energie den Feind angreift.

Lindenblüthen (Tilia grandifolia und parvifolia Ehrh.).

Fast nur noch ältere Leute der alten Schule sammeln die
einst so beliebten Lindenblüthen. Sie haben ganz recht und mögen
nur treu und konservativ bleiben.

Der Lindenblüthenthee ist neben dem Hollunderblüthenthee
der bekannteste Schwitzthee. Ueber das Schwitzen, wie es in
der Regel betrieben, vielmehr dem mißhandelten Körper ausgepreßt
wird, habe ich meine für dasselbe nicht günstigen Sonderansichten.
Dagegen verwende ich die Blüthen sehr gerne für die den Schweiß
erzeugenden und das Schwitzen ersetzenden Dämpfe.

Trefflich wirkt solcher Thee bei altem Husten, bei Verschleimungen der Lungen- und Luftröhren, bei Unterleibsbeschwerden, die ihren Ursprung in der Verschleimung der
Nieren haben.

Statt der Lindenblüthen verwende ich vielfach das Johanniskraut mit oder ohne Mischung von Schafgarbe (siehe Johanniskraut).

Malve oder Stockrose (Althaea rosea L.).

Unter den Blumen im Garten dürfen die Malven nicht fehlen.
Als der gute Schöpfer ihre uns erfreuende Blüthe malte, hat er
mit der Farbe in jedes Blättchen einen Tropfen Heilsaft gegossen.

Die Malvenblüthen, besonders die der schwarzen Malve, als
Thee bereitet, heilen Halsgebrechen und lösen Verschleimungen auf der Brust. Gewöhnlich mischt man diese Blüthen
mit jenen des Wollkrautes.

Zu Dämpfen, mögen dieselben zum Einathmen oder
insbesondere als Ohrendämpfe dienen, erweist sich die Malve
als sehr nützlich.

Mandelöl.

Das süße Mandelöl soll unter den Oelen der Hausapotheke
einen der ersten Plätze einnehmen. Dasselbe wirkt bei verschie-

denen Leiden und Gebrechen, innerlichen wie äußerlichen, lindernd, kühlend, lösend.

Bei Verschleimungen in der Luftröhre, im Magen löst es auf und stellt in letzterem Falle den Appetit und die Verbauung wieder her.

Bei Entzündungen, besonders bei der gefürchteten Lungenentzündung, kühlt es. Solche Kranken sollen täglich 3—4 Mal je 1 Kaffeelöffel Mandelöl einnehmen.

Aeußerlich angewendet dient dieses Oel vorzüglich bei den verschiedenen Ohrenleiden. Bei Ohrensausen, Ohrenreißen, Ohrenkrampf, bei verhärtetem Ohrenfett ist Mandelöl das mir bekannte beste schmerzstillende, eventuell auflösende Mittel. Man gieße 6—8 Tropfen in das leidende Ohr und verstopfe dieses mit Baumwolle.

Wer durch Erkältung, Zugluft, rheumatische Zustände am Gehör gelitten hat, gieße den einen Tag in das eine Ohr 7—8 Tropfen, den andern Tag in das andere ebensoviel und verstopfe jedes Mal die Oeffnung. Nach einigen Tagen kann er, mit lauwarmem Wasser das innere Ohr ausspülend, nach dem Resultate forschen. Besser noch ist der Patient daran, welcher sich durch einen Sachverständigen sachte mit einem Ohrenspritzchen behandeln läßt.

Geschwulste mit großen Hitzen (Entzündungen) sollen mit Mandelöl zart eingerieben werden; es lindert den stechenden Schmerz und kühlt die brennende Hitze.

Die sogenannten „Schrunden" der Landleute, die manchmal recht wehe thun, die durch Sitzen, Liegen, Reiten u. s. w. entstandenen Wunden, mögen diese was immer für einen Körpertheil maltraitiren, werden durch Anwendung (gelindes Einreiben mit süßem Mandelöl) vortrefflich bedient.

Wer unser Oel nicht besitzt, nehme statt dessen Salatöl.

Minze, Pfeffer= und Waffer=Minze (Mentha piperita L. und M. aquatica L.).

Pfeffer= (im Garten) und Wasserminze sind verwendbar und in ihren Wirkungen wenig verschieden. Der Wasserminze, die stärker wirkt, gebe ich den Vorzug. Die Minze zählt zu den Hauptmitteln, welche den Magen stärken und die Verbauung befördern. Schon der würzige Geruch zeigt an, daß dieses Kräutchen bezüglich seiner Heilkraft einen vornehmen Platz einnehmen müsse.

Wer Minzenkräuter bei heftigem Kopfweh auf die Stirne bindet, wird bald schon ein Nachlassen und eine Beruhigung fühlen.

Minzenthee, jeden Morgen und jeden Abend 1 Tasse, befördert die Verdauung und macht das Aussehen gesund und frisch.

Denselben Dienst thut das Pulver, wenn ich täglich 1—2 Messerspitzen desselben an Speisen oder in Wasser nehme.

Durch Krankheit sehr Geschwächte, bei jeder Kleinigkeit vom Herzklopfen Befallene, viel an Uebelkeiten und häufigem Erbrechen Leidende sollen den Thee und das Pulver der Minze recht oft gebrauchen.

Minzenthee, in halb Wasser und halb Wein bereitet, mehrere Tage hindurch täglich 1 Tasse genommen, nimmt den übel- und faulriechenden Athem.

Minzenabsud, mit Essig bereitet, von Zeit zu Zeit löffelweise (1—2 Kaffeelöffel) genommen, macht das Blutbrechen stillen.

Minzen, in Milch wie Thee bereitet und warm getrunken, benehmen die Unterleibsschmerzen.

Daß jede Hausfrau diesem wohledlen Pflänzchen mit der Raute ein Eckchen im Garten anweisen möge! Sie lohnen die Mühe allein schon durch den ungemein erfrischenden Wohlduft, den sie bei jeder Berührung freigebigst in unsere Hand legen.

Mistel (Viscum album L.).

Diese Schmarotzerpflanze, die insbesondere auf alten Bäumen gut gedeiht, ist gleichwohl eine treffliche Heilpflanze. Ihre Heilwirkungen erstrecken sich in erster Linie auf's Blut, und ich kann den Müttern nicht genug an's Herz legen, recht gute Bekanntschaft mit diesem Kraute zu machen.

Thee von Mistel stillt Blutflüsse. Ich könnte eine Reihe von Fällen aufzählen, in denen eine einzige Tasse zur Stillung genügt hat.

Auch bei anderen Störungen im Blutumlaufe kann diese Pflanze und ihr durchaus unschädlicher Thee zu Rathe gezogen werden.

Mit Misteln kann man (zur Hälfte) Zinnkraut mischen; auch Santala, ein rothes Pulver, dient gut zur Beimengung (siehe Santala).

Nelkenöl.

Das Nelkenöl wirkt ähnlich wie das Mandel= und das Salat=öl, mit denen es auch häufig vermischt wird.

Als besonders dienlich hat es sich mir erwiesen gegen faule Gase und verdorbene faule Säfte und Stoffe im Magen.

In der Regel nimmt man das Nelkenöl auf Zucker, täglich 1—2 Mal je 4—6 Tropfen.

Raute, Garten= oder Wein=Raute (Ruta graveolens L.).

Diese edle, heilkräftige Pflanze ist leider noch allzuwenig bekannt, ich will sagen, in ihren vorzüglichen Wirkungen anerkannt. Die Pflanzen reden zu uns durch ihren Geruch. Wie klar und durchdringend meldet die Raute ihren guten Willen, uns Menschen, für die sie geschaffen, zu helfen, verschiedenes Leid zu lindern, als wenn jedes der kleinen Blättchen gleichsam ein Zünglein wäre! Daß wir dieses Sprechen stets verstünden!

Die Raute wirkt, wie und wo immer sie angewendet wird, stärkend und kräftigend.

Wer nur ein Blättchen kaut, kann diese Wirkung alsbald auf der Zunge verspüren. Dazu erquickt sein Geschmack die ganze Mundhöhle, der wohlthut und anhält wie Weihrauchduft, der ein Haus erfüllt.

Bei Congestionen, d. i. Blutandrang zum Kopfe, bei Eingenommenheit des Kopfes, bei Schwindel bewährt sich Thee von Raute vortrefflich; nicht minder bei Athmungsbeschwerden, Herzklopfen und allen Unter=leibsbeschwerden und Zuständen (Krämpfen u. s. w.), die in Schwäche des Gesammtkörpers oder einzelner Organe ihren Grund haben. Ich empfehle diesen Thee insbesondere all jenen Personen, die zu den genannten Schwächen, zu Krämpfen, Hysterie u. s. w. Anlage verrathen.

Wer Raute in Spiritus ansetzt, kann statt des Thee's bei den bezeichneten Uebeln täglich (höchstens) 2 Mal 10—12 Tropfen auf Zucker nehmen.

Rautenöl wird ebenso genommen. Die Bereitung des letzteren geschieht folgendermaßen: Gedörrte Rautenblättchen werden zerquetscht und in ein Glas gebracht. Daran gießt man feineres Salatöl und stellt das Glas längere Zeit an die Wärme. Später gießt man den Inhalt ab und nimmt ihn, wie angegeben, tropfenweise.

Rosmarin (Rosmarinus officinalis L.).

Ein Sträußchen von Rosmarin darf am Hochzeitstage keinem Gaste, bei solennen Festlichkeiten keinem rechten Theilnehmer fehlen. Eine Schande aber wäre es nicht minder, wenn dem Sammler für die Hausapotheke dieses würzige Kräutchen entginge.

Rosmarin ist ein vorzügliches Magenmittel. Als Thee zubereitet und getrunken, reinigt er den Magen von Verschleimungen, bewirkt guten Appetit und gute Verdauung. Wer gerne das Medizinglas auf seinem Tisch oder Stuhl prangen sieht, diesen Tröster in Krankheiten, der fülle ein solches mit Rosmarinthee und nehme Morgens und Abends je 2—4 Eßlöffel voll. Der Magen wird bald Raison annehmen, d. i. nicht mehr lange in der Verschleimung stecken bleiben.

Rosmarinwein sodann, in kleinen Portionen getrunken, hat sich als treffliches Mittel gegen Herzgebrechen bewährt. Er wirkt beruhigend und bei Herzwassersucht stark auf Ausscheidung durch den Urin.

Dieselben Dienste leistet solcher Wein bei der Wassersucht überhaupt.

In beiden Leiden nehme man täglich Morgens und Abends 3—4 Eßlöffel oder ein kleines Weingläschen von dem angenehmen Tranke, an den man sich bald gewöhnen wird.

Zur überaus einfachen Bereitung schneide man eine Hand voll Rosmarin möglichst klein, bringe das Zerschnittene in eine Flasche und gieße diese mit gutem, gelagerten (am besten Weiß-) Weine auf. Nach ½ Tage schon ist der Abguß als Rosmarinwein verwendbar.

Dieselben Blättchen können zu einem neuen Ansatze nochmals verwendet werden.

Salatöl.

Man lese das über das Mandelöl Gesagte nach; denn nur wenn dieses abgeht, kommt Salatöl (Baumöl) in Verwendung. Bei geringem Vorrathe von Mandelöl kann ihm Salatöl beigemischt werden.

Das hier genannte Salatöl soll reines Provenceröl oder wenigstens reines Repsöl sein.

Die Art der Verwendung (das Wie und Wo) ist dieselbe wie jene des Mandelöles.

Salbei, Garten= (Salvia officinalis L.).

Wer ein Gärtchen beim Hause hat, wird, wenn er es neu anlegt, den Salbeistock nicht vergessen; er ist eine hübsche Zier=pflanze. Oft habe ich's gesehen, daß Vorübergehende ein Blatt nahmen und damit die schwarzen Zähne rieben. Dieses besagt, daß Salbei reinigende Kraft besitzt.

Alte, eiternde Schäden (Wunden), mit Absud von Salbei ausgewaschen oder überbunden, heilen sicher und schnell.

Verschleimungen in Gaumen, Hals und Magen entfernt Thee von Salbei.

Salbei, den man wie Thee in Wasser und Wein ab=siedet und trinkt, reinigt Leber und Nieren.

Kräftiger sind die genannten Wirkungen, wenn mit Salbei Wermuth (halb und halb) vermengt und die Mischung als Thee zubereitet wird.

Pulver dieser Heilpflanze, wie Pfeffer, Zucker oder Zimmt auf Speisen gestreut, leistet bei den verzeichneten Leiden dieselben Dienste wie der Thee.

Santala (siehe Mistel).

Santala oder Santelbaum ist ein rothes Pulver, eigentlich zum Rothfärben dienend; es kann in jeder Apotheke gekauft werden.

Ich mische dieses ganz harmlose Heilmittel stets mit dem Thee von Misteln, indem ich zu 1 Eßlöffel Mistelblätter 2 Messer=spitzen Santala nehme und so die Wirkung besagten Thee's verstärke.

Sauerkraut.

Dieses bekannte Hausmittel möge auch unter den Heilmitteln seine wohlverdiente Stelle finden.

Bei Verwundungen, Verbrennungen und anderen derartigen Zufällen, bei großen Hitzen, zur Auflösung und Ausleitung alter Schäden u. s. w. thun Auflagen frischen (der Krautstande soeben entnommenen) Sauerkrautes ausgezeichnete Dienste.

Man sehe bei den betreffenden Krankheiten selbst nach.

Das Heilmittel ist für Landleute zumal um so beachtens=werther, je leichter und schneller sie dasselbe zur Hand haben.

Schlüsselblume (Primula officinalis L.).

Nur die dunkelgelbe Schlüsselblume hat Werth für die Hausapotheke. Schon der Geruch verräth, daß in all' diesen Blüthen=

kelchen eine besondere Heilflüssigkeit stecken müsse.   Kaut man 2—3 dieser gelben Trichterchen, so fühlt man recht gut, welch' medizinischen Gehalt sie bergen.

Wer Anlage hat zu **Gliedersucht,** zu **Gliederkrank-heit** oder schon an diesen Presten leidet, trinke längere Zeit hindurch täglich 1 Tasse Schlüsselblumenthee.   Die heftigen Schmerzen werden sich lösen und allmählich ganz verschwinden.

Spicköl.

Spicköl oder Lavendelöl ist in jeder Apotheke leicht zu kaufen. Es darf unter den Hausmitteln nicht fehlen.

Täglich zu 2 Malen, je zu 5 Tropfen auf Zucker eingenommen, befördert es die Verdauung und macht guten Appetit.

Wer an Blähungen leidet, an Kopfweh in Folge von aufsteigenden Gasen, an Uebelkeiten, nehme Spicköl, wie oben angegeben.

Bei Gemüthsleidenden habe ich dasselbe sehr oft mit bestem Erfolge verwendet, und ich behaupte, daß die Heilung in sehr vielen Fällen mit der Entfernung der namentlich auf das Gehirn schlimm einwirkenden Gase zusammenhängt.   Nach meinem Dafürhalten schenkt man in der Behandlung Kranker diesen Gasen viel zu wenig Aufmerksamkeit.   Wer je an Blähungen gelitten hat, weiß zu erzählen, welch' fatale Rolle diese im Körper wüthenden Winde und Stürme spielen.

Bei **Appetitlosigkeit, Congestionen, Schwindel,** all' den mannigfaltigen **Kopfleiden** mag man sich an die Anfangs gegebene Verordnung halten.

Spitzwegerich (Plantago lanceolata L.).

Wenn die Landleute sich bei ihren Arbeiten verwunden, so suchen sie rasch Blätter von Spitzwegerich und ruhen nicht mit Drücken und Kneten, bis das etwas störrige Blatt sich einige Tropfen auszwingen läßt.   Diese bringen sie entweder direkt in die **frische Wunde,** oder sie befeuchten damit ein Läppchen, das sie an den wunden Theil bringen.

Verweigert das Blatt seinen Heilsaft, läßt es sich bloß mürbe und etwas feucht reiben, so legen die Leute die mürben Blätter selbst auf.   Ist dabei Gefahr der Blutvergiftung?   Das kennt der Spitzwegerich nicht.   Ein solcher Verband ist der erste, aber manchmal der beste Nothverband; denn die Heilung solcher Wunden geht rasch vor sich.   Wie mit Goldfäden näht der Wegerichsaft den klaffenden Riß zu, und wie an Gold sich nie Rost ansetzt, so flieht den Spitzwegerich jede Fäulniß und faules Fleisch. — Die Wirkung dieser Pflanze nach Innen ist nicht minder vortheilhaft. Daß doch Hunderte von Menschen im Frühjahr oder Sommer diese Heilblätter sammelten, zerquetschten, die Säfte auspreßten und tränken! Zahllose innere Gebrechen, die aus dem unreinen Blute und den unreinen Säften wie Giftpilze hervorschießen, würden nicht eintreten. Das sind Wunden, die freilich nicht bluten, aber vielfach noch gefährlicher sind.

Die gedörrten Blätter von Spitzwegerich geben gleichfalls eine prächtige Theepflanze ab gegen innere Verschleimung. Die Zeitungen bringen oft lange Anpreisungen der vortrefflichen Wirkungen von Spitzwegerich, noch längere über die da oder dort bereiteten Spitzwegerichsäfte.

Mancher kauft solche Sachen um sein theures Geld. Guter Bauersmann! Mache selbst den Sammler und den Zubereiter und den Apotheker! Du darfst Dir keine Grillen machen. Eines weißt Du: Du hast echte Waare.

Mit gedörrten Spitzwegerichblättern kann zu Thee sehr gut das Lungenkraut (Pulmonaria officinalis L.) verbunden werden (halb und halb).

Tausendguldenkraut (Erythraea centaurium L.).

Welch' merkwürdige Namen unsere Voreltern manchen Kräutchen beilegten! Sie kannten eben noch deren Werth. Unser Kraut muß bei denselben in hoher Geltung und Schätzung gestanden haben. Seine Verwendung kündigt schon der sehr bittere Geschmack an, der es begleitet.

Thee von Tausendguldenkraut leitet die Magenwinde aus, verdrängt unbrauchbare und ungesunde Säuren, unterstützt und verbessert die Magensäfte, wirkt vortheilhaft auf Nieren und Leber. Er ist das beste Mittel gegen Sodbrennen oder, wie die Landleute sagen, gegen das Magensod.

Wer an Störungen im Blut, besonders an Blutmangel, Blutwallungen u. s. w. leidet, suche Rath und Hilfe beim Tausendguldenkraut.

Der Name lautet auf eine hohe Summe; die Hilfe spendet das Kräutchen einem Jeden umsonst.

Veilchen (Viola odorata L.).

Dieses liebliche, wohlduftende Frühlingsblümchen soll mit seinem Heildufte auch unsere Hausapotheke erfüllen.

Wenn zur beginnenden Frühlingszeit in Folge des oftmaligen Witterungswechsels die Kinder starken Husten oder Keuchhusten bekommen, koche die besorgte Mutter eine Handvoll grüner oder gedörrter Veilchenblätter (auch die Wurzeln des Blümchens können benützt, müssen aber vor dem Absieden zerquetscht werden) in $\frac{1}{4}$ Liter siedenden Wassers ab und gebe dem Kinde nach je 2—3 Stunden jedesmal 2—3 Löffel solchen Thee's. Erwachsene heilen den alten Keuchhusten, wenn sie den Thee 3 Mal im Tage (je eine Tasse) nehmen.

Schwindsüchtigen lindert er ebenfalls den Husten und unterstützt die Schleimauflösung. Er dient wie eine Medizin, soll auch so genommen werden, d. i. alle 2—3 Stunden 3 bis 5 Eßlöffel.

Der Thee dient ferner bei Kopfweh und großer Hitze im Kopf. Man befeuchte zugleich einen Lappen mit Veilchenblätterthee und binde denselben an die Stirne oder noch besser, man wasche den Kopf, besonders den Hinterkopf, mit solchem Absud. Ich kenne Fälle, in denen bald Ruhe und Schlaf eintraten.

Bei geschwollenem Halse ist dieser Thee ein probates Gurgelwasser; man tauche zugleich den anzuwendenden Halswickel statt in gewöhnliches Wasser in den Absud.

Wer an Athemnoth leidet, die indessen mehr eine Folge ist von in Magen und Gedärmen angesammelten Gasen und ungesunden Stoffen, mache eine kleine Veilchentheekur, d. i. er trinke während einiger Zeit täglich 2 größere oder 3 kleinere Tassen unseres Thee's.

Veilchenblätter, zerquetscht und überbunden, kühlen und vertheilen erhitzte Geschwulste; in Essig abgekocht dient solcher Absud, wenn man ihn zu Auflagen benützt, zur Heilung von Podagra.

Erfreue Dich an dem Wohldufte und dem herrlichen Blau manches schönen Veilchensträußchens! Verwahre aber auch einen kleinen Vorrath des Heilkräutchens in Deiner Hausapotheke, daß es dem Kranken dufte noch zu einer Zeit, in der das Frühlingsblümchen längst verblüht hat!

Wachholderbeere (Juniperus communis L.).

Die Wachholderbeere, wer kennt sie nicht? Als Räucherwerk verbreitet sie in Zimmern und Gängen angenehmen Geruch und verbessert die Luft. Ich bin kein Freund des sogenannten „Ausräucherns" mit Zucker, Essig u. s. w., da ich nicht begreife, wie man da von frischer Luft reden kann. Wenn es aber gilt, einen

Raum, worin ansteckende Kranke, Todte u. s. w. lagen, zu des= infiziren d. i. ansteckungsunfähig zu machen oder zur Zeit an= steckender Krankheiten durch große Räucherfeuer die Luft zu reinigen, dann lobe ich mir stets solchen Wachholderdampf. Der räumt mit allen Pilzen, und wie die fliegenden Anstecker und Krank= heitsverbreiter heißen, gründlich auf.

Aehnliche Wirkung übt der Wachholder im Innern des menschlichen Organismus aus. Die Beere räuchert gleichsam den Mund und den Magen und seit gegen Ansteckung. Wer im Dienste Schwerkranker (Scharlach, Blattern, Typhus, Cholera u. s. w.) durch Heben, Tragen, Bedienen, Anhören der= selben der Ansteckungsgefahr bei Tag und bei Nacht preisgegeben ist, kaue stets einige Wachholderbeeren (6—10 im Tage). Sie bereiten guten Geschmack im Munde und thun gute Dienste bei der Ver= dauung. Sie verbrennen gleichsam die schädlichen Miasmen, Aus= dünstungen u. s. w., wenn diese durch Mund oder Nase eindringen wollen.

Solche, die an schwachem Magen leiden, mögen das fol= gende Verfahren einhalten, gleichsam eine kleine, erprobte Kur mit Wachholderbeeren machen:

Den ersten Tag sollen sie mit 4 Beeren beginnen,

den zweiten Tag mit 5 Beeren fortsetzen,

den dritten Tag sollen sie 6, den vierten 7 Beeren kauen und so mit Tagen und Beeren bis auf 12 (Tage) und 15 (Beeren) auf= und dann wieder auf 5 Beeren heruntersteigen, beim Absteigen jeden Tag 1 Beere auslassend. Viele kenne ich, deren gasgefüllter und in Folge dessen geschwächter Magen durch diese einfache Beeren= kur gelüftet und gestärkt wurde.

Bei Stein und Gries, bei Nieren= und Leberleiden haben die Wachholderbeeren seit alten Zeiten guten Ruf; auch in all' jenen Fällen, wo es gilt faule Gase, faule, wässerige und schleimige Stoffe aus der Natur, dem Körper zu entfernen.

Neben den Beeren benütze man die jungen Sprossen des Wachholderstrauches zu Thee bei Anfängen der Wassersucht, desgleichen zur Reinigung des Blutes.

Das Oel kauft man am besten in der Apotheke.

Die Tinktur kann man sich selbst ansetzen in Wein, Brannt= wein oder Spiritus.

Den Hausvater, die Hausmutter würde ich nicht loben, welche ihr Fleisch, ihr Sauerkraut sorgfältig und fleißig mit Salz und Beeren vom Wachholderstrauche einmachen, welche pünktlich und ängstlich ihr Haus, ihre Wohnungen damit räuchern, die Hütte ihrer

Seele aber, den Körper, vielfach im Staube und Moraste liegen
laſſen. Auch für dieſe viel wichtigere Hütte ſollen ſie des Jahres
ein paar Mal ſo ein Räucherfeuer, das reinigt und das Athmen
erleichtert, anzünden.

Wegwart (Cichorium intybus L.).

Der Wegwart wartet am Wege auf den, der ihn in ſeine
Hausapotheke einheimſen will, auf jedem Wege. Er heißt auch
Sonnenwirbel, da ſeine Blätter ſich ſtets der Sonne zukehren.
Wenn man ihn anſieht, den guten Wegwart, mit ſeinem verkümmerten Stengel und den zerzauſten Blättchen, ſo kommt er einem vor
wie ein Struwelpeter unter den Pflanzen. Nur die blaue Blüthe,
etwas heller als die Kornblume, bringt ihn wieder etwas in Kredit
und Achtung.

Das Ausſehen täuſcht gar oft; auch beim Wegwart iſt es
ſo; denn ſein Inneres iſt golden.

Thee von Wegwartkraut hebt Verſchleimungen im
Magen, nimmt die überflüſſige Galle. Er reinigt Leber,
Milz und Nieren und führt die kranken Stoffe durch den Urin
aus. Man nehme zu dieſem Zwecke (es kann auch geſchehen, um
den durch irgendwelche Nahrung u. ſ. w. verdorbenen Magen
wieder in Stand zu ſetzen, um die Verdauung zu befördern)
während 3—4 Tagen täglich 2 Taſſen, die eine vor dem Früh-
ſtück, die andere Abends.

Bei Magendrücken, auch bei ſchmerzlichen Entzündungen am Körper, lege man auf den Magen und auf die
wehthuenden Stellen mit heißem Waſſer abgebrühte und in ein
Tuch gehüllte Wegwartkräuter und Blüthen und erneuere dieſe Auflagen täglich 2—3 Mal.

Die Kräuter werden ſehr oft in Spiritus angeſetzt.
Dieſer Wegwartſprit hebt das Schwinden, wenn man die ſchwin-
denden Glieder täglich ungefähr 2 Mal gut mit demſelben einreibt.

Wie das Kraut und die Blüthen, ſo ſind auch die Wurzeln
zu den genannten Heilzwecken dienlich. Man ſticht dieſelben am
leichteſten aus bei Regenwetter.

Wermuth (Artemisia absinthium L.).

Wermuth zählt mit zu den bekannteſten Magenmitteln.
Er leitet die Magenwinde aus, verbeſſert und unterſtützt die
Magenſäfte und hilft ſo guten Appetit und gute Verdauung
bereiten, mag er als Thee oder als Pulver genommen werden.

Für üblen Geruch aus dem Munde, wenn derselbe vom Magen ausgeht, wirkt Wermuth vortrefflich.

Wer an der Leber leidet (Melancholie), der greife statt nach der Prise Tabak 1 Mal oder 2 Mal im Tage nach dem Döschen mit Wermuthpulver und streue den Inhalt der beiden Finger auf den ersten Löffel Suppe oder wie Pfeffer an eine Speise. Die abnehmende Gelbsucht wird bald die Verbesserung der Galle anzeigen, und der Kranke, dem die verfangene faule Luft und die oft noch fauleren Säfte — wahre Düngerstätten des Magens — gleichsam den Athem zuschnüren, wird wieder freier aufschnaufen.

Wermuth kann auch zu einer Tinktur verwendet werden, die sehr lange hält, ohne zu verderben. Wie ein einziges Körnchen Weihrauch, das auf der Kohle glimmt, ein ganzes Zimmer mit Wohlduft erfüllt, so vermag ein Blättchen Wermuth den Inhalt einer ganzen Spiritusflasche mit bitterem Geschmacke anzuhauchen — ein Zeichen, wie stark die Tinktur sein und wirken muß.

Reisende, die viel von Magenbeschwerden und Uebelkeiten geplagt werden, sollen ihr Fläschchen mit Wermuthtinktur als treuen Begleiter nie vergessen.

Wermuththee hat manchem Augenleidenden auch schon als Augenwasser gute, ja die besten Dienste geleistet.

Wühlhuber I.

Vor 40, 50 Jahren noch war es Mode, zu einer genau bestimmten Zeit Ader zu lassen, zu einem anderen, im Kalender gewissenhaftest notirten Termine (ein gewisses Mondviertel) die jährliche oder halbjährliche Laxire einzunehmen. Wie doch die Zeiten und die Ansichten und die Menschen, welche die letzteren bilden, wechseln!

Noch heutzutage lassen sich viele Leute den Glauben nicht nehmen, daß von Zeit zu Zeit der Magen einer gründlichen Musterung und Ausräumung bedürfe.

Man möchte lächeln, wenn es nicht manchmal allen Ernstes zum Weinen wäre. Fürwahr, wenn man normalen, einfachen, gesunden Sinnes ist und zuweilen an die Lebensweise gewisser Menschen, fast fühle ich mich versucht zu sagen, ganzer Gesellschaftsklassen denkt und an die Speisen und Getränke, welche sie genießen, dann in der That ist obiger Glaube nicht unbegründet.

Könnte der entsetzlich geplagte und sündhaft überangestrengte (weil überfüllte) Magen schreien, er würde aufschreien und um Hilfe rufen gegen derlei unvernünftige und frevle Uebelthäter. So aber muß er Alles selbst „verschlucken" und dabei freilich nicht nur verdorben, sondern elendiglich zu Grunde gerichtet werden.

Für's Erste also bin ich für eine vernünftige Lebensweise, für menschenwürdige Behandlung des Arbeiters, der für alle weitere Arbeit die unentbehrlichen Fundamente legt. So allein wird und kann dieser treue und fleißige Arbeiter selbst, der Magen, gesund bleiben.

Sollte unversehens — das kann ja passiren — auch ihm ein Unfall geschehen, so bin ich durchaus gegen alles drastische (zu starke) Laxiren und verwerfe alle heftig wirkenden Laxirmittel, sie mögen heißen, wie sie wollen.

Unter Laxiren versteht man doch wohl nichts Anderes, als unbeschadet der Gesundheit und Körperkraft reichlicheren, ergiebigeren Stuhlgang hervorzubringen suchen. Dieses aber kann in ganz anderer, in so einfacher und unschädlicher Weise geschehen, daß die verwendeten, unschuldigen Pflanzenmittel den Magen nicht gleichsam als Feind angreifen, sondern als treue Freunde mit dem Freund Arm in Arm gehen, ihn heben und stützen, zur selbsteigenen Thätigkeit, zur eigenen Kraft, zu den eigenen Mitteln (Magensäften) ihm lediglich ihre Hilfe und Hilfsmittel anbieten und leihen.

Recht lange Zeit habe ich unter den verschiedensten Pflanzen diejenigen herausgesucht, die bei der trefflichsten Sonder- oder Einzelwirkung doch nur viribus unitis, mit vereinten Kräften, dem Magen wirksam helfen, d. h. die zur selben Zeit, zu welcher sie ihn durch gründliche Auflösung und Ausleitung alles verdorbenen Inhaltes schwächen müssen, zugleich so stärken, daß er nicht nur keine Stunde die Arbeit einstellt, sondern nicht einmal mit Brummen und Murren arbeitet.

Die Mittelchen und deren Mischung denke ich gefunden zu haben. Die beiden Theearten sollen kein Geheimniß sein. Ich wünsche, daß im Gegentheile recht viele zu ihrem Nutzen sie gebrauchen und zur Linderung der Leiden Anderer sie bereiten.

Das Kindlein wurde wiederum von fremder Seite, nicht von mir getauft. Ein Herr, dem dieser Thee die Magenuhr wieder aufzog und regulirte, benannte ihn „Wühlhuber". Ich hatte an dem bezeichneten Namen nichts auszusetzen und zu ändern. Seitdem hat er vielen Hunderten wacker beigestanden, und er könnte Manches erzählen; denn in großen Quantitäten ist er zu wiederholten Malen gewandert bis in die Schweiz, bis nach Ungarn.

Die 2 Rezepte für den Wühlhuber sind folgende:

Man nehme 2 Eßlöffel gemahlenen Fenchel, 2 Eßlöffel zer=
quetschte Wachholderbeeren, 1 Eßlöffel Foenum graecum, 1 Eß=
löffel Aloëpulver. Das Ganze werde gut gemischt und in einer
Schachtel an trockenem Orte aufbewahrt. Das Mittel wirkt
erst nach 12 bis 30 Stunden. Man nimmt den Thee d. i.
1 kleine Tasse desselben, gewöhnlich Abends vor dem Schlafengehen.
Zur Tasse genügt ein Kaffeelöffel der Mischung, welche während
¼ Stunde gesotten, dann abgegossen und kalt oder warm, mit oder
ohne Zucker, getrunken wird.

Kräftige, robuste Naturen können 2 Tage nacheinan=
der 1 Tasse Wühlhuber trinken.

Schwächere Patienten thun besser, die eine Tasse auf
2—3 Tage zu vertheilen, so daß sie jeden Abend 4—6 Eßlöffel
voll wie Medizin einnehmen. Ohne Beschwerden zu verspüren,
werden sie den Suchenden im Inneren forschen, untersuchen, zu=
sammentreiben, wühlen hören.

Bei Manchen, die den Thee gebrauchen, wird derselbe
absolut keine Resultate zu Tage fördern, obwohl sie im Innern
seine emsige Arbeit spüren. Die Polizei sucht, findet aber manch=
mal keine Diebe. Der Wühlhuber sucht; wo aber Nichts zu finden
und zu entfernen ist, da läßt er alles Andere in Ruhe und erzeugt
so nicht jene großen und so beklagenswerthen Schwächen, die dem
Abführen sonst stets auf dem Fuße folgen.

Wie auf den Stuhlgang, so wirkt dieser Thee auf den Urin.
Selbst große Verschleimungen auf der Brust leitet er aus.

Mir kamen Fälle vor, in denen der Wühlhuber nach lang=
wierigen, schwer zu stillenden Diarrhöen den letzten Rest
der Unreinigkeiten entfernte, und auf die innere Revolution sofort
der tiefste und dauerndste Frieden folgte. Eine kleine Tasse, wäh=
rend des Tages in 3 Portionen getrunken, reicht vollkommen aus.

Wühlhuber II.

Das zweite Rezept dieses Thee's ist das nachfolgende:
2 Eßlöffel gemahlenen Fenchel,
3 Eßlöffel zerquetschte Wachholderbeeren,
3 Eßlöffel Pulver von Attichwurzeln,
1 Eßlöffel Foenum graecum,
1 Eßlöffel Aloëpulver.
Dieser Thee schließt die Wirkung auf den Stuhlgang nicht
aus; doch sein Revier sind (statt des Magens und des Darmkanals)
mehr die Nieren und die Blase; die kranken Stoffe treibt er aus

durch Harnausscheidung. Wer Unbehaglichkeit im Unter=
leibe (in der Blasengegend) fühlt oder Beschwerden im Uri=
niren, Brennen in Blase und Nieren, die Anfänge der
Wassersucht, wende ruhig diesen zweiten Wühlhuber an.

In der Gebrauchsanweisung gelten dieselben Regeln wie beim
Wühlhuber I.

Wollkraut (Verbascum Schraderi Meyer [Wetterkerze].

Die Blüthen des Wollkrautes und der Wollblume werden
von den Landleuten fleißig gesammelt. Sie wissen, daß dieselben
zur Winterszeit wirksames Gurgelwasser und noch wirksameren
Thee abgeben bei Halsgebrechen, Katarrhen, Verschleimun=
gen der Brust, Athemnoth.

Von Neuem sei solcher Thee recht warm empfohlen! Ich
mische unter die Blüthen des Wollkrautes in der Regel noch die
der schwarzen Malve (halb und halb); solcher Thee wirkt auf
die Schleimlösung noch nachhaltiger und kräftiger.

Zinnkraut oder Schachtelhalm (Equisetum arvense L.).

Die vielseitige und vorzügliche Wirkungskraft dieses Heilkrautes
kann nicht genug empfohlen werden. Es reinigt nicht bloß die
Geschirre, weshalb es bei allen Hausfrauen als treffliches Putz=
mittel gilt, es reinigt und heilt auch innere und äußere Gebrechen
des menschlichen Körpers.

Bei alten Schäden, faulenden Wunden, bei allen,
selbst krebsartigen Geschwüren, sogar bei Beinfraß dient
Zinnkraut in außerordentlicher Weise. Es wäscht aus, löst auf,
brennt gleichsam das Schadhafte weg. Das Kraut kommt entweder
als Absud bei Waschungen, Wickeln, Auflagen, oder indem es
selbst in nasse Tücher eingehüllt und auf die leidenden
Stellen gelegt wird, dann besonders bei gewissen Dämpfen
zur Verwendung.

Näheres enthält die Beschreibung der einzelnen Krankheiten.

Mannigfaltiger noch sind die Dienstleistungen des Zinnkrautes
nach Innen.

Sein Thee, der nie schaden kann, reinigt den Magen.
Man nehme von Zeit zu Zeit (nicht täglich) 1 Tasse. Er lindert
die Schmerzen bei Gries= und Steinleiden und bringt vor
Allem den Leidenden Hilfe, die Beschwerden haben im Wasser=
machen (Uriniren). Da ist er einzig, unersetzbar und unschätzbar.
Die Zinnkrautdämpfe, speziell für diese Uebel, sollen nur

angebeutet werden. Gerade solche Leiden sind entsetzlich schmerzhaft — und so häufig. Man beobachte wohl das einfache und ohne jede Mühe zu bekommende Schmerzstillkraut! Täglich sollen solche Kranke neben der eventuellen äußeren Anwendung 1 Tasse Zinnkrautthee trinken.

Bei Blutungen, Blutbrechen zählt er mit zu den ersten und besten Theen. Wer Blut bricht, nehme ihn schleunigst. Ich kenne Fälle, in denen nach 4 Minuten schon völliger Stillstand eintrat.

Bei starkem Nasenbluten ziehe man durch die Nase wiederholt solchen Thee auf. Er wirkt zusammenziehend und hilft schnell.

Solchen, die von Blutflüssen heimgesucht werden, empfehle ich, täglich 1—2 Tassen dieses Thee's zu trinken.

In jeder Hausapotheke sei Zinnkraut in genügender Menge vorhanden, daß man es im Falle der Noth, die oft plötzlich hereinbricht, sofort zur Hand habe.

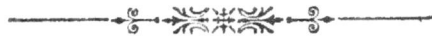

Anhang.

Rezept zur Bereitung des Kleienbrodes.

Man läßt in der Mühle den Weizen mahlen mitsammt der Kleie. Die Müller thun Dieses nicht gerne aus naheliegenden Gründen;* man soll deßhalb die erhaltene Waare stets gut mustern.

Von dem Kleienmehle nimmt man 1, 2, 3—4 Kilo (je nachdem man für wenige oder mehrere Personen zu backen hat) in eine Schüssel und macht mit heißem Wasser einen Teig an, der über die Nacht an einem mäßig warmen Orte stehen bleibt. Weder Sauerteig, noch Salz, noch anderes Gewürz darf an den Teig kommen.

Am andern Tage formt man aus dem Teige kleinere, länglich runde Laibchen oder Wecken, bringt sie in den wie zum Backen gewöhnlichen Brodes geheizten Backofen und läßt sie $1\frac{1}{4}$—$1\frac{1}{2}$ Stunden in der Hitze.

Sogleich beim Herausnehmen legt man das gebackene Brod auf 3—4 Minuten in siedend heißes Wasser und läßt es bis zur völli-

---

* Wer bei größerem Verbrauche von Kleienbrod sich eine der extra hiezu bestehenden Schrotmaschinen kaufen kann, ist am besten daran: er kann nie betrogen werden. Ich kannte in Tirol einen Professor, welcher ein schweres Magenleiden hatte. Da er die wenigsten Speisen ertragen konnte, kamen seine Kräfte sehr herunter. Man rieth ihm das Kleienbrod und eine solche kleinere Maschine. Alsbald ließ er diese von Wien kommen und machte in den Stunden der Handarbeit selbst den Müller und den Treibesel. Er hat sich sein Mehl selbst gemahlen, und seine wackere Frau hat ihm das Brod gebacken. Er wurde so gesund und sein Magen mit ihm, daß dieser fortan bei keiner Speise mehr den Dienst verweigerte.

gen Durchdringung Wasser einsaugen. Dann kommt es zur Trock=
nung nochmals kurze Zeit in den Ofen.

Diese letztere Manipulation habe ich von einem Prior der
Trappisten erfahren, der sagte, er habe das Backen solchen Brodes
lange und auf verschiedene Weise probirt und gefunden, daß diese Art
des Backens die beste sei, indem so aus der Kleie aller Nähr=, insbe=
sondere Zuckerstoff ausgezogen werde.

Ich kenne viele Männer, die mit Vorliebe solches Brod gegessen
haben, jetzt noch essen und sagen, daß es bei Magen=, bei Verdauungs=, ins=
besondere bei Hämorrhoidalbeschwerden vorzügliche, einzige Dienste leiste

Andere habe ich gekannt, die das geschmack= und gewürzlose Brod
beim ersten Verkosten sonderbar fad fanden, die aber später, ich kann
sagen, mit fast leidenschaftlicher Vorliebe darnach gegriffen haben.

Das gebackene Brod werde an einem kühlen Orte aufbewahrt
und, sollte die Kruste zu hart sein, mit einem feuchten Tuche umwunden.

Etwas über die „Kraftsuppe".

Ich bin der Ueberzeugung: wenn die Kraftsuppe erkannt und
benützt wird, kann man eine große Anzahl unglücklicher Menschen be=
glücken. Gerade die Kraftsuppe ist nicht bloß wegen ihrer außerordent=
lich guten Nährstoffe zu empfehlen, sondern auch weil sie sehr wohl=
feil und leicht zu bereiten ist.

Ein Herr von Stand, der diese Kraftsuppe kennen gelernt hatte,
kaufte bei einem Bauern zwei große schwarze Laibe Brod. (Das
schwarze Brod ist bekanntlich nur von Roggenmehl bereitet und wird
für die Landleute genau eingemahlen, so daß nur wenig Kleie
zurückbleibt und mithin aller Nährstoff des Roggens ausgenutzt wird.)
Diese zwei Laibe Brod ließ der Herr in kleine Schnittchen schnei=
den und auf eine blecherne Platte bringen, welche auf den heißen
Herd gestellt wurde, um das Brod soviel als möglich auszutrocknen.
So recht hart getrocknet wurde es, in einem Mörser zerstoßen, zu einem
groben Pulver. Wollte er eine Kraftsuppe, so rührte er zwei bis drei
Löffel voll von diesem Brodpulver in siedende Fleischbrühe, that ganz
wenig oder gar kein Gewürz, eben so nur wenig Salz daran. In zwei
Minuten war die Suppe fertig. Sie schmeckt vorzüglich, gibt sehr gute
Nahrung und bewirkt keine oder doch nicht viel Gase. — Statt Fleisch=
brühe hat der Herr öfters Milch genommen und, wenn diese im Sieden
war, das Brodmehl eingerührt. Nach zwei Minuten war auch diese
Suppe fertig. Diese hat noch einen großen Vorzug vor der mit Fleisch=
brühe bereiteten, weil ja die Milch die meisten Nährstoffe hat.

Hatte der Herr gerade keine Milch und keine Fleischbrühe, so
ließ er Wasser sieden und ins siedende Wasser dieses Brodmehl ein=
rühren. Es kam dann etwas Gewürze und Rindschmalz dazu, und
auch diese Suppe verdient den Namen Kraftsuppe.

Eines Tages, in der Kirchweihwoche, kommt dieser Herr in ein Haus, wo die Bäuerin Brod aus Spelz gebacken hatte, der dem Waizen ähnlich ist. (Auch dieses Getreide wird bei den Landleuten möglichst genau eingemahlen.) Er kaufte sich zwei solcher Brode und verfuhr wie beim schwarzen Brod. Er mischte dann das gewonnene Brod-mehl mit dem früher genannten durcheinander und ließ sich von dieser Mischung die Kraftsuppe machen, wie vorhin beschrieben ist. So be-kam er sechserlei verschiedene Suppen, die auch selbst in ihrer Kraft verschieden sind. Der Wechsel mit denselben ist sehr gut, damit die Suppe nicht so leicht widersteht.

Diese Kraftsuppe ist ganz vorzüglich für recht schwache Kinder, weil sie leicht verdaulich und recht nahrhaft ist und keine Gase bewirkt. Sie ist auch der schwachen heranwachsenden Jugend zu empfehlen, um die Blutarmuth zu heben, durch welche der Körper sehr leidet.

Diese Kraftsuppe ist ferner gut für die Kranken, weil sie der heruntergekommenen Natur viel Nährstoff bringt. Endlich ist sie be-sonders dem hohen Alter zu empfehlen. Wenn die Zähne fehlen, um die festen Speisen gut zerkauen zu können, so soll man sich an diese Suppe halten. Es sollte keine Familie geben, wo die Kraftsuppe nicht eingeführt ist. Ich habe sie einst einem hohen Beamten gerathen, der mir später versicherte, er kenne keine gesündere und nahrhaftere Suppe.

Bereitung des Honigweins.

(Sehr empfehlenswerth für Gesunde und Kranke.)

Die alten Deutschen hatten wenig oder auch keinen Wein. Das braune Bier kannten sie nicht, weil es noch keines gab. Ihre Speise war sehr einfach, und dennoch waren sie ein mächtiger Volksstamm; sie erreichten ein hohes Alter und erfreuten sich einer außerordentlichen Ge-sundheit. Dieses hohe Alter und diese außerordentliche Gesundheit schrieben sie dem Meth (Honigweine) zu. Es ist nur Schade, daß dieses edle Getränk so wenig bekannt und an dessen Stelle das allgemein verbreitete Braunbier als Getränk gekommen ist, das durch die vielen Verkünstelungen oft nicht mehr als gesundes Getränk betrachtet werden kann. Es sind in den größeren Werken über Bienenzucht gewöhnlich auch Rezepte, wie der Honigwein bereitet werden könne. Man hört aber auch oft die Klage, daß man Versuche gemacht habe, diese Rezepte nach-zumachen, aber nie zu einem glücklichen Resultate gekommen sei.

Ich lasse ihn gewöhnlich bereiten, wie folgt: Ich lasse in einen recht reinlichen kupfernen Kessel 60—65 L. weiches Wasser bringen. Ist dasselbe ziemlich warm geworden, so werden circa 6 L. Honig daran gerührt. Nun läßt man Wasser und Honig recht gelinde 1½ Stunden sieden. Zeitweilig wird der schmutzige Schleim, der sich oben ansetzt, weggeschöpft. Ist die Zeit des Siedens vorbei, dann wird dieses

Honigwasser ausgeschöpft in blecherne oder irdene Geschirre. Ist dann selbes so abgekühlt, daß es noch mehr Wärme hat als das Wasser, das an der starken Sonnenhitze erwärmt wurde, dann wird es in ein sorgfältig gereinigtes Faß gebracht. Das Spund wird darauf gelegt, aber nicht befestiget. Ist der Keller ziemlich warm, dann beginnt nach 5—10 Tagen die Gährung. Nach ungefähr 14 Tagen Gährungszeit wird dieser junge, gegohrene Honigwein in ein anderes Faß abgezogen. Die Hefe bleibt natürlich weg. Im zweiten Faß dauert die Gährung ungefähr 10—14 Tage, und wenn der Honigwein ganz ruhig wird, daß man im Fasse nichts mehr hört, dann wird das Spundloch geschlossen. Nach 3—4 Wochen wird er hell und ist trinkbar. Wird er dann in Flaschen abgezogen, gut verstopfelt und in kalten Sand gebracht, mussirt er in einigen Tagen ziemlich stark. Dieses Getränk ist sehr kühlend; deßhalb trinken es die Fieberkranken recht gerne. Wenn Kranke weder Wein noch Bier trinken können, so ist ihnen ein solcher Honigwein ein Labsal. Er ist aber auch den Gesunden ein gutes Getränk; er soll aber nur in kleinen Portionen getrunken werden, sonst widersteht er.

Inhalt einer kleinen Hausapotheke.

I. Tinkturen von
Arnica,
Enzian,
Heidelbeeren,
Rosmarin,
Wachholderbeeren,
Wegwart,
Wermuth.

II. Thee von
Angelika,
Anserine,
Attich,
Augentrost,
Baldrian,
Bitterklee,
Brennessel,
Dornschlehblüthen,
Eibisch,
Eichenrinde,

Erdbeeren,
Hagebutten,
Hollunder,
Huflattich,
Johanniskraut,
Kamille,
Lindenblüthen,
Lungenkraut,
Malve,
Minze,
Mistel,
Raute,
Rosmarin,
Salbei,
Schafgarbe,
Schlüsselblume,
Spitzwegerich,
Tausendgulden-
  kraut,
Veilchen,

Wachholderbeeren,
Waldmeister,
Wegwart,
Wermuth,
Wollkraut,
Wühlhuber,
Zinnkraut.

III. Pulver von
Alaun,
Aloë,
Angelika,
Attich,
Augentrost,
Baldrian,
Fenchel,
Foenum grae-
  cum,
Huflattich,
Leinsamen,

Minze,
Salbei,
Santala,
Wermuth; ferner
Knochenpulver,
Kohlenstaub,
Kreidemehl.

IV. Oele von
Anis,
Fenchel,
Kampher,
Raute,
Wachholderbeeren;
  ferner
Mandelöl,
Nelkenöl,
Salatöl,
Spicköl.

Dritter Theil.

Krankheiten.

~~~~~~~~~~

Einleitung.

Die folgenden Krankheitsfälle beruhen nicht auf Einbildung und Erdichtung. Es sind lauter aus dem Leben gegriffene Thatsachen, und für jede in denselben genannte oder angedeutete Persönlichkeit stehe ich jederzeit ein. Sie wollen nicht Lärm schlagen oder großthun, sondern unterrichten und im Leben dienen.

Nur zu gut weiß ich selbst, welch' mangel= und lückenhaftes Stückwerk dieser dritte Theil bildet, wie wenig er die Krankheiten erschöpft, d. i. vollständig aufzählt. Zum Theil hat die Zeit solches nicht erlaubt; in der Hauptsache aber wollte ich es gar nicht anders haben. Ich wollte nämlich nicht trocken die einzelnen Uebel und deren Heilmittel herbuchstabiren — das muß später ein kleines handliches Büchlein thun —; ich wollte mit Absicht und mit Rücksicht auf den mir zunächst vor Augen schwebenden Leserkreis die gewählten Fälle mehr in Unterhaltungsform beschreiben, doch so, daß jeder Einzelfall zugleich Winke und Lehren gibt über die Zeichen (Symptome) der betreffenden Krankheit, über die gute Auswahl der Anwendungen u. s. w.

Wie der im Garten einen Strauß windende Gärtner nicht von allen Blumen pflückt und nicht von jeder Sorte die gleiche Anzahl, so suchte ich auch auf dem Krankheitsfelde die am häufigsten unter uns vorkommenden Krankheiten und unter diesen diejenigen Fälle aus, welche mir besonders lehrreich zu sein schienen. Ob und in wie weit ich's getroffen — der Wille war gut! Und ich denke, wer mit gutem Willen ohne Voreingenommenheit liest, kann auch im Sande manches Goldkörnchen finden.

Ueber die Schreibform im Allgemeinen habe ich in der Vorrede gesprochen; ich bemerke hier nur, daß kleine Wiederholungen vorzüglich in der Art der Anwendungen, der Klarheit wegen geschahen. Bezüglich der letzteren wolle man stets den ersten Theil zu Rathe ziehen.

Krankheiten sind Kreuze, lieber Leser! Jeder von uns wird früher oder später zum Mindesten ein solches Kreuz zu tragen bekommen, vielleicht bis zum Absterben. Wir dürfen uns diese Kreuze zu erleichtern suchen. Schon zu Naaman, dem aussätzigen Syrerfürsten, sprach der Prophet Elisäus: „Geh' hin und wasche Dich sieben Mal im Jordan, und Dein Fleisch wird wieder gesund und Du rein werden!"

Daß der Herr die gute Absicht, manchem recht schwer schleppenden Kreuzträger unter die Arme zu greifen, segnen möge!

Alphabetisches
Verzeichniß der Krankheiten.

Asthma.

Ein Herr erzählt: „Ich bin 46 Jahre alt. Seit 20 Jahren leide ich an Asthma. Ich wandte mich an verschiedene Aerzte; allein sie erklärten meine Krankheit für unheilbar und verordneten mir nur Beruhigungsmittel, die alle erfolglos geblieben. So blieb mir nichts anderes übrig als mein Kreuz tragen, bis mich Gott durch den Tod davon befreien wird. Dieses Kreuz war oft recht schmerzlich. Recht oft traten die Athembeschwerden, besonders zur Nachtzeit ein in einem so heftigen Grade, daß ich ganze Nächte, auch bei der größten Winterkälte, an dem offenen Fenster stehen mußte, um nicht zu ersticken. — Solch' ein Anfall konnte mehrere Tage nach einander fortdauern. Alle gebrauchten Mittel waren ohne Wirkung. Zu diesem langen Leiden kam noch Appetitlosigkeit, große Abnahme der Kräfte, daß ich einsehen mußte, daß es so nicht mehr lange gehen kann. Endlich erbarmte sich der Himmel. Das Buch „Meine Wasserkur" kam in meine Hände, und es kam mir als Helfer in der größten Noth. In 8 Tagen wurde ich geheilt. Es ist kaum glaublich, wie das Wasser eine Natur in kurzer Zeit so umwandeln kann. Die Anwendungen waren: 1) Oberguß, darauf Kniehuß — Wassergehen; 2) Rückenguß — Schenkelguß; 3) Sitz-bad — Oberguß — Halbbad; 4) Oberguß — Rückenguß — Wassergehen; 5) Halbbad — Oberguß — Sitzbad; 6) Vollbad — Oberguß; 7) Schenkelguß — Oberguß. Dazu täglich 1 bis 2 Stunden im Gras barfußgehen. Es war Sommer, und meine Lage wurde von Stunde zu Stunde leichter."

Athmungsbeschwerden.

Ein Priester macht folgende Angaben: „Ich bin gut gebaut, war stets gesund und kräftig; doch seit $\frac{3}{4}$ Jahren bin ich so ver-schleimt, daß ich recht viel Athemnoth habe, und wenn der Husten kommt und die Athemnoth, glaube ich, ich müsse ersticken. Ich hatte früher eine vorzügliche, klangvolle Stimme, und jetzt kann ich mich kaum mehr verständlich machen; auch werde ich so müde, daß ich

faſt nicht zu gehen vermag. Mehrere conſultirte Aerzte erklärten
es theils als Luftröhrenkatarrh, theils als Bruſtkatarrh.

Anwendungen: Täglich 3 Mal, auch 4 Mal einen Oberguß
und täglich 2 Mal im Waſſer gehen bis über die Waden; ſo 4 Tage
lang. Nach dieſen 4 Tagen täglich 2 Obergüſſe, einen Rückenguß
und ein Halbbad. Zudem täglich noch im Waſſer gehen; ſo 5 Tage
lang; 3 Mal wöchentlich ein Shawl. Nach dieſen 5 Tagen täglich
ein Halbbad, einen Rückenguß, einen Oberguß und einen Knieguß.
Nach kurzer Zeit war die ganze Kur vorbei. Es hat ſich bei dieſem
Herrn eine ganz unglaubliche Maſſe Schleim abgeſondert. Tag für
Tag wurde das Ausſehen beſſer, der Athem leichter, die Stimme
reiner, die Gemüthsſtimmung heiterer. Nachtheilig war für ihn
früher die zu warme Bekleidung und Mangel an Bewegung.

Augen (=Katarrh).

Ein berühmter Militär=Arzt ſagte mir vor ca. 30 Jahren:
Der Katarrh iſt ein Uebel, aus dem ſich alle mög=
lichen Krankheiten entwickeln können, wie Schleimfieber,
Nervenfieber, Typhus, Ruhr, Abzehrung, Schwindſucht u. ſ. w. Darum
härte man ſeine Natur gut ab, damit man bei all' den unzähligen
Anläſſen und Gelegenheiten, die ganz dazu angethan ſind, Einem
einen Katarrh anzuhängen, geſichert und gefeit ſei. — Hat man einen
Katarrh, ſo ſoll man nicht eher ruhen, bis er vollſtändig ausgeheilt iſt.

Bedeutet gänzliche Erblindung ſoviel als Elend, ſo ſind die
verſchiedenen Augenleiden immer Führer zum Elend. Die Augen
gleichen koſtbaren Perlen in der Schädelſchale. Aber es ſind ihrer
nur zwei. Ein unerſetzlicher Verluſt iſt's ſchon, wenn eines verloren
geht. Sei darum wohl auf der Hut und hüte beide gut! Augen=
leiden kommen häufig ſchon bei kleinen Kindern vor, die wenige
Wochen alt ſind, bei Schulkindern noch häufiger. Wir können
ſagen, in jedem Alter und Geſchlecht trifft man Augenleidende genug.

Meiſtens ſtammt das Leiden aus dem Körper. Bei
geſunden Menſchen werden alle überzähligen Flüſſigkeiten im Körper
durch die Transpiration (Ausdünſtung), durch das Athmen und
anderes ausgeſchieden. Wunderbar iſt das Arbeiten dieſer wunder=
barſten aller Maſchinen. Anders kommt es, wenn der Menſch
krank wird. Die Flüſſigkeiten, welche der ſchwache Körper nicht
mehr ausſcheiden kann, ſammeln ſich an im Leibe, im Kopfe u. ſ. w.
Was im Kopfe ſich anſammelt, wählt ſo gerne den Aus=
gang durch die Augen. Die austretenden Flüſſigkeiten ſind
ſcharf und ätzend, das Auge dagegen und alle Theile, die es bilden,

überaus zart. Daher erklärt sich das heftige Brennen, welches
der Ausgang der Flüssigkeit regelmäßig erzeugt. Das Brennen ist
zugleich ein Zeichen, daß das Auge und die Gefäße im Auge von
der scharfen Jauche angegriffen werden. Wird ihr Aus-
treten gehindert, so entzünden sich die Augen; sie werden oft
blutroth, und das schmerzhafte und geschwächte Auge kann keine
Helle, kein Licht mehr ertragen. Heilung ist nur möglich,
wenn die Flüssigkeit so schnell als möglich ausgeleitet wird. Das
Auge an und für sich und alle seine Theile sind gesund, die Jauche
allein und seine ätzenden Stoffe machen es krank.

Die einen Augenleidenden sehen schon fast nicht
mehr, oder nur wie durch einen Schleier oder Nebel. Andere
glauben, es schwirren Mücken und Fliegen vor den Augen.
Andere sehen Feuerbündel, wieder Andere Anderes. Alle diese
Uebel quellen aus derselben Giftquelle, sind Blüthen derselben
Giftpflanze, rühren von demselben Giftstoffe her. Entferne
diesen Giftstoff, stärke das verwundete Auge, und es ist geheilt!
Ein Beispiel möge das Gesagte klar machen.

Das kleine Mädchen Antonia, 5 Jahre alt, sieht recht
blaß aus. Das Gesicht ist aufgedunsen, das ganze Aussehen krankhaft. Das Kind hat entzündete Augen und kann die Helle nicht
mehr ertragen. Auch der Appetit ist nicht gut; in der Nacht schläft
es nicht, es weint nur viel. Was thun? Das Kind soll täglich
in ein Handtuch eingewickelt werden von unter den Armen an.
Das Tuch werde zuvor in lauwarmes Wasser eingetaucht, in
dem Haberstroh gesotten wurde. Das nasse wird mit einem trockenen
gut umwunden. Wenn das Einwickeln zu einer Zeit geschieht, in
der das Kind sonst zu schlafen pflegt, wird es bald einschlafen.
Schläft es, so lasse man es ruhig bis zum Selbstaufwachen in der
Umhüllung ruhen. Schläft es nicht ein oder wacht es bald wieder
auf, soll es eine Stunde lang die Einsetzung tragen. Dieses Verfahren dauert 1 Woche lang. In der zweiten Woche bereite
man dem Kinde ein warmes Bad mit Absud von Haberstroh (ca. 24—26°), in dem es 15—20 Minuten bleibt. In
der letzten Minute werde es mittelst einer kleinen Gießkanne mit
gewöhnlichem, nicht zu kaltem Wasser schnell übergossen und sofort angezogen. Auch bei Kindern ist diese erfrischende Uebergießung
nach einem warmen Bade höchst wichtig. Die kranken Stoffe werden
durch das warme Bad aufgelöst und ausgeleitet; durch den kalten
Guß tritt Stärkung und Schließung der Poren ein. Das Kind
wird das erste Mal jammern und weinen, wie Kinder thun; hat

es aber die Sache einige Male durchgemacht, so wird ihm unter Ermuthigungen der Mutter das Besteigen der Wanne später ein Leichtes sein. Jeden zweiten oder dritten Tag werde das Bad wiederholt. Das Kind wird sich bald frischer, kräftiger, gesunder fühlen; auch das Auge wird reiner werden. Wünscht die sorgende Mutter noch ein Mittel direkt für das Auge, so nehme sie Alaun, ein Stückchen so groß wie 4 Gerstenkörner, löse ihn in ⅛ Schoppen Wasser auf und wasche täglich 3—4 Mal die Augen der Kleinen. Alles wird recht werden. Auch nach Entfernung des Uebels versäume die Mutter es nicht, in der einen Woche das genesene Kind wenigstens 1 Mal nach obiger Art zu waschen, in der anderen demselben so ein Bad zu richten.

Ist der kleine Patient nicht 5 Jahre, sondern erst 5 Wochen alt, so darf die besorgte Mutter nicht erschrecken, wenn ich denselben Wickel und dasselbe Bad auch diesem Kleinsten anempfehle.

Der kleine Anton mit 4 Jahren ist skrophulös, hat Ausschlag am Kopfe, in den Haaren; auch um den Mund herum ist es nicht rein, die Augen sind entzündet. Die Mutter hat immer gemeint, das Kind sterbe; indessen es leidet, stirbt aber nicht. Die Mutter soll dem Kinde täglich vor dem Schlafengehen ein Hemdchen anziehen, das in Wasser, mit etwas Salz gemischt, eingetaucht wurde. Hernach soll sie das Kind schlafen legen und mit einer Decke gut umhüllen. Thut die Mutter dieses in der ersten Woche alle Tage, in der zweiten Woche jeden zweiten, in der dritten jeden dritten, in der vierten jeden vierten Tag, und gibt sie dem kleinen Anton noch täglich an die Kost oder in das Getränk 1 kleine Messerspitze Kreidemehl, so wird der Bube gesund werden, und die Mutter wird sich ihres gesunden Kleinen freuen.

Bertha geht in die Schule, sieht aber recht leidend aus, hat fast jede Woche oder doch recht oft „böse Augen", so daß sie nicht lesen kann. Die Augen sind ganz roth und brennen heftig. Die Mutter soll dem Kinde innerhalb 10 Tagen 6 Mal ein nasses Hemd anziehen, und reicht dieses Mittel nicht aus, so soll sie dem Kinde noch Bäder bereiten mit ungefähr 24° und zugegossenem Absud von Fichtenreisern, stets abschließend mit raschem kaltem Abguß. Nebenher kann als Augenwasser dienen das Aloë-Wasser (1 Messerspitze Aloë wird in ein Medizinglas gebracht und mit heißem Wasser aufgegossen), womit täglich 3 Mal die Augen ausgewaschen werden. Letzteres heilt das entzündete Auge und stärkt es.

Wilhelm, ein Knabe von 9 Jahren, hatte Augenleiden. Er konnte nicht mehr lesen, kaum mehr ordentlich die Menschen unterscheiden, der Kleine war mehr als halbblind. Gegen 400 Mark hatten die Eltern schon für diese Augen verwendet. Nichts wollte helfen, nicht Doktor, nicht Apotheker. So verkümmert die Augen waren, so verkümmert war auch das ganze Kind: „die Hände und Füße stets kalt, der Magen ohne Appetit, der Körper abgemagert, die ganze Gestalt traurig und gedrückt. Im Elende steckten nicht nur die Augen, im Elende steckte das ganze Menschlein. Blaue Brille und Führer bestätigten dieses auch nach außen hin."

In 4 Monaten war Wilhelm völlig gesund am Körper sowohl wie an und in den Augen. Der Kleine mußte in der Woche 2 warme Bäder nehmen. 4 Mal wöchentlich ließ ich ihm ein Hemd anziehen, das in kaltes, mit etwas Salz gemischtes Wasser getaucht war. In der Umhüllung blieb er 1—1½ Stunden lang. Dazu hieß ich den Kleinen recht fleißig im nassen Grase oder bei Regen baarfuß gehen. Nach Verlauf der ersten 4 Wochen nahm Wilhelm in jeder weiteren Woche 3—4 Bäder, nur mit 15 Grad und nie länger als 1 Minute mit stets folgender Bewegung. Auch dieses währte einige Wochen. Dazu wusch der Knabe täglich 2 Mal seine Augen mit Alaunwasser (1 Messerspitze Alaun zu ½ Schoppen Wasser). Gleichen Schritt mit dem gesundwerdenden, neu auflebenden Körper hielten die wieder erwachenden Augen. Sie öffneten sich zuletzt ganz und leuchteten und strahlten zuletzt im gesunden und frischen Gesichte des Knaben, als wenn ihnen nie auch nur das Geringste gefehlt hätte.

Christine, 24 Jahre alt, sieht aus wie die Blüthe des Lebens, hat aber immer mit Augenleiden zu thun. Sie hat zu viel Blut im Kopfe, zu wenig Blut in den Füßen, deshalb auch stets kalte Füße.

Christine nimmt jeden zweiten Tag ein lauwarmes Fußbad mit Asche und Salz untermischt. Dieses zieht ihr das Blut vom Kopfe nach unten. 3 Mal in der Woche geht sie bis unter die Arme in's kalte Wasser (Halbbad), ½ Minute lang. Bei der Arbeit ist sie viel baarfuß. Der Blutandrang zum Kopfe nimmt ab, hört allmählich ganz auf, und das Augenleiden verschwindet.

Augen (=Staar).

Ein Beamter brachte einen Knaben von 9 Jahren, der augenleidend war. Beide Augensterne gaben so spärliches Licht, daß der arme Kleine mit Mühe nur allein gehen konnte. „Wie kommen

Sie zu mir?" „Ja, mein Kind," sagte der Vater, „war längere Zeit in einer Augenheilanstalt; es wurde aber entlassen mit der Erklärung, das Leiden sei der unheilbare graue Staar. Das ist schrecklich: 9 Jahre alt und blind." Das eine Auge erschien schon derart getrübt, daß man den Stern nur mit recht gutem Auge noch theilweise unterscheiden konnte; eine totale Finsterniß war es für den Kleinen. Auf dem anderen Auge lag eine Wolke, und wie der äußere Sonnenrand, ehe der Ball hinter den Wolkenbergen verschwindet, nochmals aufleuchtet, so glänzte noch ein letztes Streifchen des ehedem lichtvollen Auges vor seinem gänzlichen, elendiglichen Untergange.

Der bedauernswerthe Knabe litt nicht allein an den Augen, das sagte mir sein erster Anblick. Der ganze kleine Organismus war auf's Tiefste heruntergekommen, elendiglich zugerichtet, so verkümmert, daß Jedermann der Gedanke kommen mußte, dieses Kind ist durch und durch krank, fast, so scheint es wenigstens, abzehrend; kein Appetit, kein Leben, abgemagert, die Haut ganz trocken; rasch gestrichen stäubt diese förmlich. Also nicht die Augen allein, der ganze Körper ist krank, recht krank. Suchen wir zuerst diesen zu heilen, vielleicht öffnen sich dann auch die Augen wieder.

Wir begannen, nachdem wir zuerst die bislang getragene Brille entfernt. Der Knabe mußte täglich soviel wie möglich im nassen Grase oder auf nassen Steinen barfuß gehen, und täglich wurden im Anfang Rücken, Brust und Unterleib 1—2 Mal kräftig gewaschen. Nach einiger Zeit traten an Stelle der Waschungen Halbbäder, endlich Ganzbäder, nie länger als 1 Minute. Dazwischen hinein fielen abwechslungsweise der Wickel oder das nasse Hemd, in Salzwasser getaucht, auf 1½ Stunden. Alle diese Anwendungen bezweckten, neue Thätigkeit, neues Leben in den Körper zu bringen, m. a. W., den Körper zu heilen und zu kräftigen.

Speziell für die Augen, d. i. zu deren Reinigung und Stärkung verwendete ich mehrere Augenwasser. Zuerst das Aloëwasser (man nimmt 1 Messerspitze Aloëpulver und kocht dasselbe ein paar Minuten in 1 Schoppen = ¼ Liter Wasser), 3—5 Mal täglich wurden damit die Augen gut ausgewaschen, besonders im Innern. Aloë löst auf, reinigt und heilt. Später folgte diesem Alaunwasser (2 Messerspitzen Alaun werden in 1 Schoppen Wasser gemischt) zu täglich 3—4maligem, kräftigen

Auswaschen. Alaun ätzt und reinigt. Noch später nahm ich Honig-Augenwasser ($\frac{1}{2}$ Löffel Honig wird in 1 Schoppen Wasser 5 Minuten lang gesotten) zu täglich 3—5maliger Waschung namentlich des inneren Auges. Der Knabe gedieh körperlich so trefflich, daß von Woche zu Woche seine Kräfte zunahmen, sein Aussehen frischer, gesunder, blühender wurde, und Geist und Körper allmählich in die richtige Verfassung zurückkehrten. In dem blühenden Kopfe erblühen auch wieder die so lange geschlossenen Augen; sie leuchten zur Freude der Eltern hell und klar. Der Knabe sieht so gut wie seine Schulkameraden. Niemand würde glauben, daß das Kind je so armselig gewesen.

Ich bin der festen Ueberzeugung, die arg verkümmerten Augen waren nur ein Bild, eine Folge des noch ärger verkümmerten Körpers. Und wie vom welk werdenden Stamme die Blätter und der Blüthenschmuck abfallen, so müssen im siechen Körper auch krank angelegte Augen vorkommen. Treibt der Stamm von Neuem, dann treiben und grünen und blühen auch frisch und neu Blätter und Blüthen.

Ausschläge.

Darunter verstehen wir alle jene unnennbaren und unbezeichenbaren Haut-Unreinigkeiten, die oft in 1 Nacht, in 1 Tage kommen und vergehen. Man schenkt denselben wenig oder gar keine Acht. Zuweilen indessen können sie recht lästig werden und plagen dann die Brust, den Rücken, die Arme, die Beine oder andere Stellen des Körpers. Jahre lang kann man die Last tragen, ohne daß sie den Träger krank macht oder auch nur in auffallender Weise in den Berufsarbeiten stört. Doch kenne ich Personen, bei denen stets Geistesstörungen eintraten, so oft der Ausschlag verschwand. Selbst 2 Fälle von Tobsucht sind mir bekannt, welche ausbrach in Folge schnell zurückgetretenen Ausschlages. Anwendungen, wie sie bei Flechten und Geschwüren angegeben sind, lockten den Ausschlag von Neuem hervor, wodurch sofort die Störungen gehoben waren. Diese Kleinigkeiten sind also doch nicht so kleinlich; sie können, vernachlässigt insbesondere in der Reinlichkeitspflege, große und schwere Folgen haben. Neben Geistesstörungen entwickeln sich insbesonders gerne Abzehrung, Schwindsucht, Leber-, Nierenleiden und Anderes mehr. Wo der fressende Gesell und seine Giftstoffe sich einnisten, da verwüsten, zerfressen und zerstören sie.

Jedem derart Geplagten möchte ich rathen, er solle früh genug, jetzt, wo er noch keine der genannten Folgen spürt, wöchentlich (jeden dritten Tag z. B. eine) ein paar leichte Anwendungen mit Wasser vornehmen. Solche sind der Reihe nach: die kalten Ganzwaschungen, der spanische Mantel und der kurze Wickel. Man erschrecke nicht, wenn nach der einen oder nach der anderen Anwendung der Ausschlag stärker auftritt. Das ist ja ein trefflicher Beweis ihrer Wirkung. Man stelle die Anwendungen nur nicht ein, sondern fahre um so entschiedener damit fort!

Wer den Rath befolgt, wird an sich erfahren: Das Ende jeder Anwendung gut, aller Ausschlag gut. Jeder Unparteiische urtheile selbst, ob es besser sei, zu derartigen Reinigungen die häßlichen und abscheulichen Salben, heißen sie nun Schönheitsmilch, Wunderbalsam u. s. f. zu gebrauchen, oder das reine, krystallklare Wasser. Was mögen derlei ausgeschrieene und jetzt bald in jedem Zeitungsblatte ausgehängten Salbereien für Zeug enthalten! Mancher und Manche würden roth werden vor Scham, wenn seine Herren Collegen, wenn ihre hohen Verwandten wüßten, daß auch er oder sie unter die Quacksalber gegangen. Doch das hilft Alles nichts, ich weiß es wohl. Die Welt hat gesalbt, und die Welt salbt. Mundus vult decipi, d. h. die Welt wird weiter schmieren und salben. Habeat sibi!

Ein Landwirth erzählt: „Ich habe schon mehr als 2 Jahre einen Ausschlag im Gesicht und am ganzen Körper. Manchmal sieht man wenig, dann kommt er aber stellenweise recht stark heraus. Ich bin sonst gesund; aber wenn sich dieser Ausschlag noch mehr verbreitet, wie es hersieht, dann weiß ich nicht, welches Schicksal mich noch treffen wird. Ich habe schon Vieles und Verschiedenes dagegen gebraucht, doch alles umsonst."

Anwendungen: 1) In der Woche 2 warme Haberstrohbäder, mit 2 Wechsel, jedesmal 15 Minuten in's warme, 1 Minute in's kalte Wasser, oder sich kräftig abwaschen. 2) 3 Mal in der Woche in der Nacht vom Bett oder beim Aufstehen den ganzen Körper mit kaltem Wasser waschen. 3) Täglich eine Messerspitze voll weißes Pulver, wie in der Apotheke beschrieben. So 3—4 Wochen fortmachen, dann jede Woche 1 oder 2 Mal den ganzen Körper waschen, oder statt zu waschen ein Halbbad nehmen.

Auszehrung.

Wir kennen viele Menschen, die außerordentlich schnell beleibt werden. Man fürchtet dieses im Allgemeinen, weil die oftmals begründete Meinung herrscht, daß solche Leute meistens nicht lange leben. Desgleichen sind uns Viele, Männer, Frauen und Kinder, bekannt, bei denen gerade das Gegentheil stattfindet, deren Kräfte auffallend rasch abnehmen. Sie gleichen dem Gras auf dem Feld, das heute grünt und morgen dörrt, und das Merkwürdige an der Sache ist, daß solche Kranke sehr häufig gar kein besonderes Leiden fühlen. Sie klagen meist nur über Mattigkeit, wenig guten Humor und entweder sehr großen oder gar keinen Appetit. Kommt man da nicht bald mit der Hilfe, so welken solche schon halbdürre Pflanzen nach und nach ganz ab; sie löschen aus wie ein schwachbrennendes Nachtlichtlein. Vielleicht kommt noch eine akute Krankheit hinzu, die dem glimmenden Dochte rasch ein Ende macht. Kranke dieser Art kommen mir, um ein Bild aus dem täglichen Leben zu gebrauchen, vor wie ein Haus, das gebaut wurde aus schlechtem Kalk und Mörtel, das bald baufällig wird, und bei dem in Kurzem alles aus den Fugen geht. Er ist an der Bright'schen Krankheit gestorben, hört man oft sagen. Das war so ein Zusammenbrechen eines morschen, baufälligen Körpers. Verschiedene Bezeichnungen für ein und dieselbe Sache. Gut essen und trinken hilft da nichts mehr. Wirf an ein zerfallendes Haus an diesen oder jenen Fleck noch einige Kübel Mörtel; jeder Vernünftige wird lächeln. Die Auszehrung unterscheidet sich von der Schwindsucht dadurch, daß bei dieser die Krankheit von einem Organe ausgeht, sei es von der Lunge, der Brust, dem Kehlkopf u. s. w., und von diesem Punkte aus weitere Kreise zieht, bei jener mehr eine allgemeine Auflösung, ein Ruin des ganzen Körpers stattfindet. Oft sucht man den Hauptsitz oder den Ausgangspunkt der Auszehrung in den Nieren, im Unterleibe; vielfach ist jede genaue Bestimmung vor der Sektion unmöglich; gar oft täuschen die scheinbar bestimmtesten und sichersten Zeichen.

1. Ein ziemlich korpulenter Herr erfreute sich stets der besten und ausdauerndsten Gesundheit. Seine Lebensweise und Diät waren wohl geordnet. Plötzlich merkte er, daß seine Kräfte und seine Korpulenz schwinden. Er fühlte Schwindel im Kopf und getraute sich nicht mehr zu stehen, ohne sich festzuhalten. Peinlich vor Allem war ihm der Gedanke, auf dem Boden ausschreiten, gehen zu sollen, ohne daß die Füße einen besonderen Halt hätten. Kaum 6 Wochen waren vergangen, und der Patient hatte 72 Pfund am Körpergewicht abgenommen. Der große und selten schöne Mann von ehedem wankte und schwankte daher wie ein geknicktes Rohr, leblos und todt wie ein Dürrling (dürrer Baum) im Walde. Alle

ärztlichen Mittel wollten nichts helfen; der Kranke sah seiner baldigen Auflösung mit sicherem, aber wehmüthigem Auge entgegen.

In diesem Zustande und in dieser Stimmung kam er zu mir; ich erkannte ihn nicht wieder, obwohl er mir sonst ein lieber Bekannter war. Ich selbst zweifelte sehr an der Möglichkeit eines Wiederaufkommens. Doch rieth ich, einen letzten Versuch mit Wasser zu machen.

Die Natur, die in ihrer Selbstvernichtung begriffen war, mußte gestärkt und dem selbstmörderischen Treiben gesteuert werden. Täglich 2—3 Mal ging der Kranke barfuß im nassen Gras oder auf nassen Steinen. Jeden weiteren Tag nahm er einen Ober- und Unteraufschläger, in der Woche 1 Mal den spanischen Mantel. Diesen Anwendungen folgten wöchentlich 2 Halbbäder, ein kurzer Wickel und ein Ober- und Unteraufschläger. Die Halbbäder lösten sodann Ganzbäder ab, und zwar kalte von je 1 Minute Dauer und warme mit 2maligem Wechsel, von beiden Arten je eines in der Woche; ebenfalls wöchentlich eine Ganzwaschung. Zur Ausheilung und zur Bewahrung vor einem Rückfall verordnete ich wöchentlich ein kaltes Ganzbad, einen Berguß mit Knieguß und hin und wieder den spanischen Mantel. Das Bier wurde von 4—5 Glas auf 2 reduzirt; die Kost soll einfach und nahrhaft sein.

Schon nach Schluß der ersten 8 Tage war Besserung eingetreten. — Stillstand der Kräfteabnahme und Erstarkung. — Nach 8 Wochen konnte der Genesene wieder seinen Berufspflichten vorstehen. Er nahm zu wie an Kraft, so auch wieder an Korpulenz und ist heute noch ein gesunder, stattlicher und kräftiger Mann.

Eine Mutter, blühend wie das Leben, verlor in wenigen Wochen die Frische des Aussehens und alle Kraft. Allgemein war über sie schon das Todesurtheil gefällt worden, zumal die ärztlichen Mittel ohne Wirkung blieben. In ihrer Noth flüchtete sie zum Wasser.

2 Mal in der Woche zog sie ein nasses Hemd an und wickelte sich in die trockene Wollumhüllung, in der sie je 1 Stunde blieb. Dann nahm sie ebenfalls wöchentlich 2 Halbbäder und setzte beide Uebungen 14 Tage lang fort. Der Zustand besserte sich. An Stelle der früheren Anwendungen traten jetzt wöchentlich ein kurzer Wickel und einmalige kalte Ganzwaschung vom Bette aus. Die vollständige Gesundheit

ward der Mutter, die gesunde Mutter den erfreuten Kindern wieder geschenkt.

Bei derartig Leidenden kann man (wie oben bei den Symptomen schon gesagt wurde) die Bemerkung machen, daß sie bald zu viel Nahrung einnehmen, so daß die geschwächte Natur dieselbe nicht in der rechten Ordnung zu Säften, Blut, Knochen, Fleisch u. s. f. verarbeiten kann. Es müssen schlimme Folgen eintreten, wie abnormale Muskelbildungen, Anstauungen von Blut, von Säften u. s. w. Die gut vertheilten Wasseranwendungen lösen auf, leiten Unbrauchbares ab, regeln und ordnen den Blutumlauf, kräftigen und stärken den Organismus.

Noch ein Fall ist möglich. Die Nahrung wurde eingenommen, geht aber ohne die gehörige Ausnützung wieder ab. Die Organe sind schwach und matt, unthätig und arbeitsunfähig; sie sind in ihren Funktionen ganz geschwächt. Auch da müssen große Störungen im Körper entstehen, die Gesundheit muß untergraben werden. Schneide, welcher Pflanze Du willst, die Saugwurzeln ab, sie muß zu Grunde gehen. Den Saugwurzeln gleichen die Organe. Das Wasser kräftigt, erfrischt sie. Du kennst das oberschlächtige Wasserrad. Es kommt der Sturzbach, die ganze Maschine geräth in Bewegung und Thätigkeit, alle Schaufeln drehen sich. So rüttelt das Wasser, das in geordneter Weise den unthätigen Körper trifft, alle Organe aus ihrer Schläfrigkeit und Schlaffheit. Sie arbeiten wieder, und neues Leben pulsirt im neu auflebenden Körper.

Wie viele junge Leute tragen heutzutage derlei sieche Leiber, wahrhaft schon halbe Leichname, mit sich herum! Ich wünsche Allen von Herzen, daß sie zur rechten Stunde noch die rechte Hilfs- und Heilquelle auffinden mögen!

Beinfraß.

Ein Herr von Stand bekam einen kranken Zehen; er glaubte, der Nagel sei etwas beschädigt worden und hielt die Sache keiner weiteren Beachtung werth. Der Zehen indessen entzündete sich und machte es nothwendig, den Arzt herbeizuziehen. Dieser verordnete während mehrerer Wochen verschiedene Mittel. Der Zehen sei gut, meinte er, obschon die Entzündung an Ausdehnung gewonnen hatte und der ganze Fuß mächtig angeschwollen und zum Gehen und Stehen durchaus unbrauchbar war. Der Kranke ahnte nicht, was eingetreten war, bis sich eines Tages 2 kleine Beinchen aus- und ablösten. Daraufhin bekam er Mißtrauen zu

seinem Fuße und zu all denen, die denselben bislang für ganz
ausgezeichnet gehalten und erklärt hatten. Der Herr kannte mich
und bat mich, nachzusehen. Es war Beinfraß eingetreten. Alsbald ließ ich Zinnkraut in Wasser sieden und den kranken Fuß,
soweit die Geschwulst reichte, mit in den Absud getauchten Tüchern
überschlagen. Innerhalb ganz kurzer Zeit war die Geschwulst und
der noch junge Beinfraß gehoben; der Fuß heilte wieder zu, und
sein Herr gebrauchte ihn wie früher.

Nach ungefähr einem Jahre meldete sich das
fatale Leiden von Neuem, diesmal an dem anderen
Fuße, und zwar genau wieder am großen Zehen. Der Arzt durchschnitt den Zehen und wendete scharfe Mittel an, die den Zehen
zuheilten. Während des Heilens spürte der Patient am anderen
Fuße einen ähnlichen anhaltenden Schmerz, wie früher vor dem
Auftreten des ersten Leidens. Die Heilung des Zehens schritt
indessen weiter und wurde schließlich als fertig und gelungen erklärt,
wenn auch der durchschnittene und geheilte Zehen um die Hälfte
dicker und immer etwas geröthet blieb. Der berufseifrige Herr
konnte gehen und arbeiten, und was wollte er auch mehr? Als
Einer, der mit der Wahrheit nicht hinter dem Berge hält, sondern
immer gerade herausrückt, wurde ich gemieden und nicht weiter
gefragt. Mir war das lieb; denn meine Antwort hätte lauten
müssen: Die Krankheit ist theilweise gehoben, aber nicht entfernt.
Die Folge wird sein, daß früher oder später der Beinfraß weiter
frißt. Ich hatte mich nicht getäuscht; so kam es. Wie mußte
dieser Fuß behandelt werden? Nothwendig müssen beide
Füße zugleich in Behandlung kommen, so lange, bis kein Fleckchen von besonderer Röthe mehr zu sehen und keine Spur vom
Schmerz mehr zu fühlen ist. Sie sind zu behandeln mit in Haberstrohabsud eingetauchten Fußwickeln, in der Art, daß die
Füße täglich einige Male umwickelt werden, und die Wickel über
die kranken und schmerzhaften Stellen etwas hinausreichen. Die
vollständige und wirkliche Heilung wird nicht allzu lange währen.

Wie kommt es wohl, daß in unserem Falle gerade in
den Füßen der Beinfraß sich festsetzte? Weshalb nicht
z. B. in den Händen oder Armen? — Dieser Herr hatte früher
eine schwerere langwierige Krankheit durchgemacht, als deren Folge
eine große Schwäche, besonders in den Füßen, zurückblieb. Möglich, daß darin kranker giftiger Stoff liegen blieb. Sicher ist, daß
bei dem dermaligen Rekonvaleszenten die Füße wegen ihrer schweren
Arbeit (sie allein tragen stets den Körper und oft was für einen!)

sich nie gehörig erholen konnten und so als der schwächere Theil
den Angriffen des Giftstoffes leicht erlagen.

Der Herr lebt noch. Er darf recht Acht haben, wenn er
vom Beinfraß nicht mehr will heimgesucht werden. Bei den geringsten Anzeichen möge er alsbald meinen freundlichen und
gut gemeinten Rath befolgen und mit den Umschlägen von Zinn-
kraut- oder Haberstrohabsud nicht zögern. Sero venientibus
ossa! Der Herr ist Lateiner, er lächelt und versteht mich. Wer
nicht Latein kennt, soll nicht grübeln und sich kein graues Haar
wachsen lassen, wenn ich diesmal gegen meine Gewohnheit die
Fremdwörter nicht verdeutsche.

Andere Fälle mit geheiltem Beinfraß übergehe ich, da sie
jüngere Personen betreffen, bei denen im Beginn des Leidens die
Heilung leicht und schnell zu Stande kommt.

Bettnässen.

Dieses Uebel kommt bei der heranwachsenden Jugend beiderlei
Geschlechtes häufig vor. Auch Erwachsene gibt es Viele, die bis in
die 20er Jahre und noch länger daran leiden. Man findet in Zeitungen allerlei Mittel ausgeschrieben und angepriesen; gewöhnlich
ist's nur Schwindel. Leider, daß diese oft sehr schädlichen Mittel
angewendet und solche unglückliche Kinder noch mit Ruthe und Stock
gezüchtigt und verhöhnt werden, was doch gewiß nicht helfen, sondern das Uebel nur ärger machen kann. Mir wurde von einer
Anstalt gesagt, daß die betreffenden Kinder jedesmal vor Schlafengehen bestraft wurden. Die armen Geschöpfe können vor Angst
und Furcht nicht sogleich einschlafen, gerathen dann um so tiefer in
Schlaf, und um so sicherer behauptet das Uebel die Herrschaft.
Der Grund des Leidens liegt in der Schwäche der Natur; wird
diese gekräftigt, so muß jenes in Bälde weichen.

6 Kindern von 8—13 Jahren rieth ich, sie sollten täglich
in einer Badewanne mit so viel Wasser, daß es bis an die Waden
reicht, hin- und hergehen 3—5 Minuten lang, dann im Zimmer
oder Freien rasche Bewegung machen, damit die Naturwärme schnell
wiederkehre. Nach 5 Tagen passirte nur noch 2 Kindern das Unglück; in wenigen weiteren Tagen waren auch diese geheilt.

Eine zweite Anwendung bestand darin, daß sie nach dem Gehen
im Wasser auch die Arme 2 Minuten in kaltes Wasser hielten,
was sichtlich nicht bloß gegen fraglichen Fehler wirkte, sondern den
zuvor krank aussehenden Kindern eine gesunde Gesichtsfarbe verlieh.

Auch bei Erwachsenen kann das angegebene Mittel ausreichen. Nur wenn durch Schwäche auch die Säfte mit dem Blute sehr heruntergekommen sind, empfiehlt es sich, täglich eine Tasse Schafgarbenthee zu trinken, die eine Hälfte am Morgen, die andere am Abend.

Bemerkt sei hier, daß das kälteste Wasser am wirksamsten ist. Ich machte bei solchen Kindern den Versuch mit warmen Bädern und erreichte das Gegentheil.

Blasenkatarrh.

Ein Herr berichtet: „Bin 30 Jahre alt, leide nun schon 3 Jahre an Blasenkatarrh und habe mir dieses Leiden infolge von Ueberanstrengung im Beruf und besonders durch allzu langes Aufhalten des Harns zugezogen. Im Anfange verrichtete ich noch 2 Monate lang die mir obliegenden Arbeiten unter großen Schmerzen, bis ich bei Tische plötzlich einmal vor Schwäche und Schmerz zusammenbrach. Vier Monate lang bin ich krank im Bette gelegen und so elend geworden, daß mein Körper einem Todtengerippe gleich war — mein Körpergewicht betrug bloß mehr 82 Pfund. Der Arzt verordnete mir nun Wildunger-Wasser, wovon ich etwa 100 Flaschen getrunken habe, und warme Sitzbäder. Ich bekam zudem noch einen sehr heftigen Magen- und Darmkatarrh. Nach 4 Monaten, als es Frühling wurde, ging es besser. Im Sommer sodann ging es mir erträglich, wiewohl ich immer noch zeitweise große Schmerzen verspürte und der Urin sehr oft, ja beinahe täglich noch trübe war. Der Winter aber brachte mir wieder ein ganzes Heer von Schmerzen; erst der folgende Frühling und besonders der Sommer halfen mir wieder etwas auf die Beine. Aber im Winter 1887 steigerten sich die Blasenschmerzen wiederum mit jedem Tage; der Urin floß immer spärlicher, ward trüber, und ich mußte 3 Wochen das Bett hüten. Meine körperlichen Kräfte schwanden immer mehr, so daß man glaubte, eine Art Abzehrung habe sich eingestellt. Am Unterkörper war ich zumeist kalt und konnte mich trotz des geheizten Zimmers, der fünf Unterbeinkleider, 3 Paar Strümpfe nicht erwärmen; es ging abwärts mit mir. Der Arzt sagte, ich soll mich nur recht warm halten, und gegen das Blasenleiden verordnete er theils Wildunger-, theils Kronenquellwasser, wovon ich etwa 150 Flaschen leerte. Auf vielseitiges Anrathen entschloß ich mich, sobald die Witterung es erlaubte, nach Wörishofen zu gehen."

Der Patient sah sehr abgemagert und elend aus, hustete aber nicht. Ich gab ihm gute Hoffnung auf Wiederherstellung. Schon am dritten Tage bekam er eine bessere Gesichtsfarbe, die Schmerzen nahmen von Tag zu Tag ab, der Urin floß reichlicher und heller, und nach 4 Wochen erklärte er: „Nun bin ich wieder der frohe, heitere und gesunde Mensch wie ehedem, — dies hat das Wasser gethan."

Der Erfolg war ein außerordentlich günstiger. Ein Arzt, der sich speziell mit Blasenleiden beschäftigt, erklärte den Herrn für vollständig hergestellt und war ganz erstaunt über den Heilerfolg.

Die Anwendungen waren: Anfangs einige Mal Leibstuhldampf mit Zinnkrautabsud; ferner 3 Wochen lang Vor- und Nachmittags Oberguß und Wassertreten; später Sitzbäder und Oberguß abwechselnd täglich; außerdem Anfangs Thee von Zinnkraut und Wachholderbeeren.

Anderes Blasenleiden.

Ein Lehrer berichtet: Meine Krankheit wird von den Aerzten bezeichnet als „nervöser Reizzustand der Blase und des Unterleibes." Seit ungefähr 15 Jahren leide ich an Urinbeschwerden, bald mehr, bald weniger. Mit Beginn dieses Frühjahres stellte sich das Leiden wieder in besonders hohem Grade ein. Oft mußte ich in einer Nacht 15—20 Mal unter heftigem Drang den Harn lassen. In dem reichlichen Niederschlage fanden sich viele Salzkrystalle, später auch Schleim. Dabei litt ich an hartnäckiger Stuhlverstopfung, Blähungen, oftmals besonders Nachts an heftigem Erzittern des Körpers, hauptsächlich des Unterleibes, verbunden mit Kältegefühl, zuweilen auch an nervösen Zuckungen in den Beinen. Vollständige Appetitlosigkeit und Schlaflosigkeit haben mich sehr geschwächt.

Die Anwendungen waren folgende:

1) in jeder Nacht Ganzwaschung;
2) den einen Tag einen kurzen Wickel, den andern ein in warmes Salzwasser getauchtes Hemd anziehen;
3) täglich eine Tasse Zinnkrautthee, worin 20 zerstoßene Wachholderbeeren mit abgesotten waren, trinken; so 3 Wochen lang.

In kurzer Zeit stellten sich Schlaf und Appetit ein und eine Krankheitserscheinung schwand nach der anderen. Nur blieb noch Mattigkeit und Schmerz in den Beinen zurück. Dagegen Folgendes:

1) Früh ein Oberguß;
2) Nachmittags ein Kniguß;
3) manchmal ein Halbbad.

Die letzten Reste der Krankheit waren bald verschwunden.

Blasenstein.

Ein Herr in den schönsten Jahren erkrankte. Er bekam heftige Schmerzen in den Nieren, und es wollte durchaus kein Wasser mehr abgehen. Herbeigerufene Aerzte erklärten, es sei ein Stein in der Blase, der aber nur durch Operation entfernt werden könne. — Der Kranke wollte sich dazu durchaus nicht verstehen.

Den kranken Herrn besuchte ein Bekannter, um sich über sein Leiden zu erkundigen. Diesem klagte der Patient seine Noth und erhielt den Rath: Mittags, Abends und Morgens ein warmes Sitzbad von Zinnkraut zu nehmen, und vor jedem Bad eine Tasse Thee von Zinnkraut zu trinken. In 36 Stunden ging ein Stein ab in beinahe Wallnußgröße. Plötzlich war aller Schmerz weg und der Mann gesund.

Blattern.

Was Scharlach im Kleinen, das sind die Blattern im Großen. Giftig ist schon der Scharlach, giftiger sind die Blattern, seien es die weißen oder die schwarzen. Die Behandlung bleibt für alle Fälle dieselbe. Man sagt gewöhnlich, wenn die Blattern nicht hervortreten, muß der Kranke daran sterben. Darum kann nichts Besseres gethan und sorgfältiger gethan werden, als so schnell wie möglich den Blatternstoff an die Oberfläche der Haut zu leiten, um so im Inneren die ärgste Vergiftung zu verhüten und eine rasche Ableitung vorzunehmen.

6 Personen, die an den weißen Blattern erkrankten, wurden geheilt, indem dieselben so oft gewaschen wurden, als die Hitze recht groß, die Bangigkeit fast nicht auszuhalten war. Anfangs war es jede Stunde nothwendig, später alle 2 Stunden, nach längerem Verlauf im Tage nur noch 2—3 Mal. Am siebenten Tage waren die 6 Kranken vollständig gesund. Gegessen haben sie bereits nichts, was am besten ist, getrunken ziemlich viel, was nicht schadet, wenn nur in kleinen Portionen getrunken wird. Daß alle Patienten dies beachteten! Viel Trinken auf einmal löscht den Durst nicht nachhaltig und vermehrt die Bangigkeit.

Ich selbst mußte oft staunen, wie durch obige Behandlungsweise, durch die einfachen Waschungen, die Blattern stets auf der Oberfläche der Haut erschienen. Sie zeigen sich als kleine, spitzige Erhöhungen, aus der Haut hervortretend, ähnlich den Fröschen, die über das Wasser hervorschauen. Man wasche ohne die geringste Scheu. Je bälder und pünktlicher solches geschieht, desto schneller entwickeln sich die Bläschen, desto rascher wird der

Giftstoff ausgeleitet. Ehe er zu den Geschwüren sich entwickeln kann, wird er, wenn ich so sagen darf, gleichsam weggewaschen.

Noch Eines: Man gönne den Kranken auch die frische Luft, die ehedem so sehr mißgönnte und gefürchtete. Immer sei eine, wenn auch kleine Stelle geöffnet, bei der sie eindringen kann.

Das Waschen geschehe so schnell, daß höchstens 1 Minute zu einer Waschung gebraucht werde. Auf diese Weise können bei Erwachsenen ebenso leicht die Blattern, wie bei den Kindern der Scharlach geheilt werden. Bemerkt sei noch, daß die gelindeste Anwendung die beste ist.

4 Personen litten an denselben Blattern. Sie wurden geheilt, indem sie statt der Waschungen täglich 2—3 Mal ein nasses Hemd anzogen, welches der spanische Mantel gut ersetzt hätte. Nach 1 Stunde wurde das Hemd abgenommen und erst wieder angelegt, wenn Hitze und Bangigkeit groß waren. Die letzten Tage geschah dieses höchstens noch 1—2 Mal. Nach 8 Tagen war die ganze Kur vorüber, und von den schrecklichen Narben, die manches Antlitz für's ganze Leben entstellen, war keine, auch nicht die geringste Spur zu sehen.

Fritz kann nicht mehr gehen, er ist todmüde an allen Gliedern. Sein Aussehen ist zum Erschrecken. Heftiges Kopfweh und lästige Uebelkeiten befallen ihn, und es drückt ihn gewaltig auf der Brust. Man ruft den Arzt. Dieser erklärt, das seien sichere Symptome der Blattern; es brauche indeß zur Entwicklung derselben noch 3 Tage. Ein Abführmittel könne nicht schaden, sonst aber lasse sich nichts thun. Fritz war damit nicht zufrieden, und da er vom Wasser gehört, ließ er sich eine Wanne mit Wasser in's Zimmer bringen, unmittelbar neben das Bett. Jede Stunde steigt er in's Wasser und wäscht sich mit einem rauhen Handtuche kräftig ab; in ganz kurzer Zeit, in kaum 1 Minute ist jedes Mal die Arbeit fertig. Innerhalb 18 Stunden hat sich der Kranke 18 Mal gewaschen.

Bevor der Arzt wieder kam, war Fritz gesund und von seinem Blatternansatz gründlich geheilt. Gegessen hat er in dieser Zeit nichts und getrunken nur das liebe Wasser.

Soeben höre ich von einem Freunde, daß er, meinem Rathe folgend, ganz auf diese Weise 4—5 Personen, die plötzlich vom Fieber befallen worden waren, und bei denen mit Grund der Ausbruch der Blattern befürchtet wurde, in wenigen Tagen heilte.

Herrschen an irgend einem Orte die Blattern, Scharlach, Ausschlagkrankheiten, und zeigen sich Krankheitssymptome, so beginne man möglichst bald mit der Anwendung. Ein zuwartendes, rein beobachtendes Verfahren, „was da wohl sich entwickeln möge," ist stets vom Uebel. Das Feuer greift weiter und verzehrt rasch die Kräfte. Wer sofort löscht, löscht am leichtesten. Nach wenigen Tagen schon kann die Rettung zu spät kommen.

Sobald ein Kind oder ein Erwachsenes über Kopfweh, Beengung, schweren Athem, Husten klagt und sagt, daß aller Muth gebrochen, alle Kraft gelähmt sei, so sind dieses ebensoviele Fingerzeige, daß die Zeit der Anwendung gekommen. Selbst in Fällen, in denen man sich täuschte, können letztere (die Anwendungen) nie Schaden bringen.

Im Allgemeinen wiederhole ich an dieser Stelle folgende Regeln:

Die Waschungen seien so kurz als möglich und erstrecken sich auf den ganzen Körper des Patienten.

Das Zudecken (Abschließen der äußeren Luft) nach der Anwendung geschehe sorgsam, nicht zu übermäßig. Man sorge für stete Erneuerung der frischen Luft (gute Lüftung), verhüte nur, daß der Luftstrom dem Kranken direkt in das Gesicht wehe.

Die Wiederholung des Waschens bei jedesmaligem Steigen der Hitze und der Bangigkeit werde genau eingehalten.

Niemals dränge man einen Kranken, insbesondere einen Schwerkranken zum Essen. Der Magen kündigt durch Hunger an, wann er zur Arbeit wieder aufgelegt ist. Aufgedrungene Speisen läßt er unverändert liegen. Sie belästigen und sind zuweilen ein Haupthinderniß der Genesung, zuweilen die einzige Ursache eines Rückfalles.

Welche Thorheiten werden in dieser Beziehung oft, sehr oft aus Unwissenheit, besonders auf dem Lande, begangen! Alles kommt zum Krankenbett und nöthigt in übelverstandenem Eifer und in schlimmwirkender Wohlmeinung das Essen, das Trinken auf. Man bringt dem Kranken Süßigkeiten u. A., was in solchem Zustande die Wirkung des Giftes thut. Man begeht, wie gesagt, unglaubliche Thorheiten und sündigt unwissend schwer gegen die Gesundheit.

Meldet sich der Appetit, bittet der Kranke um Festes, um Flüssiges, so gebe man ja recht wenige, einfache (nicht viel gesalzen, nicht gewürzt), milde, leicht verdauliche Speisen, niemals bis zur vollen Sättigung. Ich empfehle als Beigabe namentlich gut eingekochte Früchte. Wasser,

Wasser mit etwas Wein, Milch sind das beste Labsal. Man hüte sich, den Conditor, den Zuckerbäcker zum Krankenfütterer zu machen.

Man hat bereits mancherorts begonnen, bei Blattern=epidemien das Wasser als Heilmittel anzuwenden, in vielen Fällen leider viel zu schroff und abschreckend. Es wäre nur zu wünschen, daß die Anwendung noch viel allgemeiner und in der Praxis viel gelinder, leichter*) würde; zahlreiche Menschenleben könnten so gerettet werden. Nach meinen bisherigen Erfahrungen wage ich die Behauptung: kein an Blattern Erkrankter, der nicht außer den Blattern ein anderes schweres Leiden hat, würde (wenige Fälle ausgenommen) dieser Krankheit unterliegen. So oft ich lese, wie in einem Jahre Hunderte und Tausende von dieser Seuche, vielmehr der ihr vorangehenden und sie begleitenden Fieberhitze hin=weggerafft werden, wandelt mich große Schwermuth an. Das Lösch=mittel steht parat, aber oftmals wird kein Tropfen zur Kühlung, zum Auslöschen der Hitze verwendet. Wer versteht solches? Daß die Wirkung und Heilkraft des Wassers endlich zur vollen Geltung komme!

Die Heilung der Blattern durch Wasser hat noch den speziellen Vortheil, daß der Giftstoff nie tief einfrißt, und daß deshalb nach solcher Behandlung niemals die ent=stellenden Blatternnarben das Gesicht für's ganze Leben kennzeichnen.

Die Waschungen, welche wir in unseren obigen Fällen verordnet haben, können ersetzt werden durch den spanischen Mantel, den man täglich 2 Mal, bei großen Hitzen 3 Mal um=legt, je 1—1½ Stunden lang. Man versäume es nie, nach jeder Anwendung den Mantel sorgfältig auswaschen zu lassen; er enthält jedes Mal eine Menge giftiger Stoffe.

Eine weitere Anwendung besteht darin, daß man zu Bette liegend, ein 2fach zusammengelegtes grobes Linnen in's Wasser taucht, es auf Brust und Unterleib legt in Form des Oberauf=schlägers (s. Aufschläger) und nachher in derselben Weise den Unteraufschläger folgen läßt. Bei großer Hitze kann dieses Verfahren in einem Halbtage 2—3 Mal wiederholt werden.

---

*) Dem wildesten Stier wird die Kraft gebrochen durch den kleinen Ring, den man in seine Nüstern bringt. Man kann ihn führen, wohin man will. Die gelindeste Anwendung ist der Ring, den ich der gefährlichsten Krankheit sozusagen in die Nüstern schlage.

Blut=Armuth (Bleichsucht).

Weil der ganze Körper aus Blut gebildet ist und der ganze Körper seine Größe, seine Kraft und Ausdauer vom Blute hat, so ist nothwendig: wer gesund bleiben und lang leben will, der muß gutes Blut und hinlängliches Blut haben. Die Natur bereitet aus Speise und Getränk das nothwendige Blut, und man kann mit Recht sagen: wer gutes Blut hat, ist gesund, und wer viel Blut hat, ist ausdauernd; und wo wenig oder schlechtes Blut bereitet wird, werden alle möglichen Krankheiten eintreten können.

Zu einer guten Blutbildung ist vor Allem nothwendig eine gute, gesunde Luft, viel Licht, eine gute entsprechende Nahrung, welche gutes Blut geben kann, und die erforderliche Bewegung — Thätigkeit des Körpers. Gehen diese nothwendigen Bedingungen ab, dann wird auch das Blut abnehmen, und sind die Nährstoffe nicht gut, dann wird zur Blutabnahme auch noch krankhaftes Blut bereitet werden.

Blut=Armuth kann auch eintreten, wenn man Blut verloren hat durch Verwundungen, Aderlaß und andere Blut=Verluste.

Wer blutarm ist, der ist auch schwächlich oder krank.

Ein Bild der Blut=Armuth ist der Bleichsüchtige. Das Gesicht des Bleichsüchtigen ist blaß, bleich, oft gelblich, bräunlich; besonders sind die Lippen und das Zahnfleisch abgestanden; die Augenlider sind matt, und so ist vorherrschend überall Schwäche, Magerkeit, Mangel an Wärme, gebückte Haltung — somit ein Bild der Krankheit. — Die weiteren Folgen sind: Herzklopfen, schwerer Athem, besonders beim Treppen=Steigen, Kopfweh, Kreuz=Schmerzen, Ohnmacht, Krämpfe, Magen=Krampf, Verdauungs=Schwäche. Neigung bekommen solche Leute oft zu Speisen, die weder der Natur zuträglich sind, noch ein gutes Blut geben können.

Als Heilmittel ist einzig sicher, daß der Kranke womöglich in frischer Luft verweilt, wenig im Zimmer, und dieses sei nur spärlich geheizt; die Kleidung sei ja nicht zu warm und schließe sich nie fest an den Körper an, damit überall die Luft eindringen kann. Solche Kranke sollen womöglich vermeiden: dumpfe Luft, wie im Keller, geschlossene Räume, rauchige Zimmer!

Solche Kranke sollen nur gute, leichtverdauliche Nahrung genießen: Milch, gutes Brod, gekochte Brod=Suppe und von ganz einfachem Mehl bereitete Speisen; sie sollen recht wenig auf einmal essen; 2—4 Löffel voll Milch und dieses öfter ist am besten; weil wenig Magensäfte vorhanden, wird sie nicht schnell verdaut und darum schlecht im Magen. Bewegung und Arbeit im Freien (aber nie über die Kräfte arbeiten!) ist gut zur Vermehrung des Blutes, und die Gesundheit kommt dann von selber.

Die Anwendungen mit Wasser sind folgende: In der Woche 3—4 Mal in der Nacht vom Bett aufstehen, sich ganz waschen und gleich wieder in's Bett; in's Wasser stehen bis über die Waden, 1 Minute lang; gleich darauf kommen auch die Arme in's Wasser, in der Woche ungefähr 2—3 Mal.

Ist der Bleichsüchtige recht schwach und hat er wenig Naturwärme, so soll Anfangs nur warmes Wasser genommen werden, sowohl für die Waschungen als für die Bäder; in das Wasser kann auch Salz oder Essig gemischt werden. Um den Appetit zu befördern, ist recht gut täglich 3 Mal, jedesmal 2—3 Eßlöffel voll, Wermuth-Thee einzunehmen. Ein vorzügliches Mittel gegen Bleichsucht ist auch täglich 2 Mal jedesmal 1 Messerspitze voll Kreidemehl in 4—6 Löffel Wasser einnehmen.

Hat sich durch bezeichnete Anwendungen der ganze Zustand gebessert, dann können statt Waschungen und Fußbäder Halbbäder in der Woche 2—3 Mal genommen werden; dann wird Ober- und Knieguß, nicht zu oft angewendet, seine Dienste thun.

Ein armes Dienstmädchen wird nicht leicht bleichsüchtig.

Blutarmuth bei einem Kinde: Eine Mutter bringt einen Knaben, 5 Jahre alt. Der Knabe ist wohlbeleibt, hat eine recht gute Haltung, ist also recht gut gebaut, aber im Gesicht so bleich, daß die Farbe mehr die eines Todten ist, als eines gesunden Kindes. Das Kind hat weder Leben noch Muth, ist ohne Appetit, hat auch keine Kraft, kurz, das Kind ist so blutarm und der ganze Organismus so unthätig, daß es mehr einem Greise ähnlich sieht. Mehrere Aerzte haben das Kind behandelt, geholfen hat nichts. Zwei Aerzte haben recht viel Wein zu trinken befohlen; doch der Zustand blieb der gleiche, und das Kind hatte gegen den Wein wie gegen alle Kost die größte Abneigung. Was ist hier zu thun?

1) Jeden Tag dem Kinde ein Hemd anziehen, in warmes Wasser getaucht, in welchem Heublumen gesotten wurden.

2) Jeden Tag den ganzen Knaben waschen mit Wasser und Essig.

3) Womöglich im Zimmer barfuß gehen lassen; auch in's Freie, in frische Luft gehen. Zu essen und zu trinken geben einfache Hausmannskost: Wasser, Milch (aber immer nur kleine Portionen, 2—3 Löffel voll); so 14 Tage lang. Nach dieser Zeit:

1) Täglich in nicht zu kaltem Wasser gehen lassen bis über die Waden, 3—5 Minuten lang.

2) Täglich einmal ganz waschen mit Wasser und Essig.

3) In der Woche 1 oder 2 Mal ein Hemd anziehen, in Salz- oder Heublumenwasser getaucht.

Mit diesen Anwendungen 14 Tage fortmachen und dann dieselben höchstens halb so oft gebrauchen.

Blutbrechen und Blutsturz.

Wenn sich eine Blutung einstellt, so fragt es sich, ob das Blut aus dem Magen oder aus der Lunge kommt. Auf Lungenblutung kann man schließen, wenn das Blut unter Husten entleert wird und hellroth und schaumig aussieht; hingegen auf Magenblutung, wenn es durch Erbrechen entleert worden und von dunkelbraun-rother, kaffeesatzartiger Farbe, klumpig und geronnen ist. Blutbrechen ist stets erschreckend und erheischt Vorsicht, da es immer größere oder geringere Gefahren in sich schließt.

Kommt das Blut aus dem Magen, wer weiß, welches Aederchen gelitten hat, ob und wann das Brechen sich wiederholen wird. Eine Vernachlässigung könnte Blutarmuth oder eine schwere Krankheit zur Folge haben. Man suche darum die wunde Stelle schnell zu heilen, und das Blutbrechen aus dem Magen hat keine Bedeutung.

Von größerer, oft recht großer Gefahr ist das Blut-brechen aus der Lunge. Man schaffe deshalb möglichst schnelle Abhilfe.

Bei beiden Arten des Blutbrechens ist Thee von Zinn-kraut immer ein erstes Hauptmittel wegen seiner zusammenziehenden Kraft. Ergießt sich das Blut aus der Nase, so ziehe man nach Können öfters solchen Thee durch die Nase ein. Kommt es aus dem Munde, so nehme man alle 2—3 Minuten ein paar Löffel solchen Thee's ein. — In der Regel stillt derselbe sehr schnell. Der Thee werde selbst nach vollständiger Stillung noch eine gute Zeit genommen. Mir persönlich ist kein Fall bekannt, in dem Zinn-kraut nicht rasche Hilfe gebracht hätte.

Stellt sich das Blutbrechen öfter ein, so müssen die Ursachen erforscht werden. Es ist dann entweder die Lunge krank und der Patient gehört zu den Schwindsüchtigen, oder es findet ein zu starker Blutandrang nach dem Kopfe statt, der gehoben werden muß (s. „Congestionen"), oder es rührt von Magengeschwüren her.

Der Blutsturz, den die Verletzung eines edleren Blutorganes zur Folge hat, sei hier nur erwähnt. Da hat gewöhnlich alle Hilfe ein Ende. Meistens tritt plötzlicher Tod ein.

Hier ein Wort über das Nasenbluten. Viele Menschen
haben sehr häufiges Nasenbluten und machen sich nichts daraus,
weil es ihnen darauf „wohl" wird. Dennoch ist und bleibt dieser
Zustand ein krankhafter, dem sicher früher oder später eine schwere
Krankheit folgen wird. Abgesehen von allem Andern muß nothwen-
diger Weise allmählig Blutarmuth, schwaches Blut u. s. w. eintreten,
und damit die bekannten Zustände: Angst, Furcht, Erschrecken, Aengstlichkeit, Skrupulantenthum der verschiedensten Art. Als gute stillende
Mittel beim Nasenbluten werden häufig gepriesen, den Betreffenden
ohne sein Wissen zu erschrecken, ihm Wasser in's Genick zu gießen,
ihn verschiedene Haltungen des Kopfes einnehmen zu lassen.

Ich bin gegen all' diese oft das Gegentheil wirkenden Manöver.
Das einzig Richtige scheint mir zu sein, daß man den Blutlauf
in geregelten Gang zu bringen sucht, das übermäßig zum Kopfe
steigende Blut in den Unterleib und in die Füße lenkt, die bei
solchen Zuständen regelmäßig blutarm sind, woraus sich dann später
allerhand Schwächen und Gebrechen bilden.

Zu dieser Ableitung des Blutes nach unten helfen vortrefflich: Anfangs ein warmes Fußbad mit Asche und Salz,
15 Minuten lang, in der Woche 2—3 Mal; desgleichen wöchentlich
2—3maliges Gehen auf nassen Steinen und 2—3 kurze
Wickel. Ist die Natur erst erstarkt, so thun weiter vorzügliche
Dienste der Ober- und Unterguß und Halbbäder mit Waschung
des Oberkörpers, wöchentlich je eine Anwendung.

Ein Nasenbluten gibt es, das nicht bloß bedenklich ist,
sondern leicht den Tod bringt. Ein Mädchen mit 15 Jahren, das
in der Zeit der Entwicklung war, verblutete vollständig innerhalb
2 Stunden. Wie durch eine Röhre strömte alles Blut aus der
Nase, das Bluten endete mit dem Tode (sog. Bluterkrankheit).

Mir selbst kam der Fall vor, daß ein Mädchen mit
16 Jahren in ungefähr 1½ Stunden durch die Nase drei Lavoirs
reines Blut verlor. Die zunehmende Todtenbläße und die anrückende
Schlafsucht ließen das Aergste befürchten. Nachts 2 Uhr wurde
ich schleunigst gerufen, die Verblutende zum Sterben vorzubereiten.
Alle Hausmittel waren erschöpft, ein Arzt nicht zur Stelle. Ungesäumt ließ ich ½ Gießer mit Wasser auf den Kopf spielen, die
andere Hälfte auf den oberen Rücken. Fast augenblicklich hörte
das Bluten auf. Das Mädchen lag mehrere Stunden ruhig, aber
in seiner Schwäche mehr oder weniger bewußtlos da. Kaum hatte
es sich etwas erholt, so meldete sich das Nasenbluten wieder. Der
Guß wurde wiederholt und erzielte dieselbe Wirkung. Zur Hebung

der Schwäche nahm die Kranke — Appetit und Durst fehlten gänzlich — jede Halbstunde 2—3 Löffel Milch; nach 2 Tagen konnten bereits Kraftsuppen folgen, die im Wechsel mit Milch und in überaus geringen Portionen genommen, allmählig dem so arg geschwächten Körper etwas aufhalfen. Der Oberguß wurde täglich pünktlichst vorgenommen. Die Blutungen blieben aus, dagegen meldete sich binnen Kurzem ein recht guter Appetit. In 4—6 Wochen erholte sich die Kranke sichtlich, in ½ Jahre fühlte sie wohl im Innern noch Schwäche, im Aeußern war das Aussehen blühend wie früher. Die beginnende Entwicklung mag, wie im ersten Fall, Ursache der Blutung gewesen sein.

Blutfluß.

Ein Hausvater kommt und erzählt Folgendes:

Meine Frau hat schon länger den Blutfluß, und ist am Sterben; bis ich heimkomme, ist sie vielleicht schon gestorben. Aerztliche Hilfe gibt es keine mehr. Gibt's denn gar kein Mittel?

Ich gab dem Manne den Rath: Die Frau soll Anfangs nach je ¼ Stunde 2—3 Eßlöffel voll Zinnkrautthee nehmen, später täglich je 2 Löffel voll. 2) Auf den Unterleib ein Tuch legen, in halb Wasser und halb Essig getaucht, 2 Stunden lang und nach je 20 Minuten wieder frisch eintauchen. Die Blutung hörte rasch auf, und das Weib hatte bloß noch 2 Mal jedesmal ½ Stunde solchen Ueberschlag anzuwenden.

Um wieder Blut zu bekommen, hat die beste Wirkung hervorgebracht: in jeder Stunde 2 Eßlöffel voll Milch zu der gewöhnlichen Hausmannskost. Nach 4 Wochen konnte dieses Weib ihren Hausgeschäften wieder nachkommen.

Bemerkt sei hier, daß solche Anwendungen nur im Nothfalle angezeigt sind, bis ein Arzt zur Stelle ist.

Blutvergiftung.

Eine Hausmutter hat sich an einem Finger ganz unbedeutend geritzt, sie weiß nicht, ob an einem Nagel oder Holzsplitter, beachtete diese Kleinigkeit gar nicht, ging am Abend in's Bett ohne den Schaden näher anzusehen; er schien ihr zu unbedeutend. In der Nacht schon wacht sie auf, empfindet im Finger einen schmerzhaften Krampf, große Uebelkeit, Brechreiz bis zum Erbrechen. Der Schaden war an der linken Hand, und sie empfindet auch Schmerz und Krampf am rechten Fuß. Die Hand schwillt stark an bis an den Ellenbogen, wird feuerroth, und innerhalb 10 Stunden tritt am ganzen

Arm ein fast unausstehlicher Schmerz ein. Die Adern bis zu dem Ellenbogen treten stark hervor, und sind ganz dunkel. Arzt war keiner im Ort, und es war sichtbar die höchste Gefahr im Verzug, es werde die Blutvergiftung die Herrschaft bekommen. Die Röthe war bereits über den Ellenbogen schon zur Hälfte auf den Oberarm gekommen.

Heublumen wurden mit siedendem Wasser übergossen, und die ganze Hand wurde mit so heißen Heublumen, als sie dieselben nur ertragen konnte, eingewunden. Der ganze Arm wurde mitsammt dem Verband in das heiße Heublumenwasser gelegt, acht Stunden lang. Diese Heublumen zogen wie ein Zugpflaster am ganzen Arm, und so ist es denselben gelungen, die Giftstoffe aus dem Blut auszuziehen. Mithin wieder ein Beweis, wie schleunigst eingewirkt werden soll, wenn die Zeichen einer Blutvergiftung sich zeigen. Vielleicht wäre nach 1—2 Stunden die Hausfrau schon ein Opfer des Todes geworden. Bemerkt soll noch werden, daß selbst die Zunge schon eine bläuliche Farbe bekommen hatte. Nach 36 Stunden war auf der flachen Hand die Haut von allem Fleisch so abgelöst, daß sie hätte abgezogen werden können. Als die Krämpfe in dem Finger nachließen, hörte auch natürlich alle Uebelkeit auf.

Blutzersetzung.

Auf der Heimreise von einer Fastenpredigt besuchte ich einen Pfarrer. Ich hatte auf dem Wege zufällig erfahren, daß man sein baldiges Ende erwarte. Ich trat ein. Der geistliche Herr saß im Lehnstuhle und erzählte: „Ich habe 25 Löcher und Wunden am Leibe. Sie sehen hier im Gesicht 5 Pflästerchen. Deren habe ich 20 am Leibe. Ganz schnell entstehen kleine Geschwüre mit brauner Flüssigkeit. Setze ich ein Pflästerchen auf, so hält es 1 Tag; beim Wegnehmen bleibt gewöhnlich etwas abgestandenes, faules Fleisch hängen. So leide und dulde ich schon seit Monaten, und Hilfe bekomme ich keine mehr. Quälender noch als die Wunden am Körper empfinde ich den entsetzlichen Eckel im Gaumen, den ich Niemanden beschreiben kann. Theurer geistlicher Mitbruder, wissen Sie einen guten Rath für einen Armen, dann geben Sie ihn bald; — mir scheint es höchste Zeit." Ich rieth dem Bedauernswerthen, er solle täglich alle 2 Stunden 4—6 Löffel Thee von Salbei und Wermuth nehmen, daß ihm der Eckel aus dem Gaumen schwinde. Dann verließ ich ihn auf Wiedersehen in der Ewigkeit.

Nach 5 Tagen kam wirklich ein Bote, doch nicht mit der erwarteten Todesnachricht, sondern mit der Freudenkunde, der Eckel sei aus dem Gaumen entfernt, und der Kranke spüre schon Verlangen nach Speise. Der erste Rath habe so vortrefflich gewirkt, ich möchte bald einen zweiten geben. Ich ließ ihm melden, er solle während 14 Tagen täglich mit frischem Wasser Ganzwaschungen vornehmen oder vornehmen lassen, die einzelnen Waschungen so kurz wie möglich. Von Neuem kam die Meldung, der Zustand mache sich, der Appetit sei im Steigen. Ich verordnete als weitere Anwendungen durch einige Wochen abwechselnd den einen Tag den spanischen Mantel, den andern eine Ganzwaschung. Nach 14 Tagen las der Pfarrer wieder die erste hl. Messe. Es folgten noch wöchentlich je ein Kräuterbad zu 28° R. aus Heublumen bereitet, am Schlusse mit kalter Abwaschung, und kalte Halbbäder (mit Waschen des Oberkörpers) im Wechsel mit Ganzwaschungen, den einen Tag die erste, den andern die zweite Anwendung. Der geistliche Mitbruder genas vollkommen und lebte noch 24 Jahre berufsfreudig in seinem Amte als Pfarrer bis zum Ende seines Lebens.

Ein Mann kommt und erzählt: 2½ Jahre bin ich krank, und Niemand kann mir helfen. Vor zwei Jahren sind mir beide Füße stark geschwollen und wurden bis zu den Knieen herauf ganz blau. In jeden Fuß brachen 2 Löcher, aus denen viel Blut und Eiter lief. Als die Füße etwas besser wurden, schwoll der rechte Arm stark an, wurde ebenfalls ganz blau, und auch in ihn brachen Löcher. Der Arm ist jetzt wieder besser; ich habe aber eine Geschwulst und Schmerzen auf dem Rücken, auf dem obern Kreuz. Manchmal ist mir der Leib stark aufgetrieben, und ich habe darin große Schmerzen. Aber noch viel ärger als die erzählten körperlichen sind meine geistigen Leiden. Ich soll oft schon ganz verwirrt geredet haben. Wenn's erlaubt wäre, hätte ich schon oft meinem Leben ein Ende gemacht. Man hat oft gesagt, es sei mir angethan. Doch sei ihm, wie ihm wolle, ich kann nicht mehr elender werden.

Ich verordnete: Sieden Sie Haberstroh, tauchen in solches Haberstrohwasser einen Getreidesack und schlüpfen hinein wie in ein Beinkleid bis unter die Schultern. So werden Sie eingewickelt in eine Wolldecke, bleiben 2 Stunden darin und gehen dann, so gut Sie können, Ihren Geschäften nach. Den zweiten Tag tauchen Sie ein grobes Hemd ebenfalls in solches heißes Wasser, ziehen es ausgewunden an und lassen sich in eine Wolldecke einwickeln. Am dritten Tag nehmen Sie einen kurzen Wickel, getaucht in warmes Haberstrohwasser, 1½ Stunden lang. So wird 14 Tage fortgemacht.

Nach 14 Tagen waren alle Geschwulste beseitigt, ein Fuß geheilt, der andere hatte noch eine kleine Oeffnung; der Appetit stellte sich ein, und der Bauer mußte jeden dritten Tag eine von den 3 Anwendungen im Wechsel vornehmen. Nach 3 Wochen war Körper und Geist in Ordnung.

Bruchleiden.

Ein besonders hervorragendes und häufiges Leiden unserer Zeit sind die Leibschäden, Brüche der verschiedensten Art. Oft erscheinen sie plötzlich wie die Schwämme im Walde über Nacht, oft künden sie sich am Körper durch besonders schmerzende Stellen an. Alle die damit Behafteten zählen unter die Presthaften, d. h. unter diejenigen, die nicht mehr zu allen Arbeiten fähig sind; denn jeder Bruch schließt stets die Gefahr nicht nur heftiger Leiden, sondern bei Unvorsichtigkeit sogar die des Todes in sich.

Diese Zustände kommen hauptsächlich bei schwächlichen Naturen vor. Deshalb kann das Zeitalter der Verweichlichung viele solche Früchte aufweisen. Ich bin der vollsten und festen Ueberzeugung, wenn eine vernünftige Abhärtung gepflegt würde von Jugend an, wenn nur reelle, nahrhafte, vernünftige Kost genossen würde und keine verkünstelte, verfeinerte und so vielfach verdorbene, so träten alle diese Uebel höchst selten auf und meistens nur in Fällen, in denen gewaltsame Einwirkungen auf den Körper geschähen durch Schlag oder Stoß.

Vor 50 Jahren kannte man wenig „gebrochene Leute" in einem Dorfe; in einem Städtchen konnte man die Zahl an den Fingern zählen. Heutzutage kommen vielleicht 20 Personen zusammen, und 3—4 derselben haben einen Leibschaden. Gewöhnlich suchen die Betroffenen zu allem Unglück hin ihr Uebel so viel wie möglich verborgen zu halten. Man hört's nicht gern, wenn es heißt, der hat einen Bruch. Bei Manchem klingt dieses fast wie eine Ehrenbeleidigung, die ihn roth macht bis über die Ohren. Thorheiten! Es unterbleibt so die nothwendige Pflege, und das kleinere Uebel wird zum größeren. Bruchleiden triffst Du nicht bloß bei Solchen, die Tag für Tag mit schwerer Arbeit sich abmühen müssen; Bruchleiden genug findest Du auch in den besseren und höheren Ständen. Wie leicht und schnell ist's geschehen! A. bekam seinen Leibschaden auf dem Abort. B. hüpfte über einen kleinen Graben, er war gebrochen. C. litt viel durch übermäßige Gasbildung. Ein Unbedeutendes, eine Kleinigkeit, und das Bauchfell hatte einen Riß. D., ein Priester, predigte soeben begeistert; mit einem Bruch stieg er von der Kanzel.

Mich schmerzt es jedesmal tief (gerade weil großenteils wenigstens so leicht vorgebeugt werden könnte), wenn ich höre, daß ein sonst gesunder, kräftiger Körper diesen Schaden gelitten, daß wieder ein Mann im schönsten, kräftigsten Alter zu den Invaliden gehöre. Fast muß ich es so heißen; denn eine große Anzahl Bruchleidender muß das Berufsleben vor der Zeit verlassen, oft schon mit 40, mit 50 Jahren, und selten ist Solchen eine Woche gegönnt, in welcher die Beschwerden des Bruches nicht den Hauptbalken am täglichen Kreuze ausmachen. Wer es erfahren hat, weiß, daß ich nicht fasele, nicht übertreibe. Man sollte sich wahrlich mehr Mühe geben, nach den Ursachen des gewaltigen Ueberhandnehmens gerade dieses Uebels zu forschen, m. a. Worten, der verweichlichten, geschwächten Menschheit aufhelfen. Wohin sollen wir denn kommen?

Ich habe schon von einer vernünftigen, gemäßigten Wasserkur gesprochen. Es lohnt sich wahrlich der kleinen Mühe und der geringen damit verbundenen Opfer, wenn durch sie nur diesem einzigen Uebel gesteuert wird.

Der Bruch ist ja (Ausnahmen abgerechnet; siehe unten, wo wir von Kindern reden), doch nicht angeboren oder angeschaffen, sondern erst eingetreten in Folge von angeborener oder später eingetretener Schwäche. Gar leicht hätte diese durch Abhärtung, speziell durch Abhärtung mit Wasser, ferngehalten oder beseitigt werden können. Ob die sogenannte „bessere Welt" endlich klug wird? Ich zweifle daran. Dir aber, braver und wackerer Landmann, wenn Du diese Zeilen gläubig liesest, rathe ich: nimm in der Woche 1 oder 2 Halbbäder oder ein paar kalte Sitzbäder (jedes Schaff ist gut genug.) Bald wirst Du deren kräftige Wirkung erfahren. Zu derlei Bädern brauchst Du keine bestimmte Zeit abzuwarten. Jede Stunde ist gut, und Alles in Allem: Ausziehen, Baden, Wiederanziehen dauert nicht länger als 4, höchstens 6 Minuten. Von der Arbeit weg kannst Du das Bad nehmen, und unmittelbar darauf kannst Du wieder an Deine Arbeit gehen. — Doch ich bin im größten Schweiße! Auch das hindert nicht, bade ruhig, Du hast nichts zu fürchten. Ueber diesen Punkt habe ich mich bei den Halb- und Ganzbädern des Näheren ausgesprochen. Jedes Wort bei dieser verantwortungsvollen Sache ist reiflich erwogen, und erst ward lange Jahre versucht und praktizirt (gehandelt), bevor gesprochen und geschrieben wurde. Gehe bis zur Brust in's Wasser und wasche rasch und kräftig den Oberkörper ab; dann kleide Dich, ohne abzutrocknen, an und gehe rüstig wieder an Deine Arbeit. Nach 3—4 solchen Bädern brauchst Du keine Aneiferung und keinen herzhaften Vorsatz mehr; das Bad oder die Waschung wird fast Bedürfniß, und Du erweisest Deinem Körper diesen Liebesdienst mit Freuden. Und das Werk (der Erstarkung, Feiung) wird seinen Meister loben.

Ein Bauer klagte mir einmal über arge Schmerzen etwas oberhalb der Weichen. Der Arzt habe erklärt, es sei ein Leib= schaden im Anzuge. Ich rieth ihm, fleißig Ober= und Unter= aufschläger zu nehmen. Bald ließ der Schmerz nach. Der Bauer enthielt sich kurze Zeit der schwersten Arbeit und blieb von dem ange= kündigten Uebel frei. Diese Warnung hat ihn zur Besinnung gebracht und klug gemacht, er wurde von nun an ein eifriger Wassermann.

Zum Schluß noch die Frage: Können Leibschäden gar nie geheilt werden? Mehrere neue Leibschäden habe ich, selbst bei Erwachsenen, dadurch geheilt, daß die gebrochene Stelle mit Kampheröl kräftig eingerieben und darüber ein Pechpflaster, das Pech auf Wachsleinwand gestrichen, aufgelegt wurde. Fuchs= fett sodann ist und galt zu jeder Zeit als eines der allerbesten Mittel zur Heilung eines jungen Bruches. Man reibe alle 2—3 Tage die Bruchstelle mit solchem Fett ein und lege stets das Pech= pflaster darüber. Auf solche Weise heilte ich einmal einen Bruch, der bereits 7 Wochen alt war.

Bei Kindern kommen Bruchschäden verhältnißmäßig häufig vor. Die Ursache ist meistens, daß sie durch die Kost stark aufgetrieben werden, und so das Bauchfell an einer Stelle springt. Einem solchen Kinde bereite man täglich ein Haberstrohbad und ebenso täglich einen Ober= und Unteraufschläger, klein natürlich, wie sie für das kleine Geschöpf passen, und so lange, bis die Heilung eingetreten ist. Man reibe nebenbei sachte die leidende Stelle mit Kampheröl oder noch besser mit Fuchsfett. Solche Leibschäden heilen in kurzer Zeit, wenn sie nicht allzugroße Ausdehnungen haben, in welchen Fällen kaum an Heilung zu denken ist.

Für solche Leidende bleibt kein anderer Ausweg übrig, als daß ihnen ein Bruchband beschafft werde, das sie nach Anweisung des Chirurgen tragen.

Gerade die Mütter sollten Alles aufbieten, — auch das nenne ich in diesem Punkte allein die wahre Mutterliebe, — derlei Gebrechen von Anfang an und von Grund aus vorzubeu= gen. Es hängt viel davon ab, oft das ganze spätere glückliche oder unglückliche Leben ihres Kindes, der Schmerz oder der Trost der Eltern. Wenn Gott mir das Leben gibt, werde ich den Müttern einmal einige Winke und Rathschläge aufschreiben, wie sie ihre Klei=

nen von Geburt an vernünftig abhärten und pflegen sollen. Sie mögen nicht erschrecken vor dem kalten Wassermann; er hat für die Erziehung und für Alle, die dabei betheiligt sind, ein recht warmes Herz. An solche Mütter, die schwache Nerven haben und ihren Engeln vor lauter Einmummung und Einbauschung in Sammt und Seide und Wolle nicht einmal die frische Luft gönnen, werde ich mich nicht wenden. Nur solchen gilt's, denen daran gelegen ist, zur Heranbildung einer wieder lebensfähigen, starken Generation das Ihrige beizutragen. Auch alten Kindern dürfte die Lektüre der betreffenden Rathschläge nicht schaden. Doch wie gesagt: kommt Zeit, kommt Rath. Vielleicht macht der Herr des Lebens mir einen Strich durch die Rechnung. Und dann — ist's auch so recht und gut, und ich bin damit zufrieden.

Cholera.

Wie gefürchtet ist die Cholera! Vor zwei Jahren trat sie in mehreren Ländern als schreckliche Heimsuchung auf, und sie überlieferte dem Sensenmann zahllose Opfer. Gegen Ueberschwemmungen sicher zu sein, wirft man Dämme auf, man regulirt die Flüsse. Bei einem Waldbrande zieht man Gräben, daß das verheerende Element nicht weiter fresse. Ein solcher Damm und Graben gegen die Cholera, diesen entsetzlichsten Feind des Menschenlebens, wäre das Wasser. Es rettet aus der Gefahr und umgibt den oder die, so es richtig anwenden, mit einem Damm oder Graben.

Bei der Cholera herrscht der Grundsatz: Wer bald in Schweiß kommt, der ist gerettet. Wer nicht in starken Schweiß geräth, der ist verloren.

Einmal wurde ich Nachts elf Uhr zu einer armen Magd gerufen. Schon 20 Mal hatte sie Erbrechen gehabt, 20 Mal schon an starkem Durchfall gelitten. Der Arzt war 2 Stunden weit entfernt. Die Magd wollte zum Tode vorbereitet werden; denn, sagte sie, sie fühle nur zu gut, daß sie dieser schrecklichen Krankheit erliegen müsse. Hände und Füße waren einer Eismasse gleich, das Gesicht blaß, die Gesichtszüge eingefallen, die Zeichen der Auflösung waren da. Sofort versuchte ich die Sterbenskranke in Schweiß zu bringen, von dessen Zustandekommen nach meinem Urtheile alles abhing, Leben oder Tod. Schleunigst brachte die Hausfrau zwei große, grobe Leintücher. Ich ließ dieselben in heißes Wasser eintauchen, mehrfach zusammenlegen, auswinden und die fast heiße, dicke Ueberlage auf Brust und Unterleib decken. Unter dieselbe, auf den bloßen Leib, kam zuvor ein einfaches Tuch,

das in heißen Essig getaucht war, zu liegen.   Die nasse, heiße
Auflage umhüllte und schloß nach Außen ab ein Federbett, Alles
so warm und schwer, wie es die Kranke nur ertragen konnte.
Schneidend drang die Hitze in den Choleraleib, und in 15 Minuten
war der ganze Körper durchwärmt.   Nach weiteren 20 Minuten
perlten schon Schweißtropfen vom Gesichte.   Ich ließ die heiße Decke
nochmals in heißes Wasser tauchen.   In ganz kurzer Zeit hörten
alle Krämpfe auf, das Erbrechen und der Brechreiz verloren sich.
Um der von Außen wirkenden Wärme nach Innen entgegenzukom=
men, bekam die Kranke eine Tasse Milch mit Fenchel (1 Löffel
voll gemahlener Fenchel wird drei Minuten in Milch gesotten) so
warm als möglich zu trinken.*)   Die Kranke kam in reichlichen
Schweiß, und sie war gerettet.

Es durfte und darf in solchen Fällen nicht vernachlässigt wer=
den die Ausheilung, die nicht schwierig ist, aber wichtig.   Es
soll der Rekonvaleszent (der Genesende) täglich einen
Unteraufschläger (ein mehrfach zusammengelegtes Tuch unter
der ganzen Rückenlänge) nehmen, 1 Stunde lang; gleichfalls täg=
lich 1 Mal 1 Stunde lang einen Oberaufschläger (dasselbe
Tuch auf Brust und Unterleib), jedesmal gut zugedeckt.   Auch unsere
Kranke that so, und in 10—12 Tagen war sie hergestellt.   Ein
zweiter Fall wurde ebenso und mit demselben Erfolge behandelt.

Zwei Bemerkungen will ich hier nicht unterdrücken.

Wenn die oben angeführten Symptome, Kennzeichen der Krank=
heit, wie: heftiges Abführen, Erbrechen, Krämpfe u. s. w. erscheinen,
so soll man nicht säumen, solche Kranke alsbald in's Bett zu
bringen.   Landleute sind in dieser Beziehung gegen sich oft zu hart
und deshalb unklug.   Nach Innen gebe man einen warmen
Trunk.   Drohen krampfhafte Zustände einzutreten, oder wollen
die Füße eiskalt werden, so bringe man alsbald eine warme
Ueberlage auf den Leib, nicht länger als circa ¾ Stunden.
Ebenso lange lege man sich auf eine ebenfalls warme Unterlage.
Wiederholen sich die Krämpfe, so können die Ueberlage und die
Unterlage wiederholt werden.   Treten Wärme und Schweiß ein, so
hat man's gewonnen.

Vorsichtig sei man, bis Alles wieder in Ordnung ist, mit
Essen und Trinken.   Von der gewohnten einfachen Kost wähle

---

*) Der Fenchel, in Milch gesotten, wirkt außerordentlich bei Kolik
und choleraartigen Anfällen: er erwärmt, leitet die Gase aus und ist zugleich
Nahrungs= und Kräftigungsmittel.

man das Leichtere aus. Als Getränk diene am besten warme Milch, die Heil- und Nährmittel zugleich ist.

Wüthet die Cholera an einem Orte, so vertraue auf Gott und sei unverzagt! Wasche zur Vorsicht jeden Morgen und jeden Abend kräftig die Brust und den Unterleib; kaue täglich 10 bis 12 Wachholderbeeren, und sollten diese Dir abgehen, so kaufe Dir Pfefferkügelchen! Für 20 Pfennig erhältst Du eine große Anzahl. Täglich 2 Mal je 5 solcher Pfefferkügelchen erwärmen den Magen, unterstützen die Verdauung und leiten die Gase ab.

Cholerine.

Fast in jedem Orte zählt man jedes Jahr einige Fälle von Cholerine; mir selbst sind jährlich solche Kranken genug vorgekommen. Die Cholerine ist die Cholera im Kleinen, ein recht unlieber, wenn auch weniger gefürchteter Gast. In ihrem Gefolge sind heftiges Abführen, starkes Erbrechen, zuweilen stärkere oder schwächere Krämpfe.

Meine Anwendungen bei Cholerine sind genau dieselben wie bei der Cholera, an Zahl und Stärke klug und verständig geregelt, je nach dem Heftigkeitsgrade der Krankheit. Auf einmal wurden so 40 mit Cholerine Behaftete mit gleich gutem Erfolge behandelt und geheilt.

Congestionen.

Ein Beamter klagt Folgendes:

Ich leide an schwerem Athem, Krämpfen im Halse und sehr großen Kopfschmerzen. Oft ganze Nächte ist es mir wegen Congestionen und Schmerzen im Kopfe nicht möglich zu schlafen. Stuhl erfolgt seit Jahren nur durch Medikamente. Außerdem besteht viel Krampf auf der Brust, und wenn dieser in den Unterleib kommt, empfinde ich sehr große Schmerzen. Gegen Kälte weiß ich mich gar nicht mehr zu schützen, Hände und Füße sind gewöhnlich kalt. Meine Lebensstellung wäre eine angenehme, wenn ich nicht fortwährend von Leiden gequält wäre. Ich besuchte schon mehrere Bäder, fand aber keine Hilfe. Statt der früheren Korpulenz ist nun Abmagerung eingetreten. Wenn nun Wasser keine Hilfe bringt, klagte er wehmüthig, so bin ich verloren.

Die Behandlung war folgende:

1) Täglich Morgens und Abends längere Zeit im Gras und auf Fußwegen barfußgehen, — was ihm eine unbeschreibliche Erquickung brachte und sein Kopfleiden ableitete;

13*

2) In der Woche 2 kurze Wickel;

3) Ein Mal den spanischen Mantel.

Um Stuhlgang zu befördern, mehrere Tage hindurch jede ½ Stunde 1 Eßlöffel voll Wasser, und bei größeren Beschwerden: Aloë, eine Erbse groß, mit ½ Löffel voll Zucker, das Ganze in warmem Wasser aufgelöst, und auch dieses jede Stunde löffelweise genommen.

Darmentzündung.

Ein Verwalter erzählt: „Ich habe Jahre lang heftige, mitunter fast unausstehliche Schmerzen, viel Bauchweh und Grimmen. Ich kann schon längere Zeit gar nichts mehr essen ohne heftige Schmerzen und habe regelmäßig Abweichen darauf. Ich habe recht viel eingenommen, Hilfe wenig und höchstens auf kurze Zeit bekommen.“ Das Aussehen dieses Mannes in den schönsten Jahren ist recht krankhaft. Er ist abgemagert, hat blasse Farbe und trübe Augen. Was mag helfen?

Dieser Mann hat in jeder Woche 1) 3 Sitzbäder genommen, 2) jeden Morgen und Abend Brust und Unterleib mit Essig und Wasser kräftig eingewaschen, 3) in der Woche ein Halbbad genommen, 1 Minute lang.

In vier Wochen war der arme Mann von seinem Magenleiden befreit. Eingenommen hat er bloß täglich 2 Mal jedesmal 12 Wermuth-Tropfen im warmen Wasser.

Darmleiden.

Ein Priester, 45 Jahre alt, gibt an:

„Seit mehr als 25 Jahren leide ich an hartnäckiger Stuhlverstopfung und einige Jahre auch an Magenbeschwerden. Vor cirka 8 Jahren machte ich eine Kaltwasserkur durch. Dieselbe besserte wohl meinen Magen, aber die Verstopfung blieb. Im Jahre 1885 trat auch Nierenleiden mit überschüssiger Harnsäurebildung und Griesbildung ein, wogegen mir der Arzt eine Traubenkur und nach dieser eine 10tägige Kur mit Glaubersalz verordnete, welche Kuren jedoch einen recht heftigen Dickdarmkatarrh zur Folge hatten. Nachdem ich mich allen möglichen Kuren vergeblich unterzogen hatte, wurde mir erklärt, mein Leiden sei unheilbar und könne wohl gelindert, aber nicht geheilt werden. Es quälten mich Schlaflosigkeit, Mangel an Appetit, Müdigkeit, Schwere in den Beinen, Unlust zur Arbeit, Schmerz und Druck in der Nierengegend und hochgradige Stuhlverhaltung mit Aufblähung und Spannung des Unterleibes,

Füße stets kalt, Kopf heiß, der übrige Körper leicht und stark
schwitzend. — In diesem Zustande entschloß ich mich nun doch zum
kalten Wasser, wovor man mich so sehr gewarnt."

Dem Herrn wurde Folgendes verordnet:

Täglich ein Oberguß, ein Rückenguß, ein Sitzbad; dazu je
nach Bedarf ein Halbbad, Kniegguß, Wassergehen. Am durchgrei-
fendsten aber hat der spanische Mantel gewirkt, der ihm ein lieber
Freund geworden ist. Nach 12 wöchentlichem Kurgebrauche kam die
Verdauung vollkommen in Ordnung ohne besondere Diät; der Er-
nährungszustand wurde vorzüglich, das Körpergewicht hatte um
13 Pfund zugenommen.

Darmkatarrh (Diarrhöe).

Es gibt Leute, welche ohne besondere Veranlassung Diarrhöe
bekommen. Die Wiederholung kann regelmäßig, z. B. zu gewissen
Zeiten, 1—2 Mal im Jahre, oder unregelmäßig stattfinden.
Die Betroffenen fühlen sich vor und nach den Anfällen wohl und
gut. Die regelmäßigen Diarrhöen rühren daher, daß die kräftige
Natur all' die gesammelten überflüssigen Stoffe auswirft. Wie
ruhig arbeitet man, wenn an einem Dampfkessel ein Sicherheits-
ventil angebracht ist! Wie ruhig darf man sein, wenn die Natur
gleich diesem Kessel das „Zuviel und Ungesund" ausspeit!

Gegen derlei Diarrhöe habe ich durchaus nichts zu verordnen;
ich warne sogar, dagegen etwas thun zu wollen. Meistens kommen diese Ausscheidungen im Herbst oder Frühjahr vor, und
uns scheint, daß die Luft, die Temperatur gut einwirken und mithelfen.*)

Beachtenswerther sind die unregelmäßigen Diarrhöen, die mit oder ohne Schmerzen stattfinden können. Es
sind Mahnungen für solche Leute, daß in ihrem Körper sich krankhafte Stoffe angesammelt haben, die, wenn sie nicht entfernt werden,
häufig Verderben anrichten. Man macht in der That die Erfahrung,
daß bei derart Heimgesuchten meistens das eine oder andere Organ
krank ist, und daß solche Kranke sehr oft früh sterben oder wenig-

---

*) Wer im Frühjahre oder Herbst, fast zu jeder Jahreszeit, die Zei-
tungen durchgeht, sieht, welche Rolle die Frühjahrs- und Herbst-Blutreini-
gungspillen, Kräuter u. s. w. spielen. Nie werde ich zu so etwas rathen.
Wer absolut einnehmen will (es gibt einmal solche Leute), der nehme in der
Woche den einen oder anderen Tag 5—6 Stunden lang alle ½ Stunde
1 Eßlöffel frischen Brunnenwassers ein. Das unterstützt die Natur, das
Andere kann sie verderben.

stens nicht besonders alt werden. Oft sind die Diarrhöen Vorboten von schweren Krankheiten. Bei der Heilung muß
vor Allem auf den Unterleib gewirkt werden, doch stets
im Wechsel mit Anwendungen auf den ganzen Körper.
Plötzliche Stillung der Diarrhöe ist nie zu empfehlen;
es sollen die faulen Stoffe allmählig entfernt und die inneren
Organe so gekräftigt werden, daß die Natur solch faule Stoffe gar
nicht aufkommen läßt oder sie zur rechten Zeit ausscheidet.

Nach Innen wende man Thee an von Wermuth mit
Salbei, von Tausendguldenkraut mit Salbei, von Schafgarbe mit Johanneskraut, täglich 1—2 kleine Tassen; oder
man nehme täglich 6—10 Wachholderbeeren. Alle die genannten Mittel befördern die Verdauung, unterstützen die Magensäfte und enthalten zugleich Nährstoffe.

Sollte die Diarrhöe stark sein und schon länger dauern, so
werde 2 Mal täglich ½ Löffel voll Heidelbeergeist (in
warmem Wasser) eingenommen.

Als äußerliche Anwendungen genügen im Anfange
wöchentlich 3—4 Aufschläge auf den Unterleib von je
1½ Stunden (ein 4 fach zusammengelegtes Tuch werde zu diesem
Zweck in Wasser mit Essig oder in einen Absud von Fichtenreisern
getaucht und auf den Unterleib gelegt oder gebunden), ebenfalls
wöchentlich ein kurzer Wickel. So fahre man 14 Tage fort.
Nach 14 Tagen können zur Kräftigung in der Woche 1—2 Halbbäder folgen mit Waschung des Oberkörpers und gleichfalls wöchentlich 1—2 Ganzwaschungen Nachts vom Bette aus. Dieses für
die folgenden 3—4 Wochen. Wenn es dann zur Regel würde,
keine Woche ohne wenigstens 1 Ganzwaschung oder 1 kaltes
Halbbad mit Waschung des Oberkörpers vorübergehen zu lassen,
müßte der ganze Organismus kräftiger und gesünder werden und
der berührte Ausnahmezustand (wenn er nicht tieferliegende Ursachen
hat) aufhören.

Diphtheritis.

Wer überfallen wird von Diphtheritis, muß bemüht sein:

1. die angehäuften Krankheitsstoffe sobald wie möglich zu lösen,
2. auf die ganze Natur einzuwirken, daß die ungeregelte
Strömung des Blutes und der Säfte, welche der Barometer des
Fiebers anzeigt, zur Ordnung komme. Man lasse einen solchen
Kranken zuerst einen Kopfdampf nehmen und nach je 20—24
Minuten den ganzen Körper waschen. Nach 6—8 Stunden

soll er einen Shawl überlegen, 1½ Stunde lang, nach jeder
¼ Stunde denselben von Neuem in frisches Wasser eintauchend.
Dann nehme der Kranke einen Fußdampf, gleich darauf ein
Halbbad (ganz kalt) mit Waschung des Oberkörpers. In höchstens
1 Minute kann das Halbbad und die Waschung vollendet sein. Es
folgt von Neuem der Shawl, 1½ Stunde lang anzulegen, wie
oben angegeben. Sind diese Anwendungen vorgenommen, so wiederhole man sie von vorne, auf jeden halben Tag eine derselben
vertheilend. Der Kranke gurgle nebenher fleißig mit Zinnkrautthee, täglich zum Mindesten 4—5 Mal. Das garstige Uebel
wird sich in Bälde heben.

Alle die genannten Anwendungen sind so schuldlos, daß
sie nie schaden können.

Hat der Kranke (es ist dies eine allgemeine Regel) zur
Nachtzeit Ruhe, tritt Schlaf ein, so soll man denselben ja nicht
stören. Denn eingetretener Schlaf ist ja ein Beweis, daß die Natur
in Ordnung (zur Ruhe) kommt, und seine stärkende Wirkung macht,
daß die Anwendungen selbst um so bessere Resultate erzielen.

Bei dieser Gelegenheit sei noch bemerkt, daß, wenn während
irgend einer Anwendung, die das Bett vorschreibt, ein Kranker
in Schlaf kömmt, man denselben nie wecken soll. Hat das
Mittel, die Anwendung ihre Wirkung gethan, so wacht der Kranke
regelmäßig von selber auf.

Ein Vater kommt und erzählt: „Mein Kind, 11 Jahre alt,
kann gar nicht mehr schlucken und schon volle 3 Tage kaum mehr
athmen. Es ist voll Hitze und phantasirt. Wohl habe ich dem
Schwerleidenden ein nasses Tuch um den Hals gebunden, aber es
geht noch nicht besser. Was soll ich thun, damit das Kind mir
nicht ersticke?" Der Jammer des bekümmerten Vaters, noch mehr
die mißglückte Anwendung bewog mich, ihn zum Krankenlager zu
begleiten. Da lag das Kind, ein Jammerbild, allem Anscheine nach
verloren. Denn schon waren Zeichen da, die kaum mehr auf Rettung schließen ließen. Wagen wir es dennoch in Gottes Namen!
Jede ½ Stunde wurde während eines Tages Rücken, Brust
und Unterleib mit kaltem Wasser gut gewaschen. Da die
entsetzliche Fieberhitze nicht weichen wollte, kam auf den Unterleib nichts weiter als ein in kaltes Wasser getauchtes
Tuch. Die Hitze mußte brechen. Am folgenden Tage kommt der
Vater wieder und erzählt: „Das Kind ist bereits im Stande, etwas
zu schlucken, aber zu beiden Seiten des Kopfes schwellen die Backen
(Wangen) gegen die Kinnlade zu ziemlich stark an. Das Reden

ist kaum verständlich; doch freue ich mich namenlos, daß die Kleine
wieder reden kann." Der Vater wurde angewiesen, rechts und
links am Kopfe die Geschwulste mit Lappen einzubinden, die in
Waſſer, das mit Eſſig vermiſcht war, eingetaucht worden, und
dieſe Umſchläge nach jeder halben Stunde zu erneuern. Zudem
ſoll er das Kind in der oben angegebenen Weiſe ſo oft an Bruſt,
Rücken und Unterleib waſchen, als ſich daſſelbe heiß und bange
fühle. Am dritten Tage befand ſich die Kleine außer aller Gefahr.
Man ſetzte die Waſchungen noch kurze Zeit fort, ſo oft die Hitze
zu ſteigen begann.

Gurgelungen mit Thee von Foenum graecum
(1 Kaffeelöffel Foenum graecum in ½ Schoppen Waſſer geſotten
und dem im Bette ſitzenden Kleinen öfters löffelweiſe gereicht) hatten
vorzügliche Wirkung. Thee der Malve, der Schafgarben,
des Wollkrautes würden dieſelben Dienſte erfüllen. Sehr
gut iſt auch, täglich 3—4 Kaffeelöffel voll Baumöl (Salatöl) einzunehmen. Dieſes nimmt die innerliche Hitze auffallend ſchnell.

Das Kind wurde gerettet und erfreut ſich bis heute der beſten
Geſundheit.

Emphyſem der Lungen.

Es kommt ſehr häufig vor, daß Leute, welche noch im ſchön-
ſten Alter ſtehen, ſehr an Athembeſchwerden leiden und nicht ſelten
in die peinlichſte Lage und Angſt kommen, erſticken zu müſſen.

Gewöhnlich ſind ſolche Leute ziemlich korpulent, und
die Lebensweiſe hilft auch noch als Nebenurſache dazu, den Zuſtand
ärger zu machen. Hauptgrund des Uebels iſt gewöhnlich,
daß der Organismus an allgemeiner Schwäche leidet,
matt und ſchlaff iſt, wenig Blut hat, und in Folge der Unthätigkeit
und Schlaffheit die Blutvermehrung nicht ſo ſtattfindet, wie ſie für
den Körper nothwendig wäre. Ich möchte ſolche Leute mit einer
Maſchine vergleichen, an der Rad zu Rad paßt, die gut in Ordnung, aber zu ſchwach iſt für die Forderungen, die an ſie geſtellt
werden. Ein weiterer Grund ſind faſt regelmäßig die Gaſe,
welche ſich im Unterleib anhäufen und einen Druck auf die Organe
des Oberkörpers üben. Dadurch werden dieſe mehr angeſtrengt, als
ſonſt ihre Aufgabe es erheiſcht. Sie leiden unter dieſem Drucke,
und es tritt allſeitige Beengung ein. Das Uebel wird gehoben
einmal dadurch, daß die Gaſe aus dem Körper verbannt
werden, dann dadurch, daß der ganze Körper abgehärtet
und durch Auswahl einer einfachen, guten, nahrhaften Koſt gekräftigt

wird. Meine dreißigjährige Erfahrung belehrte mich, daß gerade bei diesem Leiden die Bright'sche Krankheit leicht die Oberhand gewinnt, d. i. daß der ohnehin schon geschwächte Körper durch diese Krankheit vollends aufgelöst, aufgerieben wird.

Ein Herr, ziemlich korpulent, noch nicht 40 Jahre alt, bekommt von Zeit zu Zeit solche Erstickungsanfälle, daß er der Ueberzeugung lebt — der Arzt bestätigte ihm dieselbe —, er werde, wenn der Anfall noch 2 Mal wiederkehre, unterliegen. Die Athemnoth war so groß, daß der Kranke, resp. sein Athem, im unteren Stockwerke des Hauses gehört wurde. Oft meinte er, wie er sagte, er müsse vor Schmerz und Todesangst an den Wänden hinauf. Diese Athemnoth dauerte bei jedem Anfalle ziemlich lange und erschöpfte den Körper also, daß er sich jedesmal darnach ganz krank fühlte. Hatte er sich in Kurzem wieder erholt, so fühlte er sich gesund und frisch. Die Anfälle blieben oft einige Tage aus, um so mehr aber steigerte sich ihre Heftigkeit.

Der genannte Herr besaß die größte Wasserscheu und konnte sich zur Wasserkur erst dann entschließen, als ihm keine andere Hilfe mehr blühte. 6 Wochen hindurch gebrauchte er verschiedene Anwendungen. Die Heilung war eine so vollständige, daß die Anfälle niemals wiederkehrten, und der Herr sich stets — es sind heute circa 16 Jahre her — der besten Gesundheit erfreute.

Der Patient nahm mehrere Tage hindurch einen Thee, der einen recht gelinden, aber ergiebigen Stuhlgang beförderte; dann gebrauchte er den kurzen Wickel, Ober- und Unteraufschläger und zuletzt Halb-, auch Ganzbäder von der Dauer 1 Minute. Unter den Anwendungen that auch der spanische Mantel gute Dienste. Am wirksamsten erwiesen sie sich in folgender Ordnung:

Erst der kurze Wickel; er beginnt die Gase auszutreiben und die Ursache der Gase zu lösen;

sodann der Ober- und Unteraufschläger, eine Fortsetzung der ersten Anwendung, zugleich auf Kräftigung abzielend;

im Weiteren der spanische Mantel; dieser leitet die verlegenen Stoffe aus der Haut;

endlich Halbbäder, welche den Organismus, die Natur stärken.

Ein anderer Herr litt dermassen an Athemnoth, daß die Aerzte erklärten, es habe sich die Herzwassersucht angesetzt. Dieser Herr war, wenn auch gut genährt, nicht besonders korpulent; gleichwohl konnte er nur mit größter Anstrengung eine Stiege steigen.

Appetit war bereits gar nicht vorhanden, der Schlaf recht unruhig;
niemals war der Herr ohne Angst und Furcht. In seinem Berufe
hatte der Patient früher reichliche Bewegung gehabt, später kam er
in eine Kanzlei, und dieses sitzende, unthätige Leben brachte ihn nach
und nach in den eben beschriebenen peinlichen Zustand. Zur Heilung
reichten ganz wenige und leichte Anwendungen von Wasser aus.
Dieselben helfen auch jetzt noch, sobald das Uebel sich von Neuem
zeigen will. Es hat sich seit 12 Jahren öfters gemeldet, ist aber
jedesmal schnell wieder beseitigt worden. Zu den Wasseranwendungen gebrauchte der Herr noch Thee, den er wegen seiner trefflichen
Wirkung lieb gewonnen hat. Dieser Thee besorgt lediglich einen
geregelten Stuhlgang und die Ausleitung der Gase aus dem Magen,
erspart zugleich zahlreichere und stärkere Wasseranwendungen, die
der Herr fürchtet, und zu denen manchmal die Zeit fehlt. Der
Thee ist der gelinde Wühlhuber, und die Anwendungen sind
folgende: Erschien das Leiden in einem niedrigen Grade, so
reichte aus, 3 Mal in der Woche einen Unteraufschläger zu
nehmen, jeden Morgen beim Aufstehen Rücken, Brust und
Unterleib kräftig zu waschen. Trat das Uebel etwas stärker
auf, so gebrauchte der Herr den kurzen Wickel oder auch ein
Halbbad. Mit diesen Uebungen wurden verbunden Waschungen
zur Nachtzeit, die stets gute Dienste thaten.

Es ist sonderbar, und oft staune ich, wenn man gegen
solche Zustände die stärksten Mittel gebraucht, Mittel, welche
für die Gesundheit niemals gute Folgen haben*) können; selbst
mit Giften traktirt man leider nur allzuoft die armen Geplagten.
Letzteres insbesondere blieb und bleibt mir ein bis heute unlösbares
Räthsel. Ich muß mir stets Gewalt anthun, um die innere Ruhe
zu bewahren.

Ein anderer Fall von Emphysem.

Ein Pfarrer bekam Lungenentzündung im hohen Grad, nach
dieser Lungenemphysem, (Lungenerweiterung, Lungenblähung) und
kam mit solchem Husten, daß es kaum anzuhören war. Das Aussehen war recht krank, Appetit wenig, die Kräfte im Abnehmen.
Die Lunge wurde von den Aerzten noch als heilbar erklärt.

---

*) Es liegt mir eben ein Brief vor, worin ein Patient klagt und
die Gifte aufzählt, die er in verschiedenen Krankheiten hat verschlucken müssen.
Ich will die Aufzählung auf ein ander Mal versparen.

Die Anwendungen waren folgende: 14 Tage hindurch:
1) Jeden Tag 2 Obergüsse. 2) Jeden Tag 2 Mal im Wasser
gehen 3—5 Minuten lang. 3) 3 Mal wöchentlich ein Shawl.
4) Jeden zweiten Tag ein Sitzbad 1 Minute lang.

Einzunehmen bekam der Kranke Absud von Foenum graecum mit Honig gekocht, womöglich jede Stunde einen Löffel voll.

Die Wirkung war: Die Aufgüsse kräftigten den oberen
Körper. Der Husten wurde anfangs noch stärker, Schleim ging
jedoch sehr viel heraus. Nach 3 Tagen verminderte sich Husten
und Auswurf, und in 12 Tagen war nur mehr ein kleiner Rest
von Verschleimung übrig. — Diese wurde beseitiget durch weitere
Anwendungen von Oberguß, Kniguß und Thee von Brennesseln
und Spitzwegerich. Nach etwa 3 Wochen trat vollkommene
Besserung ein.

Entkräftung.

Ein Schmiedmeister, 46 Jahre alt, kommt und klagt: „Meine
Hände haben seit etwa 2 Jahren so an Kraft abgenommen, daß
ich mit dem Hammer nicht mehr zurecht zu kommen weiß. Wie
meine Arme ⅔ der Kraft verloren haben, so sind dieselben auch
mehr als um die Hälfte dünner geworden; sonst wäre ich ziemlich
gesund. Nur fühle ich seit ½ Jahre auch meine Füße viel schwächer
werden und, daß sie besonders gegen Abend wehe thun. Der
Appetit ist ziemlich gut, jedoch nicht wie früher. Auf meinem
Rücken am oberen Kreuz merke ich oft eine gewaltige Spannung.“

An den mageren Händen sieht man nur mit Mühe, wo die
Adern sind; man erkennt leicht, die Arme werden nicht genährt,
daher die Schwäche, Steifheit und Kälte. Blutanstauungen im
Nacken und dessen Umgebung mögen Ursache sein, daß das Blut
nicht nach allen Richtungen gelangen kann.

Der Schmied hielt 14 Tage hindurch täglich einmal die
ganzen Arme in ein Heublumenbad ½ Stunde lang und einmal zu
anderer Tageszeit 2 Minuten in kaltes Wasser; dazu kam wöchentlich 3 Mal der Shawl. Schon während dieser Kur wurden die
Arme fester, die Adern schwollen an, die Anstauungen wurden aufgelöst. Nach 14 Tagen wurde täglich ein Ober- und Unterguß,
in der Woche 2 Mal ein warmes Heublumenbad und 2 Mal
ein Kaltwasserbad für die Arme genommen. Der Mann fuhr
damit fort und wurde wieder fähig zu seinem Beruf. Innerlich
gebrauchte er während der Kur täglich 20 Wermuthtropfen in
warmem Wasser.

Entzündung. (Allgemeines.)

Ein Knabe, der kaum recht gehen konnte, sieht, wie die Mutter Licht gemacht hat. Er gibt sich alle Mühe, so ein Hölzchen zu er= wischen; er will auch Feuer machen. Es gelingt ihm, und der kleine Uebelthäter zündet mit dem Streichhölzchen ein mächtiges Feuer an. Das ganze Haus brennt ab und Alles, was darinnen ist.

Wie viele tausend Menschen liegen auf den Gottesäckern; es hat sich gleichsam so ein kleiner Funken krankhaften Stoffes im Körper entzündet; der Funken wurde zur Flamme. Von allen Seiten drang das Blut zur entzündeten Stelle und gab neuen Zündstoff. Es goß Oel in die Flamme, und die Flamme wurde zum großen Feuer. Es waren vielleicht nicht die richtigen Anstalten zum Löschen getroffen worden, und die armselige Hütte der mensch= lichen Seele brannte elendiglich zusammen. Tausende von Thieren gehen jährlich so zu Grunde. Abertausende von Menschen ereilt ein gleiches Schicksal. Wie schnell geht das oft! Dein Hals hat an einer Stelle Feuer gefangen, er ist entzündet. Es kommt zu= fällig ein rauhes Lüftchen und thut Blasbalgdienste; es bläst das Feuerchen an, die Adern liefern neuen Brandstoff, und in wenigen Stunden steht der Hals in Brand. Ist's nicht so? Was thun? Was thun die Leute, wenn's brennt? Sie schreien Feurio, suchen zuerst zu retten, was zu retten ist. Dann entfernen sie, wenn es Zeit ist, von der Brandstelle in aller Eile Alles, was dem Feuer nur Futter sein kann, und spritzen dann darauf los, bis der Feuersnoth oft die Wassernoth folgt. Diesen Wink wollen wir verstehen und ausnützen.

Wenn irgend eine Entzündung eintritt, so suche man mög= lichst bald das auf diese Stelle zuströmende Blut zurückzuleiten. Man rette das noch nicht entzündete Blut. Ebenso wirke man auf die entzündete Stelle ein, damit das zusammengeströmte Blut mög= lichst vertheilt und abgeleitet werde.

Unlängst ging Nachts, als ich eben einschlafen wollte, das Holz im Ofen an. Fatale Geschichte, dachte ich: bis dieser Scheiter= haufen abgebrannt ist und ausgeknittert und ausgeprasselt hat, geht die halbe Nachtruhe hin. Mein Nachbar war gescheidter. „Nicht das Knistern, meine Ruhe will ich haben,“ murmelte er. Und was that er? Er nahm Scheit für Scheit, ob's flammte, ob's schon knisterte, heraus. Und aus war alles Feuer. Das ist doch klar!

Doch nun zurück zur Halsentzündung! Greif einmal die Füße an und fühle, ob sie nicht vielleicht eiskalt sind. Manchmal trifft dieses zu. Wo mehr Wärme ist, entstehe sie, wo sie wolle, strömt mehr Blut zu. Das Blut in den Füßen ist gleichsam davon= und dem Brande im Halse zugeeilt. Wickle die Füße ein in linnene Lappen, die in mit etwas Essig vermischtes Wasser eingetaucht sind! Bald schon wirst du große Wärme verspüren. Der Fußwickel zieht das Blut nach Unten, und etwas Brennstoff ist dem Feuer schon genommen. Suche sodann das Blut weiter abzuleiten in den Unterleib! Dieses ge= schieht durch Auflegen eines größeren, in derselben Weise durch= netzten Tuches auf den Unterleib. Sollte es recht heiß wer= den, so tauche es von Neuem ein in kaltes Wasser, und zwar so oft, als die Hitze groß und das Tuch warm wird! Mehr Brenn= stoff als durch die erste Anwendung wird durch diese zweite dem gefährdeten Halse entzogen. Und nun kannst Du den Hals selbst angreifen, den eigentlichen Feuerherd. Tauche ein Tuch in's kälteste Wasser und binde es um; laß das Tuch aber nicht zu heiß werden;*) erneuere vielmehr dessen Eintauchen, so oft es recht warm wird!

Lässest Du es heiß werden, so entwickelt sich auch am und im Halse wieder mehr Wärme, und das Blut, das zum Theil abgeleitet ist oder noch vollends abgeleitet werden soll, strömt von Neuem dem Halse zu und droht die Entzündung frisch anzufachen. Wer diesen letzten Punkt, über den schon so viel gestritten wurde, mit mir also auffaßt, wird nach kurzer Praxis bald sein eigener bester Wärter. Er fühlt am besten, wo Hitze weggetrieben, wann der Aufschlag oder Wickel erneuert werden soll. Darnach applizirt und wiederholt er die Wasseranwendungen. Der Hitzegrad wird ihm der Zeiger an der Uhr. Zeigt jener auf Null, d. h. ist das Feuer gedämpft, so läßt er den Körper in Ruhe; zeigt er auf geringere oder höhere Zahlen, d. h. nimmt das Feuer zu, so eilt er ohne Säumen neuerdings zur Feuerspritze.

Lungenentzündung.

Margaretha liegt zu Bett. Sie hat heftigen, trockenen Husten, verbunden mit viel Brechreiz, und von Stunde zu Stunde nimmt die Hitze zu. Gewaltiges Stechen und Brennen peinigt die

---

*) Meine 30jährige Erfahrung und Praxis berechtigt mich zu dieser Behauptung. Jeder, der die Prießnitz'schen Umschläge die ganze Nacht über liegen läßt, wird schon die unliebe Probe gemacht haben, daß am Morgen statt Besserung eine Verschlimmerung eingetreten. Es war eben nicht recht zugebunden, lautet die fade Entschuldigung, die man gleich bei der Hand hat. Nein, der Grund ist meistens ein ganz anderer und liegt tiefer. Das Nähere lese man beim Halswickel.

Bruſt und die eine Seite. Der Arzt erklärt, es ſei eine Lungen=
entzündung im Anzug. Wie kann der Kranken geholfen wer=
den? Jedes Kind weiß, daß ein Schwamm ungemein viel Waſſer
einſaugen und behalten kann. Sollte es nicht auch Mittel geben,
welche, wie der Schwamm das Waſſer, die Hitze an ſich ziehen,
gleichſam einſaugen und behalten? Ja, es gibt ſolche Mittel, und
ſie liegen nicht ferne. Jede Bauersfrau bei uns auf dem Lande
kennt den Topfenkäs. Anderwärts nennt man ihn Zieger; er
wird gewonnen aus der geronnenen (geſtockten) Milch.*) Solchen
Topfenkäs rührt man mit Topfenwaſſer zu einer feinen Salbe an,
ſtreicht ihn etwas mehr als meſſerdick auf Leinwand und legt das
Pflaſter auf die ſtechende oder brennende Stelle, an der das Feuer
der Lungenentzündung um ſich greifen will. Ich kenne kein Mittel,
welches mehr Hitze an= und einzuziehen im Stande iſt. Die ſtärk=
ſten Hitzen habe ich ſo dämmen und ganz auslöſchen ſehen, wenn
man täglich 2—4 Mal, je nach dem Grade der Hitze, ſo ein
Pflaſter auflegte. Viele kenne ich, die hauptſächlich bei Lungen=
entzündung ihr Leben allein dieſer ſo einfachen Auflage verdanken.

Innerlich ſoll der Kranke jeden ½ Tag zur Kühlung 1
Löffel voll Salatöl einnehmen.

Reichen dieſe 2 Mittel nicht aus, d. h. ſollte die Hitze
noch groß bleiben, ſo können Waſſeranwendungen folgen. Man
wicke den ganzen Körper des Kranken von unter den Armen an
in ein naßkaltes Tuch ein (Unterwickel) und wiederhole dieſes täg=
lich 2 Mal. Von der jedesmal nothwendigen Umhüllung ſpreche
ich nicht mehr. Man ſehe vorn nach bei der Beſchreibung der
Anwendungen. Oder man umwinde beide Füße bis über die
Knöchel mit in Waſſer (eine kleine Beimiſchung von Eſſig kann
nur gut ſein) getauchten Tüchern und erneuere das Eintauchen ſo
oft, als die Tücher recht heiß werden. Statt der Tücher kann
man auch naſſe Socken anziehen, darüber als Umhüllung trockene.

Wendet die kranke Margaretha 3—5 Tage das Pflaſter an,
gleich beim Beginn der Krankheit, ſo kann ſie in 6—7 Tagen,
längſtens in 9—10 Tagen, wieder geſund ſein.

Wie die Lungen ſich entzünden, ebenſo können auch andere
edle Theile des Körpers entzündet werden. Wir ſprechen von
Bruſtfell=, Zwerchfell=, Unterleibs= und anderen Entzündungen. Bei

---

*) Geronnene (geſtockte) Milch wird auf den warmen Herd geſtellt.
Die Maſſe ſcheidet ſich in Feſtes und Flüſſiges. Das Flüſſige bildet das
Topfenwaſſer, das Feſte den Topfen, auch Topfenkäs (Zieger) genannt.

allen gelten dieselben eben berührten, allgemeinen Grundsätze und dasselbe Heilverfahren: Vertheilung d. i. Ableitung des Blutes, Kühlung der entzündeten Stelle d. i. Entziehung der Hitze durch Einwirken von Kälte.

Mitternachts wurde ich einst zu einem Kranken gerufen. Er wußte nicht mehr zu athmen. Husten und Brechreiz waren groß. In der Brust, besonders auf der einen Seite gehe es zu, wie wenn man sie mit Messern durchsteche. Der ganze Körper glühe schrecklich. Ich providirte den Kranken nicht, wie die Angehörigen baten, und bereitete ihn nicht zum Tode vor. Aber ich ließ ihn von unter den Armen an in nasse Tücher einwickeln (Unterwickel) und auf die schmerzende Stelle ein Topfenpflaster auflegen. Zum Einnehmen erhielt er 1 Löffel Salatöl. Das that wohl. 6 Tage wurde so fortgefahren und der Todtkranke war außer Gefahr.

Stirbt Jemand an der Lungen= oder an einer anderen inneren Entzündung, was ist da im Innern vor sich gegangen, wie haben wir uns dieses vorzustellen? Im Aeußeren spiegelt sich das Innere. Du hast sicherlich schon hie und da bei Anderen kleine Geschwüre gesehen — man nennt sie Karfunkel — oder solche an einem Arm, Hand, Fuß oder auf deinem Rücken, Brust, Magen, u. s. w. vielleicht schon selbst empfunden. Wie entwickeln sich diese? Wenn sich so ein Geschwür irgendwo bildet, entsteht an der Stelle erst eine Röthe, und man fühlt im Inneren ein Brennen. Die Geschwulst nimmt zu, und nach einiger Zeit bemerkt man an jedem dieser spitzen Kegel, seien sie groß oder klein, einen erhöhten weißen Punkt. Man sagt, das Geschwür ist reif, zeitig, und schneidet es auf oder drückt es aus. Es kommt Eiter heraus und mit und nach dem Eiter in Fäulniß gerathenes Blut. Gut ist's!

So ein kleines „Blutschwär" (Blutgeschwür), wie es die Land= leute nennen, verursacht meistens große Schmerzen, nicht allein an der Hand, am Fuß u. s. w., wo es sich ansetzt. Man „spürt's in allen Gliedern", der „ganze Körper thut weh". Das ist der deutlichste Beweis, wie der ganze Körper selbst bei solchen unschein= baren Uebeln in Mitleidenschaft gezogen wird, so daß folgerichtig es dem ganzen Körper zu gut kommt, wenn derlei Dinge gut aus= heilen, und daß er leidet, und daß es sich rächt, wenn sie vernach= lässiget werden.

Kommt ein derartiges größeres Geschwür nicht zur Entwick= lung, zum Aufbrechen, „will's", nach dem Volksmund, „nicht heraus", so färbt sich nach und nach die kranke Stelle blau und rothbraun. Das Blut steht ab, und das abgestandene Blut wird

und wirkt giftartig. Ein Biß der unheimlichen Klapperschlange,
ein Tropfen Schlangengift in's Blut, und nach einigen Minuten
tritt der Tod ein. Solches Blut ist Gift. Mischt es sich mit ge=
sundem Blute, so vergiftet es auch dieses, es beginnt eine Blutver=
giftung. Kann sie nicht aufgehalten werden, so endet sie stets mit
Tod. Nicht anders haben wir uns den Prozeß im
Inneren zu denken. Die Vergiftung vollzieht an edlen Or=
ganen ihr Werk nur schneller und wüthet unheilvoller und schreck=
licher. Er unterlag einer Blutvergiftung, wie die heutige Sprache
sich ausdrückt, oder er ist am Brand gestorben, wie die alten und
gemeinen Leute sagen, das sind beides nur verschiedene Ausdrücke
für dieselbe Sache.

Martin, ein schöner, starker Mann bekommt heftiges Fieber.
Zuerst schüttelt ihn entsetzlicher Frost. Dann quält ihn brennende
Hitze. Der Kopf ist so heiß, daß der Arzt auf eine Gehirnent=
zündung schließt. Das ganze Innere steht in Flammen, diese
schlagen durch den glühenden Athem gleichsam zum Munde heraus,
oder besser: wie die innere Gluth den Holzhaufen verbrennt, so
arbeitet die Glühhitze schrecklich, die inneren Organe in raschem
Tempo zu verkohlen. Die Vorboten des Uebels waren Kopfweh,
Abgeschlagenheit, Mattigkeit und Frost. Außer dem Fieber aber
fühlt der Kranke jetzt an keiner einzelnen Stelle besonderen Schmerz.
Nach 10 Tagen war der Mann eine Leiche, und beim Seciren
stellte es sich heraus, daß das Gehirn intakt, unverletzt, daß der
Arme vielmehr an einer Lungenentzündung gestorben war.

Wie hätten Sie diesen Fall behandelt? fragte man
mich. Zuerst eine Vorbemerkung. Dieser Fall zeigt sonnenklar,
wie leicht die Diagnose, die Kunst, nach den Symptomen die Krank=
heit zu unterscheiden und zu finden, täuschen kann. Bei Lungen=
entzündung ist fast regelmäßig Stechen, Brennen in der Lungen=
gegend, Husten und Brechreiz vorhanden. Unser Kranker fühlte
davon nichts. Wie hart thut in derlei Fällen — vielleicht komme
ich später ein Mal in die Lage, davon ein Mehreres zu sagen —
der Allopath? Und wohlgemerkt, es ist oft die höchste Zeit, die
Feuersbrunst hat schon große Dimensionen (Ausdehnungen) ange=
nommen. Die Feuerspritze darf das Feuer nicht verfehlen, sonst
ist's geschehen. Auch tropfen= und löffelweise kann ich da nicht
mehr zu Werke gehen, die Tropfen zehrt das Feuer augenblicklich
auf. Mein einfacher Grundsatz in solchen verzweifelten Fällen
— und es wird ihn wohl Niemand anfechten — heißt: Wenn's
brennt, so lösche; lösche zuerst, wo es am meisten brennt; ist der

ganze Körper ein Brand, so lösche auch am ganzen Körper! Vielleicht wirst Du Herr des ganzen Feuers; jedenfalls schwächst Du es und hast zu weiterer Ueberlegung Ruhe und ein freies Ausschnaufen.

Dem Kranken hätte ich während 3—4 Stunden jede ¼ Stunde Rücken, Brust und Unterleib waschen lassen. Die Wuth des Feuers wäre so um Vieles gedämpft worden. Dann hätte ich weiter gelöscht mit Ober- und Unteraufschlägern — die Unteraufschläger zum Daraufliegen recht dick (mehrfach zusammengelegt) — und mit nassen Socken oder Tüchern bis über die Knöchel, letztere nach jeder Stunde neu eintauchend. Hatte der Kranke sonst gesunde Lungen — und mir scheint Solches der Fall zu sein, wenn er im höchsten Stadium der Lungenentzündung keine Schmerzen fühlt — so sollte er menschlich gesprochen, d. h. wenn Gott in seinen ewigen Rathschlüssen nicht anders bestimmt hat, gerettet werden.

Epilepsie.

Derart Heimgesuchte lasse ich nie berichten. Ich frage sie nur, wie lange sie dieses Uebel schon haben, ob sie den Anfall, die Vorzeichen desselben jedesmal bemerken, wie alt sie seien, ob das Talent, die Geisteskräfte noch frisch oder schon tief heruntergekommen seien.

Nach meiner Ueberzeugung hat auch diese Krankheit ihren Hauptsitz im Blut; sei es nun Blutarmuth, krankhaftes, verdorbenes Blut oder ungeregelter Blutlauf. Meine Ansicht wird unterstützt durch die oft sich wiederholende Thatsache, daß hervorgelockte Ausschläge, gleichsam die Niederschläge, die Ausdünstungen des Blutes, solchen Kranken stets dauernde und sichere Hilfe gebracht haben, daß ferner sogenannte Unheilbare stets durch Aufgedunsenheit, blaue Farbe (das sind Anstauungen von verdorbenem Blute) sich kenntlich machen.

Lauten die Antworten auf sämmtliche Fragen günstig, was in der Regel bei jungen Leuten im Alter von 8—20 Jahren bei mir zutraf, so betrachtete ich das sogenannte hinfällige oder fallende Weh als krampfhafte Zustände, anschließend an den Veitstanz, und als heilbar. Recht Vielen konnte ich Hilfe bringen, selbst solchen, welche das Uebel von den Eltern geerbt hatten.

Wurde insbesondere die Frage nach dem Wahrnehmen der Vorzeichen verneint (Zeichen der geschwundenen Geisteskräfte), war das Uebel alt, und mehr oder weniger schon Blödsinn eingetreten,

so hatten die bemitleidenswerthen Kranken, die zum Glück ihr Un=
glück nicht tief fühlen, von mir nie Etwas zu erwarten.

Nach diesen Grundsätzen richtete ich jederzeit die Be=
handlungsweise ein, die stets auf Verbesserung des Blutes und
Regelung des Blutumlaufes abzielten. Ich suchte die Kranken vor
Allem zur Abhärtung anzuleiten, besonders zu recht fleißigem
Barfußgehen. Zur Sommerszeit ließ ich dieselben zuweilen
ein kaltes Bad nehmen, nie länger als 1 Minute; zur Winters=
zeit wurde dieses Bad (1—2 Minuten dauernd) etwas erwärmt.
Dazu kam in der Woche 1 Mal ein nasses Hemd, in Salz=
wasser getaucht.

Die durch letztere Anwendung oft zu Tage geförderten Aus=
schläge werden behandelt nach den an eigener Stelle (siehe Aus=
schläge) angegebenen Regeln. Junge Leute ermahne ich jedesmal,
sich doch an einfache, vernünftige, nicht verweichlichende Kleidung
zu gewöhnen, die Mädchen insbesondere, das verwerfliche, unnatür=
liche, krankhafte und krankmachende Einschnüren aufzugeben. Das
tägliche Brod, das Essen sei einfach. Die Arbeiten seien nie Kunst=
stücke oder Kraftleistungen, sondern stets so, daß sie dem Vermögen
und der Kraft angepaßt sind.

Fieber.

Anton kommt in's Zimmer und erzählt: „Ich bin nur mit
Mühe noch über diese Stiege heraufgekommen. Meine Kraft ist
ganz gebrochen: ich bin schon zweimal umgefallen. Auch habe ich
schreckliches Kopfweh und bin bald wie eiskalt, dann folgt eine arge
Hitze. Bisweilen fühlte ich ein Stechen, das wie Blitz im Körper
herumfährt. Ich merke es schon einige Zeit; aber seit 5—6 Tagen
steigert es sich, daß ich nichts mehr thun kann."

Anwendung: Gehen Sie, Anton, nach Hause; legen Sie sich
sogleich in's Bett und, wenn Sie ganz warm sind, waschen Sie sich
mit kaltem Wasser den ganzen Körper und, ohne abzutrocknen, legen
Sie sich wieder in's Bett. So waschen Sie sich alle 2 Stunden,
und wenn Sie stark in Schweiß kommen und der Schweiß ½ Stunde
gedauert hat, waschen Sie sich wieder.

Anton kommt am 3. Tage und berichtet: „Mir ist's schon
ziemlich leicht; ich habe einigemal recht stark geschwitzt. Kälte und
Hitze sind verschwunden; das Kopfweh hat aufgehört. Der Appetit
will sich wieder einstellen. Ich fühle mich wohl, aber müde." Anton
hat fernerhin ungefähr 10 Mal innerhalb 14 Tagen sich gewaschen
und erfreute sich dann voller Gesundheit. Er ist circa 40 Jahre alt.

Flechten.

Viele Tausende von Menschen werden von Flechten gequält, ob sie es eingestehen oder nicht. Diese überaus lästigen Schmarotzer und Vampyre verkriechen sich sehr gerne unter die Haare, auf den Rücken, die Brust u. s. w. Sie scheuen aber auch das Tageslicht nicht und hängen sich wie Blutegel an die Arme, die Füße, besonders gern zwischen die Finger fest. Diese Ausschläge können ein Erbtheil sein, aber auch die Folgen schlechter Kost und schlechter Getränke, welche die Säfte ruiniren, nicht weniger die Folgen ungeordneter Lebensweise.

Sehr bedenklich und gefährlich ist's, diesen unsauberen Gast mit scharfen Mitteln, seien dieselben zum Waschen oder Einreiben (grüne Seife u. s. w.) oder zum Einnehmen (Quecksilber, Arsenik u. A.), anzugreifen. Gar leicht können die Flechten verdrängt werden, aber bei zurückgedrängten Flechten sind die letzten Dinge viel ärger als die ersten, ganz abgesehen von den Zerstörungen, welche scharfe, ätzende Mittel an und in der Haut anrichten.

Als Regeln für die Heilung stelle ich folgende auf:

Aeußerlich darf gar nichts angewendet werden als lauwarmes Wasser, um den Schmutz wegzuwaschen. Alles Uebrige ist vom und zum Uebel.

Speise und Trank für solche Kranke seien leicht verdaulich, einfach, nicht wählerisch, aber so, daß sie gute Säfte abgeben und die vorhandenen verbessern. Alles Saure, scharf Gesalzene und Gewürzte, alle geistigen Getränke werden so viel wie möglich vermieden. Es sind wahrlich der Schärfen genug im Blute. Die eigentliche Wasserbehandlung sei folgende: Man lasse den Kranken am ersten Tage einen Kopfdampf nehmen und den spanischen Mantel anziehen; am zweiten Tage den Fußdampf und einen Unterwickel; am dritten Tage früh neuerdings den spanischen Mantel, Nachmittags den kurzen Wickel. Am vierten Tage sei Ruhetag. Den fünften Tag hüte er das Bett und wasche nach je 2 Stunden den ganzen Körper schnell kalt ab. Im Verhinderungsfalle soll er außer Bett die Waschung Morgens, Mittags und Abends vornehmen und sich darauf Bewegung machen oder an eine Handarbeit schreiten. Die Anwendungen lassen in dem Grade und in der Zahl nach, als die Flechtenbildung d. i. das Ausschwitzen und Ausströmen der unreinen Säfte von Innen nach Außen aufhört und die Neubildung der Haut fortschreitet.

Noch eine Bemerkung finde hier ihre Stelle:

Die Unterscheidung der Flechten in nasse und trockene hat auf deren Behandlung, beziehungsweise Heilverfahren keinen Einfluß. Ich denke mir, beide Bezeichnungen werden ein und dasselbe Ding ausdrücken. Die trockenen Flechten sind jene, die weniger stark fließen, so daß die Flüssigkeit auf der Oberfläche der Haut sofort als Kruste vertrocknet. Die nassen Flechten sind die stark fließenden; deshalb lästiger, gefährlicher und schwerer zu heilen.

Die Folgen von zurückgedrängten Flechten (überhaupt kranker, giftiger Säfte) sind unberechenbar. Schwere Krankheiten, die nächsten Folgen, bereiten ein langsames Siechthum vor, das den Tod bringt oder, was noch schlimmer ist, sehr oft, wie die Erfahrung zeigt, zum Wahnsinn führt.

Ein Theologe hatte eine wie mit dem Zirkel gezogene runde Platte an der linken Wange. Die Platte bestand aus einer Kruste, welche gleich einem Deckel das rohe Fleisch zudeckte und sich sehr oft in der Stunde öffnete, nur um 2—3 Tropfen Eiter ausfließen zu lassen. Das Gesicht des Herrn war voll; am Kopfe konnte man mehrere kleine Pusteln wahrnehmen. Der Patient hatte mehrere Aerzte befragt und Verschiedenes angewendet, aber ohne Erfolg.

Meine Frage, ob er sich irgend verwundet habe, verneinte er, die Sache sei von selbst gekommen. Jetzt schien Alles klar zu sein. Die blasse kranke Gesichtsfarbe, noch mehr der Massenausfluß von Unrath benahmen den letzten Zweifel. Der Giftstoff kam aus dem Körper.

Noch vor 15—20 Jahren machten sich viele Menschen künstlich sogenannte Fontanellen, d. h. sie gruben sich an einem Arme oder an einem Fuße eine Quelle, richtiger Kloake (einen wunden Fleck, den sie nie zuheilen ließen), in welche der Körper allen Abschaum, alle schlechten Säfte abführte, weshalb die Stelle auch immer eiterte. In unserem Falle hat die kräftige Natur sich selbst eine solche Oeffnung gebohrt und mit dem passenden Deckel versehen.

14 Tage hindurch mußte der Kranke jeden zweiten Tag einen Kopfdampf nehmen, eben so oft einen Fußdampf. Sodann kamen der kurze Wickel und der spanische Mantel zur Anwendung, so daß auf jeden Tag 2, oft 3 Anwendungen fielen. Thee von Salbei, Wermuth und Minzen half innerlich zu rascherem Erfolge mit. Unter der Kruste bildete sich schon bald ein zartes Häutchen, das sicherste Zeichen der vollendeten Auflösung und Ausleitung, d. i. der Heilung. Nach 3 Wochen

konnte man kaum mehr unterscheiden, auf welcher Wange die Kruste gesessen hatte.

Ein Mädchen, 25 Jahre alt, erzählt: „Ich habe am ganzen Kopfe einen starken Ausschlag, viele kleine Geschwüre unter den Haaren, meine Ohren sind voll großer Schuppen und, wenn sie von Zeit zu Zeit wegfallen, dann hat das Ohr keine Haut mehr. Kopfweh habe ich von Zeit zu Zeit stark, manchmal gar nicht. Die Augen brennen wie Feuer und meistens läuft schmieriges Wasser heraus. Durch die Nase kann ich schon längere Zeit gar nicht mehr athmen. An meinem ganzen Körper habe ich ein so heftiges Beißen und Brennen, daß es mich im Schlafe oft aufweckt.

Anwendung: 1) In der Woche zwei warme Bäder von gesottenem Haberstroh, 30 Grad mit zweimaligem Wechsel. Zuerst 15 Minuten in's warme Bad, dann 1 Minute in's kalte oder doch ganz mit kaltem Wasser waschen. 2) In der Woche 2 Kopfdämpfe, 20 bis 25 Minuten. 3) 2 Mal in der Woche ganz waschen. 4) Täglich 2 Mal jedesmal 25 Wermuthtropfen in 8 bis 10 Löffel voll Wasser einnehmen.

In 4 Wochen waren die Flechten und die ungesunden Stoffe im ganzen Körper so ziemlich beseitigt und zur weiteren Ausscheidung und Kräftigung reichte aus, noch 14 Tage lang dieselben Anwendungen halb so oft vorzunehmen. (Siehe Kopfflechten.)

Ein ziemlich gut beleibter Gewerbsmann, circa 40 Jahre alt, erzählt:

„Ich habe an den Vorderarmen und Händen, die Finger ausgenommen, seit zwei Jahren starke Flechten, auch an den Schenkeln, sowie Flecken auf Rücken und Brust und kann deshalb oft Nächte hindurch höchstens 1—2 Stunden schlafen. Sonst habe ich guten Appetit und Kraft."

Die Anwendungen sind folgende: 1) In jeder Nacht ganz waschen. 2) In der Woche 2 warme Bäder von Haberstrohabsud, ½ Stunde lang, 28° R., nach je 14 Minuten ganz waschen und auch am Schluß des Bades. 3) Jeden Tag einen Oberguß und unmittelbar darauf einen Knieguß. Dazu täglich 2 Messerspitzen voll weißes Pulver.

Nach 4 Wochen kam der Mann vollkommen gesund zurück; um aber vorzubeugen, daß das Uebel nicht mit der Zeit wiederkehren würde, soll derselbe in jeder Woche sich 2 Mal in der Nacht ganz waschen und in jedem Monat ein oben genanntes Bad nehmen. Dazu erklärte er, wenn diese Anwendungen auch nicht noth-

wendig find, so werde ich sie doch vornehmen, um bei meiner da=
durch gewonnenen Kraft und Frische zu bleiben.

Fuß-Geschwüre.

Ein armer Taglöhner hatte viele Monate hindurch einen
offenen Fuß, an welchem eine Oeffnung war so lang wie ein Finger
und 3 Finger breit. Dieser Mann, noch in den schönsten Jahren,
hatte fast immer große Schmerzen und konnte nur selten einige
Stunden schlafen. Sein Aussehen war recht krank und aller Muth
verschwunden. Dem Patienten gab ich den Rath, er soll auf die
wunden Stellen gekochtes Foenum graecum, auf Flecken auf=
gestrichen, wie ein Pflaster auflegen, darüberher den ganzen Fuß
von ober dem Knöchel bis über die Waden mit frischen Huflattich=
Blättern umlegen und darüber die Strümpfe anziehen. Jeden
Morgen und jeden Abend mußte er Pflaster und Blätter frisch um=
winden und vom Foenum graecum, zu Thee gesotten, nach je
2 Stunden 2 Löffel voll einnehmen. Dabei konnte er seinen Ge=
schäften ohne Unterbrechung nachgehen. In 14 Tagen nach diesen
Anwendungen waren 2 Drittheile dieser Wunde schon geheilt. Der
Mann sah ganz gesund und frisch aus, hatte keine Schmerzen mehr
und konnte gut schlafen. 3 Wochen später war der Fuß voll=
kommen geheilt. Zum Einnehmen des Foenum graecum wird
ein kleiner Löffel voll in ungefähr einem Schoppen Wasser eine
Minute lang gesotten, dann abgegossen und so löffelvollweise, wie
bemerkt, eingenommen. Es nimmt die innere Hitze und wirkt
heilend von Innen heraus.

Fuß-Leiden.

Ein Beamter klagt über einen lange schon offenen Fuß,
der ihm im Berufe recht hinderlich sei. Die Wunde unten an der
Wade, erzählt er, ist bedeutend, und es fließt täglich viel Unrath
aus derselben; schrecklicher noch als Wunde und Entzündung kommt
mir vor die Farbe des Fußes. Derselbe ist um und um schwarz=
blau. Aerzte befragte ich mehrere. Neben Anderem ließen sie mich
viel Mineralwasser trinken. Alles vergebens.

Der Mann, gegen 45 Jahre zählend, zeigt kräftigen Körper=
bau, etwas Anlage zur Korpulenz. Das Aussehen ist ziemlich ge=
röthet; ich erkannte sofort den Bierfreund. Die Augenwinkel waren
trüb, die Augen selbst etwas gelb, die Ohren hochroth. Auf die
Frage, ob er sich sonst gesund fühle, entgegnete er: „Mir fehlt gar
nichts, ich habe den besten Appetit, ein Trinker bin ich nicht; aber

es schmecken mir täglich 2—3 Glas Bier recht gut. Mein Leiden ist ein rein lokales, eines der so häufigen Fußleiden.“

Alle derartigen Kranken — eine Ausnahme ist so selten wie ein weißer Rabe — klagen stets nur über die wehthuende oder fließende Stelle und halten dafür, diese müsse zu- heilen und so gesunden. Das umgekehrte Verfahren indessen ist das richtige. Erst den Körper heilen, erst alle unreinen Säfte aus ihm entfernen, und die Mündung der Kloake, die Fußwunde, heilt dann von selbst zu. In der That existirt nach meinem Dafür- halten keine verderblichere Blindheit und keine schädlichere Thorheit als einen Fleck, eine Oeffnung heilen, eine Pforte verschließen zu wollen, durch welche der kranke Körper sich oft allein noch retten kann. In den Bergen sammeln sich die Wasser, sie brechen durch, und es fließt ein krystallheller Quell. Aehnlich gehts in manchem Körper zu; es strömen die ungesunden Säfte nach einer Stelle hin und drängen und treiben, bis ein Durchbruch geschehen ist.

Die Natur selbst zeigt an, wie sie sich helfen kann und will. Wir binden ihr sozusagen Hände und Füße, verstopfen und ver- salben ihr die Rettungswege. Wenn da das Ende Untergang und Verderben der Natur, des Körpers ist, wer will sich wundern?

Dem Beamten rieth ich, er soll 14 Tage lang täglich einen Unterwickel nehmen, je 1½ Stunden lang, und 2 Mal im Tage den Oberkörper kräftig waschen; dazu wöchentlich einen Kopfdampf von 20 Minuten. Diese Anwendungen sollten den Körper reinigen, zugleich zur Ausscheidung der kranken Säfte kräftigen. Nach 14 Tagen kam der Kranke wieder; seine ersten Worte waren: „Ich habe das letzte Mal gesagt, ich sei nicht krank; jetzt aber weiß ich, daß ich recht krank war. Ich konnte nur mehr mit Mühe die Treppen steigen, so hart ging der Athem. Stets war ich ungewöhnlich aufgetrieben. Als ich dieses voll Angst dem Arzte sagte, meinte er, ich möge doch nur bedenken, daß ich allmäh- lich älter werde. Jetzt aber, fuhr der Mann fort, fühle ich mich ganz anders, wie neugeboren. Das Athmen geht leicht und mir ist so wohl. Die Launenhaftigkeit hat mich früher fast zu Grunde gerichtet; jetzt habe ich den heitersten Humor und Essen und Trinken schmeckt mir wie nie zuvor. Daß man mir aber dieses früher nie gesagt hat? In diesen 14 Tagen, so schloß der Patient, ging un- gemein viel Urin ab; im Körper, besonders im Unterleib fühle ich mich viel leichter; schon lassen auch die Schmerzen im Fuße etwas nach und der Schaden scheint gleichfalls zu heilen. Was muß ich weiter thun, damit der Fuß vollends heil werde wie der Körper?“

Der Beamte nahm wöchentlich noch 2 Unterwickel auf je ¼ Stunde und täglich 1 kräftigen Oberguß. Auf den Fuß legte er täglich ein 3—4 Mal in lauem Wasser neu angefeuchtetes leinenes Läppchen. Sonst durfte am Fuße absolut nichts geschehen. Wenn die Quelle nicht mehr gespeist wird, hört das Fließen von selbst auf, und sie versiegt. Nach weiteren 14 Tagen kam der erfreute Beamte wieder; am gesunden Körper hatte er auch wieder einen gesunden Fuß. Seitdem hat er nie aufgehört, die Heilkraft des Wassers zu loben. Ein so Geheilter soll (und dieses ist sehr wichtig), um die Ansammlung neuer Krankheitsstoffe zu verhüten, die eine oder andere der erprobten Anwendungen noch längere Zeit hindurch vornehmen. Er wähle unter den Uebungen jene, deren Wirkung er als die wohlthätigste verspürte.

Agatha litt seit Jahren an einem kranken Fuße, der von Zeit zu Zeit aufbrach, dann wieder von selbst zuheilte. Ueber die unvermeidlichen Salbereien verliere ich kein Wort mehr, es würde mich nur aufregen. Ein Arzt versprach der Kranken Heilung, wenn sie längere Zeit hindurch getreulich thun wolle, was er bestimme. Der Fuß wurde in ziemlich hohe Lage gebracht, so daß er im Bette etwas höher zu liegen kam als der Unterleib. Fast augenblicklich ließen die Schmerzen nach. Man brachte an die Wunde eine Kleinigkeit, ich weiß nicht was, und band sie gut ein. Der Kranken ging es vortrefflich, sie war ohne alle Schmerzen in dem kranken Gliede, und die Heilung machte große Fortschritte. Die Fußwunde war geschlossen. Plötzlich fühlte Agathe einen schweren Kopf und etwas Schwindel; doch sie machte sich nicht viel daraus. Nachts indessen überfiel sie eine solche Schwäche und Ohnmacht, daß der herbeigerufene Arzt erklärte, es trete schneller Marasmus ein, mit Agatha nehme es ein baldiges Ende. Nachts 12 Uhr noch mußte die Kranke versehen werden; 5 Tage lang lag sie regungslos da. Sie athmete mühsam und war geistesabwesend, wie betäubt. Am sechsten Tage kehrte die Besinnung wieder, mühsam brachte sie auch einige Worte zusammen. Ohne Geheiß legte sie selbst nasse Wickel um den Leib und den kranken Fuß. Den zweiten Tag schwoll der Fuß bedeutend an und begann heftiger zu schmerzen. Der Kopf aber und die Besinnung wurden besser. Agatha wickelte den Unterleib und den Fuß muthig weiter ein. Der halbe Fuß entzündete sich heftig, und nach 5 Tagen brach er auf. Die Heilung, wie oben angegeben, war ein Leichtes. Agatha erhielt ihre frühere Gesundheit wieder.

Was aber hatte wohl der Anfall zu bedeuten?

Am allerwenigsten einen Marasmus. Dem Knaben, der sich auf
den Kopf stellt, muß das Blut zum Kopf strömen. Die vom Fuße
gewaltsam (durch die erhöhte Lage) zurück und nach oben getrie-
benen Säfte stiegen der Brust und dem Kopfe zu und bewirkten
die fatalen Erscheinungen. Die Wickel leiteten sie wieder nach unten,
das Wasser öffnete die Wunde, und die kranken Stoffe, die ihre
früheren Wege und Ausgänge offen fanden, ließen die Brust frei
athmen und den Kopf frisch sich besinnen.

Daß Jeder dieses recht beherzige, der mit solchen „Presten"
behaftet ist! Ich weiß gut, viele Aerzte der neuen Schule denken
da ganz anders. Bei vielen Aerzten indessen, auch bei mir bleibt
in dieser Beziehung Alles beim Alten. Ich halte und nenne jede
offene Stelle, welche die Natur selbst sich gräbt, um das Ungesunde auszuwerfen, so lange dieselbe fließt, eine Gesundheits-
und Lebensversicherung. Wer kennt nicht Fälle genug,
daß Leute nach zugeheilten Füßen schnell gestorben sind! Und wer
weiß nicht, daß wenn solche offene Füße im Alter sich schließen,
der Sensenmann kein ferner Gast mehr ist.

In einem mir vorliegenden Briefe steht wörtlich: „Mein
Fußleiden ist wieder im Beginne. Das rheumatische Kopf- und
Zahnleiden, an welchem ich vor 14 Tagen zum Rasendwerden litt,
hat mich, seitdem ich am Fuße leide, gänzlich verlassen. Der eine
oder andere Theil an meinem Körper ist immer leidend. Es herrscht
bei mir ein doppeltes Leiden; entweder habe ich heftige Schmerzen im Körper, besonders in den Zähnen, oder, wenn mich diese
verlassen, arge Fußschmerzen, daß ich nicht sagen kann, welches Uebel
ärger ist. Und ist eines von diesen zwei Leiden nicht in besonderer
Stärke und Größe da, so bin ich am ganzen Leibe nicht gesund."
Soweit der Bericht.

Wie das Quecksilber im Barometer steigt und fällt, so gibt es
Leiden, die von einer Stelle im Körper zur anderen eilen. Die Gicht,
der wandernde Rothlauf sind solche fahrende Schüler. Als dritter im
Bunde gesellt sich ihnen unser Uebel bei mit dem Unterschiede, daß
es nicht wie Gicht und Rothlauf sich äußerlich verräth, sondern seine
Kreuz- und Querzüge stets auf verborgenen Wegen, im Innern, antritt.

Dreigetheilt muß stets der Angreifer gegen diese Wander-
gesellen vorrücken.

In unserem Falle greift der kurze Wickel die Plänkler an,
d. h. er räumt mit all den Stoffen auf, die noch auf der Wanderung vom Kopf zu den Füßen oder von den Füßen zum Kopf begriffen sind. Oefter angewandt, verleidet er ihnen durch Ausleitung

alle Wanderlust. Sekundär wirkt er schon auf die leidende Stelle
ein, indem Stoffe, die von ihr Reißaus genommen, unterwegs aufge=
fangen und so an der Rückkehr verhindert werden. Der Fußdampf
mit dem abschließenden Unterguß richtet sich gegen den einen Flügel, die
leidende Fußstelle. Er löst die kranken Stoffe auf und leitet sie aus.

Die kalten Waschungen, statt deren auch der spanische
Mantel, rücken gegen das Centrum, gegen den ganzen Körper vor,
freilich zu freundschaftlichen Diensten. Sie kräftigen und stärken den
Körper, daß er zu schneller Ausheilung mithelfe.

Sämmtliche Angriffe wären somit der Reihe nach zu halten:
der kurze Wickel, 2 Ganzwaschungen in einer Nacht, nochmals der
kurze Wickel, der Fußdampf und zuletzt der spanische Mantel.

Als Hilfstruppen von Innen könnte entgegenkommen Thee
von Tausendguldenkraut, Salbei und Minze. Die ersten
zwei wirken reinigend, die Minze mit ihrem Bitterstoff unterstützt
die Magensäfte.

Noch 2 Arten von Heilung offener Füße will ich
hier angeben; die erste kann manchem Bauern und einfachen Manne
vielleicht Dienste leisten, der die Vorrichtung zum Baden nicht so
leicht hat; die andere dürfte selbst Herrenleuten nicht übel anstehen.

Ein ziemlich wohlgenährtes Bäuerlein blinzelte, ob ernst, ob
spöttelnd, ich weiß es nicht, gar klug mit seinen Augen und sagte:
„Hochwürden, ich hab' so einen offenen Fuß. Haben Sie nicht auch
ein Wässerlein für mich?" „O ja, guter Freund! sagte ich. Jetzt
machen Sie 's so, Bauer: Sie gehen heim und breiten auf Ihrer
Liegerstatt, auf dem Bett, einen wollenen Teppich oder ein recht
grobes Tuch aus! Dann suchen Sie sich unter ihren Säcken einen
recht alten, abgenutzten und deshalb nicht steifen aus! Den tauchen
Sie herzhaft in kaltes Wasser, winden ihn etwas aus und schlüpfen
dann in Adams Kostüm hinein! Oder wenn das Ihnen besser ge=
fällt, können Sie den Sack wie elegante Hosen anziehen. Darauf
schnell einen Satz in's Bett und ein warmes Zudecken mit der
Woll= oder rauhen Decke und dem gansfederigen Oberbett." Die
früher blinzelnden Augen wurden wie Pflugrädchen so groß und vor
Wasserangst jetzt schon naß; dem Bauer kam's schaurig vor. Und
dieses, so lautete der gestrenge Spruch weiter, zum ersten Versuch
täglich 1 Mal eine Woche lang; jeder Sackschlupf soll dauern 2 Stunden
lang. Der Bauer schwitzte bereits beim Weggehen; dennoch that
er, wie er geheißen. Innerhalb 50 Tagen hat er 25 Mal
dies eigenthümliche Sackschlupfen und Sackjucken probirt,
und der Fuß war geheilt. Vor Freude hüpfte er auf, mehr noch

als über den Fuß darüber, daß er in dem Sacke auch einen so vortrefflichen Humor bekommen. Ich rieth ihm, die Uebung noch zuweilen einmal vorzunehmen. Ich brauchte dieses nicht zwei Mal zu sagen. Zum Dank und aus Freude, rief er mir zu, will ich die Sackgeschichte ein ganzes Jahr lang treiben. Und er hat Wort gehalten.

So schauerlich diese Kur in manchem Ohre geklungen haben mag (in der That ist sie es nicht), so kurz und vornehm lautet die andere:

Man nehme a) in der Woche 2 Mal ein warmes Bad mit dreimaligem Wechsel — am besten ein Haber-strohbad; desgleichen b) 2 Mal wöchentlich einen Unter-wickel von 1½ Stunden oder statt dessen den spanischen Mantel in derselben Dauer.

Zur Warnung führe ich folgenden Fall an.

Ein ziemlich korpulenter, aber sehr gesunder Herr, der seinesgleichen suchte, bekam einen offenen Fuß, der ihm recht lästig war. Er nahm die Zuflucht zur Wasserkur und gebrauchte dieselbe auch 12 Tage. Nicht genug konnte er erstaunen, wie leicht und wohl es ihm wurde. Doch der leidige offene Fuß! sagte er, heilen Sie den mir zu! Wer es thut, kürzt Ihnen das Leben ab; ich thue es nie und nimmermehr, entgegnete ich entschieden. Das verdroß den Herrn, und er ging. Es war Herbstzeit; im Frühjahr besuchte er, wie ich später hörte, ein Mineralbad und gebrauchte, nach Hause zurückgekehrt, verschiedene Mittel, die Wunde zuzuklaba-stern. Es gelang, und 6—8 Wochen freute er sich seines zuge-heilten Fußes. Da bildete sich auf dem oberen Rücken, mitten auf dem Kreuze, ein gewaltiges Geschwür. Die Aerzte hielten dasselbe für einen Karfunkel und öffneten es durch einen kräftigen Kreuz-schnitt. Doch statt des Unrathes trafen sie auf eine große harte Platte. In 12 Tagen hatte Blutvergiftung dem kräftigen Leben ein Ende gemacht. Solche und ähnliche Beispiele könnte man in großer Zahl sammeln und aufzählen.

Ich kam in ein Haus. Der junge Herr hatte eben seinen Fuß bis an das Knie herauf auf Verordnung des Arztes im heißen Wasser stehen. So heiß soll er das Bad nehmen, als er es nur erleiden könne. Die ohnehin großen Schmerzen wurden durch das heiße Wasser noch bedeutend gesteigert. Der Fuß war vom Knöchel bis an die Waden zur doppelten Stärke ange-schwollen und die Geschwulst oberhalb des Knöchels so ge-färbt und entzündet, daß ein baldiges Aufbrechen der brandigen Stelle nahe bevorstand.

Mir ist unbegreiflich, was bei einer so heftigen Entzündung eines Gliedes, das Einen förmlich heiß anweht, noch heißes Wasser, das einen Gesunden halb verbrühen könnte, thun soll, und zwar nicht kurz und einmal, sondern länger und öfter genommen. Der Herr erklärte aufgeregt, er könne es nicht mehr aushalten, man sollte ihm das Wasser aus den Augen bringen. Ruhig ließ ich seinen Befehl vollziehen und rieth hernach, er möge statt des Brüh= wassers Krautwasser bringen lassen, einen weichen Fleck eintauchen und unmittelbar auf die am ärgsten entzündete Stelle legen, darüber ein größeres, recht weiches, in kaltes Wasser getauchtes Tuch um= winden, so daß es den ganzen Fuß vom Knöchel bis zu den Waden bedecke (darüber natürlich trockene Auflage), und beide Aufschläge zusammen so oft wiederholen, als der Fuß von Neuem zu brennen und wehe zu thun anfange. Der junge Herr that nach meinem Rathe; in 2 Tagen konnte er wieder gehen. Das Geschwür brach auf. Um rascher die Materie aufzulösen und auszuleiten, umwand er die Geschwürstelle mit einem Linnensäcklein, das angefüllt war mit angeschwellten Heublumen. In 8—10 Tagen war der Fuß geheilt und diente als treuer Unterthan mit alter, ja ver= jüngter Geh= und Tragkraft.

Ein Herr von Stand erzählt: „Jedes Jahr bekomme ich ein Fußleiden, welches 2 bis 3 Wochen dauert, dann bin ich wieder auf ein Jahr gesund. Etwas empfindlich sind meine Füße immer. Ehe dieses Leiden kommt, brennen mich meine Füße, und mitunter spüre ich ein heftiges Stechen. Dann schwellen die Füße bis an die Kniee ziemlich stark auf. Wenn das Anschwellen beginnt, läßt der Schmerz etwas nach, ich bin aber doch unfähig zu jeder Arbeit. Kann diesem Uebel nicht vorgebeugt werden?" Die Antwort heißt: „Ja; mit folgenden Anwendungen." 1) In der Woche 1—2 Mal leinene Strümpfe, in Wasser getaucht, in welchem Haberstroh ge= sotten wurde, anziehen (angenehm warm). Ueber die nassen Strümpfe ein trockenes Tuch winden und 2 Stunden lang diesen Fußwickel behalten. (Kann am Abend geschehen.) 2) In der Woche einen kurzen Wickel 1½ Stunden lang in Wasser getaucht. Wer noch 5—6 Wochen 1—2 Mal wöchentlich die Anwendung vornimmt, beugt gewiß seinem Uebel vor.

Ein Landmann kommt und zeigt seine geschwollenen Füße, die von unten an bis an die Kniee gleichmäßig hart anzufühlen und mit schwarzblauen großen Flecken bedeckt waren. Diese geschwollenen Füße schmerzten ihn sehr, so daß er oft ganze Nächte nicht schlafen konnte; zudem wurde er, seitdem die Füße so angeschwollen, ge=

müthsleidend, schwermüthig, daß er nach seiner Angabe sich schon oft den Tod gewünscht hatte. Appetit schlecht, Aussehen recht krank.

Die Anwendungen waren folgende: 1) Jede Woche 1 Fußdampf, in der ersten Woche aber zwei. 2) 2 Mal in der Woche ein Hemd anziehen, in Haberstrohwasser getaucht, 1½ Stunde lang; 3) 2 Mal wöchentlich von unter den Armen ganz hinunter sich einwickeln, 1½ Stunde lang. 4) In jeder Nacht werde der Fuß bis an die Kniee eingewunden mit einem Tuch, in Wasser getaucht, in welchem 2 Löffel voll Foenum graecum abgesotten wurden. Gerade diese Einwicklung hat besonders zur Linderung der Schmerzen und zur Aufweichung gewirkt. Eingenommen wurde Absud von Foenum graecum, 2 Messerspitzen voll, in 1 Schoppen Wasser gesotten — während des Tages in 3—4 Portionen.

Fußleiden, anderes.

Eine Frau hat Jahre hindurch Fußleiden. Von Zeit zu Zeit brach einer der Füße auf mit Entleerungen von viel Unrath, und nach mehreren Wochen heilte er wieder zu. Wie Jeder gesund werden will, so wollte auch diese Frau für ihren Beruf von diesem Leiden befreit werden und wendete Folgendes an: 1) 3 Mal in der Woche in der Nacht vom Bett ganz waschen und gleich wieder in's Bett; 2) in der Woche 1 Mal den spanischen Mantel; 3) die Füße wurden von Morgen bis Mittag, oder bis Abend umwunden mit einem Tuch, das in Heublumenwasser getaucht war, aber ziemlich stark ausgewunden und darüber einen Wollstoff gelegt. Auf die wunde, von Haut entblößte Stelle, die so groß war, wie ungefähr 3 Finger breit und lang, wurde gesottenes Foenum graecum, auf Flecken aufgestrichen, aufgelegt. Dasselbe zieht das Ungesunde heraus, nimmt die Hitze und den Schmerz und heilt, wenn der Krankheitsstoff ausgeleitet ist. Nach je 2—3 Tagen wurden über den kranken Fuß angeschwellte Heublumen, die ziemlich gut ausgetrocknet waren, warm, aber nicht heiß, direkt aufgetragen und umwickelt — 2 Stunden lang. Innerlich: täglich 1 Messerspitze voll graues Pulver und täglich 1 Tasse Thee, von 4—5 grünen Hollunderblättern gesotten.

Geburten.

Ein junges Weib hatte 3 todte Kinder geboren; sie wurde darob sehr betrübt und ganz entmuthigt, zumal der Arzt erklärte, „sie werde nie ein Kind austragen können." Ich tröstete sie und machte ihr Hoffnung, falls sie sich bequemen wolle, Wasseranwendungen vorzunehmen; ihre Natur werde so erstarken, gesunden, und wenn dieses eingetreten, habe sie weiter nichts zu fürchten. Dem trostlosen Weibe klang dieses wie frohe Botschaft.

Mit den leichtesten Abhärtungsübungen wurde begonnen; nach und nach gewöhnte sie sich an stärkere, abhärtende Wasseranwendungen, bis sie zuletzt bei Halb- und Ganzbädern stehen blieb. Innerhalb 3 Jahren gebar sie dem erfreuten Vater 3 gesunde, kräftige Kinder.

Eine Frau litt an Typhus; sie hatte Kopfschmerzen zur Verzweiflung. Ihre Verwandten brachten sie aus der Stadt auf's Land, damit sie dorten ruhig sterben könne. Die arme Frau sollte zudem Mutter werden. Man fragte mich; ich rieth kurze Wickel an, die alsbald angewendet wurden. Das Kopfleiden ließ nach. Um sicher zu gehen, fragten die Angehörigen auch bei dem früher die Kranke behandelnden Arzte an, ob nicht vielleicht ein Wickel gute Dienste leisten würde. Dessen Verdikt lautete, der erste Wickel würde das Kind zu früh zur Welt bringen. Unterdessen waren bei Einlangung der Nachricht fataler Weise schon 6 Wickel genommen. Die Typhuskranke wurde selbst gesund und genas glücklich auch eines gesunden Kindleins.

Gehirnentzündung.

Wo immer eine Entzündung entsteht, dorthin drängt sich auch durch alle Adern das Blut. Es eilt der Wärme zu, und in den der Entzündung entferntesten Körpertheilen nimmt das Blut am meisten ab. Tritt eine Gehirnentzündung ein, so muß allererst das Blut in die äußersten Theile geleitet werden, aber auch auf die entzündete Stelle muß hitzeableitend eingewirkt werden. Die Anwendungen sind folgende: Es sollen die Füße bis an die Kniee mit Tüchern, welche in Wasser und Essig getaucht sind, eingewickelt werden. Sind die Füße recht kalt, ist das Tuch anfangs in heißes Wasser zu tauchen. Sind die Tücher an den Füßen nach circa ½—1 Stunde recht heiß, dann sollen sie in kaltes Wasser getaucht und wieder umgelegt werden. Wie die Füße, so sollen auch die Hände eingewickelt werden, wenigstens bis an die Ellenbogen, und es soll gerade so verfahren werden wie bei den Füßen; dann kann ein Unteraufschläger genommen werden. Nach ¾ Stunden tauche man das Tuch wieder in kaltes Wasser. Ist die Hitze immer noch stark, kann länger so fortgefahren werden. Um die Hitze recht stark abzuleiten, kann man ein zweifaches grobes Tuch, in Wasser getaucht, auf den Unterleib legen, wodurch das Blut mehr in den Unterleib geleitet wird. Auf den Kopf wende man weiter nichts an, als daß man einen Lappen auf die Stirne bindet und diesen nach je $\frac{1}{2}$ Stunde in kaltes Wasser frisch eintaucht. Fast noch günstiger wirkt ein Tuch, das um den Hals gewunden wird oder ein Shawl; beides darf jedoch nie länger als $\frac{1}{4}$ Stunden an Ort und Stelle bleiben, außer es sei frisch eingetaucht. Diese Anwendungen werden, im Wechsel vorgenommen, die Entzündung nicht auf einen hohen Grad kommen lassen, und die ganze Entzündung wird einen ziemlich raschen Verlauf nehmen. Nach Innen bleibt immer das Beste frisches Wasser, aber ja nie viel, höchstens 1—2 Löffel, lieber öfter. Statt Wasser kann man auch einen Absud von Foenum graecum nehmen.

Gehirnleiden, schweres.

Ein ca. 33 Jahre alter Bräumeister ist seit 11 Jahren schwer leidend. Im Mai 1877 stürzte er eines Morgens nach dem Aufstehen vom Bett plötzlich halb bewußtlos hin und blieb 2 Stunden in diesem Zustande liegen. Dies war die Einleitung zu einem schweren, 6 Monate dauernden Typhus. Schon damals stellte sich täglich starker Schwindel mit Erbrechen und Ohnmacht ein. Der Schwindel begann mit Klopfen im Gehirn; dann warf es den Mann zu Boden, oft auf Zimmerlänge hin. Dieser Zustand währte meist 5 bis 10 Minuten und wiederholte sich täglich 5 bis 8 bis 10 Mal. Nach diesen 6 Monaten wurde er wieder arbeitsfähig, aber nur auf 2 Monate. Darnach traten die Anfälle so häufig und intensiv auf, daß er weitere 8 Monate das Bett hüten mußte. Im Verlaufe dieser 11 Jahre war er alle Jahre 6—7, sogar 8 Monate bettlägerig. Das Leiden steigerte sich so, daß die Anfälle von Schwindel und Hinfallen auch in der Zwischenzeit alle 2—3 Tage wiederkehrten, besonders auch nach geistigen Anstrengungen, nach raschen Bewegungen, bei jeder Drehung des Kopfes. Die Anfälle kündigten sich stets durch Klopfen im Kopfe an, und wenn er sich nun rasch genug anzuklammern vermochte an einen Tisch oder im Freien an einen Baum, so schüttelte und warf es ihn hin und her, bis er zu Boden kam. Das Bewußtsein verging ihm dabei nicht, wohl aber das Sehen. Neun Jahre lang war der Anfall stets von Erbrechen begleitet, welches seit dem letzten Jahre aufhörte. Die ganze Zeit über seit $10\frac{1}{2}$ Jahren empfand der Unglückliche einen fortwährenden Druck auf der Scheitelhöhe, wie wenn ein Zentnerstein droben liege. Seit 5 Jahren besteht fast anhaltend Ohrensausen und Schwerhörigkeit auf dem rechten Ohr. Der Schlaf stellte sich 9 Jahre lang fast nie vor 1—2 Uhr Nachts ein wegen Gefühl von Schwere und Vollsein im Kopfe. Von Mai 1886 bis

Oktober 1887 war der Mann mit ganz geringer Unterbrechung bett=
lägerig. Von 14 Aerzten, die ihn im Verlaufe dieser langen Krank=
heit behandelten und von denen ihn verschiedene für unheilbar er=
klärten, nahm er eine Masse Medikamente ein. Die meisten sprachen
die Ansicht aus, es sei durch eine frühere Kopfverletzung — es war
dem Bräumeister früher ein Faß auf den Kopf gefallen — die
Hirnschale gesprungen, und seitdem drücke ein Knochensplitter auf das
Gehirn, und hierdurch sei das Leiden verursacht. Einige Aerzte hielten
es für chronische Hirnhautverdickung.

Nach meiner Meinung bestanden außerordentlich starke Con=
gestionen zum Kopfe und waren folgende Anwendungen angezeigt:
Oberguß, Wassergehen, Rückenguß, Schenkel= und Kniguß, Fuß=
dampf, sowie der spanische Mantel. Der Erfolg innerhalb der fünf=
wöchentlichen Kur vom 28. Juli bis 2. September war ein ganz
vorzüglicher. Schon am fünften Tage erklärte sich der Patient frei
vom Gehirndruck. Am zweiten Tage erfolgte noch ein Anfall nach
einer längeren geistigen Anstrengung (Briefschreiben), — es war
der letzte. Von Tag zu Tag schritt die Besserung zu seiner größten
Freude voran, die nächsten 4 Wochen fühlte er sich „wie neu ge=
boren, so frei und so leicht im Kopf", und auch im Sehvermögen
erleichtert. Schlafen konnte er seit diesen 5 Wochen anhaltend die
ganze Nacht. Der Mann ist überglücklich und lebt nun neu auf.
Zu Hause hat er täglich bloß noch eine der obigen Anwendungen
fortzusetzen.

Geisteskrankheit.

Furchtbar muß es sein, wenn diese Geistesnacht über Einen
hereinbricht, wenn der Mensch nicht mehr Mensch ist, sondern gleich=
sam zum unvernünftigen Thiere wird. Noch vor 50, 40, 30 Jahren
gehörten Geisteskrankheiten zu den Seltenheiten. Heutzutage mehrt
sich deren Zahl (darin sind Alle eins) in schreckenerregender Weise.
Die Irrenhäuser, so zahlreich sie sein mögen, sind überfüllt, reichen
nicht mehr aus. Man baut jetzt vielerorts außerhalb der Groß=
städte fast ganze Irrenstadtviertel. Unheimlich ist's, diese Todten=
felder von Lebenden zu durchwandeln. Also das ist der Mensch,
der so groß thun kann! Gott bewahre uns vor solcher Heim=
suchung! Derlei Gedanken umflattern bei solch düsteren Gängen die
ernstgestimmte Seele. Das sind die Ganz=Irren. Wie viele
hundert, ja wie viele tausend Menschen aber sind halbe Geistes=
kranke, die entsetzlich viel leiden und selten Hilfe bekommen! In
Wahrheit darf ich sagen, daß eine sehr große Anzahl solcher
Unglücklichen bei mir Linderung und Heilung suchte, und mit beson=

berer Liebe und Sorgfalt fühlte ich mich jederzeit gerade zu diesen so arg verlassenen und so trostlosen Menschen hingezogen. Sie waren zu wenig krank für's Irrenhaus, aber unfähig zu jedem Berufsleben. Unsagbar, unbeschreiblich, unzählig und mannigfaltig sind die Plagen solcher Geistesgestörten. Wie zur Sommerszeit in der heißesten Mittagsgluth die Stechmücken am ärgsten schwirren, so treiben in dem heißen Gehirn dieser Armen die tollsten Gedanken ihr heilloses Spiel. Die Einen hassen ihren bisherigen, geliebten Beruf, Andere wollen nicht mehr beten. Menschenscheu und Menschenhaß hat die Einen erfaßt, Haß gegen sich selbst die Anderen; sie wollen sich das Leben nehmen u. s. w. Die Köpfe und deren Inhalt sind so verschieden als die armen Individuen selbst.

Bei allen Kranken, die mich aufsuchten, habe ich in den 30 Jahren stets Ursachen der Krankheit gefunden. Entweder war das Uebel angeerbt, also von Kindheit an grundgelegt, im Keime vorhanden; oder es rührte her von Körpergebrechen, von Krankheiten,*) wohl auch von der Lebensweise.

Ein Punkt ist wohl zu beachten, weil da so gerne Täuschungen vorkommen. Man bleibe bei der Beurtheilung solcher Zustände recht nüchtern, lasse sich selbst den Geist nicht einnehmen. Nicht genug kann ich warnen vor jenem voreiligen, so überaus thörichten Gebahren, welches alsbald übernatürliche, besonders teuflische Einflüsse hellsehen will. In Fällen selbst, in denen Jedermann fast hätte glauben müssen, der leibhafte Satan herrsche in dem Kranken, hat der einfache kalte Strahl ihn vertrieben.

Mir kam in meiner ganzen Praxis nicht ein einziger Fall vor, in dem natürliche Mittel, recht angewendet, nicht geholfen hätten. Ich klammere mich fest an den Glauben und an das Uebernatürliche wie an ein Rettungsboot, und möchte — Gott bewahre — kein Strichlein und kein Pünktlein dieser Glaubensüberzeugung aufgeben. Nie aber möchte ich den Glaubensfeinden eine Handhabe reichen zum Spotte oder Angriffe auf den Glauben.

---

*) „Mens sana in corpore sano" sagten die Alten. Ein gesunder Geist kann nur wohnen in einem gesunden Körper. Man mag hier beherzigen, welch großen Einfluß das Land auf die Leute, der Palast oder die feuchte, nasse Hütte auf deren Inwohner ausübt. Sollte es bei Leib und Seele anders sein, zumal beide so innig zusammenhängen und zusammen nur ein Ganzes bilden?

Die es angeht, kennen und verstehen mich. Ein Beispiel: Ein Bruder bringt seine Schwester, welche behauptet, mitten in ihrer Brust wohne der böse Geist. Sie wisse vom Teufel viel, der Teufel aber wisse von ihr Alles, auch die geheimsten Gedanken; er regiere, leite und beherrsche sie. Ein Narr sei ihr Bruder, noch dümmer sei der Pfarrer, der allerdümmste aber sei der Arzt. Warum? „Weil sie immer sagen, ich solle einen anderen Kopf aufsetzen, meine Thorheiten ablegen und ihnen folgen. Wenn einmal der Teufel in Einem herrscht", fügte die Kranke bei, „dann hat der eigene Kopf das Regiment verloren." Es ist nicht zu sagen, wie heftig und unbändig wild die Arme gegen die 3 genannten Persönlichkeiten wüthete.

Hätten dieselben ruhig geschwiegen, — sie wußten ja, wen sie vor sich hatten — sie hätten die Kranke nicht in so gewaltige Aufregung versetzt, und ich hätte leichter gethan.

Bei derlei Kranken kommt Alles, ja Alles auf die Behandlung an. Ich widersprach ihr mit keinem Worte und sagte bloß: „Ja freilich in Deinem Innern steht es nicht gut." Damit war die Kranke zufrieden, und ich hatte sie auf meiner Seite. Sofort faßte sie Vertrauen, wie ihre Antwort bekundete. „Wenn mir Einer nicht glauben will", so lautete diese, „daß ich den Teufel in mir habe, so wird er ihn auch nicht austreiben können."

Dieses Vertrauen heißt bei mir jedesmal soviel als: die Kranke ist bereits zur Hälfte geheilt, und deine Arbeit ist mehr als zur Hälfte gethan. Die Kranke nahm ein, was ich ihr gab; sie wendete pünktlichst das Wasser an, wie ich es bestimmte. In sechs Wochen ward sie vollkommen geheilt. Gewiß interessirt es Manchen, was der Person wohl gefehlt hat. Die Kranke sah stürmisch drein. Ihre Gesichtszüge waren eingefallen, die Hände kalt, die Füße noch kälter, auf der Brust fühlte sie einen schweren Druck und im Magen Widerwillen gegen jede Speise. Alles Blut war, so schien es, der Brust zugeeilt. Die erste Aufgabe bestand darin, die Cirkulation des Blutes zu ordnen, dadurch gleichmäßige Naturwärme und ein geordnetes Arbeiten des ganzen Organismus herzustellen. Zu dem Ende mußte die Kranke täglich 2 Mal bis über die Waden in's kalte Wasser stehen, je 2 Minuten lang, darauf tüchtig gehen, um die Füße so bald als möglich zu erwärmen; dann ebenso die ganzen Arme täglich 2 Mal in's Wasser halten, je 2 Minuten lang, darauf denselben in irgend einer Weise Bewegung verschaffen, um sie ebenfalls möglichst schnell warm zu bekommen. 2 Mal des Tages ließ sie sich, zu Bette liegend, Rücken, Brust und Unterleib mit Wasser und Essig kräftig waschen. Die verhältnißmäßig schwachen Anwendungen sollen durch 14 Tage genau fortgesetzt werden. Die heftigste Aufregung ließ nach, wenn auch der Teufel in dem wirren Kopfe immer noch spuckte. Die eingefallenen Züge belebten sich. Nach 14 Tagen ließ ich kräftiger einwirken. Die Kranke bekam Unterwickel im Wechsel mit Halbbädern (nur ½ Minute lang, und jedesmal folgte die Waschung des Oberkörpers) und dem spanischen Mantel; alle 3 Anwendungen waren ca. 3 Wochen fortzusetzen. Nach der dritten Woche beschlossen die Heilung wöchentlich 1 Ganzwaschung und 1 kurzer Wickel von 1 Stunde. So wurde der vermeinte Teufel ausgetrieben und die Aufregung wich großer Ruhe und ungestörtem Frieden.

Arme Eltern brachten ihren Knaben von 10 Jahren und erzählten Folgendes: „So oft man zur Kirche läutet, fängt der Bube an zu toben und in der heftigsten und gräßlichsten Weise die entsetzlichsten Flüche auszustoßen, Flüche und Schwüre, die wir in unserem Leben noch nie gehört haben. Er flucht so lange, als er die letzte Person auf dem Kirchwege sieht. Dann hört er auf. Sobald aber nach vollendetem Gottesdienste der erste Andächtige die Kirche verläßt, fängt er auch schon wieder an zu schwören, und er schwört und flucht fort, bis er Niemanden mehr erblicken kann. Wenn wir beten, so flucht er; hören wir auf, so hört auch er auf. Hochwürden, es ist schrecklich. Mag man anwenden, was man will, helfen thut gar nichts, am wenigsten ein Einreden, das macht ihn nur noch heftiger. Seine Mutter packte er einmal mit beiden Armen wie mit Krallen und schüttelte sie derart, daß man nicht glauben sollte, wie ein Knabe so viel Kraft entwickeln könnte. Aerzte sind mehrere befragt worden; geholfen hat nichts. Benedizirt wurde er auch; da hat er noch am ärgsten geflucht u. s. w."

Der Knabe hatte ein ganz sonderbares Aussehen: abgestandene Gesichtsfarbe, im höchsten Grade wildaussehende Züge, die Haare standen, wie beim Igel die Stacheln, senkrecht in die Höhe. Ich unterstand mich, seine Hand anzufühlen; er wollte mir sofort in's Gesicht springen. 2 Priester, welche den schrecklichen Zustand gesehen hatten, sagten: „Wer an eine Besessenheit glaubt, muß sagen, hier ist sie."

Ich faßte das Leiden von Anfang an ganz natürlich auf und täuschte mich auch dieses Mal nicht; in 6 Wochen war das arme Kind vollständig geheilt. Ich ließ dem Knaben täglich auf 1—1½ Stunden ein Hemd anziehen, das in Wasser (mit etwas

15*

Salz) getaucht war, ebenfalls täglich 1 Mal mit einer Mischung
von Wasser und etwas Essig ganz waschen. Beides dauerte
14 Tage lang. In der dritten Woche bekam er den einen Tag
ein (oben beschriebenes) Hemd angezogen, den andern Tag auf ½
Stunde ein warmes Bad mit 28° R. im Wechsel mit einem
kalten (½ Minute), am dritten Tage eine Ganzwaschung. Dieses
waren die Uebungen der dritten und vierten Woche. In der fünften
reichte aus ein nasses Hemd, in der sechsten und letzten ein
warmes Bad mit rascher kalter Abwaschung.

Die Umänderung und Besserung vollzog sich rasch. Der
ganz kalte Knabe wurde wieder warm, der verlorene Appetit kehrte
wieder, und er ließ sich die Milch= und Mehlkost, welche die armen
Eltern mit Freuden ihm reichten, trefflich schmecken. Aller Spuck
war wie weggeblasen.

Einer der Leser wird vielleicht fragen: Warum denn wendet
der Pfarrer bei solchen Kranken keine Güsse an, da doch
in unseren Irrenanstalten die Tobsüchtigen besonders mit Douchen
u. s. w. behandelt werden? Nach meiner unmaßgeblichen Meinung
darf ein Jäger (doch vielleicht ist's Jägerlatein), der einen Fuchs
aus seiner Höhle locken will, unmittelbar vor das Loch hin nicht
schießen. Besser wird's sein, den listigen Reineke mit einer Lock=
speise (etwa einem Huhn oder Spanferkel) zum gefälligen Heraus=
kommen einzuladen. Nun höre, mein lieber Leser! Wo eine Krank=
heit drinnen steckt, da steckt auch Krankheitsstoff. Diesen auflösen
und ausleiten, das heißt den Fuchs locken und fangen. Eine Douche
aber löst nicht auf, leitet auch nicht aus. Ist einmal aufgelöst und
ausgeleitet, dann hat die leichtere Douche einen Sinn, dann laß ich
sie mir auch recht wohl gefallen.

Vor 4 Jahren kam ein Mädchen zu mir und erzählte, wie
folgt: „Mein Bruder ist schon mehr als ein Jahr im Irrenhaus.
Er wurde für unheilbar erklärt. Nun bekomme ich ganz dieselben
Zeichen, die mein Bruder vor dem Ausbruch der Krankheit hatte.
Ich habe bisher gedient, mußte aber meinen Dienst verlassen; denn
ich kann nicht mehr arbeiten. Wenn ich keine Hilfe erhalte, komme
ich in Bälde zu meinem Bruder nach Irsee."

Auf verschiedene Fragen erhielt ich den Bescheid, daß
der Appetit sehr wechsle, manchmal gut sei, manchmal ganz fehle;
daß ferner, sobald das heftige Gliederreissen nachlasse, ebenso heftige
Brustschmerzen folgen, daß die früher dichten und langen Haare
schon mehr als zur Hälfte ausgefallen seien. Sofort war klar, daß
hier recht verdorbene Säfte ihr Unwesen trieben, und daß

das sicherste Zeichen ihres gänzlichen Ausscheidens darin bestehe, wenn die Haare auf dem halbkahlen Schädel wieder festen Fuß faßten und in alter Stärke von Neuem weiter wüchsen.

Die Kranke wandte nach einander folgende Uebungen an: zuerst täglich das nasse Hemd, getaucht in Salzwasser oder in Wasser mit Essig gemischt; ebenso täglich lauwarme Halbbäder mit kräftiger kalter Waschung des Oberkörpers (höchstens 1 Minute). Es war Sommerszeit. So ging sie jeden Tag viel barfuß mit großem Erfolg, besonders im Morgenthau. Dieses dauerte 3 Wochen hindurch. Es folgten jetzt warme Bäder im Wechsel mit kalten, sodann der Unterwickel (die Kranke bediente sich des Sackes), in Absud von Heublumen getaucht. Die ganze Kur währte bis zu vollständiger Herstellung 3 Monate. Der starke und solide Haarwuchs wies auf gründliche Heilung. Die Person hat später geheirathet und ist gesund bis zum heutigen Tage.

Ein Pfarrer, in seiner Gemeinde hochgeschätzt und geliebt, kam vom Ausland ganz entmuthigt zu mir. Er könne, so meinte er, seiner Pflicht gar nicht mehr nachkommen. Dieser Zustand, der sich in großer Traurigkeit, in Mißmuth, in Unfähigkeit zum Studiren äußerte, hatte früher schon einmal die Nachbarsgeistlichen veranlaßt, den Armen in eine Anstalt zu bringen. Daselbst verblieb er mehrere Wochen und kehrte ruhiger, aber ungeheilt in die Heimath zurück. Er berieth mich, was doch zu thun sei, ob er die Pfarrei verlassen, oder was er anfangen solle. Der Herr sah gesund, frisch und kräftig aus, was bei solchen Kranken so leicht täuscht und so viele harte, ungerechte und lieblose Urtheile veranlaßt.*) Wer näher zusah, konnte wohl bemerken, daß das Auge trüb, die Farbe verbleicht, die Haare erstorben waren.

Die Anwendungen waren 3facher Art: der Kopf- und Fußdampf, kalte Ober- und Untergüsse, häufiges Gehen auf nassen Steinen, oder in's Wasser stehen, 3—4 Minuten lang. Nach einigen Tagen folgten warme Bäder im Wechsel mit kalten Ober- und Untergüssen. Am sechsten Tage der Wasserkur zeigte sich ein bläulicher Ausschlag auf

---

*) Die gleiche Thorheit ist es, wenn man jederzeit von Korpulenz auf das Vielessen und Vieltrinken (bekanntlich sind solche hart genug Gepeinigte die genügsamsten Menschen), wie von dem Aussehen geistesgestörter Individuen auf gute Beschaffenheit ihres Geistes und nur auf Gesundheitsskrupel schließen will.

dem ganzen Rücken. Je mehr dieser heraustrat, um so besser fühlte
sich der Kranke. Als der Krankheitsstoff gänzlich ausgeleitet war,
war der Pfarrer gesund. Das ganze Heilverfahren dauerte 14
Tage. Mit neuem Muthe kehrte der seeleneifrige Priester heim
in seine Gemeinde.

Gelbsucht.

Die Gallenblase liegt in der Leber, und von da aus fließt
die Galle in 2 Kanäle. Es können in diesen Kanälen sich aus
der Leber Verhärtungen bilden, Gallensteine genannt. Dadurch
können Störungen im Weiterfließen der Galle eintreten, aber auch
durch Druck, durch Stoßen und ähnliche Uebelstände können Störungen eintreten, und dadurch kann Gallen=Farbe in's Blut gerathen.
Dann entsteht die Gelbsucht. Sie entsteht auch gerne nach schweren
Krankheiten, wie Typhus, starkem Fieber u. s. w. Es kann aber
auch die Leber krank sein und in Folge dessen das Blut krankhaft
oder gar nach und nach vergiftet werden. Kommt die Gelbsucht
nur von Störungen her oder auch von anderen Krankheiten, so hat
dies meistens wenig Bedeutung; kommt aber die Gelbsucht von einer
Krankheit der Leber her, so bringt sie gerne den Tod. Die ersten
Zeichen der Gelbsucht erblickt man im Weißen des Auges, dann in
der Haut selber, im Stuhlgang und Urin, der Appetit läßt gewöhnlich nach und auch der Geschmack ändert sich meistens. Ist die
Leber gut, so hat diese Krankheit im Heilen keine Schwierigkeit.
Nach Innen ist besonders zu empfehlen: täglich 3—4 Mal, jedesmal 3—4 Löffel voll Wermuththee oder 3 Mal eine Messerspitze
voll Wermuthpulver in 6—10 Löffel voll warmen Wassers einnehmen. Salbei mit Wermuth=Thee thut treffliche Dienste.

Täglich 6 Pfefferkörner mit der Speise verschluckt, ist ebenfalls ein Mittel zu guter Verdauung. Im Essen und Trinken mäßig
sein, ist zu empfehlen. Die Milch als Nahrungsmittel ist vorzüglich.

Die besten Anwendungen mit Wasser sind: In der Woche
2—3 Mal einen kurzen Wickel und eine Waschung zur Nachtzeit
vom Bett und gleich wieder in's Bett. Die gelbe Farbe bleibt oft
Wochen hindurch, hat aber durchaus keine Gefahr. Wie man aus
einem Stoffe nicht schnell alle Farbe herausbringt, so geht es auch
bei der Gelbsucht. Geht aber die gelbe Farbe nach und nach über
in braune und schwärzliche, nimmt der Appetit stets ab, ist ein all-
gemeines Beißen und Brennen in der Haut und steigert sich die
Abmagerung immer mehr, dann ist aller Grund zu fürchten da, die
Leber sei unheilbar und es trete Leberverhärtung, Leberkrebs oder
eine ähnliche Krankheit ein.

Ganz besonders wirkt auf kranke Leber und Gelbsucht, jeden Morgen und Abend eine Tasse Milch zu trinken, mit welcher ein Löffel voll Kohlenstaub mit Zucker vermischt ist.

Gelenkrheumatismus.

Es kommt ein Herr. Sein Aussehen ist krankhaft. Verschiedenes und schweres Unbekannte hat seinen Zügen eine tiefe Wehmuth eingedrückt. Mir stieg beim ersten Anblick unwillkürlich der Gedanke im Kopfe auf: Der Mann leidet viel, oder hat viel gelitten. Die ungesunde Gesichtsfarbe zeigt ein unheimliches Gelb, der Kopf nur mehr wenig (kaum den zwanzigsten Theil von früher) Haare. Der Mann selbst zählt noch nicht 40 Jahre; er ist ein Bild des Ernstes, großer Ruhe, aber auch, wie gesagt, ein Leidensbild. Sein eigener Bericht lautet also: „Es stellten sich bei mir öfters Unterleibsleiden mit heftigen Kolikanfällen und Diarrhöen ein. Später bekam ich eine Nierenkrankheit, wie die Aerzte es nannten. Wenn die unsäglichen Schmerzen kamen, drehte es mich um wie eine Spindel, wie einen Kreisel. Nach Jahren verlor ich dieses Uebel, dafür aber bekam ich diesen Gelenkrheumatismus. Mir ist's, als wenn die Summe alles früher erlittenen Schmerzes in die Glieder gefahren und jedes Glied eigens gepeinigt werde. Ich gebrauchte viele ärztliche Mittel. Das Ende war stets nicht die ersehnte Hilfe, sondern das alte Leiden. Mit großer Ueberwindung und großen Opfern konnte ich meinem Berufe bis zuletzt vorstehen; geklagt habe ich Niemandem, es verstand mich ja weder der Arzt, noch sonst Jemand. Derjenige, welcher den Leidenden die Krone versprochen hat, weiß allein, was ich gelitten. Eines noch wäre vielleicht meinen Worten beizufügen. Ich hatte trockenen Fußschweiß; die angerathenen und angewendeten Mittel vertrieben ihn, aber mir war nicht gut. Auch Mineralbäder habe ich auf Verlangen des Arztes gebraucht; doch sie steigerten mein Uebel. Peinlicher fast als aller Schmerz quälte mich im Innersten die Wahrnehmung, daß Mancher meinte, die Sache sei doch nicht so arg, die Empfindsamkeit spiele bei mir eine große Rolle, man müsse sich überwinden und über derlei Dinge hinwegsetzen. Leiden tragen ohne Theilnahme heißt doppelt leiden."

Die Erzählung hat lange gedauert, freundlicher Leser; aber sie war und ist lehrreich. Daß wir gegen Kranke doch nie hart und ungerecht werden! Ein sonst tüchtiger Mann wird ja nicht plötzlich und ohne Grund wie eine feige Memme jammern.

Wer mag die Wurzel all' dieser Uebel uns nennen, das
Innere dieses recht kranken Körpers uns erschließen? Das Geheimniß ist nicht schwer zu errathen. Die Vordersätze hat uns der Kranke
selbst in seinem Berichte gegeben; wir brauchen nur den Schluß
daraus zu ziehen. Die gelbe Farbe, die häufigen Kolikanfälle, der
zurückgedrängte Fußschweiß lassen auf einen giftigen Stoff schließen,
der, wie die Schlange im Versteck, im Körper lauerte, zuweilen
züngelte und zischte, jetzt aber, bei dem letzten Anfall auf ihre Beute
schießt, d. i. alle Glieder erfaßt und sie mit ihrem Biß bis hinein
in die Gelenke und in das Knochenmark selbst vergiftet. Auch die
Haare fallen von einem sonst dichten und starken Haarboden nicht
ohne Grund aus. Es muß sie ein innerer Sturm ausschütteln,
wie der Herbstwind die fahlen und dürren Blätter von den Bäumen
schüttelt. Oder ein giftiger Wurm, d. i. ein Giftstoff, muß deren
Wurzeln tödten.

Eine solide Heilung wird nur möglich sein, wenn dieser Giftstoff, der Alles durchfressen hat, aufgelöst, ausgeleitet und der Körper
dergestalt gekräftigt ist, daß er derlei fatale Säfte nicht mehr aufkommen läßt. Mäuse vertilgt man mit Mausgift. Und das Gegen-
gift für unser Gift, in welcher Materialienhandlung ist es zu
kaufen? Mancher würde es gut bezahlen. Für künstliche Mittel
ja, besonders wenn sie noch neu und unbekannt sind, zahlt man
sein theures Geld, für die natürlichen und besten Mittel aber weiß
man dem Geber alles Guten oft kaum ein kaltes „Deo gratias“,
„Gott sei Dank!“

Im klaren Quell, im Bache, im Brunnen fließt das vielver-
mögende Heilmittel, das wir meinen. Es ist das Wasser.
Wie soll das Wasser heilen? So höre! Wenn die Hausmutter
ihre Leinwand bleichen, d. i. ihr die blendende Weiße geben will, so
taucht sie selbe in's Wasser, begießt sie öfters und läßt dann die
liebe Sonne darauf scheinen. Das oftmalige Gießen weicht die
sogenannten Rohstoffe auf, und die Sonne zieht sie alle aus. Das
Linnen ist gebleicht auf der einen Seite, dasselbe Verfahren bleicht
es auf der anderen. Durch und durch müssen zu gründlicher Bleiche
der Wasser- und der Sonnenstrahl dringen; dann aber trübt das
blendende Weiß, den Stolz der Hausfrau, auch nicht ein trüber
Fleck. Das ist klar. Machen wir die Anwendung! Der Körper
unseres Kranken mit seinem gelben Hautüberzug gleicht wahrlich
so einem ungebleichten Linnenstück. Ein Theil der Wasseranwendung
muß die Feuchtigkeit, welche die Roh- d. i. die Giftstoffe auflöst,
nach und nach bis in's Innerste eindringen machen, der andere

Theil muß Wärme entwickeln, welche, der Sonnenwärme gleich, das Aufgelöste herauszieht. Noch Eines. Auch der Lauge bedient sich zuweilen die Hausfrau, welche nachhaltiger und schneller die Dienste des Wassers thut bei ihrem Linnen. Laugen können als stärkere Auflösungsmittel auch wir bereiten. Wir kochen im Wasser verschiedene Vegetabilien, Pflanzen, und die trefflichste Lauge für die Körperbleiche ist fertig.

Doch kehren wir zurück zu unserem Falle. Der kranke Herr mußte zuerst den spanischen Mantel anlegen. Diesem folgte ein Kopfdampf mit kräftiger Abwaschung, hernach ein Fußdampf. Beide Dämpfe ersetzten die beste Lauge (man kann mir glauben) und durften erst nach ordentlichen Zwischenräumen einander ablösen. Je schonender nämlich der Körper behandelt wird, um so leichter kann die Natur es aushalten und selbst mithelfen, die Krankheitsstoffe auszuleiten. Darauf nahm der Kranke einen kurzen Wickel und, um die Natur zu stärken, einen Ober- und Unterguß, von sämmtlichen Anwendungen abwechselnd täglich eine; dazu jede Nacht vom Bette aus eine Ganzwaschung. So wurde 3 Wochen fortgefahren. Die vierte und fünfte Woche erhielt er je 2 Halbbäder, einen Kopf- und Fußdampf und einen spanischen Mantel; die sechste Woche endlich 2 warme Bäder im Wechsel mit kalten, 1 Halbbad und einen Ober- und Unterguß. Für die weitere Zukunft empfahl ich dem Patienten wöchentlich ein paar Ganzwaschungen, einen Ober- und Unterguß, monatlich ein warmes Bad ohne Wechsel.

Das Wasser strafte auch in diesem heiklen Falle das Vertrauen nicht Lügen. Das schwere Leiden, das ohne Zweifel einen frühen Tod gebracht hätte, verschwand. Das frische Aussehen, die verlorenen Kräfte kehrten wieder; an Stelle des gebrochenen Muthes trat neue Begeisterung zum Berufsleben. Die Stimme tönte klangvoll wie früher. Oft wiederholte sie mir das herzliche „Vergelt's Gott". Demjenigen aber, von dem allein alles Heil und Gelingen kommt, sang sie ein freudiges und dankbares Gloria: die Ehre sei Gott!

Ein Mann mit ca. 40 Jahren hatte im rechten Fuß solche rheumatische Schmerzen, daß er nur mit Hilfe eines Stockes ganz kurze Strecken gehen konnte. Zeitweilig hatte er auch Schmerzen in den Armen und Schultern. Angewendet war schon Verschiedenes ohne Erfolg. Er nahm die Zuflucht zum Wasser und in 6 Tagen fühlte er sich so ziemlich befreit, setzte die Anwendungen noch fort und wurde vollständig geheilt.

Die Anwendungen waren folgende:

1) 6 Tage hindurch täglich zwei Obergüsse und zwei Schenkelgüsse, 1 Mal in der Woche ein Wickel unter den Armen. Täglich 2 Mal im Wasser gehen bis über die Waden 1—3 Minuten. Jeden Tag einen Rückenguß und Grasgehen.

2) Nach diesen 6 Tagen Oberguß mit Knieguß im Wechsel mit Halbbad, letzteres 1 Minute lang.

Gemüthsleiden.

„Seit mehreren Jahren leide ich an Gemüthsverstimmungen, Kopfweh, krampfhaften Gesichtsschmerzen, viel Rheumatismus, viel Schwitzen am ganzen Körper. Mehrere Aerzte wollten mir Hilfe bringen, aber umsonst!"

In 14 Tagen waren diese traurigen Zustände beseitigt und, um den Körper für die Zukunft zu stärken und abzuhärten, genügt in der Woche 1 Halbbad und 1 Ganzwaschung. Die Anwendungen der ersten 14 Tage waren: 1) In der Woche 2 Mal ein Hemd anziehen, in Salzwasser getaucht, um die krankhaften Stoffe auszuleiten. 2) 2 Mal in der Woche 1 Halbbad, um den Unterleib zu stärken. 3) 2 Mal wöchentlich eine Ganzwaschung, um den Körper zur Thätigkeit zu bringen.

„Ich komme, um mich bei Ihnen wegen einer gemüthskranken Person zu befragen. Ein Weib, 38 Jahre alt, mag nichts mehr thun und kann auch nichts mehr thun. Sie lebt so traurig dahin, bekümmert sich nicht mehr um ihren Mann und ihr ganzes Hauswesen. Sie flieht, wo möglich, alle Leute und geht gar nicht mehr aus dem Hause. Sie ist schon ziemlich abgemagert, und was man ihr bereits eingegeben hatte, war ohne Wirkung."

Anwendungen: 1) Jeden Abend, wenn die Kranke im Bett warm ist, den ganzen Körper mit Wasser und etwas Essig ganz waschen. 2) Täglich zwei Mal ein warmes Fußbad mit Asche und Salz, 14 Minuten lang. 3) Täglich zwei Mal jedesmal 20 Wermuthtropfen in Wasser einnehmen. Nach 3 Wochen war der Zustand ziemlich gut. Weitere Anwendungen: 1) In der Woche 2 kurze Wickel. 2) 2 Mal wöchentlich eine Ganzwaschung. 14 Tage später bloß in der Woche 1 Mal ganz waschen und 3 bis 5 Mal wöchentlich Wassergehen.

Geschwüre (siehe Entzündungen).

Wie Entzündungen im Innern des Körpers entstehen können, so auch außerhalb am Körper. Sie sind insbesondere die fast unzertrennlichen Begleiter der verschiedenen Geschwüre. Wenn's brennt, laufen die Nachbarn zusammen. Wenn ein Fleck oder auch nur ein Fleckchen am Körper brennt, so bleiben die benachbarten Stellen nicht gleichgiltig. Rasch meldet es ein Blutkügelchen dem andern, und die vorwitzigen, die kommen, verbrennen sich dabei selbst die Finger und noch mehr. Entzündet sich an einem Gliedchen z. B. am Zehen ein Geschwürlein, auch nur so groß wie ein Linsenkorn, so thut nicht bloß der ganze Zehen weh, oft schon ein Theil des Fußes; manchmal sticht der Schmerz bis hinein in den Leib. Es kommt mir vor, wie wenn Einer Nachts nur ein Zündhölzchen an= zündet. So ein kleines Ding wirft seinen Lichtschein weit hinaus in den Hof.

Anna hat schreckliches Weh am Daumen. Man sieht nicht viel. Der Finger ist nur ein klein wenig angelaufen und etwas röther als die anderen Mitgenossen. Nicht allein am Daumen, auch unter der Achsel schmerzt es heftig. Gib Acht, in kurzer Zeit wird Dein ganzer Körper nicht mehr wohl sein! Da muß etwas dahinter stecken, meint der Vater. Ja freilich muß etwas dahinter= und brinnenstecken. Das Mädchen bindet natürlich seinen Finger gut*) ein und wartet 3—6 Tage zu, was das wohl abgeben möge. Der Finger wird dick, auch die Hand schwillt an. Es entsteht ein großes Geschwür; im Finger, im Arm und im Leib zuckt's; es ist, wie wenn ein Komödiant mit Messern ballspielte. Und es geht recht lange, bis aller Eiter heraus, und der Finger an der kranken Hand geheilt ist.

Wie hätte das Mädchen den Finger in die Kur nehmen sollen? Sobald es merkt, daß der Finger, ohne irgend verletzt worden zu sein, schmerzt, so soll es thun, wie die Mutter thut, wenn sie auf dem Herde ein kleines Feuerchen nicht groß haben will, es ausblasend oder mit etwas Wasserspritzen aus= löschend. Vielleicht mag's so gut werden.

Wenn nicht allein der Finger, sondern auch schon die Hand wehe thut, so ist das Feuer größer, es hat mit dem Finger die Hand ergriffen. Darf nun das Mädchen die Hand unter das Brunnenrohr halten, um den Brand zu kühlen und zu löschen? Durchaus nicht! Das Uebel besteht nicht allein im Brande, in der

---

*) Das Zubinden hält warm und erwärmt noch mehr. Der Blut= zufluß zur entzündeten Stelle wird dadurch gefördert, und es geht lange, bis alles sozusagen an dem Brandorte hängen gebliebene Blut vereitert ist.

Hitze, die zu entfernen ist, sondern vielmehr in giftigen Säften, die aufzulösen und auszuleiten sind.

Dem Mädchen werden in einem kalten Armwickel Finger und Hand umwunden, und dieser Wickel werde so oft erneuert, d. h. neu eingetaucht, als er heiß zu werden beginnt. Der Finger muß zwar nach dem Volksmunde „ein böser Finger" werden, d. h. er muß und wird aufbrechen, aber Alles, was der Wickel auszieht, braucht nicht zu vereitern, und es ist doch ein großer Unterschied, ob das Geschwür die Größe einer Haselnuß oder einer Wallnuß oder noch größere Ausdehnung erreicht.

Sollte das Gefühl der Unbehaglichkeit, des Unwohlseins sich auf den ganzen Körper ausdehnen, so verordnen wir diesem eine Zeitlang täglich den spanischen Mantel. Das Allgemeinbefinden wird in Bälde wieder ein gutes sein.

Eine Art von Geschwür kennen die Landleute insbesondere unter dem Namen „Wurm am Finger". Die Behandlung, vielmehr Mißhandlung eines derart kranken Fingers gibt uns neue Beweise, wie verblendet und thöricht die Menschen sind. Es ist, als ob sie für Zeiten der Verstand verlassen hätte, so gedankenlos benehmen sie sich. Mit so einem Wurm am oder im Finger (es wäre interessant zu wissen, wie sich manche diesen Wurm vorstellen) wird aller mögliche Unsinn getrieben. Jedes ...... weiß eine neue Salbe, und wenn das Salben ausgeht, dann geht die Sympathie, wie sie's nennen, an. Vorher noch suchen recht abergläubische Menschen einen lebendigen Maulwurf zu bekommen. Denn wenn sie diesen lebendig in der Hand, aber nur zwischen dem Daumen und den anderen Fingern, absterben lassen, dann ist's mit dem Wurm aus. Und wenn dann genug gesalbt und geschmiert, geschwätzt und gelogen und sympathisirt, und der Finger nach mehreren Wochen, nach unsäglichen Schmerzen reif geworden ist und aufbricht, und der Eiter dicht und fest herausdringt, dann heißt's: Seht, der Wurm ist getödtet, der Wurm geht ab. Weiter kann man es in der Thorheit und Selbstverblendung nicht treiben.

Was ist denn so ein Wurm am Finger? Nichts Anderes als ein größeres Geschwür, das nach obiger Methode zu behandeln ist. Meistens bekommen solche Leute diesen Wurm, die recht viel Ungesünde im Körper haben. Deshalb muß, wie auf Finger und Haut, so auch auf den ganzen Körper eingewirkt werden. Auf erstere geschieht die Einwirkung durch die Hand- und Armwickel. Den Finger umwinde man 2—3—4fach am besten mit Absud von Zinnkraut, um das Angefressenwerden des Beinchens zu

verhindern, Hand und Arme 2fach (statt einfachen Wassers ist gut
Absud von Heublumen oder Kraut), und man erneuere das Ein=
tauchen des Wickels, sobald die Hitze oder die Schmerzen sich mehren.
Auf den ganzen Körper wirke man durch 1—2 kurze Wickel
oder den spanischen Mantel, täglich je einen von 1 Stunde
Dauer. Nach der ersten Woche geschehen die Wickelungen nur jeden
zweiten oder dritten Tag. Mit Ober= und Untergüssen sei
man vorsichtig und wende sie erst später, wenn genügend auf=
gelöst und abgeleitet ist, zur Kräftigung an. Sobald der Finger
„reif“ ist, d. i. sich bläulich färbt und an einer Seite weich wird,
dann soll man mit dem Oeffnen und Ausdrücken nicht zögern und
sich nicht fürchten, wenn mit dem Eiter Blut kommt. Dieses Blut
müßte ja doch noch vereitern, und so ist's gut, wenn ihm dieser
Prozeß erspart und dem Finger die Sache erleichtert wird. Das
Bangen vor dem zu frühen Oeffnen eines Geschwüres ist
bei Wasseranwendungen ziemlich überflüssig (große Reinlichkeit),
bei Salbereien wohl begründet.

 Die Heilung des Wurmes kann noch in folgender
Weise geschehen. Bei mir war dieses oft das kürzere Verfahren.
Man bade Finger und Vorderarm täglich 2—3 Mal in einem
warmen (ja nicht heißen) Heublumenbad von ½ Stunde Dauer.
Die Finger=, Arm= und Körperwickel bleiben dieselben wie oben.

 Andreas, einem Gärtner, war der Daumen der rechten
Hand entsetzlich zugerichtet. Furchtbar angeschwollen, zeigte der ganze
Finger keine Haut mehr; er war rein wie eine abgestandene, mit
Eiter überzogene Fleischmasse. Das Bein blickte an mehreren Stellen
durch. Der Arzt hatte schon erklärt, es müsse die Hand, um das
Leben zu retten, abgenommen werden. Ich schaute mir die Hand an
und dachte: Gott, könnte ich dem armen Mann die Hand retten!
Dann legte ich mir den Fall also zurecht: Das sichtbare Bein (das
war mir die Hauptsache) sieht recht frisch aus, es ist also noch nicht
angegriffen. Der schrecklich angeschwollene, eckelhafte Daumen ist
wie eine Jauchgrube, in welche der Körper seine nichtsnutzigen Säfte
ausschüttet. Diese scharfen Stoffe mehren die Geschwulst, zerfressen
das Fleisch und vergiften Alles, was sie angreifen. Somit muß ich
einwirken auf den halbabgefaulten Daumen, noch kräftiger aber auf
den Körper, daß er aufhöre, sein eigenes Glied zu morden. Der
Ueberlegung folgte das Handeln.

 Der Daumen und die ganze Hand bekamen Wickel von
Heublumen= und Zinnkrautabsud (beide Kräuter wurden zu=
sammen abgebrüht), im Tage 4—5 Mal erneuert. Der kranke

Leib erhielt täglich einen kurzen Wickel und wöchentlich
3 Mal den spanischen Mantel. An den wunden Finger
ließ ich jeden Tag recht verdünntes Alaunwasser gießen,
welches den Unrath wegwusch. Noch nicht 4 Wochen waren vergangen, und Alles, Finger und Hand waren wieder gewonnen. Um
das in der That nicht angefressene Bein bildete sich eine neue Fleischmasse zu einem neuen Daumen, der, den Nagel ausgenommen,
wie früher in den gesundesten Tagen aussah. Der Mann konnte
als Gärtner seinem Beruf wie zuvor nachkommen. Er lebte nachher noch viele Jahre.

Knochengeschwüre.

Oft treten rings um die Knochen harte Geschwulste
auf, besonders gerne unten am Kinnbacken, an den Knöcheln,
am Knie, auch an anderen Knochenstellen. Man könnte fast
meinen, der Knochen selbst sei gewachsen. Daß die Sache nicht
ohne Bedeutung sei, zeigt der meistens fiebernde Körper an und die
Langwierigkeit der Heilung (oft 14 Tage bis 3 Wochen). In der
That erheischen solche Geschwulsten stets große Vorsicht in der Behandlung und schnelles Eingreifen. Bei Vernachlässigung tritt gerne
Knochenfraß ein, und dann ist die Hilfe nicht mehr leicht, vielmal
unmöglich.

Die kräftigsten und schnellsten Heilmittel bestehen in
einem 2-, 3- bis 4fachen Wechsel mit Umschlägen an der
geschwollenen Stelle. Am erprobtesten gelten mir Umschläge
mit Absud von Heublumen, von Haberstroh, ferner Umschläge mit abgekochtem foenum graecum und mit
Topfenkäs.

Bei einer Fußknöchelgeschwulst wird ein Unter- oder
ein kurzer Wickel gute Dienste thun und die Heilung beschleunigen,
bei einer Kinngeschwulst ein Shawl oder Halswickel, auch
der kurze Wickel; bei einer Kniegeschwulst ein Wickel
des ganzen Fußes. Es genügt täglich eine der genannten
Anwendungen.

Gesichtsrose.

„Mein Mann bekommt die Gesichtsrose; das ganze Gesicht
ist angeschwollen, sieht feuerroth aus; er hat ein heftiges Fieber;
es verbreitet sich die Röthe über das ganze Gesicht; es zeigen sich
an allen Stellen viele kleine Bläschen, und der Jammer ist nicht
anzuhören" — so klagte mir eine Gattin. „Schleunigst soll ein
Shawl umgelegt werden, in warmes Wasser getaucht" — verordnete

ich; „¾ Stunden lang soll es dauern; dann soll das Tuch hinweg=
genommen, in frisches Wasser getaucht, wieder übergelegt werden;
so dreimal wiederholt — macht ungefähr 3 Stunden aus. 3—4
Stunden später soll ein vierfaches Tuch in frisches Wasser getaucht,
ordentlich ausgewunden, auf den Unterleib gelegt werden, 3 Stunden
lang; aber nach jeder Stunde soll das Tuch weggenommen, in
frisches Wasser getaucht, wieder aufgelegt werden. 3 Stunden später,
nachdem die Wickel entfernt sind, läßt man den Kranken auf ein
mehrfach zusammengelegtes Tuch, in kaltes Wasser getaucht, ganz
gut ausgewunden, eine Stunde lang liegen. Diese 3 Anwendungen
können so der Reihe nach vorgenommen werden, bis die ganze Hitze
gebrochen und der Krankheitsstoff ausgeleitet ist. — Auf der leidenden
Stelle im Gesichte wird nichts angewendet, als von Zeit zu Zeit,
wenn die Spannung der Haut gar zu empfindlich ist, Abwaschungen
mit lauwarmem Wasser. Ist der Durst recht groß, so bleibt Wasser
oder Zuckerwasser das beste Getränk, aber immer nur in recht kleinen
Portionen."

Gesichtsrose auf eine andere Art zu heilen:

Dem Kranken soll täglich 2 Mal ein Shawl umgelegt werden,
3 Stunden lang jedesmal, nach jeder Stunde wieder frisch ein=
tauchen; in der übrigen Tageszeit, nach je ¾ Stunden, Rücken,
Brust und Unterleib, am besten den ganzen Körper, mit Wasser und
etwas Essig daran, waschen; darf aber nicht länger als 1 Minute
lang dauern. Wenn das Fieber bedeutend abnimmt, so reicht es
aus, nach 2—3 Stunden zu waschen, später nur mehr alle Tage;
soll Anfangs das Wasser mit Essig vermischt warm genommen
werden, so gebraucht man später frisches Wasser. — Den Schaden
im Gesicht darf man immer nur mit lauwarmem Wasser von Zeit
zu Zeit waschen. — Auf diese zwei Arten sind schon Mehrere ge=
heilt worden, ohne daß irgend ein Nachtheil zurückblieb.

Josepha, 22 Jahre alt, ganz gesund und kräftig, bekommt
nach schnell eingetretener Müdigkeit ein heftiges Fieber. Nach Außen
ist sie voll Hitze, im Innern voll Frost und Kälte; sie leidet großen
Durst und ist ganz ohne Appetit. So oft die Hitze groß war,
wurde sie anfangs mit warmem, dann mit kaltem Wasser am ganzen
Körper gewaschen und zwar 3 Tage hindurch. Dann ließ der
Frost nach, der ganze Kopf war angeschwollen und die Gesichtsrose
trat ungewöhnlich stark hervor; im Gesichte zeigten sich große Blasen,
und der Mund besonders war stark geschwollen. 4 Tage hindurch,
an jedem Tage 6—10 Mal, wurden die Waschungen vorgenom=
men; auch legte man noch 2 Mal im Tage den Shawl um, zwei=

mal warm, dann kalt. Nach 3 Tagen stellte sich großer Schweiß
ein, der 2 Tage dauerte, und dann war Josepha geheilt; 2 Mal
wurde im Tage während der Schwitzeit die Waschung vorgenom=
men. Der Schweiß kam von selbst und das Abwaschen beförderte
denselben um Vieles. Die ganze Kurzeit dauerte 8 Tage; ein=
genommen hat sie gar nichts. Am Kopfe wurde nichts angewendet;
nur an den letzten 3 Tagen wurde das Gesicht täglich zwei Mal
mit lauem Wasser gewaschen.

Gicht.

Wer zur Herbstzeit in's Allgau kommt, sieht da und dort die
Leute ihren Dünger ausbreiten. In neuerer und neuester Zeit
haben sie auch eine neue Methode angenommen, die jedem wahren
Landwirth die Galle kitzelt, das Blut aufrührt und in Wallung
bringt. Sie vertheilen dem hungrigen Boden die Nahrung nicht
mehr gleichmäßig wie früher, sondern mit einem nie gesehenen
Schlendrian werfen sie auf's Gerathewohl der einen Scholle 2—3
Portionen hin, die andere lassen sie für ein neues, ganzes Jahr
fasten. Die ganze Arbeit gleicht dem leidigen Spiele von Maul=
würfen. Das muß ja im Frühjahr saule Moräste abgeben, auf
denen die Wucherstellen die übelangebrachte Verschwendung zeigen,
daneben armselige und verkümmerte Habenichtse, die in Folge der
stiefmütterlichen und ungerechten Behandlung auch nichts in die
Scheunen tragen.

Dieses Bild paßt mir vortrefflich für die Gichtkrankheit.

Was dem Acker und der Wiese der Dünger, das ist dem
Menschen die Nahrung. Ob da in all den verschiedenen Ständen
und Lebenslagen Ungleichheit herrscht? Dem Einen wird's täglich
und stündlich im Ueberflusse zugeworfen; ein Anderer hat jahraus
jahrein Quadragesimalzeit. Was für eine Mahlzeit? fragte einmal
Einer. Nicht 40=, sondern 365tägiges Fasten. Wenn nun Jemand
täglich und stündlich seinem Felde (seinem Körper) zu viel, so viel
zuführt, daß die Natur es nicht bewältigen, die Organe es nicht
verarbeiten und verwerthen können, was muß die Folge sein? Die
Knochen z. B. brauchen zu ihrem Bau Schwefel und Kalk. Nun
aber wird in kräftigen und starken Speisen vielleicht soviel Bau=
material eingeführt, daß es zu 2, zu 3 Körper=Neubauten aus=
reichte. Was wird, was muß geschehen? Da bilden sich Moräste
(dickes Blut), dort Sümpfe (schlechte Säfte), um die Knochen herum
Sand= und Schutt= und Kalk= und Steinhaufen.

Die Knöchel schwellen an, entzünden sich, und es ist eine
langdauernde, entsetzliche Qual, bis diese verknorpelten und ver=

knöcherten Gichtknoten durch den Schmerz selbst gleichsam verbrannt und anders entfernt sind. Und so arg das Leiden, so gering oft das Mitleiden mit so wohlbehäbigen Podagranern. Es ist nicht ganz christlich, aber manchmal sehr erklärlich. Die Leute sagen: er hat das Genießen gehabt; er habe nun auch die Schmerzen, die Folgen des übermäßigen Genusses. Indessen können auch arme Leute von der Gicht heimgesucht werden, ja selbst die Aermsten. Einmal stellte sich mir ein armer und überaus fleißiger Dienstbote; er bekam die Gicht im höchsten Grade. Ursache war bei ihm, daß er aus lauter Diensteifer die Pflege des Körpers vernach= lässigt hatte. Ein windbrüchiger Blasbalg arbeitet den Blas, die Luft, nicht in die Orgelpfeifen, sondern zu den Löchern hinaus. Geschwächte, halbkranke Organe schaffen, arbeiten oftmals statt am Fleisch an der Geschwulst, statt am Bein am Ueberbein.

Weitere Ursachen können sein: allzugroße Anstrengung, Vernässung, Verkältung u. A. Gicht im hohen Grade quält viele, Gicht im geringeren Grade unzählige Menschen. Sie quält die Einen an den Zehen, die Andern im Kopf, Viele am Aeußern, Viele im Innern des Körpers.

Einfache, noch nicht allzusehr geschwächte Leutchen, die gerne folgen und nicht den Flohstich spüren, heile ich recht gerne und meistens sehr leicht. Bei den Podagranern der ersteren und vornehmeren Gattung gebe ich mich nie Täuschungen hin. Sie sind mir ein Kreuz und mit Wasser meistens nicht zu heilen; denn sie folgen nicht, weil sie bereits unter dem Doppeljoche der Verweich= lichung und der Wasserscheu seufzen; heilbar wären sonst auch sie wie die anderen Gichtkranken.

Ein Herr von Stand litt seit 4 Wochen an heftigen Fußschmerzen. Seine Bekannten nannten ihn scherzhaft ein weiteres Mitglied der Bruderschaft der Podagraner. Schwitzen kurirte ihn dieses Mal. Doch nach einem Jahre kehrte das Leiden wieder und fesselte ihn 12 Wochen in's Bett. Es brannte tüchtig, und er schwitzte tüchtig; aber dieses Wasser allein heilte das zweite Mal nicht. Er ließ mich befragen und erklärte, er werde Alles thun, was immer verlangt werde, wenn nur diese fürchterliche Krankheit nicht noch einmal wiederkehre. In wenigen Wochen war die Haupt= kur vorüber. Wie wenn Wasser auf ungelöschten Kalk kommt und dieser aufschwellt und zerbröckelt, so vergingen die Gichtbeulen unter den verschiedenen Anwendungen. Später wiederholte der Patient von Zeit zu Zeit die eine oder andere Wasserübung, und so viel ich weiß, hat das Uebel seit den letzten Jahren ihn nicht weiter belästigt. Die Anwendungen selbst lerne der geneigte Leser beim folgenden Falle kennen.

Ein Priester sandte zu mir mit der Nachricht, seine Füße brennen ihn wie lebendiges Feuer, er müsse fast verzweifeln, was er doch thun könne? Ich rieth, er solle in heißem Wasser angeschwellte und hernach ausgepreßte Heublumen auf ein Linnen bringen, die schmerzenden Füße mitten drein legen und den warmen Heublumenwickel gut zubinden. Nach 2 Stunden solle er die aufgelegten Heublumen von Neuem in den Heublumenabsud eintauchen, auspressen und nochmals umbinden. Ob die Heublumen das zweite Mal lau oder ziemlich kalt oder ganz kalt umbunden werden, bleibt sich ganz gleich. Der kranke Priester that so die folgenden Tage. Nach dem ersten halben Tage schon waren die Hauptschmerzen entfernt, nach 2—3 Tagen war der Kranke ganz schmerzenfrei.

Fehlen einem Kranken die Heublumen, so siede man Haberstroh und tauche die zu umwindenden Fußwickel in den Absud. Auch dieses Gras ist bei unserem Uebel von vorzüglicher Wirkung. Man beachte, wie ich bei diesem Leiden mit Vorzug erwärmend einwirke, vielmehr auflöse.

Vor einer Täuschung muß ich hier warnen. Sobald den Kranken die Füße nicht mehr schmerzen, so meint er natürlich, er sei schon völlig kurirt. Man beginge einen großen Fehler, wenn man jetzt nachgiebig wäre. Den Fußwickeln müssen wenigstens einige Anwendungen auf den ganzen Körper folgen, um wo möglich allen krankhaften Stoff daraus zu entfernen. Am besten dienen während der 3 ersten Wochen wöchentlich 2—3 Mal der spanische Mantel (je 1½—2 Stunden) im folgenden Monat einige Warmbäder mit Absud von Heublumen oder Haberstroh und 3maligem Wechsel.

Ein Taglöhner hatte sich ein schweres Gichtleiden zugezogen. Er ging wöchentlich 3 Mal in den Sack, den man in heißem Haberstrohabsud eingetaucht hatte; dann wurden ihm in der Woche 2 Fichtenreis=Bäder bereitet von 33 bis 35° R. mit 3maligem Wechsel. Jede zweite Nacht wusch er sich vom Bett aus kalt. Nach 3 Wochen war er ziemlich geheilt, benützte jedoch noch für einige Zeit in der einen Woche 2 Mal den Sack, in der anderen das beschriebene warme Bad. Bald trat er neugekräftigt seinen Dienst an, den er bis heute gut versieht.

Ein Brunnenmacher zeigte mir die Gichtknoten an seinen Fingern und an seinen Zehen, die ihn bisweilen, wie er sagte, unausstehlich brannten — Gicht durch Vernässung.

Jeden zweiten Tag ein ebenbeschriebenes warmes Bad, jeden dritten oder vierten Tag die Anwendung mit dem Sack haben den Mann in kurzer Zeit gänzlich von seinem Uebel befreit. Die Hände hat er sich über die Nacht in angeschwellte Heublumen eingebunden.

Ein armer Hausvater bekam heftiges Gliederreißen. Ob es von der Gicht oder einem anderen Uebel herrührte, mußte er nicht; er fühlte nur entsetzliche Schmerzen, die ihn berufsunfähig machten.

Es war gerade die Heuernte. Ich rieth ihm, er solle auf seinen Heustock gehen, der eben in Gährung sei, dort eine Art Grube in das heiße Heu machen und sich in das heiße Heugrab legen, mit heißem Heu auch sich zudecken, so daß nur mehr der Kopf herausschaue. Er that's und schwitzte in ¼ Stunde schon dergestalt, daß der ganze Körper wie im Wasser schwamm. 6 Mal innerhalb 10 Tagen stieg der Bauer in so ein Heubad, und es hat ihn gründlich kurirt.

Nicht einem Jeden würde ich solches rathen. Aber nur Derjenige, der es selbst probirt, kennt die große und auflösende Kraft solchen Heudampfes. Recht alte, tief eingewurzelte Uebel können oft durch solchen unschädlichen Dampf ausgeleitet werden. Nach meiner Praxis würde Derjenige diesen Heudampf am wirksamsten brauchen, der unmittelbar vom Dampfbade weg ganz rasch ein kaltes Halbbad nähme mit Waschung des Oberkörpers. Letzteres kräftigt zugleich ungemein.

Das ist nicht so dumm und überspannt, wie Manchem dünken möchte. Das bewiesen neben vielen Anderen einmal besonders zwei hohe Praktikanten. Zwei Herren aus hohem Stande haben sich durch ungefähr 15 solcher Heudampfbäder dermaßen erholt, daß es ihnen unbegreiflich vorkam, wie durch so einfache Mittel, in so einfacher Weise eine Um-, gleichsam Neuschaffung im Organismus zu Stande gebracht werden könne.

Ich stehe nicht an, zu behaupten, daß schwächere Rheumatismen, Krämpfe, gewöhnlich Ueberreste und Ueberbleibsel nach schweren Krankheiten, leicht durch 2—4 solche Heudampfbäder vollständig zu entfernen wären.

Du siehst, mein lieber Landmann, was für Schätze Du im Hause hast. Probir's einmal! Im Sommer, im Heuet, wenn

Du recht r ..de bist, wirf ein paar Handvoll Heu oder Heublumen
in heißes Wasser, laß es lau werden. So ein Fußbad von 15
Minuten wird Dir die Müdigkeit aus allen Gliedern ziehen.

Und wenn Du einmal so ein Reißen oder Brennen verspürst,
sei vernünftig! Du gönnst das Heilkraut jeden Tag Deinen Vier=
füßlern. Laß dessen Heilkraft auch mal Deinen eigenen Körper kosten!

Gichtleiden.

Ein Wirth erzählt:

„Ich habe oft so reißende Schmerzen im Kopf, besonders
wenn das Wetter anders wird, daß ich unfähig bin, meinem Berufe
nachzukommen. Es kommen die Schmerzen auf den Rücken, beson=
ders auch in die Oberschenkel; wenn sie aber in die Füße kommen,
kann ich nicht mehr gehen. Trinke ich ein Glas Bier, so kommt
der Schmerz ganz schnell in den Kopf. Weil ich es schon Monate
hindurch so stark habe, ist mir jede ordentliche Arbeit unmöglich,
und das Leben wurde mir schon oft recht entleidet.“

Die Anwendungen waren folgende: 1) In der Woche zwei
warme Haberstrohbäder, 30º R., von ½ Stunde; darauf kräftig
abwaschen oder ein kurzes kaltes Bad. 2) Jeden Tag einen Ober=
guß mit Kniguß. 3) In der Woche 3 Mal ganz waschen, so
rasch als möglich, im Schweiß oder im Bett Nachts. 4) Täglich
am Morgen und am Abend eine Tasse Thee von 5—6 frischen
Holderblättern, fein zerschnitten, 5 Minuten lang gekocht.

In 4 Wochen war dieser Wirth vollständig gesund, so daß
seine Bekannten sein Aussehen für viel verjüngter erklärten.

Daß weiterhin diese Krankheit sich nicht wieder einniste, kann
er alle Monate ein solches Bad nehmen und jede Woche 1—2 Mal
sich ganz waschen im Schweiß oder in der Nacht vom Bett aus.

Ein Gewerbsmann kommt und erzählt: „Bei mir sind beide
Füße stark angeschwollen, ganz steif, und ich bin nie ohne Schmerzen,
kann oft nicht eine Stunde in der Nacht schlafen; besonders in den
Gliedern ist der Schmerz am heftigsten; meine Arme sind auch
ganz steif und thun mir recht wehe; Appetit hätte ich, aber wenn
ich esse, treibt es mich auf, daß ich kaum mehr zu athmen vermag;
ich kann fast gar nicht mehr gehen und bin so voll Schwindel, be=
sonders beim Aufstehen, daß ich kaum mehr weiß, wo ich bin.
Aerzte habe ich viele gehabt, habe recht viel eingenommen, aber so
weit ich urtheilen kann, hat sich meine Lage bei allem, was ich
versucht habe, nur verschlimmert, habe mir schon oft den Tod ge=
wünscht.“ Der Betreffende war ziemlich stark und sah mehr einem

wohlgenährten Bräumeister gleich als einem Gewerbsmann, obwohl er nur einfache Kost hatte und nicht besonders viel Bier trank. Er ist ca. 50 Jahre alt. Nach Aussage der Aerzte sollte Herzver= fettung die erste Ursache zu diesem Elende sein.

In 5 Wochen war dieser Kranke von seinen vielen Uebeln befreit, und er freute sich, seine Gesundheit wieder vollständig er= langt zu haben. Was hat ihm geholfen? 1) Die Füße wurden zuerst jeden Tag, dann jeden zweiten und später jeden dritten Tag mit Heublumen eingebunden, nämlich die Heublumen kamen auf die bloße Haut, ein Tuch darüber gewunden und zwar warm, 2—3 Stunden lang. 2) Jeden zweiten und später jeden vierten Tag mußte er ein Hemd anziehen, in solches Wasser getaucht. Als die Geschwulst an den Füßen großentheils verschwunden, bekam der Kranke jeden Tag einen Oberguß und Kniguß und auch Halb= bäder. Dies wurde 5 Wochen fortgesetzt.

Gries= und Steinleiden.

Gar oft kommt es vor, daß Gries und Stein sich bilden in der Blase und in den Nieren. Wer je einen solchen Leidenden gesehen oder solche Leiden selbst erduldet hat, kennt diese fürch= terlichen Schmerzen. Die Heilung mit Wasser ist sicher und schmerzlos, somit die leichteste und beste.

Obenan stehen hier die Haberstrohbäder. Es wird Haberstroh (wer dieses nicht zur Hand hat, nehme Zinnkraut oder saures Pferdeheu) gesotten gegen ½ Stunde lang, und der Absud in ein warmes Bad gegossen mit ungefähr 30° R. In dem Bade bleibt der Kranke 1 Stunde und wäscht sich, damit das warme Bad ihn nicht zu welk mache, unmittelbar nach dem Aus= steigen aus der Wanne mit frischem Wasser kräftig ab. Solche Bäder können in der Woche 3 genommen werden. Nebenbei dienen vortrefflich in der Woche 2—3 kurze Wickel oder statt derselben nasse Auflagen über die schmerzlichen Theile (ein Linnentuch 4—6fach zusammengelegt, darüber die gewöhnliche, luftabschließende Umhüllung). Beide Anwendungen sind selbstver= ständlich stets nur im Bette vorzunehmen. Sie lösen die Gries= steine in Blase und Nieren auf und leiten dieselben aus. Doch soll gerade bei diesen Leiden der Thee nicht vergessen werden. Obenan steht der Haferthee.*) Hafer wird ½ Stunde lang

---

* Ich gebe 4 Sorten an, von denen zum Mindesten eine Jeder= mann leicht zu Gebote steht.

gesotten, und von dem Absud werden täglich 2 Tassen getrunken.
Stärker noch als Haferthee wirkt Thee von Haberstroh, der auf
dieselbe Weise bereitet wird. Zinnkrautthee ist kaum von einem
anderen übertroffen. Noch nenne ich die Hagebutten, die gesotten
gleichfalls einen recht heilsam wirkenden Thee abgeben; nur muß
er längere Zeit hindurch genommen werden. Die Erfahrung lehrte
mich, daß er besonders vor weiterer Ausbildung solcher Steine schütze.
Die oben genannten Anwendungen sollen 2—3 Wochen
in der angegebenen Zahl, weitere 3—4 Wochen zur Hälfte vorgenommen werden. Das Leiden wird sich unter dem Segen des
Arztes aller Aerzte sicher verlieren.

Ein Herr, der nach meiner Weisung verfuhr, erzählte mir,
es seien bei ihm innerhalb einiger Wochen viele 1000 Steinchen
abgetrieben worden.

Ein anderer Herr litt dermaßen an Gries und Steinen,
daß die Salzschärfe von Innen selbst in die Füße drang, an denen
sich eine Unzahl kleiner Geschwüre bildete. Mitunter quälte den
ganzen Körper ein höchst unangenehmes Kitzeln und Beißen und
Brennen. 30 Bäder innerhalb eines Jahres, der spanische
Mantel, wöchentlich ein paar Mal angezogen, Thee von obigen
Sorten entfernten das Leiden und seine peinlichen Folgen vollständig.

Zum Schlusse noch ein Wort an die jüngere Generation, die so gerne das Alte verwirft, weil es eben alt ist und
auf Vorurtheilen oder Unwissenheit oder Bigotterie beruht, wie sie
meint, und die stets und mit Hast nach Neuem strebt und greift.

Für alle Leiden, die zahlreicher und schmerzhafter
auftreten — und dazu gehört das eben besprochene; denn die Zahl
der Leidenden ist Legion und die Schmerzen sind oft zum Rasendwerden, — hat der Schöpfer liebevoll und weise vorge-
sorgt. Auf der ganzen Erde läßt er die verschiedensten Pflanzen
und Pflänzchen wachsen, welche die Schmerzen lindern, das Uebel
bessern und heilen. Die Menschen zwar haben — und das hat
der Fortschritt gebracht (ob das Fortschritt ist?!) diese Heilpflanzen
vielfach, ja meistens aus den sogenannten Pharmakopöen, d. i. den
Büchern, welche sämmtliche Heilmittel enthalten, als „unwissenschaft-
lich" und als „veraltet" ausgestrichen; der allweise Schöpfer aber
führt alle, jedes mit Namen, jährlich im großen Buche der Natur
wieder auf. Keines noch hat er gestrichen, keinen Strauch und kein
Blatt am Strauch; des Menschen wegen sind sie da, zu seiner
Freude, zu seiner Wohlfahrt. Wer hat Recht? Merkwürdig! Jedes
Thier, besonders jedes wilde Thier, entspricht, wenn auch natur-

nothwendig, den weisen Absichten seines Herrn und Schöpfers. Vom
Instinkt, vom inneren Naturdrang getrieben, weiß es bei jedem
Schmerz, bei jeder Wunde das heilende Kraut aufzufinden. Unsere
Altvordern und Mancher, der bald in die Grube steigt, dessen An=
sichten mit ihm selbst längst aus der Mode gekommen, thaten ebenso.

Ich lobe den Fortschritt in vielen Wissenschaften und freue
mich desselben. Aber nicht Alles ist auch in Wahrheit Fortschritt,
was diese modern klingende Aufschrift trägt.

Mein Büchlein ist in erster Linie für Arme und für Kranke
auf dem Lande geschrieben und ihnen sage ich: „Danket eurem
Schöpfer auch für diese guten, ja oft besten Gaben und beneidet
die Anderen, die Reichen nicht!

Bleibt ruhig bei euren unschuldigen Pflanzenmitteln! Ob die=
selben innerlich oder äußerlich angewendet werden, ihr habt (selbst
wenn sie in e i n e m Falle nicht richtig gewählt werden) die Ver=
sicherung, daß sie euch nichts schaden können. Lasset den Reichen
ihre Mineral= und Giftstoffe, mögen sie was immer für Namen
führen und in der weiten Welt wo immer zu finden sein!

Das würde mich schmerzen, wenn auch ihr Gottes
Gabe, die Heilpflänzchen, die der Herr vor eurem Hause, auf dem
Acker, auf der Wiese wachsen läßt, mit Füßen treten würdet. Da
könnte und möchte auch ich, der ich es sonst so gut mit euch meine,
euch nicht mehr helfen!"

Hämorrhoiden.

Die Hämorrhoiden (Goldadern nennen sie die gewöhnlichen
Leute) können theils mit zum Erbtheil der Eltern gehören, theils
in Folge der Lebensweise entstehen. Stubensitzer, Akten=
menschen, Studirte, Feinschmecker u. s. w. werden viel von
dieser Blindschleiche geplagt. Der Landmann, der jahraus jahrein
Kartoffel und einfache Mehlkost ißt und das Fleisch nur an den
Sonn= und höheren Festtagen sieht, bei dem an Stelle des Bieres
und starker Weine die Milch und der Apostelwein (Wasser) tritt,
der täglich draußen und daheim schwere Arbeit thut, kennt diese
Blutsauger oft kaum dem Namen nach.

Diese Hämorrhoiden sind ein lästiges, ein überaus lästiges,
wenn auch im Beginne und oft Jahre, ja das ganze Leben hindurch
u n g e f ä h r l i c h e s Uebel. Schon das Jucken und Brennen
ist recht unangenehm, manchmal sehr peinlich; peinlicher noch die
drückende Einwirkung auf das Gemüth; sie machen miß=

muthig, launenhaft, gereizt. Es gibt Fälle, in denen sie das Leben schrecklich verbittern und die Gereiztheit bis zum Wahnsinn steigern.

Daraus schon wird klar, daß Gleichgiltigkeit und Mißachtung dieses Leidens schlecht am Platze ist. Man soll sorgen, daß sich das Uebel nicht zu stark vermehrt, daß es mit der Zeit nicht einen bösartigen Charakter annimmt.

Doch was sind denn eigentlich Hämorrhoiden, wie entstehen sie? Sicherlich hat jeder Leser schon einen Truthahn gesehen, auch die häutigen Säcke, die ihm vorn am Halse hängen, bisweilen wie leere Taschen ohne jeden Inhalt. Wenn aber so ein Welscher zornig wird, dann füllen sich diese Säcke mit Blut, und die Taschen werden wie rothe Kugeln. Solche Kugeln, blut= oder schleimgefüllte Taschen sind die Hämorrhoiden, mögen sie im oder am Körper auftreten, wo sie wollen, blinde oder sehende (fließende, blutende) Hämorrhoiden sein.

Die Adern sind elastische, dehnbare Röhren. Je mehr das Blut ungeregelt an eine Stelle dringt, desto mehr dehnen sich die Adern aus, am meisten da, wo das Blut sich sammelt, staut, gleichsam kleine Blutteiche bildet. Es entstehen kleine Knoten wie Warzen an der Hand oder im Gesicht, und diese Knoten sind mit Blut gefüllt. Treten dieselben innerhalb des Körpers im Mastdarm u. s. w. auf, so heißen sie die blinden Hämorrhoiden; dagegen nennt man sie die sehenden, wenn die Knoten außerhalb am After erscheinen.*)

Von Zeit zu Zeit brechen solche Knoten auf, und ihr Inhalt ist brauner Schleim, häufig jedoch reines Blut. Beim Aufbrechen der Knoten wird dem Leidenden leichter und wohler; gefüllt und in großer Zahl bereiten sie ihm viel Leid und manche Schwierigkeiten. Nicht bloß am After und im Mastdarm bilden sich diese Aderauswüchse. Bei großer Entartung kommen sie selbst im Innern des Körpers an den Blutgefäßen vor. Wie die Plünderer sich den regulären Truppen anschließen, so verfolgen diese Blutsauger die Adern, besonders die Hauptadern.

Je zahlreicher die Knoten auftreten und je öfter sie aufbrechen, um so schadhafter müssen die von ihnen besetzten Theile werden. Daher kommt es nicht selten vor, daß an den betreffenden Stellen bösartige, unheilbare Geschwüre entstehen, wie Mastdarmkrebs, Fisteln, Geschwüre u. s. w.

---

*) Manche verstehen unter den blinden Hämorrhoiden die nicht fließenden, unter den sehenden die fließenden.

Ueberaus peinliche Mehrung des Leidens können die sogenannten Madenwürmer bringen, kleine Würmchen im Innern des Mastdarmes. Wie die Zacken in die Haut, so bohren sich diese in den Mastdarm ein. Bei großer Anzahl zerfressen sie den Mastdarm, und die Folgen davon sind leicht bösartige Geschwüre.

Die Behandlung der Hämorrhoiden mit Wasser ist leicht und erzielt in den meisten Fällen sicheren Erfolg.*) Die Zahl derer, denen so Hilfe ward, kann ich als sehr groß bezeichnen und beifügen, daß alle Fälle glücklich verliefen.

Greifen wir zuerst die Madenwürmer an, diese After-blutegelchen, wenn solche vorhanden sind. Sie verrathen sich meist durch ein Zwicken, Beißen, Nagen, Krabbeln in der Aftergegend (obgleich ein solches auch jedes Mal die Neufüllung der Knoten begleitet). Man nehme 1, 2 oder 3 kalte Klystiere schnell nach einander und lasse dieselben gleich wieder abgehen. Kommt das kalte Wasser in den Mastdarm, so hängen sich die Madenwürmer vom After gleichsam aus, wie der Blutegel von der Blutstelle, wenn ich selbe mit Salz bestreue. Geht das Klystier gleich wieder ab, so schwemmt es die losgelösten Peiniger mit hinaus. Wiederholt man dieses 2—3 Mal, so gehen (das ganze Verfahren kann wöchentlich 2—3 Mal stattfinden) recht viele, zuweilen alle ab.

Haben wir es mit Hämorrhoidalknoten allein zu thun, so merke man sich Folgendes: Von Stellen, wo zu viel Blut hinströmt, muß dasselbe abgeleitet werden; Gefäße, die zu sehr ausgedehnt wurden und eben deshalb zu weit auseinandergehen, sind zu verengen, Unreinigkeiten und verlegene Waare auszuscheiden.

Für alle diese Zustände dient folgende Anwendung gut: Man bereite sich im Bette einen Unteraufschläger d. i. in unserem Falle ein recht dichtes, vielfach zusammengelegtes, in's kälteste Wasser getauchtes Linnen, so lang, daß es den ganzen Rücken bedeckt und am untern Ende bis über den After hinausreicht, so breit, daß es den Rücken deckt. Darauf lege man sich ¾ Stunden lang und wiederhole die Anwendung wöchentlich 3—4 Mal. Sollte das Tuch vor den verflossenen ¾ Stunden warm sein, so werde es entfernt und besser nochmals eingetaucht.

---

*) Mir ist ein Fall bekannt, in dem einem Unglücklichen die Hämorrhoiden zollweit aus dem After hingen; er mußte, um Brand zu verhüten, sie stets in kühlendes Wasser halten. Da freilich ist guter Rath theuer und kommen meine Anwendungen zu spät.

Als fernere Anwendung thut sehr gute Dienste, wenn
solche Leidende in der Woche 3—4 Mal ein Sitzbad nehmen,
kalt und kurz. Man kann dasselbe an ½ Tage oder auch Nachts
vom Bette aus 2—3 Mal wiederholen, nie länger als je 1—2
Minuten. Auch diese Anwendung wirkt wie die obige zugleich auf
die vorhandenen Hämorrhoiden und deren Entstehungsursachen im
Unterleibe.

Wer bei vorhandenen Hämorrhoiden in jedem Vierteljahr
innerhalb 1—2 Wochen eine der beschriebenen Kuren
durchmacht, darf sicher sein, daß das Uebel ohne alle erheblichen
Folgen bleibt, und wenn es nicht ganz verschwinden sollte, gewiß
nie zu lästig wird. Wem Solches zu anstrengend erscheint und zu
schwer, dem weiß ich in Gottes Namen keinen Rath.

Bezüglich der Nahrung mache ich nur auf einen Punkt
aufmerksam, der nach meinem Dafürhalten nicht genug gewürdigt
wird. Viele der Hämorrhoidarier haben angefangen, statt des
modernen Hausbrodes Kleienbrod zu essen, und sie behaupten,
seit der Zeit verspüren sie von dem Leiden durchaus keine erhebliche
Belästigung mehr, wenn dasselbe auch nicht vollständig gehoben sei.
Dieses Kleienbrod möchte ich sehr empfehlen, es sollte eine
Zukunft haben. Nicht bloß bei Einzelnen, allgemeine Verbreitung
sollte es finden (auch aus anderen Gründen) als gesundes, kräftiges
Nahrungsmittel. Aber, wohl gemerkt, nur das ächte Kleienbrod,
nicht das verfälschte oder nachgeäffte. Die strafbare Verfälschungs-
sucht hat sich leider auch schon dieses Artikels bemächtigt. In einer
Großstadt des Auslandes fand ich einst Kleienbrod (dasselbe ist
bekanntlich sehr schwer) so leicht wie anderes Brod. Ich durchschnitt
den Wecken. Inwendig war es Brod wie anderes Brod; nur über
die Rinde her hatte der kluge Bäcker die Kleie gestreut, wie man
sonst Kimmel oder Anis streut. Wir fügten unserer Apotheke zum
Schlusse das Rezept für Kleienbrodbereitung bei.

Halsbräune.

Ein Vater kommt und klagt, seine Tochter, 4 Jahre alt, habe
die Halsbräune. „Das Kind hat es," sagt er, „gerade wie die 3
anderen Kinder, welche alle gestorben sind. Sie starben sehr schnell;
auch dieses Kind wird schnell sterben. Schon kann es fast nicht
mehr athmen und nicht mehr husten. Kopf und Leib sind ganz
aufgetrieben. Was soll ich thun? 4 Stunden brauche ich, um den
Arzt zu holen, und bis dahin ist mein Kind todt." Die Antwort
lautete: „Hausvater, gehe gleich heim, mache etwas Wasser, das

mit Essig gemischt ist, heiß, tauche ein Handtuch ein, winde dieses aus und wickle damit den ganzen Hals des Kindes gut ein. Darüber bringe noch ein trockenes Tuch und lasse den also überlegten Wickel ¾ Stunden lang liegen. Dann tauche das Tuch von Neuem in Wasser und Essig. So fahre 6 Stunden lang fort, aber alle ¾ Stunden den Umschlag von Neuem naß machend. Nach Verlauf der 6 Stunden mache den Hals frei, ihn leicht bedeckend. Sodann applizire dem Kinde mit demselben Handtuch, das Du zu diesem Behufe wieder in Wasser und Essig eintauchst, einen kurzen Wickel. Darüber lege eine trockene Hülle und decke das kranke Kind gut zu, sorgfältig, aber nie zu stark. So soll die Kleine 1 Stunde lang ruhen bleiben. Nach 1 Stunde entferne die Hülle und lasse das Kind, nicht mehr als gewöhnlich bedeckt, im Bette liegen. Sollte nach 6—8 Stunden noch schweres Athmen und Husten vorhanden sein, so kannst Du den Umschlag um den Hals nochmals, wie oben gesagt, erneuern und denselben 1—2 Stunden lang umlegen. Wenn er nach Verlauf 1 Stunde recht heiß ist und dem Kinde recht bange werden sollte, so tauche das Tuch von Neuem ein. Du wirst die Wirkung erfahren."

Der Vater that, wie ihm befohlen, und nach 30 Stunden war das verloren geglaubte Kind wieder gesund, frisch und munter.

Heilung wäre auch dann erfolgt, wenn man das Tuch in recht kaltes Wasser (mit halb Essig) eingetaucht und das Eintauchen alle ¾ Stunden erneuert hätte. Bei Nichtabnahme der Hitze hätten noch die Füße bis über die Waden mit eingewickelt werden können.

Halsleiden.

Andreas fängt zu erzählen an, wie folgt: „Ich kann fast nicht mehr reden, manchmal will's gar nicht mehr gehen. Ich hatte so einen arg bösen Finger. Damals habe ich's das erste Mal bekommen, daß ich nicht mehr reden konnte; jetzt wird mein Finger wieder bös. Sonst habe ich den besten Appetit, und es fehlt mir gar nichts. Der Arzt hat gesagt, das Halszäpfchen sei zu lang und müsse abgeschnitten werden. Das will ich aber nicht thun lassen."

Das Aussehen des Mannes zeigt einen etwas gefüllten, aufgedunsenen Kopf; die linke Seite desselben, vom Ohre abwärts, zeigt eine kleine Anschwellung. Man sieht recht gut, daß das Normalgesicht etwas gestört ist, und Kopf und Hals sind mehr noch als im Aeußern im Innern angelaufen, aufgedunsen, daher im Allgemeinen Verengung in diesen Organen, daher die Halsbeschwerden.

Unstreitig ist der kranke Finger das erste Mal nicht gehörig geheilt, der Giftstoff nicht ganz entfernt worden. Wer den Krankheitsstoff jetzt völlig ausleitet, den Körper säubert, der hat auch dem Halse geholfen. Zu dem Zwecke wirke man ableitend zuerst auf den ganzen Körper ein, sodann im Besonderen auf die Kopftheile. Ersteres geschieht durch die Anwendung des Sackes und die Umlegung des Shawls. Der Sack steht dem Bauersmann am ehesten zu Gebote. Er schlüpfe in denselben, nachdem er ihn zuvor in Haberstrohabsud eingetaucht hat. Dieses thue er 3 Tage nacheinander, je 1½ Stunde. Vom vierten Tage an beziehe er die nicht mehr ungewohnte Wohnung jeden dritten Tag. Den Shawl trage er täglich 1 Stunde lang. Nach 14 Tagen kann er Ganzwaschungen vornehmen 2 Mal in der Woche, und 1 Mal per Woche soll er den spanischen Mantel tragen. Wenn das Halszäpfchen noch Beschwerden macht, kann er ein paar Kopfdämpfe vornehmen, natürlich an verschiedenen Tagen. Dem Uebel wurde gründlich gesteuert.

Ein Priester erzählt: „Im Laufe des Sommers 1887 verspürte ich zeitweilig ein leichtes Schmerzgefühl im Hals, das vorübergehend und mit leichtem Hustenreiz verbunden war. Bei längerem Reden in der Katechese, auf der Kanzel und im Beichtstuhl wurde die Stimme nach und nach kraft- und klanglos und drohte zu versagen. Das Uebel steigerte sich in den Monaten September und Oktober; es entstand ein heftiger Rachenkatarrh, und der Arzt fand auch die obere rechte Lungenspitze affizirt. Ein 3monatlicher Aufenthalt in Meran, Pinseln und Gurgeln und Bergsteigen, nichts vermochte das Leiden zu entfernen. Um Neujahr herum war ein Arzt sogar in Versuchung, eine kleine Operation vorzunehmen, doch unterblieb sie. Endlich entschloß ich mich am 25. Januar, da mein Urlaub dem Ende zuneigte, in sehr gedrückter Stimmung Meran zu verlassen, und Wörishofen aufzusuchen. Die Wasseranwendungen, täglich 2maliger Oberguß und Wassergehen brachten mir alsbald Erleichterung im Hals; der Schmerz nahm ab, die Stimme wurde kräftiger und bekam wieder Klang, und an Lichtmeß vermochte ich schon in D. eine kurze Homilie und Amt zu halten. Aber die Stimme war noch heiser, und ich hatte nachher auch ganz leichte Schmerzempfindung im Hals, die aber bald wieder aufhörte. Von 8 Tagen zu 8 Tagen verspürte ich Besserung. Nach 3 Wochen war meine Stimme so kräftig und rein wie früher, und ich konnte wieder in die Seelsorge eintreten und meinen Pflichten voll und ganz nachkommen."

Harnbeschwerden.

Eiligst wurde ich einst zu einem 70jährigen Zimmermann gerufen, um ihn möglichst schnell in die Ewigkeit vorzubereiten. Er habe, hieß es, entsetzliche Schmerzen, er könne nicht mehr Wasser machen. Bald stand ich im Hause des Kranken. Allein als Seelsorger konnte ich nichts machen; denn der Mann lief in seinem Zimmer umher und schrie vor Schmerzen; keinen Augenblick konnte er ruhig bleiben. Mit ihm jammerte und weinte seine Frau, die rathlos dasaß. Ich gab ihr an, eiligst strudelndes Wasser zu machen und zugleich einen Leibstuhl herzurichten. In den Topf soll sie 1 Handvoll Zinnkraut bringen. Ich bemerke, daß der Arzt 2 Stunden weit entfernt wohnte, und gewiß hätte derselbe den Mann nicht mehr unter den Lebenden getroffen. Das Wasser sprudelte, die Frau goß es in den Topf über das Zinnkraut. Der Kranke ging auf den Stuhl und ließ den heißen Zinnkraut- dampf die schmerzenden Stellen beräuchern. So solle er, befahl ich, 20—30 Minuten sitzen bleiben und darauf in's Bett gehen. In 1 Stunde, fügte ich bei, werde ich wieder kommen und ihn zum Sterben vorbereiten. Nach 1 Stunde kam ich, fand den Mann aber ganz ruhig im Bette in großem Schweiße. Freudigst erzählte er mir, es seien schon 2 Maß Wasser abgegangen, und er fühle nicht mehr die geringsten Schmerzen. Die Vorbereitung zum Sterben konnte unterbleiben. Tags darauf nahm der Mann nochmal so einen Dampf 20 Minuten lang; am dritten Tag hielt er Rasttag, und am vierten ging er wieder an sein gewohntes Handwerk.

Der Mann hatte sich erkältet und so das Uebel sich zuge- zogen. Unglaublich ist es, was so ein einfaches Kräutlein, schnell und richtig angewendet, in den bittersten Leidensstunden an Hilfe bringt.

Ein Bauer bekam ein ähnliches Leiden. Beim größten Drang und unter namenlosen Schmerzen wurde ihm vom Arzte mit dem Katheter Wasser abgezogen. Der Katheter brach, und zu dem alten Leiden kam ein neues, fast noch furchtbareres. Es war ein Martyrium, bis endlich das abgebrochene Stück aus dem Leibe war herausgebracht worden. Eine schreckliche Entzündung bildete sich, so daß an einen Katheter nicht mehr zu denken war. Der Arzt suchte durch ein Instrument in die Blase einzudringen. Doch der 2malige Stich mißlang, und der Arzt ordnete an, der Kranke solle schleunigst auf den Tod vorbereitet werden, Rettung sei keine mehr möglich. Der betreffende Priester kam bald. Zufällig hatte dieser von dem Mittel gehört, mit dem ich den ersten Fall geheilt. Rasch wurde es auch hier angewendet, und die Wirkung blieb nicht aus.

Die Blase entleerte sich, alle Entzündung hob sich, und der Kranke wurde vollständig gesund. Täglich nahm er 2 solcher Dämpfe.

Noch kann empfohlen werden, neben der äußerlichen Anwendung aus Zinnkraut einen Thee zu machen und diesen Thee (täglich eine Tasse auf 2—3 Portionen vertheilt) zu trinken.

Ein armer Taglöhner hatte mehrere Wochen hindurch große Beschwerden der angegebenen Art. Das Uebel steigerte sich von Tag zu Tag. Er wendete Zinnkraut-Dämpfe an; doch sie wollten dieses Mal so gute Wirkung nicht hervorbringen. Die Dämpfe allein waren zu schwach, ihre Wirkung mußte durch eine weitere Anwendung verstärkt werden. So wurde Zinnkraut ausgesotten, ein 4fach zusammengelegtes Linnen in den heißen Absud getaucht, dieses etwas ausgewunden und so auf die leidende Stelle gelegt. Täglich 1 Zinnkrautdampf und täglich 1 solche Auflage während 2 Stunden, das genügte. In wenigen Tagen war das Uebel geheilt. Erkältung, wie beim ersten Fall, war auch hier die Ursache des Leidens, wenn auch nicht die einzige Ursache, Nebenumstände traten hinzu. Der freigewordene Urin ließ erkennen, daß viel „Krankes" im Innern gelöst wurde.

Bei einem ähnlichen Falle habe ich statt des Zinnkrautes warmes Wasser, mit Essig gemischt, angewendet. Die also genetzten und übergelegten Tücher thaten dieselbe gute Wirkung.

Eine Hausmutter lag schon 19 Wochen zu Bette und gebrauchte immer ärztliche Hilfe. Die Aerzte erklärten das Uebel als Blasenkrebs. Die Schmerzen waren oft so groß, daß die Nachbarn die arme Frau schreien hörten. An ein Aufkommen wurde längst nicht mehr gedacht. Ich rieth dem armen Weibe, es solle Zinnkraut sieden, ein Tuch in den Absud tauchen, in das etwas ausgewundene Tuch das ausgekochte Zinnkraut selbst legen, einbinden und so vorne auf die schmerzhafte Stelle legen oder binden. Nach der ersten Anwendung fühlte die Kranke Linderung. Sie that so 5 Tage lang, 3—4 Mal täglich, jedes Mal gut gemessene 2 Stunden. 3 Mal täglich nahm die Frau auch innerlich Zinnkrautthee. Am fünften Tage ging ein Salzstein ab unter unsäglichen Schmerzen. An dem ausgeschiedenen Steine konnte man recht deutlich sehen, daß sich Theile davon abgelöst hatten. Das Uebel war gründlich kurirt, der fatale Krebs mitsammt den Scheeren richtig gefangen.

Ein 64 Jahre zählender Mann, sonst kräftig und gesund, konnte nicht mehr das Wasser lassen. Er ließ den Arzt rufen. Dieser gebrauchte den Katheter und erklärte, daß es für dieses

Uebel keine Medizin mehr gebe. In der That mußte er alle 24 Stunden zu der unliebsamen Operation geholt werden. Nach 4 Tagen stellte sich im ganzen Körper des Mannes große Fieberhitze ein, und, was ganz fatal war, er sollte nichts trinken. Zwei Uebel quälten so den armen Körper. Der Arzt hatte wenig, fast keine Hoffnung mehr. Ich wurde befragt und gab den Rath, der Kranke solle mit dem Rücken auf ein mehrfach zusammengelegtes, in warmes Wasser getauchtes Linnen sich legen, ⅓ Stunden lang, dasselbe Tuch sodann neu eingetaucht, dem Unterleibe appliziren (Unter- und Oberaufschläger) in der Dauer 1 Stunde. Schon nach der ersten Anwendung gingen 1½ Liter Wasser ab. Dieselbe wurde im Anfange täglich 2 Mal, nach einiger Zeit nur 1 Mal erneuert. Nach Innen nahm der Patient täglich in 3 Portionen oder Ab- sätzen 1 Tasse Thee von Zinnkraut, Wachholderbeeren oder Attichwurzeln (5 Minuten in Wasser gesotten). Rosmarin, in Wein angesetzt, selbst Wachholderbeeren allein, in Wasser ge- sotten und als Thee getrunken, hätten gleichfalls gute Dienste ge- than. Das erste Uebel mit seinen Schmerzen ließ nach, auch die Hitze verschwand gänzlich. Der Mann fühlt sich seit dieser Kur gesunder als früher.

Ein Bauer, ca. 42 Jahre alt, erzählt:

„Ich bin seit 4 Jahren leidend und mein Leiden steigert sich von Monat zu Monat; ich habe Beschwerden beim Wassermachen. Ueber eine halbe Stunde auszuhalten ist mir unmöglich, und wenn es länger andauert, steigert sich das Leiden derart, daß ich heftige Krämpfe bekomme, und erst wenn diese Krämpfe aus- getobt, geht nur wenig Wasser ab. Ich habe schon viele Aerzte gehabt, geholfen hat gar nichts; habe 80 Flaschen Mineralwasser getrunken auf Empfehlung eines Münchener Arztes; ein klein wenig half es, aber das Uebel ist nicht im geringsten gehoben. Ich muß jede halbe Stunde die Nacht hindurch aufstehen und dann geht ein wenig Wasser ab und geschieht dies nicht, so mache ich das Leiden immer noch bitterer. Ich bin sonst ganz gesund; habe, wie Alles sagt, ein gutes Aussehen, trinke selten Bier; es wird darauf nur noch schlimmer, und ich war nie besonders daran gewöhnt. Was ist zu thun?

Anwendung: 1) In der Woche 2 warme Bäder von gesotte- nem Haberstroh, 30—32°; 10 Minuten in's warme, dann ¼ Mi- nute in's kalte, dann wieder 10 Minuten in's warme Bad, so 3 Mal. 2) Die übrigen Tage, an jedem Tag einen kurzen Wickel von unter den Armen bis an die Kniee, ebenfalls in Haberstrohwasser getaucht, wenn's geht eine Stunde lang; so 12—14 Tage fortmachen. 3) Täglich 3 kleine Tassen Thee trinken von Zinnkraut und Wachholderbeeren, 10 Minuten lang gesotten.

Ein Knecht bekam große Beschwerden im Uriniren. Es ging nur wenig und langsam Harn ab und unter heftigen Schmerzen.

Der Arzt erklärte, nicht anders helfen zu können, als durch Entleerung mit Katheter, einige Zeit hindurch jeden zweiten Tag. Das Uebel nahm indes immer mehr zu, die Schmerzen steigerten sich.

Der Knecht nahm nun täglich 2 Mal je 25—30 Tropfen von Wachholder- und Hagebutten-Geist in einem Weinglas voll Wasser. Schon in einem halben Tag merkte er Besserung, nach 10 Tagen war das Uebel ziemlich gehoben. Er wechselte noch weiter den einen Tag Wermuthtropfen vor den obigen und wurde so in kurzer Zeit befreit.

Recht empfehlenswerth ist für solche Zustände, für Blasenleiden, überhaupt für Gries, einen Absud zu trinken von Blättern des schwarzen Johannisbeerstrauches! — Solcher Thee hat selbst in ganz schwierigen Fällen schon vorzügliche Dienste gethan.

Heiserkeit.

Ein Mädchen mit 11 Jahren hatte die Stimme seit mehreren Monaten so verloren, daß sie nur mit größter Mühe auf krächzende Weise sich verständlich machen konnte. Die Farbe war ganz weiß, die Augen bläulich, und dabei bemerkte man hochgradige Abmagerung und Entkräftung. Die Naturwärme war wie verschwunden, auch kein Appetit war mehr da, außer zu etwas Bier und Wein.

Innerhalb zwei Monaten war das Mädchen gänzlich geheilt und gekräftigt und zwar mit folgenden Anwendungen: 1) Täglich 2—4 Mal barfuß im Gras gehen. 2) In der Woche 3—4 Mal einen Shawl umlegen. 3) In jeder Woche 4 Mal ein Sitzbad. 4) Bei warmer Temperatur während der letzten drei Wochen im Sonnenwasser baden, 3 Mal wöchentlich.

Die Kost bestand in einfacher Hausmannskost, besonders in Milch, halbtageweise 1 Eßlöffel voll jede Stunde.

Nach eingetroffener Nachricht ist das Mädchen jetzt ganz wohl und gesund.

Ein geistlicher Herr litt an Heiserkeit und zwar stets vom Oktober bis Mai. Er versuchte Alles; zog mehrere Aerzte zu Rathe, aber umsonst. Das Leiden blieb das alte 14 Jahre hindurch. Endlich suchte er bei mir Hilfe, und in auffallend kurzer Zeit bekam er sie.

Der Herr mußte täglich bis an die Kniee in's Wasser stehen und zugleich beide Hände in dasselbe halten. Außerdem mußte er Ganzwaschungen vornehmen, meistens beim Aufstehen, oder während der Nacht beim Aufwachen.

Schon nach 12 Tagen war das jahrelange Leiden gänzlich verschwunden, und seit 16 Jahren hat es sich nie wieder eingestellt.

Ein Beweis, wie gründlich das Wasser heilt.

Herzleiden.

Unzählig viele in unseren aufgeregten Zeiten lebende Menschen werden als nerven-, magen- und herzleidend bezeichnet. Das Herz, der Magen und die Nerven, das sind die Sündenböcke, die für gar vieles herhalten müssen. Wenn Einer 20, 30 Jahre gesund war, wenn er bis dahin, ich möchte sagen, gar nie fühlte, wo sein Herz liegt, und er fängt zu kränkeln an, da soll's auf einmal ein Herzleiden sein, vielleicht gar noch ein organischer, unheilbarer Herzfehler. Wohlfeile Ausreden! Meine ganze bisherige Erfahrung — es sind mir unzählige solcher Fälle vorgekommen — strafte die meisten dieser Herzfehler, ob sie nun an den Adern, an den Klappen oder anderswo liegen sollten, Lügen. Unter 100 Fällen, in denen die Betreffenden selbst sich entweder für herzleidend hielten oder dafür gehalten wurden, fanden sich ganz auffallend wenige mit wirklichen, ausgebildeten Herzleiden behaftete Patienten vor. Das Herz gehörte mit zu den gesundesten Organen; aber das ist wahr, es geschahen Einflüsse, Einwirkungen auf das Herz, die es für den Augenblick leidend machten. Die gesundeste Katze wird schreien, wenn man sie in den Schwanz kneift. Die beste Uhr wird nicht mehr gehen, wenn ich die Uhrgewichte aushänge. Thorheit wäre es, zu sagen, die Uhr ist schlecht. Die wundervollste Flöte hat ausgeblasen, wenn ich die Klappen zubinde oder verrosten lasse. Das gesundeste Herz kann in seiner Thätigkeit gehemmt, gestört werden, wenn irgend ein Feind, der im Körper sitzt, ihm sozusagen den Hals zuschnürt. Man suche diesen Feind, man hebe gewisse Uebelstände, und keine Spur eines Herzleidens wird mehr vorhanden sein. Mich bringt es immer auf, wenn es nur heißt: Herzleiden, Herzleiden! Man ängstigt ohne Grund die Leute und fügt Aufregung zur leider schon in übergenügendem Maße vorhandenen Aufregung.

Ein Mann, in den besten Jahren stehend, klagte mir, er habe nach Aussage der Aerzte ein Herzleiden; das Herz dehne sich zu sehr aus. Ich erkundigte mich genau, ob er je krank gewesen sei. Er verneinte dieses, fügte aber nach einigem Besinnen bei, das müsse er sagen, er habe an einem Fuß (Bein) unter der Kniebeuge einen Ausschlag. Das war mir genug. Die kräftige Mannesnatur selbst hatte sich in der wunden Stelle sozusagen den Kanal gegraben, durch welchen sie die ungesunden Säfte aus dem Körper ausschied. Meine Aufgabe bestand einzig darin, der sich selbst heilenden Natur Kanal-Reinigungsdienste zu thun, d. h. mitzuhelfen, daß ja aller kranke Stoff recht rasch und gründlich hinausgeworfen werde. Auf das Herz geschah nicht die geringste Einwirkung. Der Kranke bemerkte noch: so oft der Ausschlag stärker auftrete, sei's ihm um die Herzgegend herum ganz wohl; wenn der Ausschlag aber ganz oder größtentheils verschwinde, dann stelle sich jedesmal ein fürchterliches Herzklopfen ein. Das war Alles Wasser auf meine Mühle. Der Mann erhielt in der Woche 2 kurze Wickel, 1 Unterwickel, 1 spanischen Mantel und 1 Fußdampf. Wurde durch den spanischen Mantel auf den ganzen Körper auflösend und ableitend eingewirkt, so durch den kurzen Wickel hauptsächlich auf den Unterleib. Der Unterwickel vollendete die Arbeit des kurzen Wickels, und der Fußdampf zog den etwa noch vorhandenen Krankheitsstoff mit nachhaltiger Wirkung nach unten. In ungefähr 3 Wochen schied der Körper überaus viel, ich hoffe, alles Ungesunde aus. Das Herzleiden war spurlos verschwunden. Wenn demnach in früherer Zeit und auch nach Heilung des kranken Körpers kein Herzleiden da war, kann und darf ich da nicht mit Fug und Recht behaupten, daß überhaupt niemals und zu keiner Zeit ein solches vorhanden gewesen ist?

Nachts 10 Uhr wurde ich zu einer Hausmutter gerufen, die nicht mehr reden konnte des schweren, harten Athems wegen. Der Herzschlag war so stark, daß man seine Bewegung auf der Bettdecke ganz gut bemerkte und sein Hämmern selbst in einiger Entfernung deutlich hörte. Im Gaumen der Kranken schmeckte es ganz süß; sie selbst fürchtete am Blutsturze zu sterben, woran auch ihre Mutter in demselben Jahre bereits gestorben war. Der behandelnde Arzt erklärte, es seien mehrere Leiden vorhanden, in erster Linie aber ein Herzleiden. Die Hände und die Füße waren ganz kalt, und fortwährend quälte ein Drang zum Husten.

Hände kalt, Füße kalt, ungewöhnlich starker Herzschlag! was besagt dieses? Es muß wohl alles Blut von der Ferne (den Extremitäten) seiner ursprünglichen Heimath, dem Herzen, zugelaufen sein. Und es sucht wieder einen Ausweg. Daher das Klopfen und Hämmern, als wollte es gleichsam die Riegel (die Klappen) und die Herzthore sprengen. Du hast ja schon gesehen, was für einen Spektakel es gibt, was für ein Brausen und Tosen, wenn bei starkem Regen das Wasser an einen Ort zusammenströmt und keinen Ausweg mehr findet. Mit Gewalt will es sich Bahn brechen.

Der fürchterliche Herzschlag der Frau wurde in 5 Minuten dadurch bedeutend vermindert, daß ein doppelt zusammengelegtes nasses Handtuch auf den Unterleib gelegt wurde, wohin das Blut bald eine Ableitung fand, welches sich gut behandelt, wie ein Kind an der Hand führen läßt. Nach 10 Minuten war der Herzschlag ruhig; dem Herzen, worin der Hauptfehler steckte, fehlte schon nichts mehr. Die Kranke nahm als weitere Anwendungen am ersten Tage im Bette 2 Ganzwaschungen vor, am zweiten Tage bekam sie den spanischen Mantel, am dritten einen Kopfdampf, am vierten einen Fußdampf. In dieser Reihenfolge setzte sie die Uebungen eine Zeit lang fort. Der Unterleib, der am längsten nicht Vernunft annehmen wollte, war der Hauptübelthäter und bei dem heftigen Ueberfalle in der Nacht jedenfalls der Rädelsführer und Anstifter gewesen. Das Wasser indessen kühlte zuletzt auch ihm das Müthchen, und Alles war wieder gut, sehr gut auch das Herz, dem, so viel ich weiß, auch später nie mehr etwas gefehlt hat.

Ein Herr von Stand war längere Jahre schon leidend und konnte nur mit großer Mühe seinem Berufe nachkommen. Eine ungewöhnliche Aengstlichkeit vermehrte seine Peinen. Das kleinste Vorkommniß brachte ihm Herzklopfen, Erregtheit, Furcht. Seine Umgebung mußte sehr vorsichtig sein im Berichterstatten: Freude und Leid bewirkten stets Störungen im Herzschlag. Zur Sommers- wie Winterszeit mußte geheizt werden, und es erheischte ein fortwährendes Aufpassen, daß die Zimmer ja stets ihren bestimmten Wärmegrad hatten. Die berühmtesten Aerzte wurden konsultirt; sie kamen bei den Berathungen darüber überein, der Patient habe, abgesehen von angegriffener Lunge, Leber und Hämorrhoiden einen organischen Herzfehler, der wohl mit einem Herzschlage enden werde. Der Herr starb wirklich. Des merkwürdigen Leidens wegen wurde der Leichnam secirt. Und was stellte sich heraus? Daß Lunge, Leber und Herz mit zu den gesundesten Organen gehörten, daß sich nur um das Herz eine Masse von Speck angesetzt, desgleichen auf der Brust eine Schichte Speck gebildet hatte. Der Herr starb also eigentlich an Blutmangel. Das Blut ging aus, da es durch Muskel- und Speckbildung gänzlich absorbirt, aufgezehrt wurde. Ein Arzt selbst, der dabei war, hat mir dieses erzählt, und er hat hinzugefügt: „Bei diesem Falle ist die Wissenschaft wieder einmal gründlich betrogen worden."

Ein Mädchen klagt: „So oft ich schnell gehe oder über Etwas erschrecke oder Etwas fürchte, desgleichen so oft ein Unglück erzählt wird, fühle ich stets einen argen Druck in der Herzgegend, und das Herz klopft so heftig, daß ich Furcht bekomme, ich müsse plötzlich sterben. Dabei werden Hände und Füße kalt, und in das Herz kommt eine große Hitze. Ich habe eben, wie mir auch von zwei Aerzten gesagt worden ist, ein Herzleiden." Ein Herzleiden natürlich, was könnte es denn anders sein?

Wie klar, wie sonnenklar liegt hier die Sache! Wenn ein Kind unter der Hausthüre sitzt, und es kommt ein großer Hund, da schreit es, springt auf und flieht erschreckt in das Haus hinein und ruft: Mutter, Mutter! Und wenn das arme Herz durch besondere Ereignisse erschreckt wird, dann schreit und springt es gleichsam auf in heftigem Pochen, und das Blut flieht von den Hausthüren, den Ausgängen des Körpers, den Extremitäten, in's Haus, in's Herz hinein, und dieses klopft dann noch mehr und schreit, daß man es Strecken weit hört. Was ist da Auffallendes, wo ist da ein Herzleiden? Das Mädchen soll zu allererst alle unnützen und schädlichen Einmummungen und Einhüllungen u. s. w. ablegen, dann mit leichteren Abhärtungsmitteln beginnen. Das zarte Wesen wird dann nicht mehr vor jedem Bellen eines Hundes, vor jedem Pfiff der Lokomotive scheu werden. Täglich 3 Mal je 1 Minute in's kalte Wasser stehen bis über die Waden, ebenso oft die ganzen Arme in's kalte Wasser halten; das sind vortreffliche Stärkungsmittel. Sollte es zu kalt dünken, so kann das naive Ding ja etwas auf das kalte Wasser blasen, es wärmend anhauchen. Probatum est! Diese Uebungen währen 1 Woche. Dann kann sich die Kranke 3 Mal in der Woche Nachts vom Bette aus schnell mit kaltem Wasser ganz abwaschen und 1 Mal wöchentlich bis unter die Arme in's frische Wasser gehen, nur ½ Minute lang, dabei den Oberkörper kräftig abwaschen. Diese Uebungen füllen die zweite Woche. In der dritten und vierten Woche endlich soll die Kranke täglich 2 Ober= und Untergüsse sich geben lassen und darauf durch Bewegung oder Arbeit sich zu erwärmen trachten. In 6 Wochen war das Mädchen gesund, und alle Herzübelskrupel waren weggewaschen.

Ein Fräulein kommt und bittet um Hilfe. Es erzählt also: „Ich habe den Kurs bestanden als Musiklehrerin mit der ersten Note, und 6 Jahre lang habe ich Musik gelehrt in einem Ordens= institute. Jetzt habe ich so viel Kopfleiden, daß ich kaum mehr ein Instrument hören kann, weder Orgel noch Klavier noch Violine. Selbst die Glöcklein am Altare geben mir heftige Stiche im Kopfe. Die Aerzte nennen meinen Zustand ein Nerven= und Herzleiden. Gesund wäre ich in's Kloster aufgenommen worden; so aber bin ich berufs=, selbst brodlos und leide unsägliche körperliche und geistige Schmerzen." Der Erzählerin entgegnete ich: „Ihnen kann ich nicht helfen. Sie müssen sich anderswo Hilfe suchen." Auf die Frage, warum ich denn gerade ihr so harte Antwort gebe, sagte ich rund= weg: „Sie werden als Stadtfräulein mit höheren Studien, mit solchen Sprach= und Musikkenntnissen, doch nicht thun, was ich haben wollte; im Uebrigen ist Ihr, wenn auch tief beklagenswerther Zu= stand heilbar." Resolut erklärte sie: „Um gesund zu werden, werde ich thun, was immer Sie verlangen." Und sie hat Wort gehalten. Ich schickte sie 10 Tage lang mit den weiblichen Dienstboten — es war März — auf die Wiesen hinaus, dort solle sie barfuß gehen. Täglich bekam sie zu allmähliger Ueberleitung in's Kalte ein warmes Fußbad und einen Oberguß. Statt des warmen Fußbades kniete sie nach 6 Tagen täglich in's Wasser, so daß das Wasser bis an die Magengegend reichte. Feldarbeit machte sie der Bewegung wegen mit, so weit Uebung und Kraft es erlaub= ten. Nach 10 Tagen kehrte das Fräulein zu einem Wohlthäter zurück, welcher ihr die Studien ermöglicht und auch die Wasserkur angerathen hatte. Sie setzte all' die Uebungen, aber auch mit Lust und Freude die liebgewonnenen Haus= und Feldarbeiten fort. Statt des Geigenbogens und der Klavier= und Orgelhefte nahm sie fleißig Spaten, Rechen und Gabel in die Hand. Jemehr der Körper auf= hörte, schwach und siech zu sein, um so mehr, mit demselben Grade schwanden auch das Nerven= und Herzleiden und alle sie begleitenden Beschwerden. Nach 4 Monaten hatten auch die letzteren aufgehört, und die Frische und die Gesundheit der Kindheit waren wiedergekehrt.

Ein Studirender der Theologie kam und fragte mich, was er anfangen solle, es gehe bei ihm nicht mehr so recht auf= einander, und die Aerzte sagten, er habe neben Anderem ein Herz= leiden. So gerne wäre er Priester geworden, aber bei solchem Kopfweh, bei solchem Herzklopfen und der damit verbundenen Be= engung und Bangigkeit höre einfach Alles auf. Alles, was er sehe und höre, komme ihm nur als Schein vor.

Ich rieth dem Patienten, er solle seinen Körper vernünftig abhärten. Das thue ihm nichts, denn er sei gut gebaut. Später solle er das Fach wählen, welches ihm gefalle. Nach wenigen Wochen setzte er seine Studien fort, wurde nach 2 Jahren Priester, und wenige seiner Kursgenossen werden ihn an Gesundheit und Kraft übertreffen. Jeden Morgen ging der junge Herr über ½ Stunde barfuß im Morgenthau, täglich stieg er in's Wasser bis an die Magengegend mit Waschung des Oberkörpers. Leichte Arbeiten ersetzten ihm die Bewegung, wenn ihm der Regen seinen Lieblingswunsch, die Wälder aufzusuchen, benahm. Zur Stärkung gebrauchte er später reichliche Obergüsse, täglich 1, oft 2, im Wechsel mit Halbbädern. Kopf- und Herzleiden verschwanden mit der Zunahme der allgemeinen Körperkraft.

Hexenschuß.

Agatha kommt und erzählt: „Mein Mann hat heute Nacht, ich weiß nicht wie, schreckliche Schmerzen auf dem Rücken zwischen den Schulterblättern bekommen. Der Schmerz reicht bis an die rechte Schulter. Er schreit oft vor Schmerzen, wenn er sich bewegen will. Es ist ihm gar nicht möglich aufzusitzen. Diesen Hexenschuß hat er schon öfters bekommen, aber noch nie so stark. Was soll er wohl thun?" Antwort: Wenn der ganze Rücken alle Stunden mit warmem Wasser und Essig gewaschen und ordentlich zugedeckt wird, so wird der Schmerz bald verschwinden. Es könnten auch warme Ueberschläge gemacht und nach jeder Stunde gewechselt werden. In 3 bis 4 Stunden ist gewöhnlich das Uebel der Hauptsache nach gehoben. Man kann noch 2 Mal mit warmem Wasser und Essig den Rücken waschen.

Der Hexenschuß ist häufiger auf dem s. g. Kreuze und verursacht große Schmerzen. Auch hier hilft wieder am ehesten: auf ein warmes Tuch sich legen, das in heißes mit Essig vermischtes Wasser getaucht ist. Es reicht auch hier gewöhnlich aus, die Unterlage 2 bis 3 Mal nach je einer Stunde frisch einzutauchen.

Hüftnervenentzündung (Ischias).

Ein Beamter litt über ein Vierteljahr an heftigen Schmerzen im linken Schenkel bis hinunter zu den Knöcheln. Er hatte alles Mögliche angewendet, zuletzt wurde ihm empfohlen: Warmhalten und Ruhe — das seien die einzigen Mittel zur Heilung. So suchte der Herr seine leidende Stellen möglichst zu erwärmen durch warme

Tücher, warme Platten, und zuletzt nahm er noch ganz warme Bäder, so warm er sie ertragen konnte.

Die Schmerzen jedoch steigerten sich, die Kräfte nahmen zusehends ab, das Körpergewicht verringerte sich um mehr als ½ Centner, und er konnte selten 1 Stunde schlafen.

Endlich faßte er Muth, das Mittel zu gebrauchen, das er am meisten gefürchtet hatte, das kalte Wasser.

Täglich bekam er 2 oder 3 Anwendungen: 1) einen Rückenguß am Vormittag, 2) Nachmittags Oberguß. Am zweiten Tag: am Morgen Oberguß, Nachmittags Rückenguß. Jeden zweiten oder dritten Tag 1 Halbbad. Mitunter auch Barfußgehen, also Abhärtung.

Gleich nach dem ersten Guß konnte der Patient Nachts 4 Stunden schlafen; so gewann er Schlaf, besseres Aussehen, mehr Appetit. In 4 Wochen hatte seine Krankheit kaum noch Bedeutung, und in 6 Wochen war er vollständig geheilt.

Ein Professor aus Ungarn leidet seit 7 Jahren an Hüftnervenschmerzen und besuchte deshalb verschiedene Bäder: Ofen, Teplitz, Héviz u. A., jedoch ohne Erfolg, gebrauchte auch Dampfbäder. Seit 2 Jahren leidet er an Schlaflosigkeit. Appetit ist gut, Stuhl stets angehalten, Blähungsbeschwerden, Kopf eingenommen, am meisten in der Frühe. Besonders klagt Patient über außerordentliche Empfindlichkeit gegen Temperaturveränderungen und anhaltendes Kältegefühl am ganzen Körper, trotzdem daß seit 3 Jahren immerwährend Jäger'sche Wollkleidung getragen wurde. Ferner bestanden talgartige Ausscheidungen auf der Haut und unangenehme Feuchtigkeit der Hände.

Er bekam hier folgende Anwendungen: Jede Nacht Ganzwaschung; Vormittags Oberguß; Nachmittags Rückenguß; alle 2 Tage Halbbad; Kniegüsse; auch Sitzbäder gegen die Verstopfung.

Der Erfolg war ein vortrefflicher innerhalb 24 Tagen. Nach dem vierten Tage schon trat ruhiger, die ganze Nacht anhaltender Schlaf ein und blieb seitdem gut. Das langwierige Ischias-Leiden ist ganz gewichen. Die Haut ist auch wieder normal. Der Herr ist überglücklich.

Ueber seine jetzige Bekleidung rühmt er: „Ich trage so leichte Kleidung, auch an kühlen, regnerischen Tagen, als Jemand im Hochsommer haben kann: leinenes Hemd, leichte Socken und fühle mich dabei so warm und bin gar nicht mehr empfindlich gegen Witterungseinflüsse, es kommt mir alles wie ein Wunder vor."

Hypochondrie.

Mit den Hypochondern wie mit den Skrupulanten habe ich stets inniges Mitleid. „Es ist eben ein Hypochonder, ein Skrupulant!" 1000 Mal kann man dieses hören. Eine wohlfeile und fade Rede! Und dann lacht man noch dazu und thut dem Armen in liebloser Weise oft recht wehe. Gerade diese Kranken verdienen unser größtes Mitleid und unsere regste Theilnahme. Ich frage mich immer: War dieser Hypochonder (dasselbe thue ich bei Skrupulanten) einmal ein normaler Mann? Gab es eine Zeit, wo er vernünftig dachte und wacker arbeitete? Wenn ich nun bejahende Antwort erhalte, dann wäre es doch von meiner Seite unvernünftig, zu glauben, diesem Menschen fehle nichts, er treibe solche Thorheiten, solches Selbst- und Anderer Martyrium aus reinem Vergnügen. Ich muß mir vielmehr sagen, mit diesem guten Mann muß im Innern, im Körper oder im Geist eine Ver- änderung vorgegangen sein, d. h. er muß recht krank sein, daher solche Erscheinungen. Und ich fahre also fort: Suche man das zu heilen, was sich geändert, den früheren gesunden Zustand wieder herzustellen; das Hypochonderwesen hört dann von selbst auf. Ge- rade die tüchtigsten Leute, die sich durch Studium viel abmühen, verfallen oft in diese Art Gemüthskrankheit. Es wird ihnen wie eingeblasen. Im bestgebauten Hause kann plötzlich was ausbrechen.

Nach meiner Ansicht ist bei der Hypochondrie, wie bei jeder Geistes- und Gemüthskrankheit, die Wurzel des Uebels stets im Körper, im kranken Körper zu suchen. Nur bei solcher Auf- fassung wird man sicher und mit Erfolg heilen. Man suche bei solchen Kranken das Schlaffe zu wecken, das Geschwächte zu stärken, das Unthätige wieder in bessere Bewegung zu bringen; mit einem Worte: man bringe den Blutumlauf in das richtige Geleise, und der Hypochonder wird geheilt sein. —

Ich kannte einen Mann mit herrlichen Talenten. Viele, viele Jahre lebte er ganz glücklich in seinem Berufe und that mit Leichtigkeit und Begeisterung Arbeit für zwei. Auf einmal ward er Hypochonder und kam soweit, daß er um seine Berufsarbeiten sich nicht mehr im Mindesten kümmerte, Alles scheute und fürchtete, jede Gesellschaft floh.

Statt der Hilfe, der Theilnahme, der er mehr als jeder Andere bedurfte, hörte er täglich und stündlich das verachtende Ur- theil: „Sie sind eben Hypochonder, Ihnen kann man nicht helfen!" Sollte das nicht einen Mann niederdrücken müssen?

Merkwürdig, der Herr hatte (ich erfuhr es von ihm selbst) schon zwei Wasserheilanstalten besucht, sie verschlimmerten den Zustand. Die Anwendungen waren zu drastisch, zu stark, zu gewaltsam; sie halfen bei diesem halbzerstörten Bau mit, noch mehr einzureißen, nicht aufzubauen.

Gerade in diesem Falle hatte ich Gelegenheit, wieder auf's Deutlichste zu sehen, wie das Wasser, auf's Gelindeste angewendet, die besten und solidesten Erfolge sichert. Daß so ein Uebel nicht in wenigen Tagen gehoben werden kann, ist klar.

Wer die gewöhnlichen Regeln für Gesundheits- und Körperpflege (vernünftige Nahrung, Kleidung, Lüftung, Erholung, Reinlichkeit) befolgt, wird diese fatale Laus nie in den Pelz bekommen. Bei etwaigen Meldungen, gleich im Beginne, kann ihr leicht der Abschied gegeben werden.

Die geeignetsten Wasseranwendungen bestehen in Ganz- und Theilwaschungen, in Bädern (Halbbädern), besonders dem Sitzbade, in kurzen Wickeln, zuletzt in kalten Ganzbädern.

Noch 2 Punkte, die mich drücken, mögen hier mit einem Worte stehen. Es ist ein Unglück unserer Zeit, daß man so viel auf geistige Getränke hält, daß selbst junge Leute sich an starke Weine so leicht gewöhnen. Alle diese scharfen Sachen gießen Oel in's Feuer; Blut und Säfte unserer jetzigen geschwächten Generation können derlei Zeug nicht brauchen. Bleibe man doch nüchtern und einfach, und manches Leiden, das eigentlich erst in der „Neuzeit" und mit dem „Fortschritt" auf die Krankheitsbühne trat, wird allmählich wieder hinter den Coulissen verschwinden.

Als einen weiteren Uebelstand möchte ich es sodann bezeichnen, daß so viele Menschen sich fast ausschließlich von Fleisch nähren wollen, daß die trefflichen Milch- und Mehlspeisen, welche die besten Säfte, das beste Blut ohne alle Schärfen liefern, so sehr verachtet und gemieden werden. Das kann keine gute Folgen haben, ist auch Unnatur. Den Raubthieren allein hat der Schöpfer Magen und Gebiß nur für's Fleisch zugerichtet. Dem Menschen, dessentwegen Alles erschaffen ist, hat er sein Nahrungsgebiet nicht so enge begrenzt. Thoren sind, — zu ihrem eigenen Verderben, — die Solches thun.

Schlimme Folgen vom Impfen.

Ein Bauer aus Altbayern erzählt: „Ich habe ein Kind zu Hause, das am ganzen Körper geschwollen ist. Die Füße sind ganz dick, der Leib ist noch so dick, als er sein sollte, der Kopf wie der

Oberkörper, Alles ist angeschwollen. Das Kind ist schon seit ¾ Jahren nicht mehr gesund, das Elend steigert sich von Woche zu Woche. Es bekommt bald da, bald dort kleine Geschwüre, die schnell aufbrechen, gleich wieder verheilen, und ihnen folgen wieder an anderer Stelle solche Geschwüre. Ich war in München bei drei Aerzten, habe noch andere Aerzte gefragt und gesucht, wo ich glaubte Hilfe zu finden, aber immer vergebens."

Dem Bauer rieth ich: Sieden Sie Heublumen ½ Stunde lang, tauchen in diesen Absud ein leinenes Hemd ein, winden es aus, legen es dem Kinde an und wickeln dies in eine wollene Decke, lassen es 1½ Stunde im Wickel und machen es so täglich zwei Mal. An jedem 3ten Tag lassen sie das Kind solch ein Heublumenbad nehmen, wobei möglich viele Heublumen im Wasser bleiben. Das Wasser sei so warm, daß das Kind gerne hineingeht und gerne 25 bis 30 Minuten darin verbleibt.

Nach 14 Tagen war das Kind schon ziemlich normal, heiter, bekam Appetit, und die weiteren Anwendungen waren folgende: Jeden 3ten Tag war das Kind wieder einzuwickeln, 1 Stunde lang, am 4ten Tag in ein warmes Bad zu bringen, aber vom warmen Wasser aus recht flüchtig abzuwaschen.

So wurde 10—14 Tage fortgemacht, dann war das Kind ganz gesund.

Ein Herr erzählt: „Ich war in meinem Leben stets gesund. Vor 10 Jahren, als die Blattern in meiner Umgebung herrschten, ließ ich mich, wie viele Andere, impfen. Ich bekam keine Blattern; aber es blieb die Impfstelle am rechten Arm immer etwas geröthet. Dazu kam ein kleiner Ausschlag um den Impfschnitt. Ich merkte 8 Jahre hindurch bloß, daß die entzündete Stelle sich erweitere, und jetzt, nach 10 Jahren, habe ich die nassen Flechten so lästig, daß ich ganze Nächte keine Ruhe finde. Diese Flechten sind bald stärker am einen Arm, bald am andern, und so ist auch der Wechsel an den Füßen. Angewendet habe ich viel, die giftigsten Salben auf der Hautfläche; eingenommen habe ich auch viel, Alles ohne Erfolg."

Anwendungen: Sicher sind hier das Blut und die Säfte verdorben, und die Flechtenstellen dienen bloß zum Ausfluß der verdorbenen Säfte. Somit ist nothwendig, daß auf den ganzen Körper eingewirkt wird, alles Krankhafte in Blut und Säften aufzulösen und auszuleiten.

1. In der Woche 3 Mal in der Nacht den ganzen Körper vom Bette aus waschen und, ohne zu trocknen, gleich wieder in's Bett.

2. Die Flechtenstellen mit einem Absud von foenum graecum täglich 2—3 Mal gut auswaschen. Statt gesottenem foenum graecum wird gut wirken Aloë, in heißem Wasser aufgelöst, zu 1 Liter Wasser 1 Kaffeelöffel Aloë.

3. Zweimal in der Woche den spanischen Mantel. So 14 Tage bis 3 Wochen fortgemacht.

Weitere Anwendungen: In einer Woche oder innerhalb 14 Tagen ein warmes Bad mit kaltem gewechselt. (Siehe im I. Theil.) Gut wäre während dieser Kur etwas Wermuththee, täglich 2 Mal je 3—4 Löffel voll.

Katarrh.

Die zahlreichsten Katarrhe entstehen dadurch, daß man vom Aufenthalte in der Kälte und im Freien, vielleicht gar schwitzend, schnell in einen ziemlich geheizten und warmen Raum kommt. Auch kalte Zugluft, der man einige Zeit ausgesetzt war, kann schnell einen Katarrh reifen. Gewöhnlich fühlt man fast sofort eine Verengung auf der Brust, im Halse, in der Nase. Es ist als stecke Einem ein kleiner Knödel im Halse. Uebersieht man diesen im Anfang des Katarrhs, so setzt er sich fest und breitet sich aus. Empfänglicher ist, wer zu warme Kleider trägt. wessen Körper und einzelne Organe in Folge dessen sehr verweichlicht sind. Gar nicht schwer wäre es (ich sage es kühn), von jedem Katarrh frei zu bleiben, wenn man seinen Körper nicht „barbarisch", sondern nur vernünftig abhärtete, wie dieses schon an so manchen Stellen betont wurde.

Wie muß man es anfangen, um verschont zu bleiben? Ein Beispiel soll uns darüber unterrichten. Ich bin 1 Stunde weit stets in ziemlich starkem Tempo gegangen. Es ist draußen hübsch frisch, wie der Bauer die Hände reibend sagt; es hat gegen 12° Kälte. Ich komme ohne Vermittlung in ein Zimmer von 14° Wärme. Dieser plötzliche Temperaturwechsel von 26° kann ja nicht ungerächt sich vollziehen, er muß Gefahr bringen. Am besten hätte ich gethan, ich wäre die letzten 5—20 Minuten obiger Stunde um ein Weniges langsamer gangen und dann noch einige Minuten in dem kühlen Hausflur geblieben, stets in einiger Bewegung. So hätte die durch das rasche Gehen erhöhte Wärme etwas abnehmen und der Schweiß sich verlieren können. Der Wechsel der Luft wäre so vermittelt und, wenn ich auch im Innern des Zimmers noch einige Zeit auf- und abgegangen wäre, völlig gefahrlos gewesen.

Spürst Du die Folgen Deiner Unvorsichtigkeit, den kleinen Knödel im Halse, wohlan, gehe nochmals in's Freie und mache Dir eine leichte Bewegung in der frischen Luft! Diese wird in ¼ Stunde alles Ueberflüffige im Halse auflöfen und entfernen.

Die Heiferkeit ift nichts Anderes als die Ausdehnung des Katarrhs in den Sprechorganen. Das filberne Glöcklein gibt, wenn unterbunden, keinen Klang, die herrlichfte Stimme bei durch Ge-fchwulft belafteten Sprechorganen keinen Ton. Man hebe den Katarrh, und feine Gefährtin, die Heiferkeit, wird ihm ohne Säumen folgen.*)

Folgende Bemerkung noch dürfte Manchem einen Dienft erweifen. Es gibt Leute, die Anlage haben, viel zu hüfteln. Jede Kleinigkeit, z. B. ein Kitzel der frifchen Luft ruft diefes Bellen hervor; es thut nicht wohl und thut nicht weh. Solche Menfchen huften Jahre lang ohne den geringften Schmerz. Gewöhnlich ift ein derartiger Zuftand von den Eltern geerbt und dann fchwer zu ent-fernen. Er hat indeffen gar keine Bedeutung, rühre nun das Hüfteln aus dem Halfe, rühre es von tiefer gelegenen Organen her. Solche Leute mag das Sprichwort tröften: Wer lang huftet, lebt lang. Andere Erbtheile dagegen find nicht fo unfchuldig, oft recht ernft und bedenklich und aller Beachtung werth. Dahin gehören z. B. die in irgend einer Familie oder Verwandtfchaft herrfchende Abzehrung, Schwindfucht u. f. w.

Da gilt der Grundfatz: Principiis obsta! Gleich den erften Anfängen entfchieden und wirkfam entgegentreten mit aller Umficht und Vorficht! Sonft koftet es Opfer früher oder fpäter, leider oft recht früh. Ein kleiner vernachläffigter Katarrh kann, wo es fich in einer Familie um Schwindfucht handelt, der Borkenkäfer werden, der die ftärkfte Tanne, den kräftigften Körper ruinirt und ftürzt, in's Grab bringt. Vorficht alfo! Durch kluges Verfahren können felbft ererbte Leiden ohne weitere fchwere Folgen recht in die Länge gezogen werden.

Kniegefchwulft.

Ein Mädchen, 30 Jahre alt, bekommt eine ftarke Gefchwulft von oberhalb der Knöchel bis über das Knie hinauf. Die Gefchwulft war zeitweilig fehr fchmerzlich, ganz feft und heiß. Die Kranke gebrauchte ½ Jahr ärztliche Mittel, unter Anderem einen Gypsver-band von 12 Wochen und einen zweiten von 8 Wochen. Der Zu-ftand verfchlimmerte fich fo, daß der Fuß den Boden gar nicht mehr berühren durfte, befonders fchmerzte das Kniegelenk. Weil Alles

---

*) Was ich betreffs der Vernachläffigung des Katarrhs ge-fagt habe, lefe man in dem einleitenden Theile über die Augen.

nichts geholfen, wurden versuchsweise angeschwellte Heublumen aufgebunden und zwar von oberhalb der Knöchel bis zur Mitte der Oberschenkel. — Die Schmerzen ließen bald nach und die Schwellung nahm ab, und als die Geschwulst zur Hälfte verschwunden, wurden auch Gießungen auf den leidenden Fuß vorgenommen (jeden zweiten Tag). Nach ungefähr 8 Wochen war der ganze Fuß zum Gehen brauchbar, und nach einiger Zeit konnte das Mädchen wieder an seine sehr strenge Arbeit gehen.

Kolik.

Kolik mit Abweichen oder mit Erbrechen tritt oft plötzlich auf. Man kennt keinen Grund und keine Veranlassung. Es kann eine Erkältung, eine Erhitzung vorangegangen sein, oder irgend eine Speise, ein Trank hat der Natur den Spuck gespielt. Man bringe einen derartigen Kranken ungesäumt in's Bett, lege ihm ein warmes Tuch (vielleicht auch eine Bettflasche)*) auf den Leib und decke ihn gut zu (ja nicht zu peinigend), so daß keine Luft zudringen kann. Als Linderungsmittel reiche man ihm einen Schoppen Milch, in der Fenchel oder Kümmel gesotten wurde. Das einfache Hausmittel wird genügen.

Was die Speise und das Getränk betrifft, so lange der Zustand dauert, wähle man recht einfache, wenig gesalzene, wenig gewürzte, leicht verdauliche Speisen. Wem als Getränk Wasser oder Milch ausreicht, den lobe ich mir. Wasser mit etwas Wein kann ich auch nur empfehlen.

Kopfflechten.

Eine Bauerstochter erzählte: „Ich habe schon ungefähr 2 Jahre stets Kopfausschlag auch im ganzen Gesichte bald stärker, bald schwächer; unter den Haaren bilden sich viele größere und kleinere Geschwüre, aus denen hitzige Flüßigkeit kommt. Habe häufig ein starkes Beißen am Körper, im Innern merke ich beständige Hitze; habe schon viel eingenommen, besonders Abführmittel, geheilt wurde ich nicht.

Die Wasserkur hat mich in 6 Wochen ganz hergestellt. Ich mußte folgende Anwendungen gebrauchen: 1) In der Woche 3mal

*) Der Arme bereitet sich eine Bettflasche sehr leicht also: Er macht einen Ziegelstein heiß und wickelt ihn in eine Wolldecke oder in ein Tuch ein. — Jedermann kennt auch die Mineralwasserkrüge von Steingut (die sogenannten „steinernen Schlegel"); man fülle einen solchen mit heißem Wasser und verhülle ihn, und die trefflichste Wärmflasche ist fertig.

in der Nacht vom Bett aus ganz waschen und gleich wieder in's Bett; 2) in jeder Woche 2 Mal ein nasses Hemd anziehen, in Salzwasser getaucht; 3) in der Woche einen Kopfdampf zur vollständigen Ausheilung und Kräftigung; 4) 1 Mal in der Woche ein nasses Hemd anziehen, und 1 oder 2 Mal in der Woche ganz waschen. Zum Einnehmen täglich 2 Mal jedesmal 20 Tropfen Ginster-Extrakt in einem Glas Wasser."

Kopfleiden (eigener Art).

Ein Herr von hohem Stande hatte ein Kopfleiden ganz eigener Art. Es begann regelmäßig Morgens 7 Uhr, dauerte bis Abends zum Sonnenuntergang, und war derart schmerzlich, daß der Herr nicht einmal leichte Sachen lesen, viel weniger die Schreibereien seines Berufes besorgen konnte. Zur Nachtzeit fühlte er keine Spur von diesem Schmerz; dieser war wie weggeblasen, vorausgesetzt, daß er nicht geistig sich angestrengt hatte. Die Schmerzstelle befand sich an der Stirne links und hatte den Umfang ungefähr eines 5 Mark-Stückes. Die Schmerzen griffen nicht den Kopf allein, sondern auch den ganzen Körper dergestalt an, daß der Herr zusehends abnahm; mit dem frischen Aussehen wich auch die Kraft. Die berühmtesten Aerzte wurden um Rath gefragt, auch eine Wasseranstalt war schon besucht worden — aber ohne sichtlichen Erfolg. Da sandten die Aerzte den Patienten zum letzten Versuch nach Meran, und von da kehrte derselbe, wie es schien, glücklich geheilt in die heimathliche Großstadt zurück. Seine Angehörigen begrüßten ihn mit Jubel und freuten sich innig seiner Genesung. Doch am andern Morgen Punkt 7 Uhr kehrte der alte unheimliche Gast wieder und faßte Posto an der früheren Leidensstelle. Ein Ach und Weh war im ganzen Hause, und guter Rath war theuer. Bekannte erinnerten den Herrn noch einmal an's Wasser, und zuletzt entschloß man sich zu einem Versuche. Der hohe Herr sah recht krank aus und war ziemlich abgemagert. Nachdem er sein Leiden geschildert, bemerkte er noch, er sei selten ohne Katarrh und besitze auffallend wenig Naturwärme. Man wolle all Dieses einem viele Jahre früher erlittenen Unfalle zuschreiben. Sei dem, wie ihm wolle, so schloß er ab, ich kenne jetzt seinen Zustand und solle ihn heilen.

Das üble Aussehen, die schwache Naturwärme, die daraus folgende Empfindsamkeit gegen den Wechsel der Atmosphäre, das Abmagern, alle diese Symptome traten als ebenso viele vollgiltige Zeugen auf, welche nicht den schmerzenden Fleck am Kopfe, sondern die ganze kranke Natur, den ganzen entkräfteten Körper anklagten. Darnach richtete ich mein Verfahren ein. Auf den

Gesammtorganismus wurde eingewirkt und das lokale Kopf=
leiden nicht einer Anwendung gewürdigt. Die einfachen
Abhärtungsmittel mit einigen Waschungen, wie sie im
ersten Theil aufgezählt werden, bewirkten die Heilung, d. i. die
gleichmäßige Transpiration der Haut, die richtige Circulation des
Blutes, gute Verdauung und damit die Hebung der Naturwärme,
besseres Aussehen, völlige Gesundung. Immer die alte Geschichte,
und doch kann man sie nie genug von Neuem erzählen.

Wie richtig mein Urtheil bezüglich des Kopfleidens war, be=
wies der Erfolg. In circa 6 Wochen erfreute sich der ganze Körper
des besten Wohlseins. Auch das gefürchtete Stirnleiden brachte die
7 Uhr=Stunde nie wieder. Dessen Heilung hat das Wasser (wie
gesagt ohne jede Anwendung auf diese Stelle) bei Heilung des Ge=
sammtkörpers umsonst obendrein gegeben.

Kopfleiden.

„Seit 6—7 Jahren," berichtet ein Herr, „leide ich mehrere
Wochen an einem Kopfweh, das mir die Erfüllung meines Berufs
recht hart und oft unmöglich machte. Es verschwand mir oft aller
Muth und alle Lebensfreude. Ich habe einen Druck in dem Kopf,
und das Gefühl, als ob etwas in einer Flüssigkeit umherschwämme.
Jeder feste Fußtritt bewirkt neue Schmerzen im Kopfe. Wenn ich
durch Gehen oder Arbeiten warm werde, ist's mir ungefähr, wie es
einem recht Betrunkenen sein mag. Acht Mal hatte ich schon Nieren=
steinkolik. Zwölf Aerzte, die ich wegen meiner Rückenschmerzen zu
verschiedenen Zeiten konsultirte, haben das Uebel nicht erkannt. Nur
ein Einziger hat mir etwas Hilfe bringen können. Nierenschmerzen
bekomme ich, wenn ich etwas Saures esse oder wenn sich zu viel
Gase anhäufen; wenn ich länger gehe und warm werde, wenn ich
länger sitze oder stehe, spüre ich das Uebel gleich. Bald fühle ich
eine Feuerhitze im ganzen Körper und bald darauf bin ich durch
und durch voll Frost. Der Sommer ist mir immer härter, als der
Winter. Früher habe ich viel an Schlafsucht gelitten. Gesund war
ich, sehr kräftig, stark und gut gebaut. Ich glaube, daß man kaum
noch elender sein kann, als ich 20 Jahre hindurch gewesen bin. Ich
war auch schon einmal in Königstein in der Heilanstalt, bekam wohl
Erleichterung, aber nicht Heilung."

Die Anwendungen waren: 1) Täglich 2 Mal Oberguß.
2) Täglich im Wasser gehen und Kniguß. In der Woche 3—5
Mal Rückenguß, öfter Sitzbad, besonders fleißig die Abhärtungs=
mittel: im Gras und auf Steinen gehen, Thee trinken von Wachholder=
beeren, Hagebutten, Zinnkraut, aber nur zeitweilig, täglich 2 Tassen.

Innerhalb 4 Wochen war er gesund und jetzt nach ½ Jahre kann man sagen, er besitze die volle Gesundheit und auch die vollste Kraft, geistig und körperlich.

Ein Mann erzählt: „Ich bin 35 Jahre alt, habe beständig Kopfweh und manchmal eine solche Schwäche, daß ich es fast gar nicht aushalten kann. Auf der Brust meistens Schmerzen, gerade so auf dem Rücken. Am schmerzlichsten ist mir das Genick, wo ein beständiges krampfhaftes Zusammenziehen ist. Ganz auffallend ist, daß mir die Haare massenhaft vom Kopfe fallen; wenn es noch ½ Jahr so fortgeht, dann habe ich kein Haar mehr auf dem Kopfe. Füße und Hände sind meistens ganz kalt. Appetit habe ich gar keinen."

Anwendungen: 1) Nasses Hemd anziehen, in Salzwasser getaucht. 2) 3 Mal in der Woche während der Nacht den Körper waschen. 3) Nasses Hemd anziehen, 3 Mal in der Woche. 4) Täglich 1 Messerspitze voll weißes Pulver einnehmen.

Nach 2 Monaten zeigte sich dieser Mann und erklärte, daß er jetzt vollständig gesund sei, er verspüre nur da noch Nachwehen, wo er die ärgsten Leiden gehabt habe. Sein Körpergewicht hatte um 10 Pfund zugenommen.

Zwei Herren, Musiker von Beruf, erzählen Folgendes: „Wir haben Beide ein Leiden: Kopfweh beständig, manchmal fast unausstehlich, Schlaf ganz wenig und unruhig. Congestionen und Schwindel belästigen fast zum Verzweifeln. Füße und Hände sind ganz kalt. Wir sind fast unfähig zu unserem Berufe." Beide waren über 50 Jahre alt.

12 Tage hindurch gebrauchten diese beiden Leidensgefährten Folgendes: Jeden Tag 2 Mal Oberguß und Kniekuß; den einen Tag ein Halbbad, den andern Tag einen Rückenguß. Außerdem 1 Mal wöchentlich je einen Kopfdampf. Nach diesen 12 Tagen waren Beide hergestellt und übernahmen wieder ihren Beruf.

Um die Gesundheit zu bewahren und an Kräften zu gewinnen, ist weiter nichts mehr nothwendig als täglich eine Anwendung zur Abhärtung und 2 Mal wöchentlich ein Halbbad. Zufolge neuerdings gegebenen Nachrichten hielt die Besserung vollkommen an.

Ein Herr aus Ungarn kommt mit folgenden Angaben: „Mehr als ein Jahr bin ich zu meinem Berufe unfähig wegen heftiger Kopfschmerzen und starken Schwindels. Am ganzen Körper habe ich intensives Beißen und Brennen, das mir oft den Schlaf raubt. Infolge des Leidens bin ich theilweise schwermüthig und recht ängstlich."

Nach wenigen Wochen trat vollkommene Genesung ein unter Gebrauch folgender Wasserkur: 1) Oberguß, gleich darauf Wassergehen; 2) Halbbad täglich. In der zweiten und dritten Woche 3 Mal ein Halbbad, täglich Oberguß und Knieguß; 3) späterhin Vollbäder und Oberguß mit Wassergehen.

Krämpfe.

Ich wurde zu einer Kranken gerufen; diese zitterte am ganzen Körper, und es warf sie im Bette bald in die Höhe, bald rechts, bald links; die Kranke selber konnte nicht reden, deren Mutter erzählte:

„Meine Tochter hat stets schreckliche Kopfschmerzen, ein arges Drücken auf der Brust und in der Magen-Gegend; Hände und Füße sind stets eiskalt und naß von einem schmierigen Schweiß; meine Tochter ist ¾ Jahre verheirathet; 10 Wochen lang war sie ganz gesund; dann haben diese Zustände im Kleinen begonnen und sich bis auf diese Höhe gesteigert; essen kann sie nichts oder höchstens einige Löffel voll leere Fleischsuppe oder Kaffee; Alles, was sie von Aerzten eingenommen und auch Einspritzungen und was man zu einem gezwungenen Schlaf angewendet, hat den Zustand nur noch mehr verschlimmert." —

Dieser Kranken gab ich folgenden Rath:

Täglich 2 Mal die Füße in's kalte Wasser bis über die Waden und nebenzu die Füße abwaschen mit Schwamm oder Handtuch; gleich darauf die Hände in's kalte Wasser bis an die Schulter eine Minute lang und nebenzu auch die Hände waschen; Hände und Füße sollen dann unter die warme Bettdecke kommen; jeden Morgen und jeden Nachmittag soll die Kranke ungefähr 12 Kamillen-Tropfen (siehe Apotheke) in 6—8 Löffel voll warmen Wassers einnehmen. Als Nahrung soll sie von Zeit zu Zeit 3—4 Löffel voll Milch essen oder Malzkaffee trinken, besonders empfiehlt sich, mit Milch und Malzkaffee zu wechseln.

Nach 12 Tagen war die Person so weit voran, daß sich der Appetit zur gewöhnlichen Hausmannskost einstellte; die Krämpfe waren verschwunden und der drückende Schmerz auf Brust und Magengegend hatten aufgehört; das Kopfweh war weg, Hände und Füße warm.

Die weiteren Anwendungen waren: jeden zweiten Tag die Füße in's kalte Wasser, wie oben; 2 Mal in der Woche ein warmes Fußbad mit Asche und Salz 14 Minuten lang und einmal in der Woche vom Bett ganz waschen und gleich wieder in's Bett.' Statt Kamillentropfen hat sie Wermuth- und Salbei-Tropfen genommen,

jedesmal 10—12 Tropfen im warmen Wasser; die Kranke war
soweit hergestellt, daß sie wieder in die Kirche gehen und ihre Haus-
arbeit verrichten konnte und braucht sich, um vollständig gesund und
kräftig zu werden, nur zweimal in der Woche kalt zu waschen;
Halbbäder würden noch kräftigere Dienste thun.

Krätze.

Das verabscheute Uebel der Krätze kann an und noch mehr
im Körper viel Unheil anrichten. Am meisten zu beklagen ist,
daß man, um (es sei das triviale Wort gestattet) diese Laus aus
dem Pelz zu treiben, vielfach zu Mitteln die Zuflucht nimmt,
welche statt zu heilen, grenzenlos schaden und den mißhandelten
Körper in's größte Elend bringen können. Wer kennt alle die
fettigen Salben mit Schwefel-, Branntwein- und, wer weiß, mit
welch anderen Beimischungen. Eines thun diese ekelhaften Schmier-
arzneien: Sie verschließen gründlich die Poren der Haut, verbarri-
kadiren der zum Wohlbefinden des Körpers absolut nothwendigen
Transpiration durch fettige Krusten gründlich ihre Luft- und Wasser-
kanäle, treiben Schweiß und Ausdünstung in den Körper zurück,
vergiften so Blut und Säfte und bereiten schwere Krankheiten vor,
Manchem die Todeskrankheit. Das ist nicht übertrieben, aber sehr
betrübend, wenn man weiß, wie leicht und schnell und ungefährlich
die Krätze zu heilen ist.

Bei mir suchte einmal ein 28jähriger, gutgewachsener Mensch
Hilfe, dessen Aussehen mich sofort an ein durch und durch wurm-
stichiges Brett erinnerte. Nirgends fand er Rath; man wußte
eigentlich nicht, was ihm fehle. Ich fragte ihn: Haben Sie in der
Jugend vielleicht einmal die Krätze gehabt? Er bejahte meine vor-
witzige Frage, indeß mit dem Aber: Sie ist in drei Tagen geheilt
worden. — So will ich nicht heilen. Gott bewahre!

Gerade bei derlei ekelhaften Krankheiten, die, deutlicher als
alles Andere, auf Giftiges schließen lassen, muß bei der Heilung obenanstehend der Grundsatz gelten: Was drinnen
ist im Körper und nicht hinein gehört, das muß hinausgetrieben
werden. Das Gegentheil praktiziren wollen, hieße etwa ebenso viel
als Ungeziefer in die Kleider und Haare, Erdkrebse in die Mist-
beete, Mäuse in den Acker einpflanzen. Nach dem Grundsatze
richten sich die Anwendungen, die das Ungesunde, Giftige
hervorlocken, ausziehen, entfernen, nebenbei den ganzen Organismus
zu kräftiger Mithilfe stärken müssen.

Erst nahm unser Kranker 3 Tage nach einander je ein

warmes Bad (33° R.) mit Absud aus Fichtenreisern*) mit
3maligem Wechsel. Eine Seife that ihm vortreffliche Dienste, die
Poren allseitig zu öffnen und den Schmutz zu entfernen. Man muß
einmal die Dinge mit ihrem Namen nennen — ich kann nicht
dafür — wenn es auch manche Nerven etwas unangenehm affizirt.
Nach den Bädern folgten als stärkende Anwendungen noch in
der ersten Woche nächtliche Ganzwaschungen vom Bette aus
und ein viertes warmes Bad mit kalter Abwaschung; in der
zweiten Woche ein warmes Bad mit kalter Waschung und ein
kaltes Halbbad mit Waschung des Oberkörpers; in der dritten
Woche ein kaltes Ganzbad; in der Folge je innerhalb eines oder
zweier Monate ein paar warme Bäder. Sollte die Heilung sich
in die Länge ziehen, so kann mit den 2 letztgenannten Anwendungen
fortgefahren werden. Selbst ein wöchentlich warmes Bad
könnte nur gute Wirkungen haben.

In 6 Wochen war unser recht armseliger Patient geheilt und
konnte sich endlich einen Beruf wählen. Bis heute dauert seine
kräftige Gesundheit an; von dem früheren lästigen Uebel hat er nie
mehr das Geringste verspürt.

Also behandelt man die nach Innen gedrungene Krätze.

Wird Jemand äußerlich von der Krätze befallen,
so nehme auch er ein warmes Bad von 33—34° R. und reibe
sich mit scharfer Seife, am wirksamsten mit „grüner Seife“, die er
in jeder Apotheke bestellen kann, kräftig ein. Nach ¼stündigem Bade
wasche er sich mit reinem Wasser (kalt oder warm) und mit anderer
gewöhnlicher Hautseife ab. Trefflich würde es wirken, wenn
der Kranke sofort in ein zweites derartiges Bad, jedoch mit er-
neuertem, warmen Wasser steigen könnte (am Schlusse ebenfalls kalte
oder warme Abwaschung).

Da die Krätze in sehr vielen Fällen durch Kleidungsstücke,
Bettwäsche u. s. w. ansteckt und vererbt wird, so ist es eine
Hauptsache, nach den Bädern sowohl die Leibwäsche, Kleidung,
als auch die Bettwäsche gründlich zu wechseln. Alle Anwendungen
würden sonst nichts nützen.

In 3—4 Tagen kann auf diese Art die Krätze geheilt werden.

Krebs.

Eine gar häufige Krankheit unserer Zeit sind die verschiedenartigsten Krebse. Es ist wohl kaum ein Theil des Körpers, der nicht

---

*) Auch Fichtennadelextrakt wäre gut. Mir und jedem Land-
wirth und jedem Armen ist das naheliegende, unverkünstelte Fichtenreis selbst
ganz ausreichend.

vom Krebs oder krebsartigen Schäden zerstört werden könnte. Hat dieses Uebel einmal weiter um sich gegriffen, so wage ich mit Wasser nichts mehr anzufangen; Blut und Säfte sind schon zu verdorben.

Die Krebskrankheit ist erblich, zumal wenn bei einem Individuum Blut und Säfte bereits zu einer derartigen Zersetzung hinneigen.

Mir sind Eheleute bekannt, die eine an Zungenkrebs leidende Base besuchten. Ohne Ahnung von einem so schrecklichen Uebel entsetzten sich beide, als sie die schauderhaften Verwüstungen wahrnahmen. Bei der Frau schwoll die halbe Zunge innerhalb 3 Tagen krankhaft an; dem Manne wurde die Unterlippe entzündet und wund. Wir haben die Krankheit geerbt, kamen sie klagend zu mir. Ich suchte die bis zum Tode Erschrockenen zu ermuthigen und ihnen nach Können ihr steifes Behaupten auszureden. Zugleich rieth ich ihnen, sie sollten den einen Tag mit Alaunwasser den ganzen Mund, besonders die angegriffenen Stellen ungefähr 4 Mal gut auswaschen, den zweiten Tag mit Aloëwasser die Waschung wiederholen, zudem jeden 2. Tag einen Kopfdampf nehmen und im Wechsel mit dem Kopfdampfe einen Wickel um den Hals anlegen.

Die 2 Personen wurden von dem Uebel ganz befreit. Ich selbst hätte nie geglaubt, daß bloßer Schrecken die Wirkung habe, eine so entsetzliche Krankheit zu vererben. Später erfuhr ich, daß sich ein Arzt wirklich dahin ausgesprochen habe, die Leute hätten das Uebel geerbt.

Von beginnenden Krebsübeln, auch von fortgeschrittenen kleineren Krebsschäden sind mir mehrere Fälle vorgekommen. Sie konnten leicht geheilt werden. Alle Anwendungen zielten lediglich hin auf Reinigung des Blutes und der Säfte.

Leibschaden.

Ein Herr, ca. 40 Jahre alt, klagte über Schwindel, Congestionen und heftige Kopfschmerzen; er hätte einen guten Appetit, aber wenn er nach Appetit esse, müsse er es büßen. Wie sein Aussehen blühend roth, so ganz widernatürlich stark war sein Leib, obwohl Arme und Füße unverhältnißmäßig dünn waren.

Er trug ein Bruchband auf Anrathen der Aerzte, weil zwei Leibschäden im Entstehen waren. — Das Hauptübel bestand in Auftreibung des Unterleibes durch Gase.

Als durch die Anwendungen des Wassers die Gase beseitigt und die Organe gekräftigt waren, verschwanden die hervorragenden Erscheinungen von Leibschäden; es wichen die Congestionen sammt dem Kopfschmerz, und so war der Kranke nach 4 Wochen vollständig hergestellt.

Die Behandlung bestand in Folgendem: 1. Tag: Oberguß mit Knieguß Vormittags, dann Oberguß mit Wassergehen Nachmittags. 2. Tag: Oberguß mit Wassergehen bis an die Kniee Vormittags, Nachmittags Oberguß mit Wasserstehen. 3. Tag: Oberguß mit in's Wasserknieen; Nachmittags: Rückenguß. 4. Tag: Oberguß und Wasserknieen; Nachmittags: Rückenguß. 5. Tag: Halbbad, später Oberguß; Nachmittags: Oberguß und 2 Stunden später Sitzbad. 6. Tag: Oberguß und 2 Stunden später Halbbad; Nachmittags: Bad bis unter die Arme. 7. Tag: Wassergehen bis über die Knöchel und 2 Stunden später Rückenguß.

In dieser Weise wurde fortgefahren, bis in 4 Wochen die vollständige Gesundheit wieder erlangt war; besonders merkwürdig ist, daß sowohl sein aufgedunsenes Gesicht, sein ungewöhnlich ausgedehnter Leib, als auch die Leibschäden gänzlich verschwunden waren.

Lungenleiden.

Eine Hausfrau erzählt Folgendes: Die Aerzte sagen: ich habe Lungen- und Rachenkatarrh, meine Lunge sei stark angegriffen, und zwei Aerzte erklärten, es sei mir nicht zu helfen. Ich möchte nur noch den Versuch machen mit Wasser; wenn auch dies nicht hilft, so füge ich mich in Gottes Willen. Durch 20 Tage hat das Weib täglich 2 Obergüsse erhalten und gleich darnach Knieguß und 2mal in der Woche einen kurzen Wickel. Ferner täglich 2 Tassen Thee, in kleinen Portionen, von gesottenem Fenchelsamen, Brennesseln und Spitzwegerich. Nach dieser Zeit war der Husten verschwunden, alle Verschleimung gehoben, das Aussehen frisch und die Kräfte wiedergekehrt.

Magengeschwüre.

Vieles Erbrechen, Brennen im Magen u. s. w. sind noch keine entscheidenden Zeichen für Magengeschwüre. Daß indeß solche manchmal vorkommen, ist leider nur zu wahr.

Solche Leidende sollen ja nichts Aetzendes einnehmen, wenig salzen, wenig pfeffern, wenig würzen. Recht einfache Kost und noch einfachere Getränke haben sich schon als die allerbesten Heilmittel erwiesen für die beginnenden kleinen Geschwürchen, besonders Milchkur.

Im Uebrigen gibt uns das Heilverfahren bei kleinen äußerlichen Geschwüren einen Fingerzeig für die Heilung von Geschwüren im Innern. Am Finger kann ich ein Geschwür recht leicht heilen, wenn ich einen kleinen Lappen fleißig in's Wasser tauche und naß umwinde: er reinigt und heilt. Warum sollten innere Geschwüre nicht auch heilen, wenn man längere Zeit jede ½ Stunde 1 Löffel Wasser einnimmt, oder wenn man aus erprobten Heilkräutern einen Thee sich machen läßt und, statt die gewohnte Tasse auf 1 Mal zu trinken, jede ½ Stunde oder jede Stunde ebenfalls sich mit 1 Löffel voll begnügt? Mache man einmal den Versuch mit Wermuththee oder mit Salbeithee oder mit Thee von beiden Kräutern zugleich (halb und halb).

Oder man nehme eine kleine Messerspitze Aloëpulver, löse es in ¼ Liter Wasser auf und genieße die Arznei wiederum arzneiweise, d. h. alle Stunden 1 Eßlöffel voll; wohl gemerkt, letztere Medizin nur immer ½ Tag lang und mit Ausständen von je 2—3 Tagen.

Ein treffliches Hausmittel, das selbst dem Aermsten nicht abgeht, ist das Krautwasser (in jeder ganz oder theilweise gefüllten Krautstande genügend zu bekommen). Das Sauerkrautwasser heilt die ältesten Schäden. Man vermische zu dem Zwecke 1 Eßlöffel Krautwasser mit 6—8 Löffeln gewöhnlichen Trinkwassers, und nehme jede Stunde 1 Eßlöffel voll. In der Regel hat nach meiner Erfahrung diese Tinktur gewirkt, und sollte einmal die vortheilhafte Wirkung ausbleiben, Schaden bringt das Hausmittelchen nie. Immer ist solche Medizin rathsamer und sicherer als diese und jene Giftpräparate.

Thee von Spitzwegerich wäre auch nicht zu verschmähen.

Als äußere Anwendung empfehle ich solchen Kranken, jeden zweiten Tag eine 2—4fältige Linnenauflage auf den Unterleib, je 1½—2 Stunden zu tragen. Vortheilhafter als ein Eintauchen in einfaches Wasser hat sich ein Benetzen mit Absud von Heublumen, Zinnkraut, Fichtenreisern bewährt.

Sitzen einmal große, bösartige Geschwüre im Magen, gleich gefräßigen Raub- und Nagethieren, so ist an eine Heilung nicht mehr zu denken. Das Zerstörungswerk schreitet weiter und endet stets mit dem Zusammensturze des Ganzen, mit dem Tode.

Magenkrampf.

Herr N. hat sich öfters erkältet und dadurch Leibschmerzen bekommen; er mußte in Folge Anhäufung von Gasen sich oftmals erbrechen. War viel Luft abgegangen und hatte er sich stark erbrechen können, fühlte er sich wieder wohl und hatte besten Appetit.

Das Uebel steigerte sich aber mit der Länge der Zeit und begann ziemlich schnell nach jeder Mahlzeit derart heftig, daß er vor Schmerz zuweilen aufschreien mußte. Dabei waren Hände und Füße eiskalt, und der ganze Körper in leichtem Frost.

Der Magen ist in solchen Fällen gewöhnlich ganz schuldlos, und der heftige Druck der Luft auf denselben verursacht Brechreiz und Erbrechen. Letzteres selbst lindert das Uebel nur auf kurze Zeit. Völlig beseitigt wird es nur dann, wenn am ganzen Körper gleiche Wärme und gleiche Transpiration, wie auch Circulation des Blutes hergestellt ist. Dies wurde dadurch erreicht, daß der Kranke am 1ten Tag 3 Mal mit ganz warmem Wasser und Essig im Bett gewaschen und, ohne abgetrocknet zu werden, gut zugedeckt wurde. Am 2. Tage geschah dies nur 2 Mal und von da ab täglich nur einmal. Dies Verfahren genügt, so oft man durch Erkältung sich Fieber, verbunden mit Aufstoßen der Luft und Erbrechen, zugezogen hat.

Magenleiden.

Armer Magen, was sollst du nicht alles verschuldet haben! Neben dem Herzen und den Nerven bist du wohl der Hauptsündenbock! Frage 100 Menschen, ob sie nicht magenleidend seien! Ganz wenige antworten mit einem entschiedenen Nein. Und doch ist in den allermeisten Fällen der Magen so unschuldig wie ein neugeborenes Kind und so gesund wie ein fröhlich spielender, heiterer Knabe. Beispiele mögen meine Behauptung erhärten.

Amalie hat ein ganzes Jahr hindurch das Meiste, was sie genossen, erbrechen müssen. Nichts konnte sie bei sich behalten als täglich 3—4 Löffel lauwarme Milch. Sie befragte mehrere berühmte Aerzte. Der Apotheker erklärte zuletzt, er habe in seiner ganzen Apotheke kein Mittel mehr, welches nicht schon versucht und angewendet worden sei.

Man brachte die Kranke ohne anzufragen auf einem Wagen vor meine Wohnung. Fortschicken konnte ich die armen Leute doch nicht. Die Arme war sehr abgemagert, die Züge eingefallen, die Stimme gebrochen — ein Jammerbild. Husten indessen (das war mir das Wichtigste) war nicht vorhanden, nur ein fatales Magenleiden; ich sollte ihr doch, meinten die Leute, etwas geben für den Magen. Sofort erklärte ich, sie sollen ruhig sein und nicht so über den Magen herfallen und schimpfen, da fehle es ganz anderswo; zu den gesündesten Theilen an und in dieser Person gehöre der Magen. Die Einen ärgerten sich, die Anderen lachten; die Kranke selbst stutzte zweifelnd, ob ich auch recht beieinander sei. Soweit hergefahren, mochte sie denken, unter solchen Schmerzen und jetzt diese mitleidslose und harte Aussage eines Geistlichen! Mir war das alles eins.

Was brachte mich zu solchem Urtheile?

Die Person hustete nicht, aber es stieß ihr die Luft (die Gase) beim Munde heraus. Der Magen und der Unterleib waren mit Gasen bis auf's Aeußerste, bis zum Uebermaß gefüllt. In solcher Umgebung kann es Niemand mehr aushalten, selbst nicht der sonst so geduldige Magen; er muß seine geregelte Thätigkeit ganz oder zum größten Theile einstellen. Das Uebel vergrößerte sich dadurch, daß die Haut ganz trocken und jede Transpiration gehemmt war.

Die Aufeinanderfolge der Anwendungen war diese: Lauwarme Unterwickel, Waschung des Oberkörpers, kurzer Wickel, Ganz-Waschung, Knieguß ($\frac{1}{2}$ Minute,) abermaliger Unterwickel, Oberguß, in's Wasser knieen ($\frac{1}{4}$ Minute) bis an die Magengegend, Ganzwaschung, Ober- und Unteraufschläger. Jeden halben Tag sollte die Kranke eine dieser Anwendungen der Reihe nach gebrauchen, dazu täglich ein paar Mal auf nassen Steinen gehen.

Durch laue Unterwickel suchte ich die Haut erst wieder wärmer, feuchter und weicher zu machen, dann durch Ganzwaschungen und all' die anderen Uebungen insbesondere auf den Unterleib einzuwirken. Es gelang; die Luft, die Gase suchten die richtigen Auswege, und die Transpiration, die normale Thätigkeit der Haut kam in Gang. Mit dem Schwinden der Gase rückte in den luft- und gasleeren Raum der Appetit ein; Blut und Säfte mehrten sich, und in der kurzen Zeit von 5 Wochen war die Kranke gesund.

Rosa leidet seit langen Jahren am Magen, seit einigen Monaten an besonders heftigen Magenkrämpfen. Sehr oft muß sie das Bett hüten, und wenn das Aufsein auch leidlich ist, kann sie nur mit großer Noth und Anstrengung ihrem Berufe theilweise vorstehen. Mehrere Aerzte haben erklärt, es fehle ihr weiter nichts, sie besitze nur einen recht schlechten Magen. Die arme Geplagte brauchte viel in tropfbarflüssiger und fester Form, in Pulver- und Pillen- und anderer Gestalt, zum Theile scharfe Sachen.

Das Aussehen läßt auf arge Leiden schließen: die Gesichtszüge sind eingefallen, die Farbe blaß, der Körper nur mehr Haut und Knochen. Ihr Unterleib — so ergänzte sie das Krankenbild — sei stark aufgetrieben, und sogar das anliegende Kleid verursache ihr Schmerzen. Oft habe sie sich erbrochen, und Füße und Hände seien stets ganz kalt.

Mein Gutachten lautete wie im vorhergehenden Falle. Das Mädchen hatte sich den Unterleib gründlich dadurch verdorben, daß es oft plötzlich von der Hitze in die Kälte, vom heißen Herde weg in den Eiskeller kam und nicht mußte, wie sie sich gegen die schon bald fühlbaren schädlichen Einflüsse schützen könne. Dazu hatte sie Niemanden, dem sie sich anvertrauen wollte, und sie trug die vermeintlichen kleinen Uebel, so lange sie diese ertragen konnte, bis endlich der Druck vom Unterleib aus so heftig wurde, daß dem Magen, eingeengt und eingezwängt, wie er war, Alles, was er an Speisen aufnahm, förmlich wieder ausgepreßt wurde.

Zu den allgemeinen Anwendungen, die Thätigkeit in den ganzen Körper zu bringen hatten, mußten besondere für den Unterleib (nicht den Magen) hinzukommen, das Angesammelte, besonders auch die Gase, zu lösen und auszuleiten. Als Anwendungen folgten (jeden Tag eine derselben):

der spanische Mantel (allgemeine Anwendung),

Ueberlagen mit angeschwellten Heublumen auf den Unterleib, jeden Tag 2 Stunden lang,

der kurze Wickel (auflösend und ableitend),

Ober- und Unteraufschläger,

kalte Ganzwaschungen, 2 Mal jede Nacht vom Bett aus, wiederum der spanische Mantel.

Als Nebenanwendungen dienten das Gehen auf nassen Steinen oder im nassen Grase, mitunter der Knieguß. Nach 4 Wochen reichten aus ein Wechsel zwischen dem spanischen Mantel und dem kurzen Wickel, jeden zweiten Tag eine dieser Anwendungen. Daneben mußte die Kranke, wie oben bemerkt, häufig barfuß gehen. Rosa wurde ganz gesund und ist es heute noch. So gesund bin ich, äußerte sie sich bei einer jüngsten zufälligen Begegnung, wie noch nie in meinem Leben.

Friedrich erbrach Anfangs viel Magensäure, später alles Gegessene und Getrunkene. Alle Mittel halfen nichts, und der Arzt definirte das Uebel als Magenverhärtung mit Magenschluß.

Das Aussehen des Patienten war gar nicht schlecht, die Züge wohl etwas alt und die Gesichtsfarbe gelb. Luft stoße es ihm viel aus dem Magen, meinte er, der Unterleib sei vor Blähungen oft wie eine Trommel, und dann zeige sich auch regelmäßig heftiges Weh im Kopfe. Wiederum haben wir Unthätigkeit im unteren Revier, Schlaffheit der Gedärme. Daher der ungeregelte

Stuhlgang, die Häufung der Gase und daher der Druck auf Magen
und Kopf. Der Kranke mußte 10 Tage hindurch täglich ein
Tuch, getaucht in Wasser und Essig, 2 Stunden auf den
Unterleib binden, täglich ein warmes Fußbad nehmen mit
Asche und Salz und den Rücken sich in jeder Nacht 2 Mal kalt
abwaschen lassen. Nach 6 Tagen schon verbesserte sich der ganze
Zustand. Nach 10 Tagen wandte der Patient wöchentlich 2 Mal
den kurzen Wickel, 1 Mal den spanischen Mantel an und
nahm jeden zweiten Tag ein Fußbad mit Asche und Salz. Die
dritte Verordnung bestimmte für die letzten 2 Wochen wöchentlich
je 3 Ober= und Untergüsse und 2 Halbbäder (bis an die
Magengegend). In 6 Wochen war der Kranke vollständig hergestellt.

Unzählige solcher Fälle könnte ich noch anführen; das Gesagte
mag indeß genügen.

Das muß und will auch ich gerne constatiren und
zugeben: Wenn solche Uebelstände nicht beseitigt, wenn der fort=
während Druck und die stete Pressung mit der Hand in Hand
gehenden Entzündung des Magens nicht gehoben werden, dann frei=
lich müssen nach und nach die berüchtigten und gefährlichen Magen=
geschwüre entstehen, die meistens in die entsetzliche Krebskrankheit
(Magenkrebs) ausarten.

Selbst da noch können Täuschungen und Irrungen
vorkommen. Ein Beispiel will ich nur andeuten. Ein Familien=
mitglied habe, so meldete man mir einstens, nach dem Ausspruche
verschiedener Fachleute den ausgebildeten Magenkrebs, und man lasse
bei mir nur anfragen, welche Vorsichtsmaßregeln in diesem
Hause zu treffen seien, daß die schreckliche Krankheit nicht ansteckend
wirke. Ich gab Regeln an, darunter auch für den Kranken selbst
solche, welche ihn in 4 Wochen vollkommen heilten und dem Krebs
zu seinem Rückzuge bliesen. Die Mittel bestanden in einfachen
Theen von Schafgarbe, Wermuth und Salbei und in kurzen
Wickeln im Wechsel mit Fußbädern.

Congestionen nach dem Essen, sowie Aufstoßen der Speisen,
besonders 2 Stunden nach dem Essen und weiterhin den ganzen
Nachmittag, wiederholten sich ungefähr alle 4—5 Minuten; außerdem
träger Stuhlgang, völlige Schlaffheit der Gedärme, starker Fuß=
schweiß (starker, ekelhafter Geruch). Dieser Zustand dauerte 5 bis
6 Jahre. Verschiedene Mittel wurden angewendet, aber ohne Er=
folg. Das Aussehen ist recht krankhaft, wie Porzellan=Farbe, die
Ränder um die Augen ganz grau und blau, recht wenig Blut,

wenig Naturwärme, schlechte Verdauung. deshalb Blut und Natur nur krankhaft genährt.

Die Anwendungen müssen folgende sein: 1) die faulen Stoffe auflösen, 2) die Naturwärme vermehren, 3) durch Kräftigung der Organe eine bessere Verdauung bewirken, daß Blut und Säfte besser werden und die ganze Maschine in guten Gang bringen. Denn dieser Organismus ist doch einer Maschine gleich, die fleißig geschmiert wurde, aber kein gutes Material hatte, und deshalb muß die Maschine überall gereinigt werden.

Anwendungen: 1) Warmes Fußbad zur Ausleitung der faulen Stoffe in den Füßen, ungefähr 3—5 Mal, bis der Fußschweiß aufhört. 2) Ganze Waschungen, die eine allgemeine Transpiration bewirken und zugleich die Naturwärme erhöhen. 3) Ober- und Unterguß.

Mit diesen Anwendungen soll man ungefähr 8—10 Tage fortsetzen, an jedem Tag 2 Anwendungen. Als 2. Kur kommt die Ganzwaschung, Ober- und Unteraufschläger, in's Wasser knieen, Rückenguß, wieder 10 Tage lang. Als 3. Kur folgen Halbbäder und Ganzwaschungen. In 3—4 Wochen kann so ein Organismus wieder hergestellt werden. Zur Erhaltung und weiteren Befestigung aber ist nothwendig, in der Woche noch ein paar Anwendungen beizubehalten, wozu eine ganze Waschung oder auch ein Ober- und Unterguß ausreicht.

Ein Weib, 64 Jahre alt, hat kräftiges Brennen im Magen, Aufstoßen und Erbrechen, oft kommt dazu kaltes Fieber und manchmal auch starker Schweiß. Wochen hindurch nimmt das Uebel immer zu trotz aller angewandten Mittel. Die beste Wirkung wird hervorbringen: Täglich 2 Mal jedesmal 20 Wermuthtropfen in einer kleinen Tasse ganz warmen Wassers; dazu täglich einmal ein warmer Unteraufschläger 1 Stunde lang; ferner jeden zweiten Tag ein doppeltes Tuch, in warmes Wasser getaucht, auf den Unterleib gebunden, 1 Stunde lang. Jeden 2. Tag ein warmes Fußbad mit Asche und Salz, 14 Minuten lang.

Eine Person, 40 Jahre alt, klagte über häufige Magenschmerzen, Schmerzen im Unterleib, Appetitlosigkeit, saures Aufstoßen und Entkräftung. Besonders waren Hände und Füße meistens kalt. — Die Anwendungen sind folgende: 1) Jeden Morgen und jeden Abend Brust und Unterleib mit halb Wasser und halb Essig kräftig einreiben. 2) Täglich 6—8 Wachholderbeeren essen. 3) In der Woche 3 Mal vom Bett aus ganz waschen und ohne zu trocknen wieder in's Bett. — In 14 Tagen war die Kranke geheilt, und um gesund zu bleiben, wird selbe gut thun, wenn sie längere Zeit hindurch wöchentlich einmal sich ganz wascht.

„Längere Zeit hindurch habe ich ein hartes Magenleiden. Es treibt mich gewaltig auf, und unter großen Schmerzen muß ich oft alles erbrechen. Meine Füße thun mir meistens weh und zeigen dabei krampfhafte Zuckungen. Meine Lippen sind beständig weiß; ich magere am ganzen Körper ab. Ich habe mehrere Aerzte gehabt; die haben mir aber nichts als zum Larieren gegeben, und dieses hat mich wohl recht angegriffen und geschwächt.“

Anwendungen: 1) In der Woche 3 mal angeschwellte Heublumen auf den Unterleib binden, eine Stunde lang. 2) Jede 2. Nacht vom Bett heraus ganz waschen, und, ohne zu trocknen, wieder in's Bett. 3) Jeden Morgen 25 Wermuthtropfen in Wasser einnehmen, jeden Nachmittag 25 Tropfen von Hagebutten.

Eine Hausfrau klagt: Ich bin gar nie frei von Schmerzen im Unterleib; derselbe ist oft aufgetrieben, und wenn es recht arg ist, habe ich einen Druck auf den Magen, daß mir viele Säure aufstößt, oft auch die Kost erbrochen wird. Mein Kopf ist recht eingenommen, und nicht selten habe ich großen Schwindel. Es gibt Zeiten, wo ich alle ½ Stunde Harn lassen muß, dann wieder Tage, wo höchstens einmal Wasser abgeht. Drei Aerzte erklärten, ich habe Magenkatarrh.

Diese Kranke wurde geheilt innerhalb 4 Wochen auf folgende Weise: Die erste Woche bekam sie bloß täglich 2 Obergüsse und 2 Kniegüsse und täglich 1 Tasse Thee von Wachholderbeeren und Zinnkraut. In der zweiten Woche: täglich 1 Oberguß und Knieguß, 2 Mal einen Wickel von unter den Armen an. In der dritten Woche: 1 Mal den spanischen Mantel, 3 Mal ein Sitzbad und 1 Mal ein Halbbad. In der vierten Woche Halbbäder, 3 Mal den spanischen Mantel, 1 Mal Wassergehen täglich.

Magen=Säure.

Crescentia erzählt: „Ich bin 45 Jahre alt, habe fast täglich starkes Magenleiden; es hört von Zeit zu Zeit auf, aber immer nur auf kurze Zeit; recht oft stößt es mir Säure und Bitterkeit oben heraus, und ich weiß mich oft gar nicht zu erwärmen; je mehr Säure und Bitterkeit, um so größer die Kälte.“

Das Aussehen dieser Person war recht leidend; recht mager; Gesichtszüge eingebrochen; die Kälte scheint die Wärme gänzlich verdrängt zu haben. Hier ist sicher durch schlechte Verdauung eine große Blut=Armuth eingetreten.

Ich verordnete ihr: „Schütten Sie siedendes Wasser an Heublumen, bringen Sie diese so warm wie möglich in ein Tuch oder
noch besser in ein Säcklein, legen Sie dieses ganz warm, wie Sie
es gut ertragen können, auf die Magengegend und den Unterleib,
bringen Sie über das Ganze ein Tuch über den Körper, daß das
Säcklein auf den Leib aufgebunden ist und lassen Sie es dann 1½
Stunden lang liegen; so 3 Tage lang; nehmen Sie jeden Abend
ein warmes Fußbad mit Asche und Salz — 14 Minuten — drei
Tage nacheinander, dann jeden 3. oder 4. Tag, und in der Woche
3—4 Mal in der Nacht vom Bett aus ganz waschen und gleich
wieder in's Bett. Nehmen Sie dann täglich 2 Mal 4—6 Löffel
voll Wermuth=Thee, und machen Sie so 14 Tage fort, dann wird
ausreichen in der Woche einmal ein Fußbad und einmal eine
Waschung in der Nacht oder auch ein Halbbad.

Migraine.

Die Migraine, das halbseitige Kopfweh, ist vorherrschend eine
Frauenkrankheit, die aber auch geistesstarke Männer recht oft
befallen kann, besonders solche, die viel und anstrengend geistig beschäftigt sind. Man kann manchmal den Trost eines Arztes hören:
Seien Sie ruhig, einen Dummkopf befällt keine Migraine. Leicht
kann dieses Leiden von gestörtem Blutlaufe herkommen, noch
häufiger aber von störenden Einflüssen aus dem Magen
und Unterleib. (Gänzlicher Mangel an Appetit und Widerwille
gegen alle Kost.) Wenn der Unterleib im Ganzen etwas geschwächt
ist, wenn sich häufige Gase sammeln und die Stuhlentleerungen nicht
regelmäßig sind, so üben gar zu leicht und oft diese Beschwerden
Rückwirkung auf den Kopf und verursachen an einzelnen Stellen
diese Schmerzen. Oder es kann das Blut bei einem unregelmäßigen
Lauf auf eine Stelle besonders hindrängen. Oft meldet sich
das unheimliche Leiden, indem sich's wie Nebelflor auf die
Augen legt. Bei Manchen spukt es in den Augenecken, bei
Anderen wird das Augenlicht selbst ganz gestört, und es ist
ihnen, als ob verschiedene Figuren vor den Augen tanzten.

Migraine kommt gerne nach Krankheiten, wenn die Natur
sich noch nicht vollständig erholt, die Thätigkeit der Organe noch
keine ganz normale ist. Migraine kann auch ein Erbtheil sein.
Leute, die oft an Migraine leiden, erzählen dann, wie schon die
Mutter oder der Vater daran gelitten.

Besagtes Kopfleiden ist unschwer zu heilen. Rührt die Migraine von Gasen her, und diese sind nach meiner Ansicht die

Hauptursache, — so kann es ausreichen, wenn man 2—3 Tage nacheinander täglich 2—4 Mal den Unterleib mit recht kaltem Wasser kräftig wascht. Nicht nur die Gase werden durch diese einfache Anwendung oft vollständig ausgeleitet, diese wirkt sogar auf den Stuhlgang und bringt nicht selten allein Alles in Ordnung. Kräftiger noch ist die Wirkung, wenn in's Wasser, das man zur Waschung benützt, etwas Essig oder Salz gemischt wird.

Sollten diese Anwendungen nicht ausreichen, dann können innerhalb 1 Woche 2—3 Halbbäder genommen werden. Diese sollten genügen. Nebenzu mag der Patient Thee verwenden, der die Gase aufzehrt oder löst. Kümmel oder Fenchel, als Thee bereitet und getrunken, wirkt vortrefflich. Auch kleine Hausmittel sind nicht zu verachten. Jeden Morgen und jeden Nachmittag 5 Tropfen Spicköl auf Zucker thut denselben Dienst. 6—8 Wachholderbeeren im Tage nacheinander zu verschiedenen Zeiten gekaut, haben schon Manchem geholfen.

Brausepulver halten Viele für ein Radikalmittel gegen dieses Leiden. Dieselben leiten vielfach Gase aus, das gebe ich zu; aber man übertreibe nicht. Radikalmittel sind sie nicht. Derlei Leute erinnern mich mit ihren Anpreisungen immer an jenes amüsante Geschichtchen, worin einer mit einer Rakete einen Hasen todtschießt. Als das Non plus ultra für Migraine gilt heutzutage der Migrainestift, ein feines und fein gearbeitetes Holz, in dem die Wundereichel steckt, die stark nach Kampher riecht. Kein Gebildeter und keine feine Dame gehen mehr aus ohne dieses kleine Vade mecum. Die Wurzel des Uebels (der Migraine) sitzt, wie wir gesehen, zumeist und hauptsächlich im Unterleib. Mit dem Stifte braucht man aber nur in einer gewissen Anzahl Strichen die Stirne (glaube ich) zu bestreichen, und gut ist's. Helfe, was helfen mag! Ich will mir darüber kein weiteres Urtheil erlauben; aber ich müßte lächeln, wenn ein Patient, dem Klystier verordnet ist, statt diese zu nehmen, sich in das Ohr spritzen ließe.

Nervenerschöpfung.

Ein Pfarrer gab an, er habe zeitweilig fast unausstehliches Kopfweh, und wenn dieses sich bessere, solche Halsbeschwerden, daß er vor Müdigkeit und Schmerzen kaum reden könne. Auch im Rücken bestehe oft schmerzhaftes Zusammenziehen und Mattigkeit. Nach dem mitgebrachten Zeugnisse seines Arztes leide er an „ausgebildeter Nervenerschöpfung, und es sei nahe daran, daß Gehirn und Rücken-

mark angegriffen würden." — Außerdem waren hochgradige Reiz-
barkeit und Angstgefühle vorhanden.

Anwendungen: Täglich ein schwacher Oberguß in der Frühe
und Nachmittags; täglich einmal im nassen Grase und auf nassen
Steinen 4 Minuten lang gehen. So 5 Tage lang. Darnach täglich ein stärkerer Oberguß, ein Kniegruß und 2 Mal im Wassergehen.
So 5 Tage lang. Dazwischen Sitzbäder.

Die weiteren Anwendungen: Täglich ein Rückenguß, ein Halbbad, ein Oberguß und Wassergehen. Diese Anwendungen beseitigten
alle Leiden, und gesund und heiter ging der Geheilte wieder in sein
Berufsleben.

Nervenleiden.

Ein Geistlicher berichtet also:

„In Folge gewaltiger Aufregung, Angst und Schrecken bekam
ich Ende Juli 1884 ein Leiden, welches sich Anfangs durch häufiges,
sehr beängstigendes Herzklopfen und beständige Athmungsbeschwerden
mit allgemeiner Schwäche äußerte. Das Herzklopfen hörte nach
einigen Monaten wieder auf. Aber nun erschienen andere Uebel:
mitunter sehr heftige beängstigende Anfälle von Asthma, häufiges
Drücken mit Schmerzen und Spannen bis in den Unterleib hinab.
Hauptsächlich spürte ich den Druck in der ganzen Rippengegend, zuweilen auch im Rückenmark. Oftmals fühlte ich sehr große Mattigkeit und Abgeschlagenheit in allen Gliedern mit Schmerzen in den
Gelenken. Nebenher quälten Verstopfungen mit Blähungen stets den
Unterleib. Die Stimme war ganz geschwächt, so daß mir oft schon
das einfache Sprechen Schmerzen, Beklemmungen und Asthma verursachte; ein anhaltender, starker Gebrauch der Stimme war ganz
unmöglich geworden. Während der ganzen Zeit habe ich auch Beschwerden im Kopfe, nämlich Schwindel, starke Eingenommenheit, zu
Zeiten heftige Kopfschmerzen, so daß ich manchmal kaum zu denken
im Stande und zu jeder geistigen Anstrengung unfähig bin. Jede
Kleinigkeit regt mich ungemein auf und steigert nicht selten die Beschwerden in Brust und Kopf auf's Aeußerste. Dazu hat eine unsägliche Melancholie meinen Geist eingenommen, manchmal ist's fast
zum Verzweifeln. Die Aerzte erklärten mein Leiden für ein Nervenleiden. Zwei derselben, ein Allopath und ein Homöopath, beide
berühmte Männer, verschrieben mir Mittel (Douchebäder, Diät,
Bromkali, Zincum oxydat., Natr. phosph. u. a.), die aber
sämmtlich ganz erfolglos blieben, ja das Uebel zuweilen noch ärger
machten. Am ersten schien noch zu wirken, was ein dritter Arzt
anrieth: kalte Vollbäder und fleißige Bewegung in der Luft. Das

dauerte so ¼ Jahr, bis ich endlich ganz zum Wasser meine Zuflucht nahm."

Soweit der Kranke. Schauen wir ihn selbst näher an. Sein Aussehen ist ungewöhnlich geröthet, die Augenränder sind etwas gelb, Ohren und Lippen hochroth, mit Blau untermischt. Die Haare sind dem jungen Herrn, der kaum mehr als 30 Jahre zählt, bis auf einen kleinen Rest gänzlich ausgefallen. Worauf lassen diese Anzeichen schließen? Gewiß auf allzuheftigen Drang des Blutes gegen Kopf und Brust. Der Schmerz auf der Stirne zeigt die Heftigkeit des Blutandranges zum Kopfe an, und das zu viele Blut im Kopfe bewirkt eine Ausdehnung der Adern. Kann da geheilt werden und wie? Die zwei hauptsächlichsten Leidensstellen, Kopf und Brust, sind vor Allem in's Auge zu fassen. Beide werden gleichsam erdrückt unter der Ueberfülle des Blutes. Dieses muß allererst gegen die Extremitäten abgeleitet werden. Dann kann ich an die Auflösung alles Abnormalen (Anstauungen, Erweiterungen der Adern, Ausbuchtungen nach Innen u. s. w.) an Kopf und Brust gehen und zuletzt allgemein auf den ganzen Körper einwirken.

Als Anwendungen werden sich der Reihe nach am besten eignen: Fußdampf, Kopfdampf, kurzer Wickel, spanischer Mantel, auf Steinen gehen, Ober- und Untergüsse, spanischer Mantel, Barfußgehen, zur Winterszeit am besten im frischgefallenen Schnee.

Innerhalb 3 Wochen hatte sich der Zustand bedeutend gebessert. Bis zur vollen Erholung indessen dürften bei so fortgeschrittenem und tiefgewurzeltem Leiden noch Monate vergehen.

Aus der mehr oder minder guten Wirkung jeder einzelnen Anwendung lernt der Patient selbst am sichersten urtheilen, welche derselben von den besten Folgen begleitet ist und deshalb öfters wiederholt werden soll. Nur lasse man sich ja nie und nimmer verleiten, den Willen stets nur auf diese besondere Anwendung hinzurichten. Mit den besonderen Anwendungen sind jederzeit, um den Einklang und den gesunden, reellen Fortschritt in der Heilung nicht zu stören, die gemeinsamen, d. i. die auf den ganzen Organismus wirkenden, pünktlich zu verbinden.

Ein Priester aus Böhmen berichtet:

Vor 8 Monaten trat bei mir in Folge von Ueberanstrengung heftiges Herzklopfen ein, sowie auch Schlaflosigkeit, späterhin starkes Aufstoßen, Auftreibung des Unterleibes, auch Athmungsbeschwerden. Es bestanden zuweilen perverse Empfindungen, Schmerzen in Händen

und Füßen, Unruhe, später auch Zittern in denselben, dabei hochgradige Abspannung und Müdigkeit. Appetit fehlte zuletzt auch,
ebenso Stuhl.

Bei seiner Ankunft schien Patient sehr erschöpft und zeigte eine
blaßgelbe Gesichtsfarbe. Nach 7 wöchentlicher Kur war er wieder
frisch, gesund und munter. Auch der Schlaf hatte sich langsam
wieder eingestellt.

Die Wasseranwendungen bestanden in Folgendem: In den
ersten 3 Wochen: 1) Nachts vom Bett aus ein Halbbad; 2) Vormittags Oberguß und Wassergehen; 3) Nachmittags Rückenguß und
Halbbad, 4) täglich fleißig Grasgehen. Späterhin: Oberguß mit
Kniguß, auch Halbbäder, 2 Mal Fußdampf. Zum Einnehmen
täglich 8—10 Wachholderbeeren, auch Thee von Wermuth und
Salbei.

Nervenüberreizung.

Zwei Studirende kamen in die Osterferien und erzählten:
„Wir haben Kopfleiden, Blutandrang nach dem Kopf, schlechten
Schlaf und große Müdigkeit, mangelhaften Appetit, und wir sind
somit unfähig, weiter fortzumachen. Könnten wir nicht die Vakanz
benützen zur Wiederherstellung durch Wasserkur?“

Ich gab den Rath, weil es Frühling sei, der Boden feucht
und es noch ziemlich kalt war, deshalb sollen sie diese Vakanztage
womöglich im Freien, im Walde, auf den Wiesen barfußgehend zubringen und rasche Bewegungen machen, wenn sie sich kalt fühlen;
auch von Zeit zu Zeit in einen mit Wasser gefüllten Graben 2—3
Minuten stehen und darin hin- und hergehen.

Ebenso mußten sie täglich 2—3 Mal ihre Arme ganz in's
Wasser halten. Diese Anwendungen behagten den jungen Leuten
sehr; es kam ihnen Muth und Freude; sie gingen wieder neuge-
stärkt an ihre Studien, konnten ihre Aufgabe gut lösen und freuten
sich auf die Herbstferien, um ihren Körper auf's Neue abzuhärten
und zu kräftigen.

Bemerkt jedoch sei hier, daß beim Gehen auf naßkalter Wiese
und beim Stehen im Wasser jedesmal so viel Bewegung gemacht
werden muß, daß die Naturwärme bald wieder eintritt, was bei
jungen Leuten nicht schwierig ist durch rasches Gehen.

Ein ähnliches Beispiel traf bei einem Alumnus zu, welcher
mit folgenden Klagen hieher kam: „Ich habe einen solchen Druck
im Kopf, daß ich oft kaum mehr weiß, wo ich weile und was ich
thue, ferner oft erheblichen Schwindel, bin unfähig zur geistigen

Thätigkeit; ich mußte die Anstalt 3 Monate vor Erreichung meines Zieles verlassen."

Es war warme Augustzeit, und dieser Candidat brachte während 10 Tagen die meiste Zeit in Gärten und Wäldern zu, barfußgehend vom Morgen früh bis Abend spät. Zudem bekam er täglich 2—4 Obergüsse. Innerhalb 12 Tagen waren seine Krankheitserscheinungen gehoben; er fühlte sich heiter und gekräftigt und braucht bloß noch zur weiteren Kräftigung seine Herbstferien so durchzumachen.

Nervöses Kopfleiden.

Zwei Studenten mußten die Anstalt verlassen, ehe das Schuljahr zu Ende war. Sie hatten beide so viel Kopfleiden und Blutandrang in den Kopf, daß sie nicht mehr studiren, selbst nur mehr einige Minuten lesen konnten. Beide haben durch alle angewendeten Mittel keine Hilfe gefunden. Ich gab diesen armen Studirenden den einfachen Rath, sie sollen die meiste Zeit des Tages mit Barfußgehen, besonders im Thau zubringen; sie sollen wo möglich im Wald oder in irgend einem Bächlein jede Stunde einige Minuten hineinstehen; dazu noch täglich 2, bei warmer Witterung sich 3 Obergüsse geben lassen.

Die beiden Jungen befolgten diesen Rath, thaten noch mehr, als verlangt wurde. Das sichtliche Besserwerden machte ihnen Muth, und sie gingen am Schluß der Vakanz gesund und freudig wieder in ihre Lehranstalt.

Wenn doch in den Anstalten, wo so viel geturnt wird, auch ähnliche Turnübungen vorgenommen würden, bei denen die Natur nicht erhitzt und aufgeregt, sondern beruhiget wird! Es ist unglaublich, welche Wirkung das Barfußgehen auf nasser Wiese oder im Thau ausübt!

Nervenzerrüttung.

Ein Herr von Stand hatte durch ungewöhnlich viele Berufspflichten Geist und Körper so zugerichtet, daß nicht zu beurtheilen war, ob Geist oder Körper mehr zerrüttet sei.

Man hatte Grund zu fürchten, die Geisteszerrüttung könnte mit den traurigsten Folgen ein erbarmungswürdiges Ende nehmen. Monate hindurch weder Schlaf noch Ruhe, die peinlichsten Leiden und Schmerzen am ganzen Körper; alle ärztlichen Mittel waren wirkungslos. Das Wasser sollte hier noch Rettung bringen, und wirklich nach dreizehn Wochen war der Unglückliche in der Lage, in seinem Berufe frisch und gesund wieder auf's Neue zu beginnen.

Ein solcher Zustand kann nur durch die einfachsten Anwendungen behandelt werden: 1) Den oberen Körper täglich 2 Mal mit Wasser und Essig ganz waschen. Auf diese Waschung folgt ein Kniereguß (1 Minute lang). Die zweite Anwendung am Nachmittage wie die erste. 2. Tag: Eine Gießung auf den Oberkörper mit einem halben Gießer voll Wasser. Gleich darauf auf nassen Steinen Bewegung machen und nebenzu einen Gießer voll Wasser auf die Kniee, Nachmittags dasselbe. 3. Tag: Den oberen Körper waschen, mit einem Oberguß (1 Gießer voll). Nachmittags: Oberguß (1 Gießer voll), daraufhin in's Wasser stehen (3 Minuten lang). Diese Anwendung war so schmerzlich, daß dem Patienten Thränen in die Augen kamen. So wird ungefähr eine Woche hindurch fortgefahren. Die zweite Woche waren Obergüsse jeden Tag mit verstärktem Kniereguß im Wechsel mit Wasserstehen, so weit es die empfindlichen Füße zuließen, verordnet; diese Obergüsse steigerten sich während der Woche von 1—3 Gießer. Auch das in's Wasser Stehen wurde verstärkt bis an die Kniee, aber immer nur 2 höchstens 3 Minuten. In der dritten Woche wurden Obergüsse mit Kniereguß und Wasserstehen weiter gesteigert, und jeden zweiten Tag ein Sitzbad genommen, gewöhnlich Nachmittags. In der vierten Woche: Oberguß mit Wasserstehen, je Vormittags, Nachmittags ein Halbbad. In der fünften Woche am Morgen ein Rückenguß — mit Wasserstehen, oder mit Kniereguß. Nachmittags Oberguß. So wurde fortgefahren, jeden halben Tag eine Anwendung: a) Oberguß mit Kniereguß, b) ein Halbbad, c) Rückenguß bis zur vollständigen Heilung.

Innerlich wurde gegeben: a) Weißes Pulver täglich 1 Messerspitze voll, im Wechsel mit b) Wachholderbeeren, täglich 6—8 Beeren und c) Thee von Wermuth und Salbei.

Nierenleiden

Ein Bauer erzählt: „So stark und korpulent ich aussehe, gerade so elend bin ich. Ich kann nicht mehr arbeiten, bin beständig aufgedunsen, daß die Athemnoth oft so groß wird, daß ich glaube, ich müsse ersticken. Ich wälze mich in der Nacht im Bett umher, ohne schlafen zu können. Mein Urin ist meistens recht dick und mit Blut vermischt. Habe oft ein sehr heftiges Brennen in der Blase, Aerzte habe ich mehrere gehabt. Einer sagte, ich sei leberleidend und habe Gallensteine. Ein Anderer hat behauptet, es fehle mir in den Nieren und es werde Nierenvereiterung eintreten. Ein Dritter glaubte, mein Magen verdaue nicht und deshalb sei ich immer verschleimt, weil im Munde immer sehr viel zäher Schleim vorhan-

den ist!" Dem fast Trostlosen wurden folgende Anwendungen gerathen: 1) In der Woche 2 warme Bäder von gesottenem Haberstroh mit 3 Wechsel, 30—32 Grad. (10 Minuten im warmen, 1
Minute im kalten Wasser.) 2) In der Woche 2 kurze Wickel,
ebenfalls vom Haberstrohwasser, 1½ Stunde lang. 3) Täglich 2
Tassen Thee von Zinnkraut und Wachholderbeeren trinken, 10
Minuten lang gesotten. In 6 Wochen war der Mann vollständig
gesund. Sein Körper ist normal, der große Bauch ist verschwunden;
das braungelbe Aussehen ist entfernt, und wie die Farbe frisch und
gesund ist, ebenso ist seine Kraft wiedergekehrt.

Ohrenkrankheit.

Wer möchte die vielen Ursachen aufzählen, durch die ein Körper
krank werden kann, und wie Krankheiten auf einzelne Organe einwirken können, daß sie krank bleiben, wenn auch die ursprüngliche
Krankheit entfernt ist? Und je edler ein Organ ist, um so nach-
theiliger wirkt auch eine Krankheit und um so härter ist sie zu
heilen. Einer der edelsten Theile am menschlichen Körper ist das
Ohr, und sehr häufig kann das Gehör verloren gehen durch eine
Krankheit oder auch durch eine unglückliche Lebensweise.

So kommt eine Mutter und erzählt: „Meine Tochter hat
das Scharlach-Fieber gehabt, von dem sie wohl ganz geheilt wurde.
Seit dieser Zeit ist sie nie mehr ganz wohl. Bald klagt sie über
dieses, bald über ein anderes Leiden; aber das Härteste ist, daß sie
das Gehör fast ganz verloren hat. Alles, was angewendet worden ist, hat nichts geholfen."

Dieses Mädchen ist mithin nicht ausgeheilt, und müßte es an
anderen Theilen hören, so würde man auch dort noch Reste der
Krankheit bemerken. Wird das Mädchen von allen nachtheiligen
Folgen des Scharlach-Fiebers geheilt, dann wird auch das Gehör
wieder eintreten. Es muß somit, wie auf's Gehör, auch auf den
ganzen Körper eingewirkt werden.

Folgende Anwendungen werden die beste Wirkung hervorbringen: 1) Ein Hemd anziehen, 1½ Stunde lang. 2) Einen
Shawl umlegen, 1½ Stunde lang und denselben nach ¾ Stunden
nochmal frisch eintauchen. Während dieser 1½ Stunden um jeden
Fuß vom Knöchel an bis über die Waden ein Handtuch umwinden,
in warmes Wasser getaucht — also Fußwickel 1½ Stunde lang.
3) Vom Bett ganz waschen und ohne abzutrocknen gleich wieder
in's Bett, besonders den Hinterkopf und die Ohren gut waschen.
4) Ueber die Ohren und deren Umgebung einen Lappen binden,

in warmes Wasser getaucht, 2 Stunden lang; nach jeder halben Stunde wieder frisch eintauchen. 5) Einen Kopfwickel nehmen (siehe Wickel).

Diese 5 Anwendungen sollen durch längere Zeit vorgenommen werden, jeden Tag wenigstens 1 Anwendung. Recht gut wird noch wirken in der Woche ein warmes Haberstrohbad, 25 Minuten lang, 28—30° R., gleich darauf mit kaltem Wasser recht flüchtig abwaschen, daß die Natur durch's warme Wasser nicht zu empfindlich wird. Diese Anwendungen werden die Natur in den besten Zustand bringen; dann kann noch länger fortgefahren werden mit warmen Ueberschlägen über die Ohren.

Ohrenfausen.

Eine Person hat sehr oft heftiges Ohrensausen, schwache Nerven, oft Zittern an Händen und Füßen, blasse Gesichtsfarbe, eingefallene Augen. Diese Person hat mehrere Aerzte gehabt. Der Eine sagte, das Ohrensausen rühre von den Nerven her, der Andere, es komme von einem zurückgegangenen Schnupfen her, ein Dritter, das Trommelfell sei etwas eingegangen 2c. 2c.

Anwendungen: 1) Täglich im Wasser gehen 2—4 Minuten, darauf Bewegung im warmen Zimmer, wenn nicht zu kalt, im Freien. 2) Jede zweite Nacht vom Bett ganz waschen mit Wasser und Essig. 3) 2 Mal in der Woche einen Shawl umlegen, 1 Stunde lang. So 14 Tage bis 3 Wochen fortmachen. Wenn noch weiter was nothwendig ist, jeden zweiten Tag im Wasser gehen und in der Woche einmal waschen.

Rheumatische Zustände.

Wer möchte es versuchen, all' die verschiedenen rheumatischen Zustände aufzuzählen, über die man klagen hört. Den Einen quält der Schmerz im Kopfe, den Anderen in den Zehen, Diesen im Arme, Jenen in den Beinen, sie auf dem Rücken, ihn auf der Brust u. s. w. Der Rheumatismus ist wahrlich der ewige Jude unter den Krankheiten.

Der arbeitsame Bauer, der Holzhacker, alle Diejenigen, die recht angestrengt arbeiten, wissen weniger, an manchen Orten nichts von dieser Krankheit, nach meinem Dafürhalten deshalb, weil diese Leute oft in der einen Stunde Rheumatismus bekommen, in der anderen ihn bereits wieder vertrieben haben. Es zeigen sich vielleicht die Anfänge Morgens in der Frühe, Nachmittags arbeiten sie dieselben wieder hinaus.

Letztere Beobachtung gibt uns klare Winke, wie Rheumatismus geheilt werden kann und soll.

Ein Thierarzt jammerte mir einst, er sei unfähig, seinem Berufe weiter vorzustehen, ein abscheulicher Rheumatismus habe sich wie eine Katze in sein rechtes Schulterblatt eingekrallt. Schwitzend sei er unkluger Weise in die Kälte gekommen, und er wisse recht gut, er werde, wie jedes Mal, diese lästige Katze 6 Wochen lang zu tragen haben.

Wenn Sie wollen, Herr Thierarzt, entgegnete ich ihm, so sind Sie in 24 Stunden frei; ich werde meinen Hund auf Ihre Katze hetzen. Er lachte, und es gab eine kleine Wette. Mit Manneswort und Handschlag versprach er indessen, genau zu thun, wie der gestrenge Herr befehle. Er ging heim und ließ sich von seiner Frau den Rücken zuerst kräftig trocken reiben, dann einen kalten Oberguß appliziren. Nach ungefähr 8 Stunden nahm er einen Kopfdampf mit darauffolgendem kalten Guß. Die 24. Stunde hatte noch lange nicht geschlagen, die Katze war längst über alle Berge, und die Wette war gewonnen. — Von trockenem Reiben wurde dieses Mal gesprochen, was doch sonst nie vorkommt?

Ja, und der Grund ist folgender:

Entsteht der Rheumatismus in Folge raschen Wechsels von der Kälte in die Wärme und umgekehrt, so sind die Schmerzen, die zuweilen nur auf der Oberfläche der Haut, zuweilen aber auch tief im Innern, ja, wie man meinen könnte, im Marke der Knochen wurzeln, meist zurückzuführen auf Störungen in der Circulation des Blutes, sei es nun ein langsameres oder rascheres Tempo des Blutlaufes, seien es Blutstauungen, kleine Entzündungen ꝛc. an der betreffenden Stelle. Die dadurch entstandenen Reibungen, Pressungen u. s. w. verursachen den Schmerz und müssen durch Auflösung, Ausleitung und Stärkung der leidenden Theile entfernt werden. Wenn der Taktstock allein die Sänger nicht mehr im richtigen Tempo halten will, dann fuchtelt der Gesangmeister noch mit der freien Hand, mit dem Kopfe den Ungelehrigen zu. Wenn die Gans oder Ente sich in die junge Hühnerfamilie mischt und das „Gehst weg Du . . .“ der Futterbringerin nichts helfen will, dann wirft sie einen Stein nach der dummen Gans oder Ente. Wenn der Rheumatismus tief sitzt, schon länger währt, besonders schmerzt, weit ausgedehnt ist, so rufe ich zum Wasser noch die Reibung zu Hilfe. Sie entwickelt rascher Wärme, bewirkt eine schnellere Vertheilung des Blutes u. s. w. Wäre die kranke Stelle etwas kühl und würde ohne Weiteres, ohne vorherige Erwärmung ein Guß darauf kommen, so wiche der Rheumatismus wohl etwas weiter im, aber nicht aus dem Körper.

Ein Bauer bekam so heftige rheumatische Zustände in beiden Füßen, daß er nicht mehr gehen konnte; am meisten schmerzten ihn die Schenkel. Der Mann wußte nicht, wie er zu dem Uebel gekommen.

Der Bauer wickelte sich täglich 2 Mal von unter den Armen an ganz in ein Tuch ein (Unterwickel), das in heißen Heublumenabsud eingetaucht war, und legte sich jedesmal 2 Stunden in's Bett mit guter Zudecke. 10 solcher Anwendungen wickelten den Rheumatismus vollkommen aus und ab.

Ein anderer Bauer konnte vor lauter Schmerzen in den Hüften gar nicht eingewickelt werden. Er wurde in ein Haberstrohbad mit 33—35° R. und mit dreimaligem Wechsel gesetzt, täglich zweimal, je 25 Minuten lang. In 3 Tagen war er geheilt.

Fälle von Kopfrheumatismus könnte ich eine Unzahl nennen. Sie wurden am leichtesten dadurch entfernt, daß man möglichst wenig am Kopfe selbst, dagegen warme Bäder und Dämpfe an den Füßen anwandte. Kommt man dem Kopfe mit Kälte, so wird's ärger; kommt man mit Wärme, so strömt noch mehr Blut zu. Die Reihenfolge der besten Anwendungen wäre etwa folgende:

das warme Fußbad (mit Asche und Salz),
die Ueberlegung eines Shawls,
der Fußdampf,
der Kopfdampf mit kaltem Abguß und wieder
der Shawl.

Diese Anwendungen, täglich eine derselben, heilen den stärksten Kopfrheumatismus, der gewöhnlich durch Zugluft, Verkühlung, sehr oft durch zu raschen Wechsel von Hitze und Kälte entsteht.

Kein Rheumatismus darf vernachlässigt werden, ein jeder könnte der Anfang zu vielen und schweren Krankheiten werden; zu Krankheiten der Lungen, der Augen, Ohren ꝛc., zu Entzündungen, Blutvergiftung, zu Geschwüren u. s. w.

Ein Student, der ziemlich viel getrunken hatte und in diesem Zustande in die kalte Luft gekommen war, bekam plötzlich Rheumatismus auf der Brust. Er meinte, seiner Jugend und seiner Tapferkeit könne so etwas nicht schaden, die „leidige Geschichte" werde sich von selbst wieder verlieren. Aber es wurde für die Eltern und deren Angehörigen eine leidvolle Geschichte. Es entstand trockener Husten, der schnell einen bösartigen Charakter annahm.

Nach 2 Monaten war das blühende und hoffnungsvolle Leben aus=
gelöscht. Hätte der junge Mann nur täglich 4—5 Mal Brust
und Unterleib mit kaltem Wasser kräftig abgewaschen, in
1—2 Tagen wäre die Brust frei und der Arme außer aller Ge=
fahr gewesen.

Anna Maria, die viel und streng arbeiten mußte, erhielt
rings um das Knie herum eine Geschwulst. Sie beachtete
dieselbe mehrere Wochen gar nicht und machte später, als sie heftig
schmerzte, in ihrem Unverstande dichte kalte Umschläge. Das Knie
wurde nicht besser, sondern schlimmer, und sie befragte einen Arzt.
Dieser gab eine Salbe zum Einreiben, die indessen ohne Wirkung
blieb. Zu allem Unglück bog sich der Fuß unter dem Knie am
Schienbein einwärts. Um die Steifheit zu verhindern, verordnete
der Arzt, während 14 Tagen jeden Tag den Fuß mit Schweinefett
kräftig einzureiben, später mit Karbolsäure zu waschen. Das Knie
wurde immer schlimmer. Zuletzt wandte er einen Gypsverband an
und verhieß der Kranken, nach dessen Wegnahme könne sie sicherlich
gehen. Nach 9 Wochen wurde der Gypsverband weggenommen;
aber die arme Magd konnte auf dem Fuße weder stehen noch gehen.
Dieser elende Zustand währte fort bis vor wenigen Wochen.

Derlei Verhärtungen an und um die Knochen können
nur aufgelöst werden durch längere Zeit fortgesetzte Ueberschläge
mit geschwellten Heublumen, die stets ganz warm aufgelegt
werden. Ist die Auflösung geschehen, so wird das Blut auch wie=
der nach diesen Theilen dringen, dieselben nähren, und die Kraft
wird wiederkehren.

Nach 8tägiger Anwendung besagten Umschlages konnte die
Kranke bereits auf dem Fuße stehen. In 8—10 Wochen konnte
sie auch wieder gehen.

Ein Herr von Stand kommt und erzählt: „Ich bin vom
Kopf bis zum Fuß voll Rheumatismen und Krämpfe, habe beständig
Katarrh, bald schwächer, bald stärker, ich mag im Zimmer oder im
Freien sein; ich weiß mich nicht zu halten. Ich bin meistens fast
ohne Schlaf, ohne Appetit, und wenn ich nicht besser werde, muß
ich in Kürze mein ganzes Berufsleben einstellen. Ich trage schon
lange ein Jägerhemd und ein Jäger=Unterbeinkleid. Ueber dieses
Jägerhemd trage ich ein zweites Hemd von Wollbarchent, dem
stärksten Stoff, den ich bekommen konnte. So trage ich auch noch
eine zweite Jäger=Unterhose vom stärksten Wollstoff, dann ein Gilet
von Tuch mit dickwollenem Unterfutter, auch eine Buckinghose, end=
lich einen Rock und einen Ueberwurf. Mein ganzer Körper ist vor=

herrschend kalt und wie mit Theer von übelriechendem Schweiß bedeckt. Es kann kaum noch ein unglücklicheres Geschöpf geben, als ich bin." Nun zur Wasserkur.

Zuerst wurde ein Oberguß genommen und die schmierige Haut abgewaschen, ebenso Knieguß mit Waschungen. So wurde 3 Tage täglich 2 Mal diese Anwendung vorgenommen. Am dritten Tage wurde das Jägerhemd und die Jägerhose entfernt und gleich darauf ein Halbbad und 1 Stunde später ein Oberguß genommen. Am fünften Tage wurde die Doppelunterhose ausgetauscht mit einer leinenen. Am siebten Tag wurde das Hemd mit einem leinenen ausgewechselt, und so wurde auch das mit Aermeln versehene Gilet entfernt, täglich 2 Mal Oberguß und Unterguß mit Halbbädern gewechselt. Nach 14 Tagen war der ganze Organismus von jedem Rheumatismus und Krampf frei, die Haut transpirirte wie bei einem Gesunden, Schlaf und Appetit stellten sich vortrefflich ein, und der gute Herr freute sich, wieder neu hergestellt, am Schluß der Ferien seine Berufsthätigkeit wieder aufnehmen zu können. Ueber das Ganze äußerte er sich mit folgenden Worten: „Hätte ich mein kleines Uebel, meinem eigenen Urtheil folgend, so verschlimmert, könnte ich mir nur gram sein. Doch ich that nichts ohne Anleitung der berühmtesten Aerzte."

„Mein ganzer Oberkörper," berichtet Jemand, „ist voll Rheumatismus, an der rechten Seite im Oberkörper bin ich gar nie ohne große Schmerzen und läßt der Schmerz etwas nach, dann kommt er auf eine oder auf beide Schultern. Ich werde dann so steif, daß ich die Schultern nicht mehr zu rühren vermag; kommt aber der ganze Schmerz auf den Magen, dann ist es, wie wenn sich Alles umdrehe, kann dann auch gar nichts essen. Am allerärgsten aber ist der Schmerz am Hintertheil des Kopfes, besonders auf der linken Seite. Die Füße werden mir gar nicht mehr warm. So ist mein Leben recht elend, und ich kann meinem Berufe gar nicht nachkommen. Für das, was ich verbraucht habe an ärztlichen Mitteln und sonstigen Medikamenten, habe ich eine große Summe aufgewendet, geholfen hat mir gar nichts. Seit mehr als einem Jahre trage ich auf Befehl eines Arztes Wollhemden, bin aber dadurch noch viel empfindlicher geworden."

Die Anwendungen waren: 1) In der Woche 3 Mal ein grobes Hemd anziehen, 1½ Stunden lang, in Wasser getaucht, in welchem Heublumen gesotten wurden. 2) 2 Mal in der Woche einen Wickel von unter den Armen ganz hinunter, das Tuch ebenfalls in warmes Heublumen-Wasser getaucht. 3) In der Woche

2 Mal in der Nacht vom Bett ganz waschen mit kaltem Wasser und ohne abzutrocknen gleich wieder in's Bett. So 14 Tage lang, dann weitere Anwendungen: 1) Täglich einen Oberguß und Kniceguß. 2) Täglich Wassergehen, 2—4 Minuten lang, dann Bewegung. 3) 2 Mal in der Woche ganz waschen.

Nach 4 Wochen war der Patient von seinem Leiden frei und nimmt jetzt noch in der Woche 2 Halbbäder.

Ein Vorstand einer öffentlichen Lehranstalt erzählt:

„Ich leide fast Unsägliches an meinen Armen, Schultern und Füßen; bald bin ich wie in Rheumatismen gewickelt, dann sind wieder einzelne Stellen um so empfindlicher, wenn der Schmerz von andern gewichen ist. Athemnoth besteht fast fortwährend, oft so stark, daß ich fürchtete, zu ersticken, zudem auch Congestionen; und so habe ich selten eine frohe Stunde.

Ich wurde magnetisirt, electrisirt, und gebrauchte vieles Andere — ohne Erfolg. — Die Wasserkur hat mir in 10 Tagen allen Schmerz genommen und von meinem Leiden fühle ich nur noch unbedeutende Spuren. Ich habe die Ueberzeugung, eine Fortsetzung von leichteren Anwendungen wird mir auch den letzten Rest nehmen."

So der Kranke.

Die Anwendungen waren: 1. Täglich ein Oberguß und zwei Schenkelgüsse, am 2. Tag spanischen Mantel; vom 4. Tag an Halbbad täglich, statt Oberguß, und 1 Mal wöchentlich Kopfdampf.

Rothlauf

ist ein giftiger Krankheitsstoff, der sich zwischen Haut und Fleisch sammelt und lagert und an irgend einer Stelle einen Ausgang sucht. Er kann entstehen an einem Fuße, an einem Arme, am Kopfe, an jeder anderen Stelle des Körpers. Wo er sich zeigt, tritt große Spannung ein, als ob die Haut zu eng sei, als ob sie auseinanderspringen möchte. Manchmal tritt er lange nicht auf die Oberfläche, und der davon Befallene leidet oft große Schmerzen. Beim Ausbruche zeigen sich zuerst einzelne Bläschen mit bräunlicher Flüssigkeit, nach und nach eine Unzahl derselben, kleinere und größere, die so giftig sind, daß sie ganze Theile der Haut auffressen. Der Rothlauf kann gefährlich werden und leicht den Tod bringen, wenn er nicht im Stande ist, nach Außen sich zu entfalten, wenn er im Inneren eine Blutvergiftung bewirkt, die rasch sich verbreitet, da nach der entzündeten Stelle viel Blut hinströmt. Gar oft kommt noch der Fall vor, daß der Rothlauf, wenn er sich nach Außen entwickelt, von der ursprünglichen Stelle weicht und im

Inneren an eine andere Stelle tritt. Derlei Fälle haben meistens einen tödtlichen Ausgang.

Ich kannte einen Knecht; der bekam den Rothlauf am Arme. Er wollte dem Uebel kein Gewicht beilegen; „das sei eine Weiber= krankheit,“ meinte er. Der Rothlauf verschwand, faßte aber nach kurzer Zeit Posten im Gehirn, und in Bälde war der Kranke unterlegen.

Desgleichen ist mir ein Priester bekannt; diesem setzte sich der Rothlauf an einen Fuß. Wie er den leidenden Fuß gepflegt hat, weiß ich nicht. Der Rothlauf verschwand, und der Patient glaubte sich von dem Unhold befreit. Doch bald zeigte sich der unliebe Gast von Neuem, jetzt am Oberarm. Wiederum verschwand er, aber nur, um sich zuletzt im Kopfe festzusetzen. Nach 4 Tagen war der Priester eine Leiche.

Jeder, der diese Krankheit aufmerksam beobachtet hat, wird von einer Reihe von Todesfällen erzählen können, die eintreten durch Vernachlässigung des Rothlaufs.

Bei der Heilung ist vor Allem darauf zu achten und muß Dem vorgebeugt werden, daß der Rothlauf nicht auf Wanderung gehe. An der Stelle, wo er zu Tage tritt, muß er so bald wie möglich geschwächt und der Giftstoff ausgeleitet werden. Auch die Zuströmung des Blutes soll man nach Möglich= keit verhindern, d. h. mindern.

Wer Rothlauf am Fuße hat, soll am besten einen kur= zen Wickel nehmen. Dieser schneidet der Rothlaufstelle die Zufuhr ab. Nach dem kurzen Wickel kann er den Fuß oberhalb der Rothlaufstelle gegen den Körper zu umwinden (Fußwickel). Man kann aber auch den Rothlauf direkt angreifen. Dieses geschieht, indem man ein recht weiches, ausgenütztes linnenes Tuch in warmes Wasser taucht, damit die brandige Stelle überlegt und mit einem trockenen Tuche oder mit Wolle jenes nasse einhüllt. Dieses vertheilt und leitet aus.

Bekommt Jemand den Rothlauf am Arm, so kann er wieder zuerst durch einen kurzen Wickel die Strömung des Blutes von oben her ableiten. Dann soll er einen Shawl umlegen und diesen öfters erneuern je nach der Stärke der Hitze. Auch gegen das direkte Einwirken auf die kranke Stelle läßt sich (wie oben beim Fußrothlauf) nichts einwenden.

Sollte der Rothlauf am Kopfe entstehen, so wird ein Oberaufschläger kräftig nach unten ableiten und ein Hals= wickel rasch den Rothlaufstoff vermindern. Sind diese Anwendungen

ein paar Mal vorausgegangen, so kann man direkt auf die
Rothlaufstelle selbst einwirken, anfangs mit warmem und, wenn
ein großer Theil des Krankheitsstoffes abgeleitet ist (was das Nachlassen der Röthe und der Geschwulst angibt) auch mit kaltem Wasser.
Die Anwendungen geschehen stets in Form von Linnen-Auflagen
oder Wickeln, im letzteren Falle in Form des Kopfwickels.

Rückgrat.

Ein hochgestellter Offizier hatte sich beim Fahren einen
Wirbel des Rückgrates eingedrückt und, wie die Aerzte behaupteten,
das Rückenmark so verletzt, daß er meistens die gräßlichsten Schmerzen zu dulden hatte und sein Zustand nur zeitweise erträglich war.
Das Leiden wirkte noch mehr auf das Gemüth, als es Schmerzen
verursachte. Kein Arzt konnte ihm Hilfe bringen, obwohl er die
ersten und berühmtesten Aerzte der Großstadt aufsuchte. Auf die
Erklärung des berühmtesten Arztes der Gegend, daß da keine Heilung mehr eintreten könne, und daß mit der Zeit die Schwindsucht
sich einstellen werde, suchte der Herr seine Hilfe beim Wasser. —
In 6 Wochen war er hergestellt und erfreut sich heute noch guter
Gesundheit, obgleich die Heilung bereits vor mehr als 20 Jahren
stattgefunden hat. Auch das Gemüthsleiden verschwand mit dem
körperlichen Leiden vollständig.

Welche Anwendungen in unserem Falle vorgeschrieben
waren, weiß ich genau nicht mehr zu sagen. Aber wenn Du, lieber
Leser, an genanntem Uebel leiden solltest, so würde ich Dir Folgendes rathen: Laß Dir 3 Mal in der Woche den spanischen Mantel umlegen; nimm 3 Mal in der Woche ein
Halbbad mit Waschung des Oberkörpers und 2 Mal einen
Ober- und Unterguß. Dieses setze mehrere Wochen pünktlich
fort. Der ganze Organismus muß sich kräftigen und erstarken,
und die von der verletzten und kranken Stelle ausgegangenen Gebrechen werden eines nach dem andern schwinden. Auch der einge-
triebene Wirbel wird Ruhe geben und verknöchern, wie wenn nach
einem Beinbruch der wunde Theil vernarbt. Abermals wiederhole
ich: wenn ein Theil am Körper schwer leidend ist, so kränkelt der
ganze Körper. Der ganze Organismus nimmt gleichsam Theil an
dem Schmerze des Gliedes oder Gliedchens. Wirf einen Stein in's
Wasser, und die ganze Oberfläche des Baches oder Teiches wird
bewegt und zeigt Wellenkreise. Der Stein ist der eingedrückte Wirbel.
Die Schmerzenskreise durchziehen den ganzen Körper.

Dieses sind treffliche Winke für das Heilverfahren.

Sonach muß man beim Heilen immer auf den ganzen Körper einwirken, damit er stark werde, und damit die gesunden Theile des Körpers die kranken und geschwächten unterstützen, gleichsam hegen und pflegen; die Organe stehen ja unter einander in innigstem Zusammenhange. Sie sind die nächsten Glieder einer Familie, die sich nur wohl befinden in einträchtigem, friedlichen Zusammenwirken.

Ruhr.

Die Ruhr ist eine Schwester der Cholera. Beide sehen einander überaus ähnlich. Diese Krankheit beginnt in der Regel mit gräßlichen Krämpfen im Unterleib und mit starkem Abweichen. Neben Anderem geht viel Blut ab.

Am schnellsten heilt man die Ruhr, indem man ein doppelt gefaltetes Tuch in recht warmes Wasser mit Essig eintaucht und auf den Unterleib bindet. Ganz auffallend wirkt nach Innen ein Gläschen Heidelbeergeist, den man sich selbst leicht machen kann, und der in keiner noch so kleinen Hausapotheke fehlen sollte. 2 Mal im Tage kann man 2 Eßlöffel dieses Geistes in heißes Wasser gießen; der Labetrunk wird vortrefflich munden. Sollte der Zustand am zweiten Tage nicht wesentlich besser sein, so erneuert man die Auflage auf den Unterleib, und nimmt nochmals eine Portion Heidelbeergeist.

Joseph krümmte sich im Bett wie ein Wurm. Manchmal drehten ihn die Krämpfe herum wie eine Kugel. Er schrie vor Schmerz. Im Stuhl war mehr als ½ Liter Blut. 2 Löffel des oben erwähnten Heidelbeergeistes, am Morgen und am Nachmittag genommen, haben in Kurzem Alles wieder gut gemacht.

Anna, eine Frau von über 50 Jahren jammert in entsetzlichen Krämpfen. Abweichen mit viel Blut ließ sie befürchten, es sei die ausgebildete Cholera. Das Essigtuch am Leibe, der Heidelbeergeist nach Innen haben die Kranke in 1 Tage wieder hergestellt. Sollten keine Heidelbeeren zu finden sein, so thut Milch, mit Fenchel abgekocht, gleichfalls recht gute Dienste.

Säuferwahnsinn.

Ein Mann, 36 Jahre alt, hatte viel Bier getrunken, wenig gegessen und sich so ziemlich vom Bier genährt. Hatte er Bier im Leib, so fühlte er sich kräftig; war aber der Bierdampf verraucht, so jammerte er über Entkräftung.

Bei dem armen Manne war bereits der Säuferwahnsinn so stark entwickelt, daß selbst junge Leute merkten, er sei nicht mehr recht. Dabei klagte er besonders viel über rheumatische Schmerzen,

Krämpfe und zeitweilige Kopfschmerzen. Ist die Trunksucht auch
äußerst schwer heilbar, so hatte dieser Patient doch guten Willen
und wollte auch mit allen Opfern von seinem Elende frei werden.

Innerhalb 3 Wochen haben nachfolgende Anwendungen den
Mann vollständig hergestellt: Jeden Tag bekam er 2—3 Anwendungen und zwar der Reihe nach, wie sie hier folgen: 1. Tag:
a) Oberguß und Knieguß, b) Wasserstehen, Wassergehen und die
Arme in's Wasser, c) Rückenguß. 2. Tag: a) Halbbad, b) Oberguß mit Knieguß. 3. Tag: a) Sitzbad, b) Oberguß. 4. Tag:
a) Halbbad, b) Vollbad. So wurde fortgefahren bis zur Heilung;
alle krankhaften Zustände hörten auf, das Aussehen hat sich vollständig gebessert, guter Appetit sich eingestellt, und die Lust zum
leidenschaftlichen Trinken hatte ganz nachgelassen. Besonders muß
betont werden, daß während der Kur an den verschiedensten Stellen
des Körpers Ausschläge mit Ausscheidung der giftigen Stoffe
auftraten.

Scharlachfieber.

Der Scharlach tritt meistens 1 oder auch 2 Mal im Jahre
auf und verlangt nicht selten zahlreiche Opfer. Gewöhnlich trifft er
die Kinder, verschont aber auch die Erwachsenen nicht. Die Zeichen
vor dem Eintreten sind Kopfweh, Drücken auf Magen und
Brust, Müdigkeit, Wechsel von Hitze und Frost. So viele Kinder
diese Krankheit weggerafft, so leicht ist mit Wasser zu helfen.
Kinder sind meist schon in 2 Tagen vor Gefahr gesichert; bei Erwachsenen geht es etwas langsamer. Scharlach kann auf zweierlei
Weise recht leicht geheilt werden. Sind bei einem Kinde,
gleichviel ob es noch auf den Armen getragen wird oder schon in
die Schule geht, alle Zeichen dieser Krankheit vorhanden, so tauche
man ein Hemd in heißes Wasser, in das man etwas Salz
geworfen, winde es aus, so daß es nicht mehr träufelt, und ziehe
es dem Kinde, das im Bette liegt, an. Dann wickle man es gut
in eine Decke ein, daß jeder Luftzutritt verhindert ist, und lasse es
so eingehüllt 1 Stunde liegen. Dann ziehe man das Hemd aus,
und der ganze Körper des Kindes wird übersät sein mit dem Schar-
lachausschlage. Sollte die Hitze übergroß werden, so wasche
man das Kind ganz, aber schnell ab und lege es wieder in's
Bett. In schwierigen Fällen, in denen die Hitze sich steigert,
und es dem Kranken bange wird, kann in 1 Tage das Hemd 2—3
Mal, seltener auch 4 Mal angelegt werden müssen. Es kommt
lediglich auf die Hitze und Stärke des Fiebers an. Nimmt die

Hitze und das Fieber ab, so kann der Zwischenraum zwischen den Neueintauchungen des Hemdes verlängert werden. Man merke sich nur, daß bei diesen späteren Anwendungen stets kaltes Wasser (mit Essig) gebraucht wird. Zudem sei man recht sorgsam bei der Umhüllung und dem Zudecken — gut, aber nie übermäßig. — Nach Entfernung des nassen Hemdes bekleide man das kranke Kind mit einem sauberen Hemdchen. Bei solcher Behandlung wird in 4, höchstens in 6 Tagen der Scharlach völlig geheilt sein.

Eine Bemerkung sei hier beigefügt. Selten ist Appetit vorhanden. Dränge man dem Kinde ja keine Nahrung auf! (Wie der Ausschlag nach Außen dringt, so ist er auch im Innern.) Der Durst ist gewöhnlich stark. Das Wasser bleibt das beste Linderungs= mittel. Etwas Zucker, auch ein wenig Wein (rother oder weißer) kann gut beigemischt werden. Landkinder trinken am liebsten Milch. Als Grundsatz gilt: wenig trinken, aber öfter. Ich glaube nicht, daß ein Kind, das so behandelt wird, stirbt.

Ludwig, ein Knabe von 10 Jahren, kann vor Hitze kaum mehr reden. Das Gesicht ist geröthet, und er klagt, Alles thue ihm weh. Ludwig wird, weil die Hitze stark und die Bangigkeit groß ist, jede Stunde gewaschen, und dieses 2 Tage lang. Am dritten Tage fängt der Knabe schon an zu essen. Das Waschen geschieht nur noch 2 Mal während des Tages. Am fünften Tage fühlt sich Ludwig wohl, am sechsten geht er im Zimmer umher und bald spielt er wieder im Freien mit anderen Kindern.

Maria, 20 Jahre alt, kann nicht mehr gehen, hat heftigen Kopfschmerz, fühlt sich wie zerschlagen in allen Gliedern; dazu hustet sie immer ganz trocken, und es drückt sie schrecklich auf der Brust. Sie weiß vor Bangen nicht, was thun, kann keinen Augenblick aus dem Bette sein. Eckel quält sie vor jedem Essen; aber sie kann nicht genug trinken. Maria wird in einem hohen Grade das Scharlach= fieber bekommen. Was thun? Alle Stunden soll ihr der Rücken kräftig mit kaltem Wasser, in das etwas Salz gemischt wurde, gewaschen werden, ebenso die Brust und der Unterleib. Ist sie auf diese Weise gewaschen, — was aber so schnell als möglich geschehen soll — dann decke man sie ordentlich zu, aber ja nicht zu stark.

2 Tage hindurch wurde die Kranke derart gewaschen. Ge= gessen hat sie gar nicht, um so fleißiger getrunken. Der Hals brennt fort und fort schrecklich. Fleckenweise steht der Scharlach ab (verschwindet, Häute und Krusten bildend). Der Durst läßt etwas

nach). Noch 2—4 Tage lang soll die Kranke täglich 2, und wenn die Hitze noch nicht nachgelassen hat, 3 Mal gewaschen werden.

Nach weiteren 3 Tagen war Maria vom Scharlach befreit.

Johann, ein Knabe von 13 Jahren hat seit einigen Tagen kein Leben und keine Liebe mehr zur Arbeit, die sonstige Fröhlichkeit ist geschwunden. Da fängt auf einmal der ganze Leib an zu schwellen, Kopf und Füße werden dick, den Unterleib bläht es in ganz unheimlicher Weise auf. Das Kind bekommt die Wassersucht. Woher das? Johann ist vor kaum 6 Wochen vom Scharlach aufgestanden, und dieser war nicht zur rechten Entwicklung gekommen.

Der Kranke hat 6 Mal innerhalb 8 Tagen ein Hemd, das in warmes Salzwasser eingetaucht wurde, angezogen und sich jedes Mal gut in eine wollene Decke einwickeln lassen. Nach 10 Tagen war er wieder munter, frisch und gesund. Bei dieser Gelegenheit sei gesagt: wenn Scharlach nicht ganz ausheilt und kranker Stoff im Körper zurückbleibt, so tritt gern die Wassersucht ein. Auf die angegebene Weise ist sie aber auch jedesmal zu heilen.

Kreszentia, eine Frau mit 65 Jahren, liegt bereits 2 Tage zu Bett. Sie klagt über gewaltiges Stechen auf dem Rücken, über Brennen und Stechen auf der Brust. Weil sie so schrecklich gefroren habe, sagt sie, habe sie sich in's Bett gelegt und fühle sich jetzt ganz heiß. Essen kann sie nichts. Durst leidet sie viel. „Waschet", so lautete mein Rezept an den Fragesteller, der „Kranken 1 Tag lang alle Stunden den Rücken mit kaltem Wasser; Brust und Unterleib kann sie selbst jede Stunde waschen. Am zweiten Tag braucht sie dieses nur noch 4 Mal zu thun, am dritten Tag werden 2 Waschungen genügen." Die Kranke befolgte meine Weisung. Am vierten Tage war die Frau bedeutend besser und, nachdem sie innerhalb 3er weiterer Tage noch ein paar Mal die Prozedur wiederholt hatte, gesund wie früher. Getrunken hat sie Wasser und geronnene Milch, gegessen sehr wenig.

Ein Mädchen, ungefähr 24 Jahre alt, bisher recht gesund, frisch und ziemlich stark, bekommt einen Ausschlag, den Scharlach. Der Ausschlag steigerte sich innerhalb 8 Tagen in einer Weise, wie nur wenige Fälle werden aufgewiesen werden können. Die Kranke verlangte als Heilmittel sofort das Wasser, auf das sie alles Vertrauen setzte, hauptsächlich da ihre Schwester durch Wasser von einer bedenklichen Krankheit geheilt worden war. Der Hilfesuchenden wurde gerathen, Rücken, Brust, Unterleib, sodann Arme und Beine (Füße) allstündlich entweder selbst sich zu waschen oder waschen zu lassen. Der Zwischenraum von 1 Stunde war ihr zu groß. Die Hitze steigerte sich dermaßen, daß mehr als 5 Tage lang nie über ¼ Stunde das Waschen ausgesetzt werden durfte. Gegessen hat das Mädchen fast gar nichts, getrunken nur wenig in kleinen Portionen. Erst nach 10 Tagen, bei dem gewissenhaftesten Gebrauche des Wassers, brach die Hitze; der Ausschlag ließ fleckenweise ganz nach, bis er am 14ten Tage gänzlich entfernt und das Mädchen vollständig gesund war.

Ich frage, wie wäre es dem armen Wesen ergangen, wenn bei solcher Glühhitze, bei einer derartigen förmlichen Feuersbrunst im Körper nichts angewendet worden wäre als löffelweise kleine Gaben nach Innen zur Kühlung? Jeder gebe sich die Antwort selbst und erwäge noch, daß bei solchem Fieber der innere Organismus ganz und gar unthätig ist. Von dieser Heilung eines der höchsten Grade von Scharlach kann man schließen auf geringere Grade desselben. Das Wasser, richtig angewendet, hilft sicher und leicht.

Schlaflosigkeit.

Ein Pfarrer litt seit 9 Wochen an Schlaflosigkeit. Seine Kräfte nahmen täglich ab, und der Geist wurde zur Denkarbeit mehr und mehr unfähig. Gedrücktheit, Müdigkeit, Muthlosigkeit traten an Stelle des früheren Fleißes und der gewohnten Berufsfreudigkeit.

Große Anstrengung und widrige Verdrießlichkeiten hatten den guten Herrn in heftige Aufregung, das Gemüth in große Bitterkeit versetzt. So Etwas rächt sich immer. Der Arme befand sich beständig wie in einem hitzigen Fieber. Das gehetzte Blut wollte wie ein verfolgtes Reh in wilder Flucht davonrennen. Man brachte dasselbe zur vollen Ruhe durch den Kopfdampf, den spanischen Mantel, den Oberguß mit dem Kniedampf, den Fußdampf, den kurzen Wickel, den Ober- und Unteraufschläger, welche Uebungen man 12 Tage hindurch in täglich 2, öfters 3 Anwendungen wirken ließ. Schon am dritten Tage schlief der Herr 3 Stunden. Heute noch lebt er unter uns als einer der gesundesten.

Die Schlaflosigkeit, diese aufsässige Verfolgerin Vieler, kann in Mancherlei ihren Grund haben: in Störungen des Blutumlaufes, in unterdrückter oder mangelhafter Transpiration, in Gasen, welche Magen und Unterleib quälen u. s. w.

Sie belästigt mit Vorzug solche Menschen, welche oft den lieben langen Tag mit angestrengter Kopfarbeit zubringen und hierin des Guten zu viel thun.

Die zuerst angeführten Ursachen sind an anderer Stelle zur Genüge behandelt worden.

Ob wohl auch für die letzteren, die Kopfarbeiter, ein Kräutchen wächst oder ein Wässerchen fließt, das als Schlaftrunk dienen kann?

Ich kenne einen vornehmen Herrn, dessen Körper wenig, dessen Geist sehr viel Arbeit thut. Am liebsten hätte er gar keinen Magen und keinen Leib und keine Füße. Solchen Herren ist oft der Kopf nicht gut, nicht leicht zurechtzusetzen. In unserem Falle ging es. Der Mann gönnte dem armen Genossen der Seele, dem verkümmerten Leibe, wenigstens einige Brosamen. Er machte es sich zur Gewohnheit, wöchentlich 1—2 Mal den spanischen Mantel anzuziehen. Die Schlaflosigkeit ließ bald nach, auch all' die kleinen Uebel, gleichsam die Störenfriede, die sie verursacht hatten.

Ein anderer Herr ließ jeden Abend in sein Schlafzimmer ein Gefäß mit frischem Wasser bringen. Dieses stellte er auf einen Stuhl neben das Bett. Kam in ½ Stunde oder in 1 Stunde der ersehnte Freund noch nicht, dann wusch er sich den ganzen Körper und stieg, ohne je sich abzutrocknen, wieder in's Bett. Er nippte ein. Die nächste Stunde fand ihn vielleicht wieder wach. Sofort griff er neuerdings zum Wasser und dieses ein drittes Mal, wenn er zu frühe aufwachte. Ich habe den Herrn später über Schlaflosigkeit nie mehr klagen hören.

Kinder können oft nur mit großer Mühe in Schlaf gebracht werden und erwachen bald wieder. Man hat ihnen zu viel Nahrung gegeben; der kleine Körper seufzt unter der Last, und die Blähungen lassen mit dem Leibe auch das Köpflein nicht zur Ruhe kommen. Man nehme ein kleines Handtuch und lege es naß in Form eines kurzen Wickels um. Das Kleine wird bald schlummern.

Landleute hört man oft sagen: ein warmes Fußbad schließt die Augen, wenn Anstrengung und Müdigkeit nicht einschlafen lassen. Bei geistiger Ermüdung wird jenes kaum ausreichen.

Wer von letzterer betroffen ist, auch allen Jenen, welche wegen Hämorrhoiden, eingebannten Gasen und anderen Unterleibsbeschwerden nicht zum Schlafe kommen, rathe ich kalte Sitzbäder, 1—2 in einer Nacht, von je 1—2 Minuten Dauer.

Eine letzte Ursache der Schlaflosigkeit kann sein die ungleiche Erwärmung des Körpers, rühre dieselbe von was immer her. Im Kopf und auf der Brust hat man zu viel Blut, deshalb Hitze, in den Extremitäten zu wenig, deshalb Blutarmuth und kalte Hände und Füße. Wie diesem Uebelstande abzuhelfen sei, wurde schon an verschiedenen Stellen gesagt.

Niemanden rathe ich, zu künstlichen, betäubenden Schlafmitteln zu greifen. Sie gelten mir, um es mit einem Worte zu sagen, als unnatürlich, und was unnatürlich ist, kann der Natur niemals förderlich sein.

Schlaganfälle.

Paulus hat der Schlag gerührt. Die rechte Seite ist zur Hälfte gelähmt, der Mund schrecklich verzogen, das rechte Auge eingefallen, der Augendeckel gelähmt, mit der gebrochenen Sprache auch aller Muth gebrochen. Der rasch gerufene Arzt erklärte, es ließe sich vorläufig nichts machen, man müsse abwarten, ob nicht ein zweiter Schlag folge; indessen könne der Kranke täglich etwas Bitterwasser trinken. Mit dieser Erledigung gab sich der Patient nicht zufrieden; sofort machte er Versuche mit dem Wasser, und in 12 Tagen war er wiederhergestellt. Dieses geschah vor 13 Jahren, und der rüstige, wenn auch ältere Herr hielt noch manches Jahr seine Vorlesungen.

Wie kam die Heilung zu Stande? Wird das in Ein- tracht zusammenwirkende Räderwerk einer Uhr durch was immer, durch Fall, Schlag, Stoß verschoben, in seiner Ordnung gestört, so tritt ein Stillstand ein. Alle Rädchen bis zum kleinsten mögen unverletzt sein; aber es ist vielleicht etwas dazwischen gekommen, oder sie spannen und drücken sich gegenseitig, und so kann es nun einmal nicht weiter gehen. Man muß sie neu zurechtrichten oder den Störenfried herausnehmen, dann werden alle Theile in ge- wohnter Unterthänigkeit dem Ganzen dienen. Gerade so kann es gehen mit dem lebendigen Uhrwerk des menschlichen Körpers. Ein innerer Störenfried, vielleicht eine jener Anstauungen, wie sie im Alter, in welchem die Räder, d. i. die Organe, ohnedies fast von selbst aus den Fugen wollen, so leicht vorkommen, hat den Mund, das Auge, die Zunge u. s. w., diese feinen Rädchen, zwar nicht verletzt, aber aus ihrem ordentlichen und angewiesenen Platze weggetrieben. Entferne den Friedensstörer, und alles wird wieder in Ordnung und Frieden kommen. Ich will mithelfen.

Ein Kopfdampf mit folgendem Guß wird in den obern Partieen des Körpers auflösend wirken, ein Fußdampf in den unteren Partieen. Der Kranke nehme alsdann ein warmes Bad im Wechsel mit kaltem Bade oder kalter Abwaschung. Auch diese Anwendung wird lösend wirken und den Blutandrang zum Gehirn

20*

vermindern. Sind so die Anstauungen gehoben und der Blutlauf
geordnet, dann öle man die ganze Maschine durch eine kräftige,
nahrhafte Kost — ja nie zu viel auf einmal — vermeide
aber sorgfältig alles Reizende, wie starke Weine, Spirituosen,
Gewürze u. s. w. u. s. w. Auch alle geistigen Reizmittel
(Anstrengungen, Aufregungen) sollen weislich vermieden werden.

Ein Pfarrer wurde vom Schlage getroffen. Eine Hand,
ein Fuß, die eine Seite waren total gelähmt, die Sprache und alle
Besinnung geschwunden. Mehrere Tage hindurch wurden ärztliche
Mittel angewendet ohne Erfolg. Der Arzt erklärte zuletzt, die
eine Seite sei lahm und bleibe lahm, die andere Seite werde durch
einen zweiten Schlag auch gelähmt werden und damit das Leben zu
Ende sein. Ein Versuch mit Wasser, dachte ich, kann also auf
keinen Fall etwas schaden. Gedacht, gethan! Der kalte Fuß
und der kalte Arm wurden kräftig mit kaltem Wasser gewaschen; 2 warme Fußbäder mit kräftigen Waschungen der
Füße, 4 Waschungen des Oberkörpers waren die Anwendungen des zweiten Tages. Am dritten Tage schon konnte man
bemerken, daß in beiden gelähmten Gliedern noch Gefühl und Leben
sei. Das gab Muth. Dem unbehilflichen Körper legten wir
am vierten Tage mit Mühe einen Unterwickel um auf 1 Stunde
und stellten die halbtodten Füße 2 Mal in ein warmes
Fußbad mit Asche und Salz. So ging es 14 Tage fort. Nach
14 Tagen unterstützte uns der Kranke durch die wieder brauchbare
gesunde Hand und den gesunden Fuß, und mit Freude zeigte er, wie
er auch die gelähmte Hand schon etwas in die Höhe zu heben im
Stande war. Es folgten nun Ganzwaschungen im Wechsel mit
Kopf- und Fußdampf, wöchentlich je 1 der Dämpfe und täglich
1 Waschung des Ober- und Unterkörpers. So 3 Wochen. Neue
Kraft erfüllte den niedergeschmetterten Lebensbaum, der Appetit wuchs.
Warmbäder im Wechsel mit kalten, in der Woche eins, wöchentlich
1 Kopfdampf, 1 Fußdampf und 3 Halbbäder mit Waschung
des Oberkörpers (1 Minuten lang) füllten die folgenden 3 Wochen
aus. Den Schluß des Heilverfahrens bildeten Ober- und
Untergüsse im Wechsel mit dem spanischen Mantel.
Freilich war's eine langwierige, schwere und recht anstrengende
Arbeit; aber der Herr erholte sich insoweit, daß er täglich die heilige
Messe lesen, die Kranken besuchen, Aemter halten, alle Schreibereien
besorgen konnte. Das Einzige, was ihm nie wieder gegeben wurde,
war das Predigen. Die Zunge hatte zu stark gelitten und konnte
manche Worte nur mehr recht schwer aussprechen.

Der beschriebene Schlaganfall trat vor ungefähr 10 Jahren ein; der Herr lebt jetzt noch frisch und gesund.

Ein Mann, 45 Jahre alt, wurde plötzlich vom Schlage getroffen. Die rechte Hand und der rechte Fuß waren ganz lahm und ohne alles Gefühl; der Appetit fehlte gänzlich. Dem Kranken wurden täglich der Oberkörper und die Füße mit halb Wasser und halb Essig ganz warm gewaschen. Dreimal täglich nahm der Kranke 30 Tropfen von Wermuth, Salbei und Bitterklee. Nach 14 Tagen hatten Hand und Fuß wieder die gehörige Wärme und das rechte Gefühl; auch war der Mann wieder im Stande, im Zimmer zu gehen. Der Appetit nahm zu, die gelähmte Seite bekam wieder nach und nach Kräfte, und nach einigen Tagen war der Körper wieder in Ordnung. Bemerkt sei hier, daß dieser Kranke viel Schnaps getrunken hatte und daher sein Uebel gekommen war. Zur vollständigen Heilung und Kräftigung gehören noch 8—10 Bäder von gesottenem Haberstroh oder auch von gesottenen Fichtenreisern. Die Wärme betrage 30—32 R. 20 Minuten lang; darauf folge eine kräftige kalte Abwaschung oder ein kaltes Halbbad mit Waschung des Oberkörpers.

Eine allgemeine Bemerkung könnte vielleicht Manchem einmal dienen. Wird Jemand vom Schlage gerührt, ist theilweise Lähmung eingetreten, so nehme man ungesäumt und zuerst kräftige kalte Waschungen vor auf Rücken Brust und Unterleib, täglich 2, 3—4 Mal. In das Wasser kann etwas Salz oder Essig gemischt werden. — Ebenso wasche man die Füße und Arme, damit das Blut allseitig und gleichmäßig sich vertheile, die Körperwärme eine allgemeine werde. Sämmtliche Waschungen (ich kann dieses nicht streng genug einschärfen) geschehen so schnell wie möglich; keine daure über 1 Minute.

Ist die Lähmung nur eine kleine, und vermag der Kranke zu sitzen, so ist 1 Kopfdampf von 20 Minuten mit nachfolgender kräftiger Abwaschung des Oberkörpers die erste, trefflichste Anwendung. Nach ungefähr 4—6 Stunden geschehe die zweite: Fußdampf, gleichfalls von 20 Minuten, mit folgender Abwaschung oder Unterguß. Diesen können sodann die oben angegebenen Waschungen folgen.

Man hüte sich besonders Anfangs vor ganzen Wickeln; die Naturwärme ist zu schwach und kann nicht ersetzt werden. Mir ist ein Fall bekannt, in welchem ein Arzt den Kranken durch Einwickelungen retten und heilen wollte. Der erste Wickel that gut.

Beim 2. Wickel blieb der Kranke kalt, und der ganze Körper wurde blau. Nur durch Wärmezufuhr konnte er wiederum zurecht gebracht werden.

Ein Mann wird vom Schlage getroffen. Eine Seite ist ganz gelähmt, ebenso die Zunge. Derselbe ist im bewußtlosen Zustande. So blieb er 10 Tage — behandelt von einem Arzte; der erklärte, es lasse sich nichts mehr machen, ein zweiter Schlaganfall werde nicht mehr lange ausbleiben. — Auf dringendes Bitten machte ich den Versuch und ließ allererst einen Kopfdampf anwenden. Der Kranke lag im Bett; auf einem Schemel wurde ein mit strudelndem Wasser (ein paar Hände voll Heublumen daran) halb gefülltes Gefäß aufgestellt, der Oberkörper an den Rand des Bettes gebracht, und mit einer Decke zugedeckt, daß der Dampf unter der Decke auf den Oberkörper und Kopf drang. Der Kranke kam in 10 Minuten in Schweiß und schwitzte so ungefähr 15—20 Minuten am ganzen oberen Körper, daß das Wasser tropfenweise herunterlief. Gleich darauf wurde der Oberkörper und Kopf mit frischem Wasser und Essig daran kräftig gewaschen, und der Patient zum Ruhen in's Bett hineingebracht. Am selben Tage wurde die Waschung ohne Dampf nochmals vorgenommen. Am zweiten Tage wurde ein Fußdampf angewendet (25 Minuten lang) im bewußtlosen Zustande. Der ganze Körper kam in den größten Schweiß und wurde darauf wieder gewaschen. Am dritten Tage folgte Kopfdampf, am vierten Fußdampf; am fünften Tage kam wieder Bewußtsein und Leben in die Seite, der gelähmte Arm und Fuß konnte wieder bewegt werden. An den nächsten 3 Tagen wurde er täglich 2 Mal mit Wasser und Essig gewaschen am ganzen Körper. Jetzt kehrte auch die Sprache theilweise zurück; bis zur vollkommenen Wiedererlangung derselben gingen 3 Wochen vorbei. Von da an wurden dreierlei Anwendungen vorgenommen: a) Ganzwaschen, b) Ober- und c) Unteraufschläger abwechselnd Vormittags und Nachmittags. In wenigen Tagen hatte sich der Kranke so erholt, daß jeden Morgen 1 Knieguß und Nachmittags 1 Oberguß vorgenommen werden konnte. Neben diesen Anwendungen wurde gewechselt mit einer Ganzwaschung. Als der Kranke zum Gehen gekommen, wurden Halbbäder und Oberguß mit Knieguß — im Wechsel jeden halben Tag — genommen.

Die Heilung war so glücklich, daß der Herr jetzt volle 12 Jahre seit dem erlittenen Schlaganfalle noch rüstig seinen Beruf versieht.

Schleimfieber.

Dürfte ich den Katarrh mit einem kleinen Kinde vergleichen, so wäre das Schleimfieber das ausgewachsene Kind. Schleimfieber entsteht regelmäßig aus Katarrhen, und aus beiden kann Alles werden, wie an anderer Stelle gesagt ist. Die Heilung, also auch die Anwendungen sind bei beiden Uebeln dieselben. Wer Katarrh schnell und leicht kuriren will, der lege sich in's Bett, wasche sich selbst alle Stunden Brust und Unterleib, den Rücken lasse er sich von einem Andern kräftig abwaschen. 3—4 solcher Waschungen in 1 Nacht heilen einen erst begonnenen Katarrh. Macht der Katarrh Fortschritte, d. h. entzünden sich Theile im Halse, im Kopfe, in der Brust, so haben wir das ausgebildete Schleimfieber, welches demnach nichts Anderes ist, als ein den ganzen Körper quälender Katarrh. Dabei bleiben jene Stellen, an denen der Katarrh begonnen, sei es die Rachenhöhle, sei es die Brust, bis zu eingetretener völliger Heilung stets die empfindlichsten.

Schweiß.

„Ja, das ist ein Kreuz, dieser Fußschweiß, der sich nun schon so lange an meine Sohlen heftet und mich überallhin auf der Ferse verfolgt!" So klagen Manche, ja sehr Viele. „Was ist doch das?" fragen sie, „häufig ganz kalte Füße, dann wieder ein Brennen und Stechen und — dieser Geruch!"

Wahr ist's; aber noch größeres Kreuz, die traurigsten Folgen bringt nicht selten, sogar meistens vertriebener Fußschweiß. Mir ist ein Herr bekannt, dem gerathen wurde, er sollte täglich ein paar Mal die Füße mit kaltem Wasser waschen; der Schweiß werde schon nachlassen. Freilich der Fußschweiß ließ nach, er hörte zuletzt ganz auf. Die Folgen? Die letzten Dinge wurden ärger als die ersten; eine lästige und gefährliche Krankheit rächte den vertriebenen Fußschweiß. Jeden Vernünftigen frage ich: Ist's denn auch anders möglich? Wer den Fuchs aus seinem Erdverstecke treiben will, darf die Höhle, das Fuchsloch, doch nicht zustopfen. Einen solchen Jäger würden die Spatzen auspfeifen, und die Hasen ihm zum Spott Männchen machen.

Der Fußschweiß besteht in nichts Anderem, als in faulen Säften, welche auch die Gefäße, die sie anfüllen und verpeilen, halbfaul machen. Dieses die Ursache des schrecklichen Geruches, der Menschen, selbst Thiere aus dem Hause treibt und die Fußschwitzer zur Plage, zu gemiedenen Menschen macht.

Was ist da zu thun? Ein Kleid, das in Theer gefallen

ist und weithin üblen Geruch verbreitet, wird Niemand zu reinigen
suchen, indem er von Zeit zu Zeit es mit einem Schwamme ab=
wischt. Die Wäscherin wird eine gute Lauge machen, das schmutzige
Stück einbeizen und so den harzigen Theer ausziehen. Ein guter
Wäscher des Fußschweißes wird sein, wer alle faulen und faulenden
Säfte, so tief dieselben dringen mögen, auflöst und aus= und ab=
wäscht resp. ausleitet. Nebenbei muß er die Haut und die Gefäße,
soweit sie durch Fäulniß gelitten haben, heilen und kräftigen.

Am besten und sichersten werden beide Füße ganz ein=
gewickelt in Tücher, die in Heublumenabsud oder in Ab=
sud von Fichtenreisern getaucht sind. Diese Umschläge saugen
die faulen Stoffe auf, und die beiden Kräuter haben zugleich kräfti=
gende und heilende Wirkung. Man nehme 5—6 solcher Wickel
innerhalb 10 Tagen; hernach 14 Tage lang täglich 1 warmes
Fußbad (das bis an die Waden hinaufreicht) von je 10 Minuten
mit 3maligem Wechsel und jedesmaliger kalter Abwaschung (höch=
stens 1 Minute dauernd). Schließlich wird ausreichen in der
Woche 1 obenbeschriebener Fußwickel oder 1 solches Fuß=
bad. Nach gestillten Fußschweißen ist's vortrefflich, zu=
weilen ¼ Stunde im nassen Grase barfuß zu gehen. Wer
das nicht kann, gehe vor dem Schlafengehen einige Minuten in
seinem Zimmer barfuß auf und ab. Man sollte nicht glauben,
wie vortheilhaft, wie erfrischend, kräftigend und abhärtend die frische
Luft auf so entblößte, dem Wollstrumpfzwange entrissene und einige
Minuten der goldenen Freiheit sich freuende Füße wirkt. Probatum
est! d. i. Uebung macht den Meister!

Körperschweiß (ungesunder).

Nicht bloß Fußschweiße gibt es, es gibt auch unge=
sunde Körperschweiße. Ein Herr von Stand schwitzte jede
Nacht so, daß am Morgen die ganze Matratze durchnäßt war und
das Kopfkissen und das Oberbett triesten, ein nächtliches schweres
Kreuz, das immer mit Angst erfüllte vor dem Schlafengehen.

Zu dieser Last gesellte sich noch eine zweite, nicht geringe Un=
annehmlichkeit. Bei der größten Sorgfalt und der sorgfältigsten
Einhüllung und Vermummung nämlich konnte der Herr im Winter
des ewigen Katarrhs nie los werden. Dazu das stete Schwitzen;
man roch die Kleider selbst schon von Weitem. Ein lästiges Uebel
in der That! Und nun das Mittel aus der Apotheke?

An schnelle Heilung darf bei diesem Leiden nie gedacht
werden, nur an allmählige Kräftigung, Stärkung des durch so vieles

Schwitzen entkräfteten Körpers und an fortgesetzte Ausleitung der krankhaften Säfte. Ungeduldig darf so ein Patient nicht werden. Der unsrige hat bewiesen, was bei Ausdauer und Pünktlichkeit die Anwendung von Wasser vermag. Als Lohn seiner Treue erhielt er die volle Gesundheit wieder. Doch das genügt mir nicht, sagt ein barscher Leser. Wenn ich so ein Leiden bekomme, was müßte ich thun? Ziehe 3 Mal in der Woche, so gebe ich ihm zur Antwort, den spanischen Mantel an. Hindert Dich während des Tages Dein Beruf, so lege ihn beim Schlafengehen als Nacht=hemd um auf 1½—2 Stunden. Wasche Dich 2—3 Mal wöchentlich, oder wenn Du, wie unser Patient, schlaflose Nächte hast, 2—3 Mal in der Nacht vom Bette aus. Solltest Du gerade im Schweiß sein, so wasche Dich doppelt kräftig, aber schnell, gehe gleich wieder ohne Dich abzutrocknen zu Bett und decke Dich gut zu; habe indessen, wenn möglich, das Bett nicht in einem ganz kalten Zimmer. Merke Dir gut: mit dem spanischen Mantel mußt Du die Anwendungen beginnen. Und wenn Du seine wohl=thätigen Wirkungen erfahren hast, wirst Du — es ist Dein eigenster Vortheil — schon aus Dankbarkeit es nicht verabsäumen, ihn wöchent=lich wenigstens 1 Mal auf 1½—2 Stunden zu tragen. Auch eine 1malige Ganzwaschung in der Woche als weitere Zugabe sollte Dir den Wasserappetit nicht verderben. Eine große Zahl könnte ich nennen, die nach Ablegung des Vorurtheils „man könne sich durch solche Anwendungen nur schaden," aus wasserscheuen In=dividuen ebenso große Wasserfreunde geworden sind. Wie stemmt sich das Schoßhündchen, und wie winselt und keucht es, wenn ich's in's Wasser werfen will! Wie viel solcher Helden habe ich gesehen! Doch die früher nur „hundelten" (eine verpönte Art des Schwim=mens), sind allmählich prächtige und gewandte Schwimmer geworden.

Viel= und Leichtschwitzen.

Es gibt Naturen, die sehr leicht und viel in Schweiß kommen, die bei jeder, selbst der geringsten Anstrengung wie im Schweiß gebadet und deshalb, abgesehen von der Mattigkeit und Müdigkeit, den Katarrhen, Erkältungen, Entzündungen rc. recht aus=gesetzt sind.

Ein Beamter, der mich eines schönen Tages aufsuchte, klagte mir, er sei eben nicht gesund, er leide viel an schwerem Athem, und die Aerzte halten ihn für leber= und nierenleidend. Das größte Unglück aber bestehe darin, daß er keine Medizin ertragen könne; jeden Löffel voll müsse er stets wieder herausbrechen. „Das größte Glück, wollen Sie sagen," unterbrach ich den Herrn, dessen Leiden sich durch einen scharfen, peinlichen Schweißgeruch schon verrathen hatte. Und ich begann als Wahrsager zum Staunen des Beamten: „Sie schwitzen viel beim Gehen, auch Morgens beim Aufstehen." „Ja, so ist's! Woher wissen Sie das?" Statt der Antwort gab ich den Rath, er möge sich eine Badewanne mit kaltem Wasser anfüllen lassen. Wenn er, in Schweiß gebadet, heimkomme, dann solle er sich rasch ausziehen, bis an die Magengegend sich in diese Wanne setzen und den Oberkörper schnell und kräftig abwaschen; das Ganze dürfe höchstens 1 Minute dauern. Schnell, ohne abzutrocknen, solle er seine Kleider wieder anziehen und auf seinem Zimmer circa ¼ Stunde sich Bewegung machen. „Was", rief der Herr Beamte aus, „Ew. Hochwürden treiben bittern Spott mit mir! Gott bewahre! Da würde mich ja augenblicklich der Schlag treffen! Wie oft bin ich vor der geringsten Vernässung und Verkältung gewarnt worden, und Sie heißen mich in eine Badewanne steigen, in kaltes Wasser!" Ich blieb ruhig, aber ich mußte alle Beredsamkeit aufbieten, dem Herrn das Unschädliche dieses Verfahrens begreiflich zu machen. Unter Anderem fragte ich ihn: „Wenn Sie so im Schweiße nach Hause kommen, schwitzend, daß Ihnen das salzige Wasser über Gesicht und Stirne rinnt und die Finger aneinander kleben, haben Sie Furcht und nehmen Sie den geringsten Anstand, sofort die Hände und das Gesicht zu waschen?" „Nein, das thue ich jedesmal." „Haben Sie je den geringsten Nachtheil verspürt?" Der Herr besann sich — er fürchtete meine Folgerung —, sagte alsdann aber ein kräftiges: Nein. „Nun gut," erwiderte ich, „lassen Sie diese Wohlthat auch einmal dem ganzen schwitzenden Körper zukommen; versprechen Sie mir, es auch nur 1 Mal zu thun." Nach kurzem Schweigen gab er das Versprechen. Nach 14 Tagen begegnete ich ihm wieder. „Nun, leben Sie noch? Wie hat's gegangen?" „Wie dankbar bin ich Ihnen, Herr Pfarrer!" sprach er. „Alle Furcht ist mir nun benommen. Kann ich's denn nun öfter so machen? Es thut gar so gut!" Ja, es that gar so gut: alle Armseligkeiten und körperlichen Uebelstände wurden allmählich beseitigt. Der Herr lebt noch; er wird zu 80 Jahren nicht mehr weit haben. Wären Alle, denen ich schon freundschaftlich gerathen, so folgsam gewesen (leider ist oft Spott und Hohnlachen der Lohn), sie hätten sich selbst viele bittere Stunden und das zu frühe, schmerzensvolle Ende ihres Lebens erspart, sie lebten vielleicht heute noch. Die Conservirung eines Gebäudes ist nicht schwer, wenn man jedes Jahr das Ganze durchmustert und jeden Fehler an Dach- und

Stimmungen und Unaufgelegtheiten sind Schäden am Mauerwerk unseres oft recht armseligen Seins, und wie viele 100 solcher Launen und Unaufgelegtheiten schleppt der beladene Mensch mit sich jede Woche, wie viele 1000 jeden Monat und jedes Jahr!

Vielfach, ja meistens haben all' diese Dornen und Brennesseln, oder wie sie heißen, ihre Wurzel in kleinen Indispositionen, Störungen des Körpers. Es sind Dachmoose oder Mauerfresser an der gebrechlichen Hütte Deiner Seele, nicht gefährlich, aber lästig; sie rauben vielfach die Heiterkeit, die Fröhlichkeit, die innere Zufriedenheit. Manche können dem Körper und Geiste mit der Zeit auch schädlich werden, sie können Einem das Leben verleiden. Die einzige Anwendung, wie sie der Beamte machte, reicht oft aus, dem Menschen einen neuen Humor, eine andere Stimmung zu geben. Mancher verhöhnt vielleicht diese Bemerkung. Das ist mir gleich. Der Hohn benimmt ihr nicht die Wahrheit.

Noch eine Bemerkung schulde ich an dieser Stelle. Wohl kaum Etwas wird im Leben, selbst von einsichtsvollen Menschen, so sehr gefürchtet, als wenn sie im Schweiß das kalte Wasser anwenden sollen. Diese Meinung mag von der Wahrnehmung herrühren, daß Solche, die in Schweiß gebadet, plötzlich an die Kälte kommen, oder sich der frischen Luft, besonders der Zugluft aussetzen, oder sich gar vernetzen, sich oft schon gründlich verdorben haben. Das gebe ich Alles gerne zu. Es kommt eben hier wie sonst im Leben nicht allein und nicht in erster Linie auf das „Was", sondern auf das „Wie" an, wie die Leute die Anwendung mit Wasser vornehmen. Meine nach so langer Erfahrung und Uebung gewonnenen Grundsätze sind:

a) Wer naß ist durch Schweiß, Regen ꝛc., darf sich nicht der Kälte oder Zugluft aussetzen; das würde sich rächen.

b) Wen friert, der soll ja nichts mit Wasser anfangen.

c) Wer vom Regen ꝛc. durchnäßt worden, soll sich so rasch als möglich trocken umkleiden.

d) Wer aber schwitzt, sei es krankhaft oder durch Gehen oder durch Arbeit, darf ganz kurz (wie bei Beschreibung der Anwendung genau gesagt ist) ein kaltes Bad nehmen oder eine kalte Ganzwaschung vornehmen; er muß aber (ohne abzutrocknen) schnell trockene Kleidung anziehen und sich Bewegung machen, bis auch der Körper trocken ist. Dieses sollte doch einmal selbst die heißblütigsten Sanguiniker beruhigen und befriedigen!

Schwermuth.

Ein Herr zog sich durch Ueberanstrengung und Geschäftssorgen folgendes Leiden zu: Ohrensausen, anhaltendes Eingenommensein des Kopfes, Abnahme des Denkvermögens, sowie auch des Gedächtnisses, so daß er für seine Berufsthätigkeit ganz unfähig war. Dabei befand er sich in unbeschreiblich trüber Gemüthsstimmung, und häufig traten Angstzustände auf. Schlaf meistens schlecht. Die Körperkräfte des sonst robusten Mannes schwanden, das Körpergewicht verminderte sich erheblich. Der äußerst schwermüthige Kranke unterzog sich hier folgender Behandlung: Oberguß, Rückenguß, Wassergehen, in der Woche 2 Wickel, einen spanischen Mantel und zum innerlichen Gebrauche Wermuthtropfen, theils allein, theils mit Arnica und auch mit Tausendguldenkraut gemischt. Von diesen Tropfen rühmt er eine ganz besondere Wirkung. Nach 8wöchentlicher Kur fühlte er sich vollkommen gesund und arbeitsfähig; seine Gemüthsstimmung ist wieder gehoben und heiter und ist es auch geblieben. Das Körpergewicht hatte jetzt um 22 Pfund zugenommen.

Schwindel.

Ein Priester in den besten Mannesjahren fühlte eine fortschreitende Abnahme der Kräfte, besonders in den Beinen. Nur mit der größten Anstrengung konnte er eine Viertelstunde weit gehen und hatte das Gefühl, seine Beine brechen zusammen. Außer diesem Leiden hatte er sehr viel Schwindel, so daß er in einem offenen Raum gar nicht auf längere Zeit stehen konnte, ohne sich an einem festen Gegenstande anzuhalten. Wollte er sich am Altare umwenden, so mußte er sich stets festhalten. War der Schwindel etwas leichter, so fühlte er gewaltigen Druck in der Brust und eine Bangigkeit, als treffe ihn ein Schlaganfall.

Patient gebrauchte viele Mineralwasser und Medikamente; alles ohne Erfolg. Sein Aussehen war nach dem allgemeinen Urtheile sehr gut, Appetit in Ordnung, aber Schlaf mangelhaft.

Erfolg: Bereits 3 Wochen lang von seinem Berufe entfernt, ging er täglich viel barfuß (im Gras, auf nassen Steinen und im Wasser bis unter die Kniee), bekam Anfangs täglich zwei Obergüsse und einen Knieguß, später Halbbäder und Bäder im Schweiß. Am Schlusse seiner Kur machte er den Versuch, in einem Tage 4 Stunden weit zu gehen, was gut gelang ohne Ermüdung. Er fühlte sich nun ganz gesund und war freudig gestimmt für seine Berufsthätigkeit.

Schwindel bei einem Greis.

Ein Herr, 74 Jahre alt, erzählt:

„Ich habe häufig starken Schwindel und mitunter einen gewaltigen Druck auf den Kopf; zeitweilig sind meine Füße ganz
kalt, und wenn's mir im Kopf gut ist, so habe ich regelmäßig große
Beschwerden im Unterleib. Stuhlgang ohne Hilfsmittel habe ich gar
nie. Das Buch „Die Wasserkur" hat mich veranlaßt zur Frage-
stellung, ob man in meinem hohen Alter auch noch Wasser anwenden
könne mit Erfolg; wenn nicht, dann übergebe ich mich ruhig meinem
Schicksale in diesem Alter. Wenn es noch anwendbar ist, gehe ich
in's kalte Wasser wie der Jüngste.

In 3 Wochen war der alte Herr so gut, daß er bereute, seine
Berufsthätigkeit schon einem Anderen übergeben zu haben.

Die Anwendungen bestanden in Folgendem: 1. Tag: Am
Morgen den oberen Körper mit Wasser und Essig waschen, nachher einen Knieguß nehmen; am Abend ein warmes Fußbad mit
Asche und Salz, 14 Minuten lang. 2. Tag: Am Morgen wieder Oberguß mit 1 Gießer, gleich darauf auf nassen Steinen gehen
(5 Minuten lang); Nachmittags: ein kaltes Sitzbad, 1 Minute lang.
3. Tag: Am Morgen im Wasser gehen, 2 Minuten lang. Gleich
darauf die ganzen Arme in's Wasser halten. Nachmittag: 1 Oberguß, gegen Abend ein Sitzbad. 4. Tag: In der Früh im Wasser
gehen bis an die Kniee (3 Minuten lang); gleich darauf die Arme
in's Wasser (2 Minuten lang). Am Nachmittag: 1 Rückenguß.
5. Tag: Am Morgen 1 Rückenguß, am Nachmittag 1 Halbbad
(1 Minute lang). So wurden die letzteren stärkeren Anwendungen
fortgesetzt. Der Schwindel verlor sich ganz, der Stuhlgang
kam in Ordnung, die schlechten Gase waren beseitigt, die allgemeine
Naturwärme war wieder hergestellt, und so war die Maschine wieder
in Ordnung. Der Greis bekam geradezu jugendliche Frische und
den besten Humor.

Es mag vielleicht auffallen, warum man bei diesem hochbetagten Mann nur eine einzige warme Anwendung genommen und
nicht länger mit warmen Anwendungen verfahren.

Der Grund ist einfach dieser, weil noch ziemlich viel Kraft
und Naturwärme vorhanden war; sonst hätte er durch Waschungen
vom Bett aus und wieder in's Bett entweder mit warmem Salzwasser oder mit Essig und Wasser zu einer größeren Naturwärme
gebracht werden müssen. Wird die Naturwärme bei alten Leuten
durch warme Waschungen erhöht, und man nimmt dann versuchsweise eine kalte Waschung vor, so verschmähen sie recht bald das
warme Wasser, ziehen das kalte vor, weil sie dadurch bessere Wirkung
und vermehrte Naturwärme verspüren.

Ein 78jähriger Priester hatte solchen Schwindel, daß er gar nicht mehr in die Höhe schauen und nicht sicher auf dem Wege gehen konnte; er war ziemlich beleibt. Das ganze Aussehen gab den Eindruck, daß der arme Greis keine Naturwärme mehr habe. Trotz all' dieser Gebrechen, wo man glaubte, es sei doch mit dem Wasser nichts mehr anzufangen, verjüngte sich sein Aussehen ganz auffallend. Der Schwindel verschwand, sowie alle Furcht beim Gehen, kurz der Hochbetagte wurde einer Lampe gleich, welche Aufguß zum Weiterbrennen bekommt.

Wenn ein Hochbetagter es liest, wird er fragen, was geschah mit ihm? Die Antwort lautet:

Am ersten Tage von unter den Armen ganz einwickeln, das Tuch in heißes Wasser eingetaucht, in welchem Heublumen gesotten wurden, 1½ Stunden lang. Am Nachmittag: eine Waschung mit Wasser und Essig, ganz warm. Am zweiten Tag: in der Frühe einen Fußdampf, 20 Minuten lang; gleich darauf mit frischem Wasser ganz kurz abgießen. Am Nachmittag: wieder eine Ganzwaschung wie am ersten Tage. Am dritten Tag: einen Kopfdampf (20 Minuten lang), gleich darauf einen Oberguß. Am vierten Tag: in der Frühe einen kalten Oberguß, darauf einen Knieguß. Nachmittags: ein nasses Hemd anziehen, 1½ Stunde lang. Am fünften Tag: am Morgen ein warmes Fußbad mit Asche und Salz. Nachmittags: einen Oberguß und Knieguß. Von dieser Zeit an nur mehr kalt und zwar im Wechsel: Oberguß und Knieguß Vormittags. 2 Stunden später: im Wasser gehen und die Arme in's Wasser halten. Nachmittags: bloß Oberguß. So ungefähr 6 Tage fortfahren, und es reicht aus, in der Woche 1 oder 2 Mal in der Nacht vom Bett ganz waschen und wieder in's Bett. Zu Haus ist nichts mehr nothwendig, als in der Woche 2 Mal im Wasser gehen und die Arme in's Wasser halten. In der Woche 1 Sitzbad nehmen, dies kann auch warm genommen werden. — Innerlich einen Thee von Fenchel, Schafgarbe und Salbei.

Schwindsucht.

Wie eine Schlange im Grase oder Gerölle versteckt auf ihre Beute lauert, so steckt und herrscht oft schon lange die Schwindsucht im Körper, ehe sie sich zeigt. Ihr Anfang ist eine Fäulniß, die an irgend einer Stelle entsteht, nach und nach durch Vereiterung um sich greift und Organe des Körpers zerstört. Es kann dieses geschehen in der Brust: in der Lunge, im Rippenfell, im Unterleib: im Darm und in den Nieren, im Hals: in den

Luftröhren, im Kehlkopf u. s. w., an den edelsten und wichtigsten Organen. An jeder Stelle, an der solche Fäulniß sich zeigt, treten alsbald auch Störungen ein im Blutumlauf, im Blute und in den Säften. Dem Menschen, den es trifft, ergeht es wie dem Baume, dessen Blätter anfangen, zur Unzeit gelb zu werden und abzustehen. Seine Lebensadern haben aufgehört, den Lebenssaft zu geben. Der Baum wird nicht mehr recht genährt; daher das Welken und Absterben. Und da hilft keine Sonne und keine frische Luft. Dasselbe können wir vom Schwindsüchtigen sagen. Das Blut, dieser Lebenssaft, nimmt ab, der Kranke „fällt ab", wie der Volksmund sagt, und erlischt am Ende wie ein Licht, lebensunfähig.

Hat die Schwindsucht einmal tief sich eingefressen und bereits ein Organ des Körpers zerstört, dann ist der Mensch verloren. Hat sie sich aber an dem einen oder anderen Theil des Organismus angesetzt, so kann gerade mit Wasser eine Heilung ganz leicht eintreten. Das Traurigste bei solchen Kranken ist, daß die ersten Zeichen scheinbar so unbedeutend sind. Der Kranke hat nur ein Hüsteln, das ihm auch gar nicht besonders wehe thut. Nicht einmal spuckt er aus, oder doch höchst wenig. Kommt von Zeit zu Zeit der Husten stärker, so tröstet sich der Kranke, es ist nichts weiter als ein gelinder Katarrh, hab's schon oft gehabt, wird bald wieder nachlassen. Selbst wenn der Körper welker wird, der Schwindsüchtige eine Abnahme der Kräfte spürt, immer hat er seine Entschuldigung. Der Katarrh dauert dieses Mal etwas länger; aber ich kann ja meinem Beruf doch noch vorstehen. Gewöhnlich haben derlei Kranke bei diesem Stadium der Krankheit schon mehr gelitten, als sie selbst glauben: die Blutbildung hat abgenommen, die Säfte haben sich vermindert, die kranken Stellen dehnen sich immer weiter und weiter aus. Sucht dann der Kranke nach Hilfe, so ist er sicher schon zu spät daran, und was er thut und anwendet, das thut er meistens nur zur Abkürzung seines Lebens. Ich bemerke all' dieses zur Warnung, solche Zustände, die unter dem Namen „Katarrh" die ganze Welt erfüllen, nicht zu vernachlässigen. In Fällen, in denen die Schwindsucht vorangeschritten ist, einen höheren Grad erreicht hat, versuche ich (erkläre dieses auch von vornherein jedem Patienten) mit Wasser nichts mehr anzufangen;*)

---

*) Zahllose Versuche haben stets zu denselben Resultaten geführt: man kann lindern, den Zustand erleichtern, aber nicht helfen. Hier siegt immer der Sensenmann.

denn die Natur vermag den Kampf mit dem frischen Wasser nicht
mehr aufzunehmen. Das wäre ebenso thöricht, wie wenn ein Schwäch-
ling es versuchen wollte, einen robusten, kräftigen Mann zu meistern.
Die fortgeschrittene Schwindsucht erkennt man daran,
daß der Kranke ziemlich häufig hustet, mit dem Husten sehr viel
Auswurf abgeht; ferner daß derselbe schwer athmet, der Appetit
nachgelassen hat u. s. f. So lange der Auswurf noch oben auf dem
Wasser schwimmt (man stelle die Probe an), braucht man nicht alle
Hoffnung aufzugeben. Sinkt er zu Boden, dann ist's meistens bei
Matthäus am Letzten, zu Ende mit aller Hoffnung und Hilfe. Der
Kranke soll sich in Gottes Willen ergeben und sich ruhig auf das
letzte Stündlein vorbereiten.

Dagegen behaupte ich — und ich könnte dafür eine Reihe von
Beispielen anführen, daß beim Beginne der Schwindsucht
das Wasser als das erste und sicherste Heilmittel sich
bewährt. Es erfrischt und belebt den welk werdenden Körper,
wirkend wie Oel, das man in das Räderwerk der Maschine gießt;
es bringt einen lebendigen Blutumlauf hervor und weckt so in dem
schlaff gewordenen unthätigen Organismus neues Leben. Dann
rüttelt es, wie ein Sieb die Mohnkörnchen, die faulenden Säfte auf
und scheidet sie aus. Man beachte indessen wohl: es dürfen
gar nie stark auflösende und stark ausleitende Anwendungen vorgenommen werden. Man muß vorherrschend auf
Stärkung des Organismus abzielen, auf daß die wieder
kräftig gewordene Natur selbst die faulen Stoffe aus-
scheide. Vor Allem erheischt die Vorsicht, daß die Naturwärme nicht geschwächt, erschöpft, vollends ausgesogen
werde. Das hieße der Krankheit in die Hände arbeiten. Nur
ganz kurz dauernde Anwendungen sind hier am Platze; sie
sollen, wie gesagt, anregen, stärken, beleben. Ich möchte es nicht
wagen, mehrere totale Anwendungen, die auf den ganzen Körper
sich erstrecken, vorzunehmen, falls die Zeichen ein Fortschreiten der
Schwindsucht andeuten.

Hat das Leiden im oberen Theile des Körpers seinen
Sitz, so ist der Oberguß eine vorzügliche Anwendung, verbunden
mit dem Kniguß, letzterer höchstens ½ Minute lang. Bei günstiger Jahreszeit wird kaum eine Anwendung und Uebung übertroffen von dem Barfußgehen im nassen Grase. Das kräftigt
den Körper am meisten, und nie darf man Furcht hegen, sich
in irgend einer Weise zu schaden. Auch das Gehen auf nassen
Steinen ist gut; es leitet das Blut nach unten und fördert den

rascheren Blutumlauf und so die Blutbildung überhaupt. Noch sei hier ein Wort über die Kost solcher Kranken, die mehr als Andere und zum Widerwillen stets den Refrain hören müssen: „Nur gut essen und gut trinken." Die einfachste Kost ist die beste, nichts Hitziges, Gewürzhaltiges, keine Säuren; jene Kost, welche das Kind am leichtesten ertragen kann, und bei der es im Wachsthum am besten gedeiht. Eine merkwürdige Erfahrung möchte ich nicht für mich behalten. Das sicherste und oftmals für das Vorhandensein der Schwindsucht den Ausschlag gebende Zeichen war mir, wenn der Kranke recht gern Gesalzenes aß, Salz auf Brod streute, Fleisch in Salz tauchte, mit Vorliebe nach Saurem, nach Gewürz haschte. Ein sehr gutes Nahrungsmittel ist die Milch, die vor Allem empfohlen werden soll, aber ja nicht Milch allein; sie würde dem Kranken bald widerstehen. Auch die Kraftsuppen sind sehr zu empfehlen, wieder im Wechsel, selbst wenn die eine oder andere dem Kranken besonders zusagt. Nicht zuletzt verdienen genannt zu werden recht einfache bürgerliche Mehlspeisen ohne alle komplizirte, gekünstelte Zubereitung. Das natürlichste und am wenigsten Widerwillen erzeugende Getränk bleibt stets das Wasser, vielleicht untermischt mit etwas Wein. Auch Milch, gestockte Milch, dient gut. Für Bier und Wein trete ich nicht ein. Noch eine Bemerkung möge hier Platz finden. In den höheren und höchsten Stadien dieser Krankheit treten heftigere Fieber ein mit stärkerem Schweiße und darauffolgendem Frost. Es läßt sich mit Erfolg nichts dagegen thun. Dem Kranken indessen geschieht Erleichterung, wenn man nach dem Schweiße ihm Rücken, Brust und Unterleib mit frischem Wasser kräftig abwäscht.

Eine tüchtige Lehrerin wurde längere Zeit von einem berühmten Arzte behandelt ohne Erfolg. Da sie zuletzt in ihrem Berufe nicht mehr arbeiten konnte, erhielt sie vorläufig auf ¾ Jahre Pension. Nach Verlauf dieser Frist war der Zustand um nicht viel besser geworden; der Arzt erklärte sie in seinem Zeugnisse für „unheilbar", also auch künftig als untauglich für ihren Beruf. Freunde riethen ihr das Wasser an, und sie logirte sich in einem Nachbarorte meiner Pfarrgemeinde ein. Der Patientin war es Anfangs kaum möglich, ¼ Stunde weit zu gehen, so entkräftet und geschwächt fühlte sie sich. Sie gebrauchte nach Vorschrift Wasseranwendungen, und in 4—5 Wochen war sie vollständig hergestellt. Sie hat dann um Reaktivirung angehalten, und es kostete sie nicht geringe Mühe, wieder auf ihre Stelle zu kommen. Man wollte an die Heilung nicht recht glauben. In Person stellte sie sich dem Minister, der über ihre kräftige Gesundheit staunte, noch mehr über das im Zeugniß des Arztes stehende fatale Prädikat „unheilbar". Schon ist sie 6 Jahre wieder auf ihrem Posten, erfreut sich der besten Gesundheit und kann ihrem Berufe ungestört nachkommen. Welches Leiden die Aerzte an dieser Kranken gefunden, ob Abzehrung, ob Schwindsucht, ich hatte es nie erfahren. Alle Symptome indessen sprachen dafür, daß sie schwindsüchtig werde. Der Bruder des Fräuleins war an diesem Uebel gestorben, und ganz ähnliche Leiden seien, erklärte sie, dessen Tode vorausgegangen. Es war hohe, aber noch die rechte Zeit, der Krankheit zu steuern, und das Wasser hat ihr gesteuert. Als Heilmittel wurden angeordnet: viel Aufenthalt in frischer Luft, häufiges Barfußgehen im Morgenthau, Bäder, von den kleinsten und schwächsten bis zu den letzten und stärksten, alle stets kalt. Dazu kam Kräuterthee und eine einfache, kräftige Landkost.

Ein Herr von Stand erzählt: „Ich war nie fest und erfreute mich zu keiner Zeit einer solchen Gesundheit, wie sie Manchem das ganze Leben hindurch geschenkt ist. Gleichwohl konnte ich meine Studien glücklich beenden, auch meinem Berufe bislang gut vorstehen. Seit ein paar Jahren ist dieses anders geworden. Wo ich hinkomme, werde ich von Jedermann bedenklich angeschaut, und oft schon drang zu meinem Ohr das leise Flüstern der Freunde: Der lebt auch nicht mehr lange. Der Gedanke an den Tod ist mir selbst kein fremder Gast mehr, ich müßte ja blind sein für all' die Anzeichen. Wie die frische Gesichtsfarbe, so sind die Kräfte geschwunden. Der Appetit, dieser beste Uhrenzeiger, deutet zur Genüge an, daß im Körper die Feder, die Lebenskraft ausgegangen, am Springen ist. Schon peinigt der recht schwere Athem, mehr noch ein Husten, der selbst Andere schreckt, sichere Boten in die ewige Heimath. Die Aerzte erklären, ich sei schwindsüchtig. Sie haben mich seit einiger Zeit aufgegeben, rathen mir aber noch, nach Meran zu reisen in ein milderes Klima. (Armer Schelm, dachte und fühlte ich, nicht einmal zu Hause, in der Fremde sollst Du sterben!) Auf der Reise nach Meran hörte ich von den Wirkungen des Wassers, und ich erkundigte mich, ob dasselbe auch für meine gebrechliche Natur etwa noch Heilkraft hätte. Sie können es versuchen, lautete die Antwort. Der Anfang war nicht leicht. Ich trug sehr warme Kleidung, und doch fror mich noch immer. Nun hieß es auf einmal: Das wollene Hemd, das Sie auf dem bloßen Leib tragen, der wollene Halsbund, doppelt geschlungen,

müssen nach und nach wegfallen. Es beschlichen mich ganz eigen=
artige Gedanken. Wie wird's mir gehen mit einer Kleidung, die
mehr kühlend als wärmend ist? Dazu machte mich das kalte Wasser
erschauern. Und es war schon so nahe. Vorsichtig und über=
aus maßvoll begannen die Uebungen, ganz anders, als man
es sich denkt und davon sprechen hört. Und merkwürdig! Nach 2
Tagen schon konnte ich ein Wollkleid ablegen, ohne nachtheilige
Folgen zu verspüren; nach 5 Tagen opferte ich mein zweites. Nach
6—7 Tagen war der wollene Halsbund auch schon gefallen. Durch
die Wasseranwendungen bekam ich eine sehr angenehme Naturwärme,
die sich von Tag zu Tag steigerte. Mit der zunehmenden Natur=
wärme nahm das schwere Athmen ab, der Husten ließ nach. Wie
die Besserung, so nahm zu die freudige Stimmung der Seele. Hörte
ich früher sagen: wie lange wird Der noch leben, so jetzt: aber
Der gedeiht. 6 Wochen dauerte die Behandlung. Wider Erwarten
und zum Staunen Aller, die mich früher gesehen hatten, trat ich
nicht den Weg zur ewigen Ruhe, sondern mit neuem Leben den
alten Berufsweg wieder an. Ich dankte Gott, meinem Schöpfer,
für meine Heilung und auch dafür, daß er uns im Wasser ein so
kräftiges und naheliegendes Heilmittel gegeben. Allen Menschen
möchte ich zurufen: Lernet das Wasser und seine Wirkungen kennen
und schätzen, ihr werdet vielem Ungemach auf eurer Wanderung
durch's Leben entgehen und viel glücklicher und zufriedener euere
Berufsaufgabe lösen. Und nach dieser Aussaat im Berufe richtet
sich ja die Ernte drüben im Jenseits.

Du bist begierig, lieber Leser, zu hören, wie das
Wasser bei mir angewendet wurde? Wie ein Hirtenknabe
oft unter den Regen kommt, manchen Tag Guß auf Guß aushalten
muß, und dadurch abgehärtet wird, so bekam mein Oberkörper täg=
lich 2 Güsse (Obergüsse). Anfangs spielte der Wasserstrahl
nur ½ Minute, nach einiger Zeit 1 Minute lang. Täg=
lich mußte ich sodann im nassen Grase gehen oder auf nassen
Steinen. Nach allgemeinem Vorurtheile meinte auch ich, mir da=
durch alle möglichen Beschwerden zuzuziehen. Recht bald indessen
fühlte ich das größte Behagen und ich wäre am liebsten Barfüßler
geworden. Es nahte der Spätherbst, es fiel Schnee. Ich ging
1 Minute lang im frischgefallenen Schnee. Das hört sich schauer=
lich an. Auch mich durchfuhr ein schauerliches Rieseln, da ich lang=
sam Schuhe und Strümpfe ablegte. Muthig voran! rief ich mir
selbst zu. Und 1 Mal gewagt war ganz (nicht halb) gewonnen.
Ich überzeugte mich von der wohlthätigsten Wirkung, welche ich nie

erwartete. Ich durfte auf mein Begehren dieses öfter wiederholen und kann jedem Wasserscheuen hoch und theuer versichern, in meinem Leben habe ich nie solche Naturwärme empfunden als nach diesen Schneepartieen. Es brennen die Füße 2, höchstens 3 Minuten von der Schneekälte; dann aber entwickelt sich eine Wärme, die den Schnee nicht mehr achten läßt. In wenigen Tagen brachte ich es dahin, daß ich nicht mehr 1, sondern 10 Minuten bis ¼ Stunde den Schneelauf fortsetzte. Gerade das Schneegehen brachte eine außerordentliche Zunahme der Kräfte und Verminderung des harten Athems. Von Katarrh zeigte sich keine Spur. Hätte man mir so etwas früher erzählt, ich hätte es für Thorheit, ja Wahnsinn, für den Ruin der Gesundheit gehalten. Während 14 Tagen verfuhr ich also. Dann hörte das Barfußgehen auf, und es blieben nur die Ober- und Untergüsse in stärkerer Form, 1—2 Mal täglich. Nach ungefähr 3 Wochen war der Organismus in Ordnung. Bis zu völliger Erstarkung vergingen wieder 3 Wochen. Statt nach Meran zu gehen und dort zu sterben, kehrte ich zurück in die liebe Heimath, um dort von Neuem tüchtig in meinem Berufe zu arbeiten.'

Es kommt ein Mann und erzählt: „Mir fehlt es im Hals und in der Brust. Anfangs hatte ich einen recht starken Katarrh, dann habe ich meine Stimme fast ganz verloren, hatte Wochen hindurch ein heftiges Brennen im Hals und in der Brust, zudem häufig Fieber. Habe mehrere Aerzte gehabt, mußte vielerlei und viel inhaliren. Kleine Linderungen habe ich bekommen, aber keine Hilfe. Jetzt bin ich ganz abgemagert und kann schon lange nichts mehr thun; doch Gehen paßt mir noch am besten. Meine Füße sind immer kalt, Appetit besser als früher."

Anwendungen: 1) Täglich 2 Mal einen Knieguß oder im Wasser gehen. 2) Täglich am Morgen und Nachmittag einen Oberguß. 3) Täglich 2 kleine Tassen Thee trinken von Foenum graecum. 4) Jeden zweiten Tag ein kaltes Sitzbad, 1 Minute lang. So 3 Wochen fortmachen.

Steinleiden.

Ein Herr K. in D. schreibt: „Ich war bereits sechs Monate sehr krank und wurde behandelt an Stein- und Nierenleiden, auch war ich stark mit Hämorrhoiden geplagt. 3 Aerzte gebrauchte ich; allein keiner konnte mir helfen. Da ich absolut keinen Dienst mehr machen konnte, stellte ich mir einen Stellvertreter ein auf ½ Jahr. Nun erfuhr ich indirekt, daß der Arzt sich geäußert hätte, daß mein Leiden nicht zu kuriren sei. Ein anderer Arzt gab mir den Rath, ich solle mich in Heidelberg operiren lassen an Stein; allein ich dachte, lieber zu Hause sterben als in einer fremden Stadt. Ich that also nichts; mein Leiden wurde immer ärger, und ich sage Ew. Hochwürden, daß ich statt Wasser mindestens 4 Schoppen Blut urinirt habe. Ich sah ganz getrost meinem Ende entgegen und fügte mich in das schwere Schicksal. Zu Ehren der Mutter Gottes ließ ich hl. Messen lesen und dachte oft, wenn in der Nacht arge Schmerzen mich nicht schlafen ließen: Ach, wann werde ich wohl von meinem Leiden erlöst werden? Endlich hat mich der liebe Gott erhört, nachdem ich für 113 Mark 30 Pfg. Medizin und Mineralwasser schon getrunken u. s. w. Ich hörte an meinem Krankenbette von Ihrem Buche, ließ mir dasselbe kommen, begann sofort mit der Kur — in acht Tagen spürte ich keine Schmerzen mehr, mein Urin wurde so klar wie Brunnenwasser (vorher war er so trüb wie verdorbenes Bier), und heute, nach 4 Wochen, bin ich trotz meines Alters von 60 Jahren so gesund und munter wie ein 18jähriger Bursche; ja, wenn es keine Schande wäre, so würde ich auf Fastnacht tanzen. Trotzdem der Arzt nicht mehr an meine Genesung glaubte, bin ich jetzt vollständig gesund. Wäre mir ihr Buch nicht in die Hände gefallen, ich wäre wohl schon im Grabe."

Stimme (Verlust derselben).

So wichtig ist für uns Menschen die Stimme, daß wir schon etwas ausführlicher von ihr reden dürfen.

Es kommt im Leben häufig vor, daß die Stimme theilweise oder ganz verloren geht. Man weiß oft keine Ursache. Manche können noch heiser sprechen, manche aber müssen die Zuflucht zur Feder oder zum Griffel nehmen.

So kam vor 12 Jahren ein Priester zu mir, der lange Zeit Papier und Blei mit sich tragen mußte, um zu notiren, was er Anderen mittheilen wollte. Er war ganz und gar unfähig, seinem Berufe als Priester nachzukommen. Ueberall, wohin man ihm gerathen, hatte er Hilfe gesucht. Er bekam Gurgelwasser, er wurde magnetisirt, elektrisirt; man setzte Schröpfköpfe an; 14 Mal brannte man mit Höllenstein den Hals aus, so daß ein Arzt erklärte, er werde die Sprache nie wieder bekommen; solches Unheil, Narben u. s. f. hatte der Höllenstein angerichtet. Als nichts mehr helfen und kein Arzt Heilung bringen konnte, da wurde das kalte Wasser das Heilmittel, dem der Priester nächst Gott seine Hilfe verdankte. Dieser Priester schien ganz gesund zu sein. Die Gesichtsfarbe in-

deſſen war nicht friſch, vielmehr trübe und krankhaft. Schmerzen
fühlte er im ganzen Körper keine beſonderen; er meinte, ihm fehle
nichts außer der Stimme. Wie kann ein Sprachorgan zum
Sprechen unbrauchbar ſein, wenn es weder verletzt iſt,
noch irgend welcher Schmerz empfunden wird? Wenn ich
einem ein Tuch über den Mund binde, ſo iſt kein Sprachorgan
verletzt, und doch kann der Betreffende nicht mehr reden. Thorheit
wäre es, ſuchte ich das Uebel im Halſe. Ich muß das Tuch wegnehmen, und die Rede hat wieder ihren Fluß. Die Sprachorgane
können ganz geſund ſein, aber verſchiedene Einwirkungen
gleichſam Ueber- und Unterbindungen derſelben, hindern
zu ſprechen. Was ſind das für Einwirkungen?

Wenn ein Bächlein durch ein Thälchen läuft, und werfen die
loſen Hirtenbuben Steine in ſein Bett und verſtopfen den Lauf mit
Schlamm und Erde, ſo iſt das Waſſer gehindert, ſeinen geregelten
Lauf fortzuſetzen; es muß nach rechts und links aus dem Bette
weichen, Auswege ſuchen, Vertiefungen, in denen es weiter fließt
oder ſich aufhält. Gerade ſo geht es oft im menſchlichen Organismus. Könnte man hineinſchauen in dieſes vieladrige Stromgebiet,
ſo würde man ſehen, daß dem Blutlaufe oft gerade ſolche Hinder-
niſſe gelegt werden. Die Folgen ſind Blutſtauungen, Schleimhaut-
ſchwellungen. Wer hat noch nie ein ſogenanntes Ueberbein an einer
Hand, am Fuße geſehen? Denke Dir nun eine ſolche Anſchwellung,
oder was immer ſie ſei, nach Innen gebildet, wie ſie drückt. Muß
das gedrückte Organ nicht in ſeiner Thätigkeit beeinträchtigt, geſtört
werden? Hänge der klangvollſten Glocke einen Querſack an, aller
Ton iſt dahin. Und da hilft kein Brennen und kein Hämmern.
— Doch zurück zu unſerem ſtummen Herrn! Der erſte Oberguß ließ mich die gewaltigen Anſtauungen, faſt ſchon Geſchwulſt-
bildungen, erkennen. Das waren die Miſſethäter, die mit ebenſo
vielen Feſſeln die Sprachorgane, die Stimmbänder, gefangen
hielten und an ihrer Thätigkeit hinderten. Wurden jene entfernt,
ſo waren dieſe gelöſt. Die Entfernung der Anſtauungen geſchah
durch auflöſende und ableitende Waſſeranwendungen. Als auflöſende
Anwendung ſteht in erſter Linie der Kopfdampf. Dieſer erzeugt
Schweiß über den ganzen Oberkörper hin. Ein kalter Abguß unmittelbar darauf wird das Aufgelöſte wegſchwemmen und die Natur
kräftigen. Da der Patient ziemlich beleibt iſt und bei ſolchen
Perſonen gewöhnlich Blutandrang nach oben ſtattfindet, leite man
das Blut mehr nach unten durch einen Fußdampf mit folgendem
kalten Abguß. Dieſe 2 Anwendungen (die in unſerem Falle zu-

sammengehören) können in jeder Woche 1 Mal, wenn die Korpulenz ziemlich stark ist, auch 2 Mal genommen werden.

Eine zweite Anwendung, die in ähnlicher Weise im ganzen Körper auflösend wirkt, ist der spanische Mantel. Dazu kommen kalte Bäder (1—2 in der Woche, höchstens 1 Minute lang) Halbbäder, d. i. (bis unter die Arme) mit kräftigen Waschungen des Oberkörpers, 1 Ober- und Unterguß statt des Bades thun ähnliche Dienste. Diese Anwendungen, pünktlich vollzogen, und verbunden mit einer geregelten Lebensweise, — nicht zu viel sitzen, Bewegung im Freien, kleine Handarbeiten — machten Alles gut. Die ganze Maschine kam wieder in den richtigen Gang, und das Rädchen der Stimme lief ohne Pinseln und Brennen und Elektrisiren von selbst mit in der alten trefflichen Weise. Niemand hatte geglaubt, daß dieser Priester je seine Stimme wieder erhalte. In 6 Wochen war er vollkommen hergestellt, und heute noch, nach 12 Jahren, hat seine Stimme einen Wohlklang und eine Kraft, die Jeden erfreut, der sie zu hören bekommt.

Ein Priester im Quiesthale hatte seine Stimme dermaßen eingebüßt, daß er zur Pastoration seiner Gemeinde 5 Jahre hindurch einen Hilfspriester halten mußte. Innerhalb dieser 5 Jahre suchte er die berühmtesten Aerzte auf. Er inhalirte viel, die Mandeln wurden ihm ausgeschnitten, Alles vergebens. Man suchte das Leiden natürlich nur stets im Halse, bis endlich der letzte Arzt, der ihm den Hals untersuchte, erklärte, er finde im Halse absolut kein Uebel, wisse aber auch nicht, warum er nicht reden könne. Erst auf diese Erklärung hin nahm der Patient die Zuflucht zu der immer so gescheuten und gefürchteten Wasserkur. Er bekam die Stimme, noch bevor ½ Jahr vorüber war, und eine so starke Stimme, wie er sie früher nicht stärker hatte; er meinte, eine halb so starke würde auch ausgereicht haben.

Auch bei diesem Herrn fehlte in den Sprachorganen nicht das Geringste. Dagegen fand ich den Hals, wenn auch nicht in besonderer Weise, doch stärker als normal, den Oberkörper aber unverhältnißmäßig stark im Vergleiche zu den ziemlich abgemagerten Händen und Füßen. Früher hatte der Herr, wie er erzählte, öfters die Kolik, die regelmäßig nicht lange dauerte. Die Natur suchte auf diese Weise sich immer selbst zu helfen; doch konnte sie die krankhaften Stoffe nie gänzlich auswerfen. Die Koliken hörten später auf, und der Kranke fühlte bloß von Zeit zu Zeit Beengungen auf der Brust, die aber nicht besonders lästig waren. Es erging da, wie es in manchem Haushalte zu gehen pflegt. Wenn vom untern Stock des Hauses Einer in den obern Stock zu einer anderen Familie einzieht, dann gibt es Einschränkungen; die beiden Hausherren finden sich nicht mehr zurecht. Da hilft kein Inhaliren, auch kein Ausschneiden der Mandeln, nicht einmal das Abschneiden des Zäpfchens, — da hilft allein das Ausziehen. Hat man den gesammten Organismus in Ordnung gebracht, dann wird die Stimme auch wieder kommen.

Dieser Kranke mußte in der Woche 1 Mal oben und unten kräftig schwitzen (Kopf- und Fußdampf), und gerade so kräftig gießen (Ober- und Unterguß). Damit sodann die aufgedunsenen Körpertheile durch die Kälte zusammengezogen würden, stieg er jede Woche 4 Mal in's kalte Wasser bis unter die Arme, so kurz als möglich, nie mehr als 1 Minute; dabei wusch er den Oberkörper kräftig ab. Dazu kam zuletzt ein spanischer Mantel. Nach 4 Wochen genügte die Hälfte der Anwendungen d. i. in der Woche 1 Ober- und Unterguß und ein Halbbad mit Waschung des Oberkörpers. Später durfte er nicht plötzlich aussetzen; er mußte längere Zeit hindurch die eine oder andere Anwendung noch vornehmen und zwar der Reihe nach, wie er sie bei der Heilung selbst vorgenommen hatte. Dazu bedarf es meist keiner besonderen Anregung.

Mit dem Gefühle der Kraftsteigerung wächst das Verlangen nach der Wasseranwendung und das Vertrauen zu derselben. Man staunt nur mehr über die wasserscheuen, empfindsamen Mitmenschen, die wohl Gesicht und Hände waschen, aber einen Höllenlärm anschlagen, wenn auf's Wasser die Rede kömmt. Habeant sibi! Sie mögen es selbst büßen.

Bei unserm Herrn kam die Stimme wieder, wie sie besser nie gewesen. Das alte Uebel kehrte nie wieder. Seit der Heilung sind heute mehr als 11 Jahre verstrichen.

Ein Studienrektor in den schönsten Jahren konnte ¾ Jahre seinem Berufe als Lehrer nicht mehr vorstehen; es fehlte ihm die Stimme. Er suchte bei den nächsten Aerzten Hilfe; dann wandte er sich an namhafte Spezialärzte. Nach wochenlangem Inhaliren, Elektrisiren u. s. w. wurde ihm erklärt, die Stimmbänder hätten ihre Elastizität gänzlich verloren. Und weil alle Einwirkung umsonst gewesen, so könne man vorläufig nichts thun, als abwarten, wie sich die Sache weiter gestalte; er solle wenigstens 1 Jahr frei von aller Thätigkeit sein und sein Sprachorgan ruhen lassen. Dieses war dem Herrn zu arg, und er nahm die Zuflucht zur Wasserkur. In 6 Tagen hatte er seine Stimme wieder, in 6 Wochen war sie so klangvoll und stark, wie in den besten früheren Zeiten. Dieses geschah vor 4½ Jahren, und der Herr darf keine Sorge haben; seine Stimme wird ihm bleiben. — Die Antwort auf die Frage, was hat da gefehlt? will ich nicht schuldig bleiben. Das Aussehen des Patienten war wohl etwas welk, aber im Ganzen nicht krankhaft. Eines hätte etwas auffallend sein können, daß nämlich der sonst gut gewachsene Herr den Kopf etwas vorwärts geneigt hielt. Er hatte den besten Appetit, besaß die volle Naturkraft; einzig und allein die Stimmbänder sollten von der Mutter Natur so stiefmütterlich behandelt worden sein, daß sie jetzt so elendiglich verkümmerten und alle Elastizität verloren? Das ist nicht denkbar. Meine Behauptung, es fehle den Sprachorganen gar nichts, verletzte den Herrn nicht wenig, und meine Praxis, nach welcher ich kein einziges Mal in seinen Hals schaute, in dem allein doch er sein Hauptgebrechen vermuthete, brachte ihn fast außer Fassung und wollte ihm alles Vertrauen rauben. Ich dagegen wollte dem Herrn beweisen, daß dem Halse gar nichts fehle, daß deshalb auch kein Mittel für den Hals anzuwenden sei, wie auch faktisch keines angewendet wurde. Wo lag die Wurzel des Uebels? Auf der obern Seite der Schulterblätter, quer über dem obern Rücken, zu beiden Seiten des 7. Halswirbels hatte der Herr ganz kleine Erhöhungen wie kleine Pölsterlein. Wer aber nicht gesucht hätte, hätte sie auch nicht gefunden. Sie drangen etwas einwärts und drückten so auf die Sprachorgane. Der noch junge Mann wurde kräftig begossen; er bekam den Shawl, Halbbäder und den spanischen Mantel. Zuletzt reichten Halbbäder mit Waschungen des Oberkörpers aus. Die Scheu vor Wasser verwandelte sich später in ein fast zur Natur gewordenes Bedürfniß nach Wasser. Keine Woche verging mehr ohne einige Anwendungen, die frisch und wohl erhielten. Wie oft kann ich die Bekräftigung hören: Jetzt weiß ich selber, daß die Anwendungen mir gut thun; ich werde sie im Leben nie mehr aufgeben.

Gräfin N., 15 Jahre alt, erzählt: „Ich hatte vor 2 Jahren Diphteritis, wie der Arzt sagte, im höchsten Grade. Auf diese Krankheit bekam ich Kopfleiden zum Verzweifeln. Nach einigen Wochen verlor ich nach einem heißen Bade die Stimme, so daß ich keinen Laut mehr geben konnte und jede Mittheilung durch Aufschreiben machen mußte. Meine Eltern suchten mir die ersten Aerzte. Ich mußte Monate hindurch inhaliren, verschiedene mineralische Stoffe einnehmen; ich wurde elektrisirt, mehrere Wochen hindurch alle Tage; mir wurden Blutegel an den Hals gesetzt, daß ich öfters

in Ohnmacht fiel. Am Halse herum wurde schrecklich operirt. Mit
Grausen denke ich an die Einzelheiten. Was ich Alles eingenom=
men, will ich nicht schildern. So ging es fort über zwei Jahre,
und schließlich erklärten einige Aerzte, ich werde an Schwindsucht
sterben. Darin kamen alle überein, die Stimme könne und werde
ich nie und nimmer erhalten. Wie ich fühle und was ich
leide? Ich habe das ganze Jahr nicht 1 Stunde warme Füße,
eiskalt sind meine Hände, eiskalt mein Kopf. Ich weiß seit Monaten
kein Mittel, weder im warmen Zimmer, noch mit wärmenden Kleidern,
mich zu erwärmen. Ich mag nicht essen und kann nicht essen. Was
ich genieße, peinigt mich; ich möchte oft verzweifeln. Ich bin erst
15 Jahre alt, kenne aber kein so unglückliches Geschöpf wie mich."

Daß dieses arme Kind das kalte Wasser scheute, läßt sich
denken. Auch die Eltern mochten nicht für das Wasser eintreten,
wohl um das frostige Kind nicht auch noch damit zu quälen. Nur
eine Seele nahm sich des bemitleidenswerthen Geschöpfes an, und
sie suchte Hilfe beim Wasser. Ich konnte ihr solche in Aussicht
stellen — wenn auch nicht in nächster Zeit, bei maßvollem Gebrauche
und pünktlicher Anwendung, und zugleich mit Sicherheit erklären,
daß den Sprachorganen nicht das Mindeste fehle. Hier gelte es vor
Allem, den übermäßig geschwächten Körper, der nur mehr eine Ruine
sei, neu zu beleben und zu kräftigen. Sobald die Normalkraft zurück=
gekehrt, werde die Sprache nicht lange mehr auf sich warten lassen.

Das Mädchen ist im höchsten Grade blutarm; dieses beweist
die Kälte am ganzen Körper; nur auf der Brust allein fühlte es
noch eine gewisse Wärme. Es muß eingewickelt werden, daß
Blutbildung und richtige Circulation eintritt. Die Kranke
soll bei einfacher Kost täglich 2—3 Mal die Hände bis an
die Ellenbogen, die Füße bis über die Knöchel in's Wasser
halten, oder noch besser im nassen Grase oder auf nassen
Steinen barfuß gehen. So widersinnig es Manchem scheinen
mag, es sind dieses vortreffliche Mittel, wieder Wärme in die kalte,
halbabgestorbene Natur, besonders in die blutarmen Extremitäten,
die Hände und die Füße zu bringen. Gerade so muß am Kör=
per Wärme erzeugt und neue Thätigkeit angebahnt werden. Es
soll deshalb die Kranke täglich 1—2 Mal Rücken, Brust und
Unterleib kräftig mit kaltem Wasser waschen. Die ersten Versuche
kosteten Ueberwindung; mit dem Erwachen der Wärme kam neuer
Muth; es war gleichsam ein Frühlingswehen, das dem armseligen
Körper nochmals ein Wiedererstehen ankündigte. Die Kranke that
einen Schritt weiter, sie rückte mit den Füßen tiefer in's Wasser

und hielt die Arme längere Zeit in das nasse Element. Aus ½ Minute wurde eine ganze. Diese Uebungen währten ca. 8—10 Tage. Ihnen folgten gelinde Knie- und Obergüsse, je einer jeden zweiten oder vierten Tag, der eine Vormittags, der andere Nachmittags. Mit diesen Anwendungen wurde ca. 14 Tage fortgefahren. Dann kamen täglich 1 Halbbad (bis an die Magengegend) 1 Minute lang und 1 Oberguß. Die Vertheilung, welche Anwendung Vormittags, welche Nachmittags genommen wurde, blieb sich gleich. Bezüglich der Kost mußten leichtverdauliche, für Blut- und Säftebildung günstige Nährstoffe gewählt werden: einfache, unverfälschte, durch scharfe Gewürze u. s. f. nicht verdorbene Hausmannskost. Das beste Getränk bildet Milch, wenig Bier; Hitziges sollte gar nicht genommen werden. Kraft und Stimme kamen bei unserer Patientin wieder. Um die Gesundheit und die Kräfte zu befestigen, sollen obige Uebungen noch längere Zeit fortgesetzt werden. Sie können indessen nach und nach wegfallen, je nachdem die Kräfte langsamer oder schneller wiederkehren.

Ein Mädchen mit 16 Jahren verlor ohne jede Veranlassung seine Stimme und konnte bei seiner Heiserkeit nur mit der größten Anstrengung sich verständlich machen. Es befragte Aerzte; diese verordneten Mittel; aber selbe wirkten nicht. Das Mädchen sah bei gutem Appetite blühend aus, der Kopf war voll und rund, der ganze kurze Hals ziemlich, fast zu stark gefüllt. Man merkte, daß das Athmen etwas schwer ging. Die Füße waren immer kalt. In 6 Wochen war das Mädchen vollständig geheilt. Durch welche Anwendungen? Die blühende Farbe, der volle und heiße Kopf, sowie die kalten Füße, zeigten klar an, daß der Blutandrang allzustark nach oben zielte. Daher die stärkere Ausbildung der oberen Körpertheile, vielleicht auch Anstauungen von Blut. Bei der Heilung mußte allererst gesorgt werden, daß eine gleichmäßige Naturwärme im ganzen Körper eintrat. nicht am Kopfe Hitze herrschte und an den Füßen Kälte. Das Mädchen nahm täglich 2—3 Mal ein kaltes Fußbad, höchstens 1 Minute lang, mit darauffolgender kräftiger Bewegung im Freien. Dazu ging es recht fleißig barfuß in dem durch Thau oder Regen genäßten Grase oder auf nassen Steinen. Leiteten diese Anwendungen das Blut und damit die Wärme nach den unteren Extremitäten, so mußte durch neue Wassermittel alles Angestaute und Aufgedunsene am Kopf, Hals und Oberkörper aufgelöst und abgeleitet werden. Dazu taugen am besten während der ersten Woche täglich 1 spanischer Mantel, der

in der zweiten und dritten Woche nur jeden zweiten oder dritten
Tag, noch später jede Woche nur 1 Mal applizirt wurde. Nach
ca. 14 Tagen wurde zur Stärkung und Kräftigung wöchentlich
1 Halbbad genommen, höchstens 1 Minute lang dauernd, mit
Waschung des Oberkörpers. Statt des Halbbades und der Waschung
ließe sich mit gleichem Erfolge 1 Ober- und Unterguß anwenden.
Bildung der Wärme war somit der erste, Auflösung und Ausleitung
aller überflüssigen Stoffe der zweite, Kräftigung der Natur der
dritte Theil des Heilverfahrens. Der Körper nahm zu an Kraft,
die Stimme wurde reiner und klangvoller, als sie früher gewesen,
für den Gesang, worin das Mädchen sich soeben in besonderer Weise
übt, geradezu ausgezeichnet.

Typhus.

		Wie bei der Blatternkrankheit die Blattern, die Geschwüre
nach Außen dringen, so bilden sich beim Typhus Geschwüre
nach Innen. Je nach dem Sitze dieser Krankheit spricht man
von Kopftyphus und von Unterleibstyphus. In manchen
Erkrankungsfällen setzen sich zwar Geschwüre an; sie kommen aber
nicht zur Entwicklung, wie es ja auch z. B. Blutgeschwüre gibt,
welche eine zeitweilige Entzündung zeigen, dann aber wieder gänzlich
verschwinden. Diese Art Typhus hat einen eigenen Namen, auf
den bei Landleuten aber nicht viel ankommt. Ich lasse ihn deshalb weg.

		Was die Heilung betrifft, so hat man vor Allem ein Drei-
faches zu merken:

		Für's Erste, daß man die Fieberhitze nicht zu
weit kommen lasse, es könnte sonst alle Kraft und aller Saft
des Körpers elendiglich verbrannt werden;

		für's Zweite, daß die Geschwüre, wenn schon solche
vorhanden sind, ich sage am besten aufgelöst werden, oder daß,
wenn sich noch keine Geschwüre gebildet haben, der Bildung
derselben vorgebeugt werde, mit andern Worten, daß der die
Geschwüre füllende Giftstoff ausgeleitet werde,

		für's Dritte, daß dieser Giftstoff möglichst schnell
seinen Abschied aus dem Körper erhalte.

		Kein Mittel wird sich zu dem dreifachen Zwecke taug-
licher erweisen und sicherer als das Wasser: es kühlt, es löst
auf, es wäscht aus.

		Johann ging zur Leiche seines Bruders, der am Typhus
gestorben war. Unvorsichtiger Weise zog er ein Kleidungsstück des

Verstorbenen an, und nach wenigen Tagen erfaßte auch ihn der
Typhus im höchsten Grade. Groß war die Hitze, noch größer die
Bangigkeit. Neben die Bettlade hatte sich Johann rasch eine
Wasserkufe stellen lassen. Sobald die Hitze und die Bangigkeit
recht fühlbar wurden, ging der Kranke in's Wasser auf höchstens
1 Minute. Er setzte sich in die Kufe, so daß das Wasser bis
in die Magengegend reichte, wusch schnell mit einem groben Handtuche den Oberkörper, zog rasch, ohne abzutrocknen, ein frisches Hemd
an und legte sich wieder in's warme Bett. Er fühlte sich wie
neugeboren. 3 Tage that er also, jeden Tag 3—5—6 Mal. Eine
Uhr hatte er zu diesem Zwecke nicht nöthig. Die Fieberhitze war
ihm die Badeuhr: den ersten Tag zeigte sie auf 6, den zweiten
auf 3, zuletzt auf ein 1maliges Eintauchen. In 5 Tagen war alle
Gefahr vorüber. Doch jetzt ergriff der Typhus die Frau des Ge-
nesenden. Sie wandte dieselbe Kufe, welche der Mann gebraucht
hatte, als Badewanne an. In wenigen Tagen war auch bei ihr
das Uebel geheilt.

Das Getränk beider Kranken bildete das Wasser, auch ge-
standene (geronnene) Milch. Gegessen wurde gar nichts,
bis geweckter Appetit eintrat. Dann spazierte bei den armen Leutchen
auf: Brodsuppe, Milchsuppe, Brennsuppe, auch ein Kar-
töffelchen, selbst zwei schadeten nicht im Geringsten. Nach wenigen
Tagen erfolgte die Rückkehr zur gewöhnlichen Kost.

Max, ein halber Riese, besuchte den am Typhus erkrankten
Schwager Johann; er glaubte, so eine Krankheit könne ihm nichts
anhaben. Nach acht Tagen indessen bricht die Riesenkraft, und der
Heldenmuth macht sich Luft in Jammertönen. „Ich kann nicht mehr
gehen, nicht mehr stehen; mich drückt's, und nach allen Seiten thut's
mir weh." Er hat den Typhus gefangen.

Eine Badewanne besaß Max nicht, wohl aber ein größeres
Holzgefäß. Da kniete er hinein und wusch sich mit einem rauhen
Handtuche und dem kältesten Wasser (in ca. 1 Minute) den ganzen
Körper, so oft die Hitze einen hohen Grad erreichte.

8 Tage setzte er diese Kur fort. Nach 6 Tagen verlangte
er schon nach der Suppe; nach 10 Tagen stand er auf und hatte
in kurzer Zeit die verlorenen Kräfte wieder erlangt. Der Genesene
ward später andern gleichfalls an Typhus Erkrankten ein kundiger
Lehrmeister.

Zu einer Zeit, in welcher innerhalb 5 Wochen ungefähr 20
Personen durch die oben beschriebenen Anwendungen geheilt und
gerettet wurden, erbte auch ein 2jähriges Kind den Typhus.

Niemand hatte geglaubt, daß das zarte Geschöpflein dem Tode entrinnen würde. So oft es recht jammerte und weinte, tauchte es
die Mutter bald in etwas (durch warmes Wasser) gemildertes Wasser, mit folgender rascher Abwaschung, oder sie wickelte
das Kleine in lauwarmes Wasser getauchtes Linnen ein. Nach 12
Tagen war das kleine Wesen wieder frisch.

Solchen Kranken, die leicht ein erstes Erschrecken ganz von
dem kalten Wasser abwendig machen könnte, gestatte ich sehr
gerne gemildertes, etwas gewärmtes Wasser zu den Anwendungen, lediglich aus dem soeben angegebenen Grunde. Immer
bleibt im Allgemeinen das frischeste Wasser das zur Anwendung beste, sei es Brunnen=, Bach= oder Quellwasser.

Ein Mädchen wird aus dem Institute heimgeschickt. Es
klagt über heftiges Kopfweh, raschen Wechsel von Hitze und Kälte
und ziemlich starkes Abweichen. Zum Arbeiten, Gehen ist das
Kind unfähig.

Am ersten Tage wusch man der Kranken 3 Mal Rücken,
Brust und Unterleib, und band 1 Mal 2 Stunden lang ein
nasses Handtuch auf den Unterleib. Den zweiten Tag
nahm sie Halbbäder mit Waschung des Oberkörpers, so oft die
Hitze dieses verlangte. Am dritten Tage genügten bereits 2, am
vierten 1 solches Halbbad. Das Kind war außer Gefahr und schnell
wieder frisch.

Mehr denn ein Dutzend Fälle könnte ich aufführen, in
denen Kranke, die nach allopathischen und anderen Methoden behandelt wurden, schließlich so armselig, so blut= und säftearm,
so aufgezehrt wurden, daß sie sich gar nicht mehr recht erholten.
Die fatalen Betäubungsmittel, das theure Chinin u. s. w. hatten
den Magen insbesondere in den miserabelsten Zustand gebracht.

Solchen überaus geschwächten Typhus=Rekonvales-
zenten rathe ich gewöhnlich, sie sollen 3—4 Mal im Tage 1
kleine Tasse Wermuththee trinken, bald werden sich reichliche
und gute Magensäfte bilden; dann mögen sie sich täglich 3—4
Mal Rücken, Brust und Unterleib kräftig mit Wasser und
Essig waschen lassen.

Freilich gehört eine große Entschlossenheit dazu, besonders
wenn der Herr Patient den sogenannten gebildeten Kreisen ange-
hört, das allgemein gefürchtete Wasser anzuwenden. Zarten Seelen,
welchen diese mit gewisser Vorliebe sogenannte „Roßkur“ leise Ohn-
machtsanfälle bereiten könnte, gebe ich den Rath, sie mögen einen
Schwamm nehmen, ihn in kaltes Wasser eintauchen und sich da=

mit Brust und Unterleib waschen, wie sie jeden Morgen sich Gesicht und Hände waschen. Thun sie dieses nur 1 Tag lang, sie werden recht bald die wohlthuenden Wirkungen verspüren und mit Muth und Vertrauen auch ihren Rücken und die anderen Körpertheile dem Wasser anbieten.

Wem auch solches zu hart, zu arg und zu mühsam ist, der thue, wie er wolle. Die Folgen hat der Patient selbst allein zu tragen.

Große Angst befällt die Vorsteher einer Anstalt, wenn in einem Hause oder gar in einem Institute so eine ansteckende Krankheit aufkommt. Ohne Uebertreibung behaupte ich: Wenn in einem Schlafsaale 10 Kinder liegen, und es bekommt eines den Typhus, sicher wird bei dieser Behandlungsweise mit Wasser kein zweites Kind angesteckt werden. Die Ansteckung geschieht ja meistens durch die ungesunde Ausdünstung des Körpers. Nach unserer Methode aber saugen die nassen Tücher diese ein und ersticken so die Ansteckungsstoffe im Keime. Bei stets erneuerter reiner Luft ist der Athem nicht besonders zu fürchten. Daß die Excremente solcher Kranken stets so schnell als möglich entfernt und, wenn immer thunlich, an separaten Orten ausgeschüttet werden, versteht sich von selbst.

Typhus (und seine Folgen).

Ein Franzose von Stand schreibt wörtlich: „Während mehrerer Jahre litt ich an Rheumatismus und hatte einen sehr starken Nasen- und Rachen-Katarrh, der mir die eustachische Röhre angriff und dadurch das Gehör beschädigte.

Anno 1877 und 1878 nahm ich während 2 Monaten Douchen von Schwefelwasser in Aix-les-bains in Frankreich, aber ohne den geringsten Erfolg.

Anno 1879 rieth man mir, den Lebenswecker von Baunscheid zu probiren; ich folgte diesem Rath und unterzog mich 5—6 Wochen lang einem wahren Martyrium; denn jede Woche setzte man mir diesen Lebenswecker auf den ganzen Rücken, in's Genick und hinter die Ohren. Dieses brachte die schöne Wirkung hervor, daß mein nervöser Zustand und mein Katarrh wenigstens um die Hälfte zunahm!!

Im Juli 1879 ging ich zum besten Ohrenarzt in Straßburg; auch dieser fand kein Mittel, meinen Nasen- und Rachenkatarrh zu beseitigen. Da mein Gehör krank war und der Katarrh sich immer mehr fühlen ließ in der eustachischen Röhre, so suchte ich überall nach einem Arzt, der mir helfen sollte. Durch eine besondere Gelegenheit kam ich nach Aachen, wo Dr. Schw. (Kehlkopfarzt) mir

angerathen wurde. Dieser versuchte, binnen 3—4 Wochen mich zu
heilen durch Aetzen mit Höllenstein. In der dritten Woche bekam
ich den Typhus, wie ich meine, in Folge der allzugroßen Nerven-
reizung, welche das Aetzen des Höllensteins mir verursachte. Es
war der schlimme Fleckentyphus, der mich so heftig angriff, daß
ich 41,2 Grad Fieber bekam. Als Blutungen eintraten, verzweifelte
man an meiner Rettung. Von den vielen Einspritzungen verschiedener Giftmittel will ich hier gar nicht reden.

Nach 6 Wochen kam ich wieder zum Leben zurück; aber eine
vollständige Genesung trat nicht ein. Seit dem Typhus (Spätjahr
1879) war ich in einem fortwährend leidenden Zustande; Magen
und Unterleib waren sehr angegriffen. Die leichtesten Speisen thaten
mir wehe, und Stuhlgang hatte ich nie ohne Klystier. Ich war
so reizbar, daß ich mir bei der geringsten Aufregung nicht zu helfen
wußte. Nie konnte ich vor 12 Uhr Nachts zur Ruhe kommen. In
Folge des Typhus hat auch mein Katarrh und die Ohrenkrankheit
sehr zugenommen. Fast war ich taub geworden.

Anno 1880 ging ich nach Paris zu dem berühmten Ohrenarzt Dr. D. — ohne Erfolg. Von Paris ging ich nach Lyon zum
Ohrenarzt Dr. J., Alles ohne den geringsten Erfolg.

Alles Inhalieren, alles Aetzen, das ich wieder während 5—6
Wochen anwandte, half nichts. Anno 1881 brachte ich 5 Monate
im Spital zu Straßburg zu. Der Arzt wollte vor Allem den
Magen und Unterleib heilen. Aber man wußte mir schließlich nichts
weiter zu verordnen, als eine Milchregime, mit dem ich 4 Jahre
lang erbärmlich durchkommen mußte."

Soweit der Kranke, der, als er bei mir ankam, nur noch
einer wandelnden Leiche glich. Mag wohl das Wasser in solchen verzweifelten und veralteten Fällen noch Hilfe, wenigstens Linderung bringen?

Wir antworten mit einem kühnen „Ja". Die ersten Anwendungen müssen selbstverständlich auflösender Natur sein
und besonders auf Kopf und Füße wirken. Nebenbei muß auf
Auflösung im Innern eingewirkt werden. Auch stärkende Anwendungen können dazwischen hineinfallen. Die Anwendungen waren
der Reihe nach ungefähr folgende: Kopfdampf, 24 Minuten
lang, mit darauf folgendem Ober- und Unterguß, Fußdampf,
Ober- und Unterguß, kurzer Wickel, Kopfdampf, Ober-
und Unteraufschläger, kurzer Wickel, warmes Bad mit
einem Wechsel in's kalte Bad, Kopfdampf, Ober- und Unteraufschläger. Auf jeden Tag fiel 1 oder (je nach Befinden des

Patienten) 2 Uebungen. So wurde 3—4 Wochen lang fort=
gefahren. Darauf folgten einige Zeit hindurch wöchentlich noch
2 Ganzwaschungen, am besten Nachts vom Bette aus, außer=
dem jede Woche 1 Halbbad, 1 bis 2 Minuten lang. Nach
Innen beschleunigten die Heilung 2—3 verschiedene Theen,
die abwechselnd genommen wurden.

Die Theen bestanden aus Mischungen von Schafgarbe, Sal=
bei, Johanniskraut, 3—4 Mal in der Woche 1 Tasse; von Wach=
holderbeeren, Spitzwegerich (ebenso genommen).

2 Bemerkungen erachte ich an dieser Stelle noch für an=
gebracht. Bei unserem Falle war besonders auf reichliche Tran=
spiration zu sehen, da viele der im Krankenbilde erwähnten
Störungen, wie die verzerrten Gesichtszüge und die aufgedunsene,
schwammige Masse klar auf Anstauungen und Verhärtungen schließen
ließen, die zum Theil nach Außen sichtbar zu Tage traten, zum
Theil versteckt im Innern lagerten.

Bei den Anwendungen findet sich der Fußdampf nur 1
Mal, der Kopfdampf öfters. Warum das? Der Kopf war
aufgedunsen, die Füße der Hünengestalt spindeldürr. Auf den Kopf
durfte der Dampf, ohne Schaden fürchten zu müssen, wiederholt
wirken — er fand sein Arbeitsfeld. An den Füßen war nichts zu
thun, sie waren schon mager genug, und die verlorene Wärme an
denselben mußte durch andere Mittel wieder hergestellt werden. In
derlei Fällen läßt sich mit den Dämpfen, die stets Vorsicht erheischen,
nicht spassen. Bis zur Schwindsucht haben derlei geschwächte Na=
turen ohnedieß nur einen Schritt.

Der Herr schied mit großem Danke und in sichtlicher Besserung.

Unterleibsverschleimung.

Es kommt ein Herr und erzählt: „Ich habe beständig große
Schmerzen in der Nierengegend; es wird mir oft fast unerträglich.
Die Aerzte, deren ich mehrere hatte, erklären es als Nierenleiden
und Anschoppungen im Unterleibe; ich fühlte auch stets mehr oder
weniger starken Drang nach Oben, hatte viel Reiz zum Erbrechen,
heftiges Kopfleiden, viel Schwindel, weiß mich oft kaum recht zu
halten, viel Säure im Magen; es geht sehr wenig Urin ab; ohne
Fußschmerz bin ich gar nie, und stehen kann ich nur ganz kurze
Zeit. Ich habe viel Schweiß und große Müdigkeit; meine Gesichts=
farbe ist stets abgestanden. Ich bin etwa vierzig Jahre alt.“

Der gute Herr hatte wirklich allen Muth verloren, und weil
alle Medikamente ihm nichts nützten, suchte er Hilfe durch's Wasser.

Die Anwendungen waren folgende: 1) Täglich 2 Obergüsse
und Kniegüsse; 2) Täglich 1 Rückenguß und 2 auch 3 Mal täglich
im Wasser gehen, öfter 1 bis 2 Stunden lang auch im nassen
Gras. Es war warme Sommerszeit; deshalb konnten die Anwendungen verdoppelt werden. Es ging außerordentlich viel Urin
ab; der Brechreiz ließ schon am zweiten Tage nach; die Farbe
änderte sich, und wie neue Frische, so trat auch neuer Muth und
neues Leben ein. In 14 Tagen war er vollständig hergestellt.
Wäre die Sommerszeit nicht gewesen, hätte die Kur vielleicht 14
Tage länger gedauert.

Verbrennungen.

Ein Bauernhaus brannte nieder. Der Bauer fiel bei der
Rettungsarbeit in's Feuer und verbrannte sich Gesicht und Hände
derart, daß er Jedermann unkenntlich wurde. Der Arzt überlegte
die Brandstellen, auch den total verwüsteten Haarboden mit mehreren
Pflastern. Von den Fingern und dem halben Arm hingen Haut
und Fleisch in Fetzen herunter. In halber Verzweiflung und in
rasenden Schmerzen flehte der Unglückliche um den Tod, daß er
doch erlöst würde. Der Arzt erklärte eine Heilung für ein Ding
der Unmöglichkeit.

Der Zufall wollte, daß der zuständige Pfarrer gerade verreist
war. Für ihn übte ich während 3 Tagen die Pastoration in der
Gemeinde aus, und dieses führte mich zu dem verunglückten Manne.
Ich konnte den Jammer nicht ertragen, sann hin und her, das
überaus traurige Schicksal zu erleichtern und dem jungen Verunglückten wenigstens insoweit zu helfen, daß er ruhiger sterben könne.
Ich ließ all' die kleinen, steif angepappten Pflästerchen entfernen,
rührte rasch mit einer Feder aus rohem Eiweiß, Leinöl und saurem
Rahm einen Brei an und trug, um den Zutritt der äußeren Luft
abzuschließen, diese Salbe möglichst dicht auf die leidenden Stellen
auf. Darüber legte ich abgenutzte, leinene, deshalb recht weiche,
nasse Lappen und als Zudecke obendrauf, ebenfalls gut aufliegend
und anschließend, ein trockenes Tuch. Nach je zwei Stunden wurde
das trockene Tuch sachte weggehoben, mit einem Schwamme das
nasse Tuch von Neuem schonend aber kräftig angefeuchtet, um das
Trocknen und überaus wehethuende Ankleben zu verhindern. Morgens und Abends mußte stets auch der feuchte Lappen entfernt und
so schnell wie möglich zum alten Brei neuer aufgetragen werden.
Kaum glaublich ist es, in welch' kurzer Zeit der Verunglückte wieder
hergestellt wurde. Die erste Anwendung schon bot mir viel Trost
und ließ den Hoffnungsstern von ferne leuchten; doch behielt ich's

für mich. Nach ¼ Stunden nämlich legten sich schon in etwas die fürchterlichen Schmerzen, und die drohenden Krämpfe, welche jenes bekannte unheimliche Zucken am ganzen Körper als bevorstehend ankündigte, wurden abgewendet.

Nach Innen ließ ich täglich 2 Mal 1 Löffel kühlendes Baumöl geben. Salatöl hätte dieselben Dienste gethan. Unter der luftdicht abschließenden Decke bildete sich merkwürdig schnell eine frische Haut. Die streng gehandhabte Reinlichkeit — nach den ersten Leidenstagen schon wurde täglich ein paar Mal mit lauem Wasser aller Eiter sorgfältig entfernt — half mitarbeiten. In 14 Tagen war der Bauer fast hergestellt. Der Arzt selbst erklärte, er halte die Heilung fast gleich einem Wunder. Nie hätte er an die Möglichkeit geglaubt, derlei gewaltige Brandschäden zu heilen.

Einem Dienstboten wurde von einer Camphinflamme die eine Hälfte des Oberkörpers, wie mit dem Zirkel abgemessen, so entsetzlich verbrannt, daß ein Arm, die halbe Brust und eine Seite des Kopfes nur mehr schwarze, mit gelben und rothen untermischte Brandflecken zeigten und die Haut überall weggestreift werden konnte. Der Anblick war schrecklich, und der Unglückliche litt verzweiflungsvolle Schmerzen. Genau das Verfahren wie oben rettete ihn und schenkte ihn in 4 Wochen seinem Berufe und Hausherrn wieder.

Abschluß der äußeren Luft, Feuchterhalten der aufgelegten Tücher, neues Auflegen der kühlenden Masse, große Reinlichkeit sind die Haupterfordernisse und Hauptbedingnisse zu sicherer und schneller Heilung von Brandwunden.

Als Hausmittelchen bei kleineren Brandwunden (für Köche und Köchinnen ist dieses besonders wichtig) gelten in erster Linie Sauerkraut und Krautwasser. Ersteres wird frisch von der Krautstande weg auf die verbrannte Stelle gelegt und überbunden. In letzteres tauche man 3—4 Mal im Tage den überlegten Lappen und binde denselben gut zu. Sollte reines Krautwasser zu scharf sein (zu stark beißen, brennen), so verdünne man es mit gewöhnlichem Wasser. Manche geben Kartoffeln, die gerieben aufgebunden werden, manche dem Lein- oder anderem Oel, das 1 Mal aufgetragen und mit Wollwatte luftdicht abgeschlossen wird, den Vorzug. Alle diese Mittelchen sind gut.

Eine beim Kochen beschäftigte Person hatte das Unglück, mit siedendem Wasser und durch das von unten auflodernde Feuer die Hand und den Arm bis zum Ellenbogen sich zu verbrennen. Aerztliche Hilfe war alsbald zur Stelle, aber trotz der sorgfältigsten Behandlung konnte nach vielen Wochen die Wunde nicht geheilt wer-

22*

den. Nun griff die Person zu den von mir angegebenen Mitteln, welche schon fast nach einem Tage die Schmerzen stillten und die Heilung einleiteten und allmählich herbei führten.

Die Anwendungen waren: 1) Die ganze Brandwunde wurde mit Eierklar (Eiweiß) und Oel so dick wie möglich aufgetragen und mit einem feuchten Lappen überwunden; die ersten Tage 2 Mal frisch wiederholt. 2) Alle Verbrandung, Säfte und Unrath wurden durch angeschwellte Heublumen ausgeleitet und ausgelaugt. Es bildeten sich bei der Heilung mehrere Geschwüre; um diese auszuleiten, wurde gekochtes foenum graecum angewendet. Mit diesen Mitteln im Wechsel wurde die Hand, die man für verloren hielt, wieder in den rechten Zustand gebracht.

Veitstanz.

Ein Vater erzählt: „Ich habe eine Tochter, die jetzt 10 Jahre alt ist und die von klein auf nie ganz gesund war. Das Zahnen war für das Mädchen so hart, daß man glaubte, sie müsse sterben. Zudem wurde ein Fuß dünner als der andere. Jetzt hat dieses Mädchen den Veitstanz; es kann nicht essen und nicht schlafen, und es ist schauerlich anzusehen, wenn die Krämpfe kommen. Ich habe bei vielen Aerzten Hilfe gesucht; aber der Zustand wurde immer schlimmer."

„Guter Mann, siedet Grummet ¼ Stunde lang mit Wasser, nehmt ziemlich viel, so daß das Wasser recht dick wird, thut etwas Salz daran, taucht ein grobes Hemd in das Wasser, windet es aus und zieht es so dem Kinde an; wickelt dann das Kind in eine Wolldecke gut ein, und läßt es 1½—2 Stunden darin liegen; wenn es schläft, bis es aufwacht, auch wenn die 2 Stunden vorüber sind. Macht es 8 Tage hindurch täglich 2 Mal so, dann bringt Nachricht!"

Nach 8 Tagen kam der Mann und erzählte: „Das Mädchen hat einen fürchterlichen Ausschlag am ganzen Körper, besonders auf dem Rücken und auf der Brust, aber es wird ganz heiter, es thut ihm nichts mehr weh, die Krämpfe sind beseitigt, und das Mädchen kann gut schlafen, bekommt schon Appetit. Was soll ich jetzt noch weiter thun?"

Antwort: Gebt dem Kinde alle 3 Tage das Hemd nochmal an wie bisher; und noch 14 Tage so fortgemacht, wird das Kind gesund sein. Gebt ihm auch noch diese Tropfen jeden Tag ungefähr 20 Tropfen in Wasser, wie bisher. (Die Tropfen sind aus Wermuth, wie in der Apotheke [siehe II. Theil] angegeben ist.)

Vergiftungen (des Blutes).

Joseph schlachtete eine Kuh und schnitt sich mit dem blutigen Messer eine tiefe Wunde in den Daumen. Er achtete nicht darauf, bis sich heftige Schmerzen einstellten und die Hand so anschwoll, daß er die Finger nur mehr mit großer Mühe bewegen konnte. Die Hitze stieg, und bald zeigten sich gelbliche und bläuliche Flecken an Finger und Hand. Ein Arzt gab ihm Mittel zum Waschen und Unterbinden. Allein die Schmerzen, die schon bis zum Ellenbogen reichten, wurden immer unausstehlicher, und der Arme fühlte recht gut, daß eine krampfartige Entzündung im Innern immer weiter fresse wie Feuer.

Man rief mich. Ich rieth Hand- und Armdämpfe, 4 Mal des Tages, je $\frac{1}{4}$ Stunde lang zu nehmen. Außer dieser Zeit wand er die Hand bis über die Ellenbogen in angeschwellte Heublumen.*)

Alle $1\frac{1}{2}$—2 Stunden, d. i. jedesmal, so oft der Schmerz sich in besonders fühlbarer Weise steigerte, wurden die Heublumen erneuert, d. i. neu angeschwellt und neu aufgelegt. Dieses Verfahren brachte nicht allein Linderung, sondern gänzliche Heilung. Das Umsichgreifen des unheilverkündenden Brandes hörte am Abende des ersten Tages auf. Die ganze Entzündung war nach 4 Tagen beseitigt.

Ein Herr schnitt sich ein Hühnerauge aus, das entzündet war, und ahnte nicht das Geringste. In wenigen Tagen war die Entzündung derart, daß offenbare Zeichen und Schmerzen einer Blutvergiftung vorhanden waren. Viele, die Aehnliches mitangesehen, hielten den Armen für verloren.

Der Patient nahm täglich 2 Fußbäder von abgebrühten Heublumen (dieselben sollen im Fußbade mitgegeben werden), und täglich wurden die Füße ein paar Mal, je auf 2 Stunden, mit Tüchern, in Absud von Zinnkraut getaucht (jede Stunde neu einzutauchen), umwunden. Da am Körper schon Spuren der Vergiftung offenbar wurden (schlechtes Aussehen, Appetitlosigkeit), kamen zu obigen Partialanwendungen täglich 1 Waschung des Oberkörpers und 1 Unterwickel von $1\frac{1}{2}$ Stunden. In wenigen Tagen war der Herr außer Gefahr, in 10 Tagen gesund. Er trank täglich 2 Tassen Wermuth- und Salbeithee (beide Kräuter gemischt).

*) Heublumen werden mit siedendem Wasser angeschwellt, gut ausgedrückt und auf ein Tuch gebreitet, darauf legt der Patient die Hand, und diese wird so umbunden, daß sie mitten in die feuchtwarmen Heublumen zu liegen kommt.

Auch derlei kleine Fußgebrechen erheischen große Vorsicht. Als Präservativmittel kenne ich keine bessere als öfteres
Barfußgehen (wenn es im äußersten Falle auch nur im Zimmer
geschähe, z. B. 15—30 Minuten vor Schlafengehen) und häufigere
kalte, für schwächere Leute lauwarme Fußbäder. Die Reinlichkeitspflege der Füße ist ein wichtiges Kapitel in der Ge-
sammt-Gesundheitspflege des Körpers.

Ein korpulenter Pfarrer wollte seinen dicken Hals durch
Jodsalbe, die ihm der Arzt verordnet hatte, wieder in die normale
Verfassung bringen. Um schneller zum Ziele zu kommen und dem
Kropfe sobald als möglich zu entrinnen, griff er viel zu tief in den
Jodsalbentopf. In kurzer Zeit magerte der kräftige Herr so ab,
daß er kaum mehr die Hälfte Körpergewicht hatte. Der Arzt er-
klärte ihn für aufgegeben, weil das Jod das Blut vergiftet habe.

In solchen Fällen war der „Wasserpfarrer" dann immer gut
genug; ich sage dieses ohne alle und jede Anzüglichkeit und ohne
jede Bitterkeit. Es soll ein Scherz sein! Der Kranke bekam warme
Bäder mit Absud von Fichtenreisern von 28—30° R. mit
folgender kalter, aber rascher Abwaschung, Ober- und Unteraufschläger, den Ober- und Unterguß, den Unterwickel in
Absud von Fichtenreisern getaucht, jeden Tag 2 Anwendungen in
der bezeichneten Reihenfolge. Daneben soll er barfuß gehen im
bethauten Grase. Nach Innen wirkte gut täglich 1 Messerspitze Kreidemehl oder gelöschten Kalkes, in 1 Schoppen
Wasser gut aufgelöst, in 2—4 Malen zu trinken; gleichfalls täglich 1—2 Löffel Provenzer-Oel, daneben einfache, kräftige
Hausmannskost. — Das Wasser hat auch in diesem Falle seine
Dienste gut gethan.

Verstopfung.

Gibt es viele Leute, die häufig an Diarrhöen leiden, so gibt
es noch eine weit größere Anzahl von solchen, die mit hartem
Stuhlgang geplagt sind, daher zu Mitteln ihre Zuflucht nehmen
müssen, welche freilich auf den Stuhlgang wirken, deren Ende aber
meist Verderben ist. Kühn kann man sagen: Je länger Jemand
solche Mittel gebraucht, umsomehr leidet die ganze Natur. Wer
möchte die Unzahl von Mitteln nennen, die zum Laxiren
und zur Beförderung des Stuhlganges verwendet werden? Ich kannte einen Bader, der weit und breit den Ruf hatte,
die Leute gut auszureinigen. Was that er? Er nahm sehr häufig
Gänsdr..., sott ihn ab, und mit diesem Absud bediente er die

geehrten Kunden. Noch Anderes könnte ich auf Verlangen berichten. Mundus vult decipi! Die Welt will einmal betrogen werden! Doch das galt hauptsächlich den „dummen Bauern." Die vornehme Welt wird schon anders behandelt. Unzählige Fläschchen mit verschiedenem Mineralwasser werden da täglich durch den Körper gejagt, und in der That, sie bewirken die reichlichsten Stuhlgänge. Mir brachte einst ein Kranker ein gewaltiges Quantum Quecksilber, das er eben aus dem Leibstuhle genommen. Es wurde ihm eingegeben, um Stuhlgang zu bewirken. Wie viele Morisonspillen wurden seiner Zeit verschluckt, und wie viele Menschen haben viel zu früh ihr Grab gefunden! Kaum wird an irgend einer Krankheit so mannigfaltig und so unglücklich operirt und probirt, als wenn es sich um harten Stuhlgang handelt. Und meistens ist die Folge, daß, je mehr und je länger man anwendet (und zuletzt erfolgt kein Stuhlgang mehr ohne Abführmittel), die Noth stets um so größer wird. So klagte mir noch gestern Abend ein von der Medizin gänzlich verlassener Mann, daß nicht 1 Tag vorübergehen dürfe, wo er nicht ein Klystier oder sonst drastische Mittel nehmen müsse, um den nothdürftigsten Stuhlgang zu haben. So weit haben ihn diese leidigen Hilfsmittel (?) gebracht, und der Mann zählte noch lange nicht 40 Jahre.

Es ist ein großer Fortschritt der Medizin unserer Zeit, daß sie all' die gewaltsamen Mittel verpönt, und viele Aerzte — man muß es zu ihrem Ruhme sagen — haben hunderte von sogenannten Geheimmitteln chemisch zerlegt und allen Vernünftigen den Betrug aufgedeckt. Dennoch schleicht das Gespenst der Geheimmittelei noch in 1000 Familien ein und richtet Schaden an.*)

Wem es an Stuhlgang fehlt, dem fehlt es meistens im ganzen Organismus, nicht bloß im Magen oder in einem anderen besonderen Körpertheil, und ich lebe der festen Ueberzeugung, die eine große Anzahl von Fällen mir stets bestätigte, daß wieder das Wasser das allersicherste und das unschädlichste Heilmittel ist, das auf Gottes Erde gefunden werden kann. Es hilft, indem man es nach Innen anwendet und von Außen wirken läßt.

Eine der ersten Fragen, die der Arzt an den Kranken stellt, lautet: wie ist's mit dem Stuhlgang bestellt? Ist der Stuhl-

*) Mehrere Kalender, auch Zeitungen und Zeitschriften der letzten Jahre brachten Verzeichnisse von und Warnungen vor hunderten solcher Mittel. Viele derselben sind als Schwindel gebrandmarkt, die den Käufern beziehungsweise Betrogenen vielfach theuer zu stehen kommen an Geld und an der Gesundheit.

gang geregelt, so hat man das erste Zeichen der Gesundheit; ist der Stuhlgang ungeregelt, so ist's ein Zeichen einer beginnenden Krankheit, und wird einem ungeregelten Stuhlgang nicht abgeholfen, so geht man früher oder später einer schweren Krankheit entgegen, vielleicht dem frühen Tode.

Wenn es im Sommer lange nicht mehr regnet, wird die Erde trocken und spröde. Wenn im Körper die nothwendige Feuchtigkeit, Flüssigkeit nicht ordnungsgemäß verarbeitet ist, und sich irgendwo Hitzen bilden, so tritt auch im Körper gleichsam Trockenheit ein und deren unausbleibliche Folgen.

Vor vielen Jahren schon nahm man zur Heilung dieses Uebels seine Zuflucht zur Wasserkur, zum Wassertrinken. Ich selbst habe Leute gekannt, die täglich 3, 4—6 Maß Wasser tranken. War das gut? Es war des Guten zu viel, und der größere Theil der sich brüstenden „Wasserhelden" hat sich mehr geschadet als genützt. Der Körper hielt diese unvernünftige Wassertortur nicht lange aus. Mein Grundsatz ist: Wer am gelindesten mit Wasser einwirkt, kurirt am sichersten und besten.

Wer an hartem Stuhlgang leidet, nehme Morgens vom Frühstück an bis Mittag jede ½ Stunde 1 Löffel Wasser. Er wird bessere Wirkungen erzielen mit diesem kleinen Quantum, als wenn er ½ Schoppen oder noch mehr auf einmal trinkt. Am Nachmittag kann der Patient ebenfalls alle ½ Stunden oder jede Stunde 1 Löffel voll Wasser nehmen. Das stetige, wenn auch sparsame Aufgießen wirkt kühlend und mehrt die Säfte. Nebenher kann der Leidende Wasser trinken, wenn's ihn dürstet.

Statt des Wassers dienen auch eine größere Anzahl von Theen, die aus leicht zu findenden Pflanzen gewonnen werden. Wer kennt nicht die Dornschlehblüthe? Ihr Thee wirkt trefflich. Thee von Hollunderblüthen wirkt kühlend, lösend und benimmt die innere Hitze; wenn 3—4 Körnchen Aloë daran gemischt, ist er ein reinigendes, kühlendes, auflösendes und ableitendes Arzneimittel; 6—8 Hollunderblätter, grün zur Frühlings- und Sommerszeit gepflückt und als Thee gesotten, sind ebenfalls kühlend. Man trinke Morgens ½ Tasse und Abends ½ Tasse. Keine Hausapotheke sollte diese schuldlosen Arzneipflänzchen verwerfen, zumal sie der liebe Herrgott, der oberste Doktor und Apotheker, uns Allen umsonst wachsen läßt.

Zur Anwendung des Wassers nach Innen kommen nun die äußeren Anwendungen. Der Patient wasche beim Aufstehen oder Schlafengehen kräftig den Unterleib mit 1 Hand voll Wasser. Das Mittel ist höchst einfach und wirkt doch recht gut, bei Manchen (schwächeren Naturen) genügend.

Wem diese Anwendung zu leicht ist, dem gieße man von Zeit zu Zeit frisches, kaltes Wasser auf die Kniee, 1—3 Minuten lang (Knieguß), eine vorzügliche Anwendung, um Stuhlgang zu erzeugen.

Ist dieses nicht ausreichend und große Hitze im Innern vorhanden, so lege sich der Patient in der Woche ein paar Mal auf einen Unteraufschläger, auch der Oberaufschläger thut gute Wirkung. Desgleichen wirkt kräftig ein kaltes Sitzbad, in der Woche 2—3 Mal zu nehmen. Ein kaltes Vollbad, wenn es ganz kurz genommen wird, ist auch nicht zu verschmähen.

All' die genannten Anwendungen werden den trägen, schlaffen Organismus wecken, beleben, in neue Thätigkeit bringen, stärken. Die Rädchen sind neu geölt, die ganze Maschine läuft wieder gut, und der ergiebige Stuhlgang wird sicherlich nicht ausbleiben.

Nichts geht über die unschädlichen und sicheren Wassermittel, und was ist leichter, als Wasser zu trinken, sich mit Wasser zu waschen?

An dieser Stelle sei noch ein Wort über die Brechmittel gesagt. Widernatürlich schon kommt mir das drastische Abführen mit Mineralien und Giften vor, seien es nun Pulver oder Pillen oder Anderes. Noch weit widernatürlicher aber ist Alles, was zum Erbrechen reizen soll, oftmals leider wiederum Gifte. Erbärmlich ist's, einen so mißhandelten und gemarterten Menschen leiden zu sehen. Mir will dabei jedesmal das Blut, vielmehr die Galle in den Kopf schießen. Man wird bemerkt haben, daß ich die so bekannten und allgemein benutzten Abführmittel, wie Rhabarber, Sennesblätter, Bittersalz, Glaubersalz u. s. w., oben nicht aufgeführt habe. Und der Grund? Diese an sich unschädlichen Mittel sind mir dennoch viel zu stark; es kann ja noch auf gelindere Art geholfen werden.

Auf eine Mücke oder einen Floh macht Niemand Jagd mit der Flinte. Um so mehr verwerfe ich ganz entschieden die unausstehlichen Brechmittel, heißen sie nun Brechwasser oder Brechweinstein, führen sie was immer für Titel. Will einmal Alles oben hinaus, — es gibt ja solche Fälle — so mache es am Ende wie jener Bauer, der, als er großen Brechreiz spürte, in kurzem Verfahren den Finger in den Hals steckte, und so dem Reize gründ

lich abhalf. Stets wirke man auch beim heftigsten Brechreiz nur auf geregelten Stuhlgang: Mein stärkstes Mittel
zu diesem Zwecke ist der Wühlhuber. Dieser Thee hat das
Merkwürdige, daß er, wie er einerseits reichlichen Stuhlgang bewirkt,
andererseits selbst Diarrhöen stillt (man probire es mit ½ Tasse).
Er sucht die kranken, verlegenen Stoffe im Körper auf und leitet
sie aus. Sind keine mehr vorhanden, sind alle ausgeschieden, so
hört seine Wirksamkeit von selber auf. Daher die Doppelwirkung.
Charlatanerie — mag Mancher naserümpfend sagen! Ob er's
sage oder nicht, das ist mir einerlei. Die Thatsache bleibt fest bestehen. Gerade deshalb sind alle scharfen Laxiren so schwächend,
so arg und so schädlich in ihren Folgen, weil nicht kranke Stoffe
allein hinausgejagt werden, sondern Alles ohne Unterschied. Die
Treibjagd beginnt und endet mit der Niederlage auch der edelsten
zur Fortpflanzung der Kräfte nothwendigen Säfte. Wer hat dieses
nicht selbst schon empfunden? Daher die große Schwäche, die schnelle
und riesige Abnahme der Kräfte nach solchen Kuren. Wie thöricht,
wie folgenschwer! Sapienti sat! Schaden macht klug, oder sollte
wenigstens klug machen.

Wassersucht.

Wenn der Regen längere Zeit anhält und die Sonne wenig
scheint, wird auf manchem Grunde das Wasser nicht in die Tiefe
sickern, auch von der Sonne nicht aufgesogen werden. Es entstehen
so kleine Pfützen von stehendem Wasser, das später absteht, sauer
und faul wird und nicht am besten einwirkt auf die Pflanzen, die
in seiner Umgebung gedeihen sollen.

So ungefähr geht es in einem menschlichen Körper zu zur
Zeit, da sich die Wassersucht ansetzt, die hauptsächlich in solchen
Organismen sich entwickeln kann, in denen Blut und Säfte zu
wässerig sind, die kein normales, lebenskräftiges Blut mehr besitzen.
Vom Blute zehren alle Organe und Bestandtheile des Körpers; es
ist der Kraft= und Lebensquell, aus dem jedes das für seinen Zweck
Brauchbare schöpft. Aus dem Moraste, aus ungesunden Pfützen,
aus krankem Blute aber kann nichts Kraft und Leben Gebendes
geholt werden, daher das schlaffe Fleisch, die welken Gefäße, daher
die Anstauungen, lauter Vorboten der Wassersucht.

Schon im Aeußern sieht man es solchen Menschen an: junge
Leute erscheinen plötzlich alt (der oder die, hört man sagen, hat
rasch gealtert), die Gesichtsfarbe steht ab, die Muskeln und Nerven

hängen wie gesprungene Saiten welk an den Knochen, verschiedener-
orts, besonders um die Augen, bilden sich bereits Wassersäcke. Man
braucht sie nur anzutasten, und die Wasserkügelchen springen einem
unter den Fingern weg. Der ganze Körper trägt bald eine Menge
solcher Zwerchsäcke, als ob er gleichsam um gutes Blut bettelte; er
bekommt aber nur Wasser.

Die Wassersucht zählt verschiedene Arten. Entstehen die
Anstauungen zwischen Haut und Fleisch, so haben wir die Haut-
Wassersucht. Wird der Unterleib an einem oder mehreren Orten
gleichsam ein See, so nennt man es Bauchwassersucht. Wird
die Körper-Blutpumpe, das Herz, vom Wasser überschwemmt, so
heißt es die Herzwassersucht u. s. w. Auch nach vielen
Krankheiten entsteht gerne die Wassersucht, und es geht dann
in der Regel nicht mehr lange. Gar Vielen ist sie die Bötin zu
Tod und Grab geworden, oder sie war gleichsam die letzte Sturz-
welle, die das Lebensschifflein, nur mehr ein Wrack, in den Grund
bohrte. Nach Scharlach erscheint sie besonders häufig, wenn er nicht
gut ausgeheilt wird, wenn noch Giftstoff drinnen bleibt und der
geschwächte Körper nicht die Kraft hat, ihn hinauszuwerfen. Der
ganze Körper fängt dann an zu schwellen.

Hat die Wassersucht schon weit um sich gegriffen, einen
hohen Grad erreicht, so ist meistens nicht mehr zu helfen
wegen des Blutmangels. Im Beginne (bei noch nicht fort-
geschrittener Zersetzung) kann oft recht schnell geholfen werden, wenn
man von Innen und von Außen zugleich das faule Wasser aus-
zupumpen sucht. Beispiele sollen dies klar machen.

Einer Bäuerin, ca. 48 Jahre alt, beginnt der ganze Körper anzuschwellen, sie kann kaum mehr gehen. Die Entkräftung ist
schon groß, das Athmen eine große Last. Ich rieth ihr, sie solle
sogleich Rosmarin in Wein ansetzen und täglich 2 Weingläser
Rosmarinwein trinken, im Ganzen ungefähr ½ Liter. Der Wein
stärkte die Kranke ungemein, wie sie sagte, und trieb sehr viel Wasser
ab. Aeußerlich gebrauchte sie täglich während mehrerer Tage
den kurzen Wickel, je 1½ Stunden, längere Zeit hindurch (ungefähr 4 Wochen) täglich 2 Halbbäder von je 1 Minute Dauer
mit Waschung des Oberkörpers. Die Bäuerin gesundete und konnte
ihrem Berufe wieder ganz und ungehindert vorstehen.

Ein Knabe von 12 Jahren hatte Scharlach und wurde nach
Aller Meinung gesund. Nach 6 Wochen bekam er die Wassersucht.
Der ganze Körper schwoll an. Ein Hemd, in Salzwasser

getaucht, 3 Tage nach einander je 1½ Stunden vorschriftsmäßig getragen, hat den Knaben vollständig geheilt.

Bei einem Weibe von 54 Jahren setzte sich die Bauch= wassersucht an. Die Füße und der Leib seien, wie mir berichtet wurde, entsetzlich geschwollen. Die Kranke soll durch ihre Tochter täglich 2 Messerspitzen Attichwurzelpulver in 1 Schoppen Wasser 3 Minuten lang sieden lassen und den Thee in 2—3 In= tervallen (Absätzen) trinken. Dazu bekomme sie 8 Tage lang täglich 1 Unterwickel von je 1 Stunde. Die folgenden 10 Tage werde der Wickel jeden 2., die weiteren 14 Tage jeden 3. Tag gegeben. — Die Kranke genas vollkommen und zwar schon nach 3 Wochen. Das Wasser sei, erfuhr ich später, in großen Quanti= täten als Urin abgegangen.

Attichwurzel hat sich mir bei der Bauchwassersucht*) wie Rosmarin bei der Herz= und Brustwassersucht als das beste innere Mittel erwiesen.

Bei der Herzwassersucht kann als vortreffliche äußere An= wendung täglich 1 Ober= und Unteraufschläger angewendet werden. Nach Innen gebe man täglich 2 Gläser Rosmarinwein zu trinken.

Georg, ein junger Mann von 36 Jahren, ist innerhalb 8 Tagen am ganzen Körper in auffallender Weise angeschwollen. Kopf, Hals, Hände, Füße zeigen Geschwulste und unter der Haut eine Menge Wasser. 8 Tage lang zog er 2 Mal im Tage den spanischen Mantel an, weitere 9 Tage 1 Mal, die letzten 10 Tage nach je 3 Tagen. „Ich bin ein ganzer Spanier gewor= den", scherzte der Mann. „Das Klima, wenn auch nicht gar be= sonders spanisch, hat mir gut gethan. Ich bin wieder ganz her= gestellt."

Eine Notiz darf ich hier nicht vergessen, da gerade bei dieser Krankheit jeder Anfänger mit Wasser leicht sich und Andere täuschen könnte. Bei der Wassersucht darf das Wasser nie warm angewendet werden, weder in Form von Dämpfen, noch in Form von warmen Bädern. Das Uebel gewänne dadurch außerordentlichen Vorsprung, da das warme Wasser schlaff und welk macht, und die Schlaffheit der Organe, die Unthätigkeit derselben

---

*) Als Hausmittel gelten Wachholderbeeren, gesotten und wie Thee getrunken. Dieser Thee wirkt gut, aber stets zu schwach. Die Wir= kungen der Attichwurzel sind viel kräftiger und nachhaltiger.

bei dieser Krankheit nachgerade das Hauptübel ist. Die kältesten Anwendungen sind hier die besten; nur sollen sie nie allzu= lange und nicht anders als vorgeschrieben gebraucht werden; bei schwachem Blute ist auch die Naturwärme eine schwache.

Ein Gastwirth erzählt: „Mein ganzer Leib ist schon ziemlich stark geschwollen. Der Arzt behauptet, ich bekomme die Wassersucht. Ich habe schon viel eingenommen; es wird aber von Tag zu Tag schlimmer. Mein linker Fuß, besonders der Oberschenkel, ist sehr stark angeschwollen. Der rechte Fuß fängt auch schon an, dicker zu werden. Durst habe ich viel; beim Bier wird der Durst noch ärger; auch das Wasser hilft nichts. Muß ich sterben, oder gibt's für mich noch eine Hilfe?"

Ich erwiderte: „Gebrauchen Sie Folgendes: 1) Jeden Tag einen Oberguß und Knieguß; 2) in der Woche 3 Mal einen kurzen Wickel, das Tuch 4 bis 6fach, 1½ Stunde lang; 3) in jeder Nacht einmal ganz waschen vom Bett, nicht abtrocknen, gleich wieder in's Bett; so 3 Wochen lang, dann Bericht."

Dieser lautete sehr günstig. Darauf verordnete ich folgende Anwendungen: 1) In jeder Woche 3 Halbbäder, eine Minute lang; 2) in der Woche 3 Rückengüsse; 3) 2 Mal den spanischen Mantel, 1½ Stunde lang; 4) täglich 1 Tasse Thee trinken in 3 Portionen von zerstoßenen Wachholderbeeren und etwas Zinnkraut, 10 Minuten lang gesotten, während des Tages zu trinken.

Nach 6 Wochen war der Kranke vollständig gesund. Es stellte sich außer Schlaf der beste Appetit und die volle Kraft wieder ein. Diese Erklärung sendete mir der Geheilte 3 Monate nach der Kur. Der Mann ist 50 Jahre alt.

Wirbelleiden.

Ein 16jähriger Knabe war mit Verkrümmung der Wirbel= säule behaftet. Er wurde von mehreren berühmten Aerzten als Rückenmarkleidender ohne Erfolg behandelt. Sie schickten den Kranken in eine Heilanstalt, wo ihm verschiedene Streckverbände angelegt wurden. Der Erfolg war, daß er, während er noch mit großer Mühe eine kurze Strecke in die Anstalt gehen konnte, dieselbe nach 17 Wochen mit 2 Krücken verlassen mußte mit dem Urtheil der Aerzte, es lasse sich nichts Weiteres mehr machen. Ein edler Menschen= freund gab dem Vater des kranken Sohnes „Meine Wasserkur", und aus dieser nahmen sie die Waschungen mit Wasser und Essig vor

und brachten den Kranken so weit, daß derselbe mit Hilfe eines
Stockes ziemlich gut gehen konnte. Hierauf brachte man ihn zu mir
in der Erwartung, daß er hier vollends geheilt werde. In 17 Tagen
war die ganze Kur vorüber. Der Kranke ging wie jeder Andere
in diesem Alter, wenn auch nicht mit derselben Kraft, so doch mit
großer Sicherheit ohne Stock und ohne allen Schmerz. Die Behand=
lung bestand in Folgendem: Aus recht grobem leinenen Stoff wurde
ein Leibchen (Weste) gemacht, dieses, in Wasser getaucht, in wel=
chem Haberstroh gesotten wurde, angezogen; über das nasse Leibchen
kam ein trockenes und endlich darüber eine wollene Decke. Ueber
Nacht wurde es liegen gelassen. So jeden zweiten, später jeden
dritten Abend. Jeden Tag bekam der Kranke 2 Obergüsse und einen
Kniceguß oder Wassergehen und ein Halbbad. Die weiteren An=
wendungen sind: In der Woche 2 Halbbäder, 2 Obergüsse und ein=
mal das Leibchen noch anziehen.

Würmer.

Wie sich im menschlichen Körper viel Ungeziefer aufhalten und
die menschliche Natur schwächen oder krank machen kann, so sind vor
allem die Spulwürmer und noch andere Gattungen von Würmern
dazu angethan, den Organismus in Unordnung zu bringen und zu
schädigen. Schon bei den Kindern zeigen sie sich auffallend, und
wenn eine Mutter nicht klug ist und beobachtet, so können sie den
Kindern sehr nachtheilig sein. Sie entwickeln sich im Darm; sicher,
wenn etwas zu schwere Mehlkost und besonders Schwarzbrod die
Hauptnahrung bilden. Die Würmer gehen gewöhnlich nach unten,
aber auch nach oben ab. Die Kennzeichen sind: großer Appetit,
Unbehaglichkeit und Schmerzen um die Nabelgegend. Ein Haupt=
zeichen ist auch, daß die Kinder meistens in der Nase bohren. Die
Kinder sehen auch krankhaft aus, weil die Würmer der Natur die
Nahrung entziehen.

Mittel dagegen sind: 1) Man zerschneide eine Zwiebel, setzt
sie in einem Quart Wasser an und läßt sie über Nacht stehen.
Am Morgen werden die Zwiebeltheilchen gut ausgepreßt und dieses
Wasser nüchtern getrunken. Wendet man dieses Mittel 3 bis 4
Tage an, dann sind die Würmer sicher getödtet und abgetrieben.
2) Man nimmt einen Löffel voll Honig und siedet ihn in einem
Quart Wasser und trinkt es. Mit diesem Wasser saufen sich die
Würmer voll an, und wenn man später eine Tasse Wermuththee
trinkt, was ihnen Gift ist, dann werden sie getödtet und gehen
ab. 3) Am allerstärksten wirkt der Wurmsamen, der Samen

einer Pflanze, die Wurmkraut heißt, wegen ihrer außerordentlichen Wirkung.

Einer Person kamen eines Tages 3 dicke lange Würmer aus dem Mund heraus. Sie war schon längere Zeit krank und nahm Medizin ein. Zwei Löffel voll Wurmsamen 2 Tage nacheinander eingenommen, jedesmal darnach 2 Stunden gefastet, bewirkten, daß innerhalb 3 Tagen nicht weniger als 78 lange Würmer abgingen.

Der Wurmsamen ist nicht theuer, kann in jeder Apotheke gekauft werden.

Unter allen Würmern ist der nachtheiligste der Bandwurm. Diesen abzutreiben, hat man in neuerer Zeit ein ganz sicheres Mittel, das jede Apotheke mit Anweisung besorgen kann.

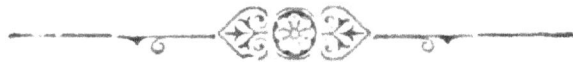

Nachtrag.

Abweichen.

Ein Mann von 48 Jahren kommt und erzählt:

„Ich habe beständig Abweichen, heute schon 7 Mal, weil ich gereist bin, zu Hause täglich 1—6 Mal. An diesem Uebel leide ich bereits seit ¾ Jahren." Das Aussehen dieses Mannes war sehr gut, weder mager noch zu stark, die Farbe frisch.

Dieser Kranke bekam:

1. jeden Morgen und jeden Nachmittag einen Oberguß,
2. jeden Morgen im Wasser gehen und jeden Nachmittag einen Knieguß.

Die Wirkung dieser Anwendungen war, daß nach 5 Tagen dieser Mann den ersten Stuhlgang bekam. Eingenommen hatte er nichts, außer täglich 6—8 Wachholderbeeren.

Warum wohl hier diese Anwendungen gegeben wurden, so könnte mancher Leser fragen, die doch ganz verschieden sind von den sonst üblichen? Antwort: Weil dieser Mann gesund und kräftig aussah, auch das Auge frisch und gut, so war dies ein Beweis, daß noch gute Naturkraft vorhanden war; wird dieselbe nun unterstützt, und noch mehr Wärme durch die Wasseranwendungen hervorgebracht, dann ist der innere Schaden bald durch die Naturkraft verdrängt, und somit findet hier das Sprüchwort seine Anwendung: Ein guter Wirth wirft seine Lumpen selbst hinaus.

Als weitere Anwendungen würde ich empfehlen: in der Woche entweder 2—3 Mal ein Halbbad, oder ebenso oft einen Oberguß mit Knieguß.

Augenleiden.

Agatha kommt und klagt: „3 Jahre lang war ich mit heftigen Kopfschmerzen geplagt, so daß ich oft ganze Nächte hindurch nicht schlafen konnte. Meine Füße sind beständig kalt; läßt der Kopfschmerz etwas nach, dann habe ich solche Schmerzen auf dem Rücken, daß ich oft ganz steif bin. Auf viele Stunden weit habe ich alle Aerzte aufgesucht; helfen konnte keiner. Seit einem halben Jahre wird mein Augenlicht so schwach, daß ich kaum mehr die Häuser sehe, und wenn's noch einige Zeit so fortgeht, bin ich stockblind."

Agatha mußte:

1. in jeder Woche 2 Mal ein Hemd anziehen in Salzwasser getaucht und in eine Decke eingewickelt 1½ Stunden lang bleiben,
2. in der Woche 2 Mal einen kurzen Wickel, in Wasser getaucht, worin Heublumen gesotten wurden, warm 1½ Stunden nehmen,
3. täglich eine Minute lang Wasser auf die Kniee gießen und darauf Bewegung machen; so 2 Wochen lang.

In der 3. Woche mußte sie täglich einen Oberguß und Knieguß des Morgens nehmen und Nachmittags ein Halbbad, außerdem täglich 3 Minuten im Wasser gehen; so auch in der 4. Woche. Nach 4 Wochen war der heftige Blutandrang zum Kopf verschwunden; das Augenlicht war wieder hergestellt, weil die Ursache (der Blutandrang) gehoben war; die Füße waren warm, und die Kranke war geheilt.

Als weitere Anwendung mußte Agatha in der Woche 3 Halbbäder nehmen zur Kräftigung des ganzen Körpers.

Darmkatarrh (Abweichen).

Ein Herr, 48 Jahre alt, erzählt: „Viele Jahre hindurch habe ich mit wenig Unterbrechung Abweichen; ich mag essen was ich will; habe von den Aerzten recht viel eingenommen, auch manches Hausmittel gebraucht, wurde in mehrere Bäder geschickt, doch — Alles vergebens. Besonders stark ist das Abweichen, wenn ich trinke, sei es Wasser, Bier oder Wein. Recht trockene Kost ist mir am zuträglichsten. Weil von mir Alles zu rasch und zu wenig verdaut abgeht, bin ich nie bei Kraft, und bin ich auch nicht ganz abgemagert, so sind doch meine Muskeln nur welk."

Die Anwendungen waren folgende:

1. täglich 2 Mal Oberguß,
2. täglich 1 Mal im Wassergehen und
3. 1 Mal Knieguß.

In der 2. Woche:

den einen Tag Oberguß und Wassergehen,
den andern Tag Halbbad.

Nach diesen 2 Wochen fühlte sich der Kranke frischer, kräftiger und wohler, aber das Abweichen blieb.

In der 3. Woche bekam er:

1. täglich ein 4fach zusammengelegtes Tuch in Wasser und etwas Essig getaucht auf den Unterleib, 1½—2 Stunden lang,
2. den einen Tag Oberguß und Schenkelguß,
3. den andern Tag Halbbad und Oberguß.

Nach dieser Woche hatte sich der Stuhlgang vollständig geändert.

Eine weitere Woche:

1. jeden Tag ein Halbbad,
2. jeden zweiten Tag ein Tuch auf den Unterleib, wie oben.

Zur weitern Erhaltung der Kraft und Gesundheit reichten aus:

in der Woche: 2 Halbbäder und
1—2 Mal ein wie oben beschriebener nasser Umschlag auf den Unterleib.

Zum innerlichen Gebrauch wurde verwendet:

a. Wermuthtropfen,
b. Wachholderbeeren, im Wechsel.

Es könnte Mancher fragen, warum gerade diese Reihenfolge in den Anwendungen eingehalten wurde.

Darauf ist zu erwidern:

Die Anwendungen in der ersten Woche suchen den Körper, oben und unten angefangen, zu kräftigen,

die der zweiten Woche stärkten, wie den Körper im Allgemeinen, so die Organe im Inneren,

die der dritten Woche wirkten hauptsächlich auf die Kräftigung des Magens und der Gedärme.

Auf diese Weise wurde der ganze Körper ausgebessert.

Die Anwendungen der 4. Woche umfaßten den ganzen Organismus in allen seinen Theilen, und so ist die Ausheilung auch bei diesem Körper gelungen. — Was innerlich gebraucht wurde, ist theils zur Aufbesserung der Verdauung, theils zur Kräftigung der inneren Organe geschehen.

Gelenkrheumatismus.

Ein Bursche von 28 Jahren erzählt: „Ich habe bereits 2 Jahre keinen einzigen Tag, an welchem ich schmerzlos bin; der Anfang war auf dem Rücken, wo ich ein heftiges Brennen und Stechen empfunden habe, dann in schrecklicher Weise, dann erträglicher, nach und nach zog sich der Schmerz mehr in den rechten Schenkel bis hinunter; ich kann oft ganze Nächte nicht 2 Stunden ordentlich schlafen; bald peinigt mich die Hitze, bald kommt ein Kältegefühl, daß es mich schüttelt. Ich gebrauchte Anfangs mehrere Aerzte ganz erfolglos; es wurden auch Einspritzungen vorgenommen, worauf die Schmerzen eine kurze Zeit gemildert, aber gewöhnlich bald darauf viel ärger auftraten. Weil mir die Aerzte nicht helfen konnten, habe ich Pfuscher gebraucht; ich bekam Einreibungen, geistige Einwaschungen; aber Alles, was ich gethan, half mir nichts. Jetzt möchte ich den Versuch mit Wasser machen."

Die Anwendungen waren folgende:

1. jeden Morgen um 8 Uhr einen Oberguß mit 2—4 Gießer voll kaltem Wasser,
2. um 10 Uhr einen Schenkelguß,
3. Nachmittags 2 Uhr einen Schenkelguß und
4. Abends im Wasser gehen.

So am ersten Tage. Am zweiten Tage: des Morgens Wassergehen, um 10 Uhr Schenkelguß, Nachmittags 2 Uhr Rückenguß, Abends 5 Uhr Sitzbad.

Am 3. Tage: Am Morgen Halbbad, um 10 Uhr Oberguß, Nachmittags 2 Uhr Schenkelguß, um 5 Uhr Wassergehen.

Am 4. Tage: Am Morgen Schenkelguß, um 10 Uhr Halbbad, Nachmittags Rückenguß und Abends Wassergehen.

So wurde 12 Tage lang fortgemacht und der Kranke war gesund. Um aber den Körper zu stärken, der durch die Schmerzen viel Kraft verloren hatte, mußte der Geheilte noch längere Zeit in der Woche 1—2 Mal Halbbad nehmen und 1—2 Mal im Wasser gehen.

Chronischer Gelenkrheumatismus.

Herr Graf N. leidet seit 35 Jahren an Rheumatismus. Im Jahre 1854 gebrauchte er die Bäder in Aachen, damals mit günstigem Erfolge. Im Feldzuge 1870/71 bekam er durch vieles Bivouakiren wieder rheumatische Schmerzen am ganzen Körper im hohen Grade; auch diesmal erwies sich eine Badekur in Aachen recht günstig. Bald jedoch traten Recidive ein. Patient suchte berühmte Aerzte auf, aber ohne Erfolg; machte eine Badekur durch in Aibling, später in Aachen; diesmal wurde er indeß durch die dortigen heißen, langdauernden Bäder außerordentlich geschwächt und ganz elend. — Zuletzt, nachdem alles Angewandte fruchtlos gewesen war, entschloß er sich zur Wasserkur.

Am 20. Juni 1887 kam der Kranke, nach unmittelbar vorausgegangenem, zweimonatlichen Krankenlager, hier an, mit Rheumatismus am ganzen Körper, in den Fuß- und Kniegelenken, Hand- und Schultergelenken. Der rechte Arm war von den Fingern bis über den Ellbogen dick aufgeschwollen, die Gelenke ganz unbeweglich; die Knice, ebenfalls geschwollen, konnten nicht gebraucht werden. Den kräftig gebauten, stattlichen Herrn hatte das lange schmerzhafte Leiden ziemlich stark angegriffen.

Die Behandlung bestand in Folgendem:

1. 2 Mal in der Woche Wicklung von unter den Armen an bis zu den Füßen ganz hinunter, 1½ Stunden lang, das Tuch in 30° R warmes Wasser getaucht, in welchem Haferstroh, Heublumen und Fichtennadeln gesotten wurden,
2. jeden Morgen und Abend den angeschwollenen Arm in solchem Absud 1—2 Stunden lang einwickeln,
3. in der Woche 2 Kräutervollbäder mit 3maligem Wechsel,
4. 3 Mal wöchentlich einen Shawl umlegen, 1 Stunde lang.

Nach 14 Tagen war bereits wesentliche Besserung bemerklich.

Fernerhin gebrauchte Patient zu Hause:

1. Einwicklung des Armes wie bisher,
2. wöchentlich 1 Kräutervollbad mit Wechsel,
3. 3 Mal in der Woche ein kaltes Halbbad ½—1 Minute lang.
4. 3—5 Mal in der Woche ein Sitzbad von 2 Min. Dauer.

Durch Gebrauch dieser Anwendungen erfolgte eine gänzliche Abschwellung des kranken Armes und der Knice und Wiederherstellung der Beweglichkeit.

Zur weiteren Ausheilung wurden im September 1887 angewendet:

1. warmes Handbad, Einwicklung der Hand in angeschwellte Heublumen und gleich darauf kalte Abwaschung der Hand,
2. in der Woche 3—4 Mal ein Halbbad,
3. in der Woche 1 Kräuterbad mit 3maligem Wechsel,
4. 4 Mal wöchentlich 1 Oberguß.

Das Resultat dieser Kur gestaltete sich sehr günstig. Die Gelenke wurden ganz frei von Schwellung und Schmerz und vollkommen beweglich; das Gesammtbefinden und der Lebensmuth des Herrn Grafen war seitdem ausgezeichnet. Derselbe befindet sich so wohl, daß er stundenlang ohne Ermüdung zu marschiren vermag, und nachdem er — ein passionirter Waidmann — Jahre lang Krankheits halber auf die Jagd hatte verzichten müssen, konnte er diesen Herbst wieder neun Tage lang eine Jagd mitmachen zum Erstaunen der andern hohen Herren.

Um gesund zu bleiben, ist täglich eine der Abhärtungsanwendungen vorzunehmen: ein Halbbad, oder Vollbad, oder Wassergehen.

Kopfleiden (nervöses).

Ein Mann von 45 Jahren kommt klagend zu mir und beginnt: „Die Aerzte erklären mein Leiden für nervöses Kopfleiden. Ohne Kopfbinde bin ich gar nie; ich habe manchmal einen unausstehlichen Druck am Hinterkopfe, bald rechts, bald links. Kommt das Leiden auf den Rücken, dann bekomme ich starkes Herzklopfen oft mehrere Stunden lang. Der Appetit vergeht oft ganz; ich habe einen solchen Schwindel, daß ich nicht mehr allein gehen kann, deshalb mußte meine Frau mitreisen. Ueber alle diese Leiden aber geht mein Gemüthsleiden. Ich habe eine solche trostlose Schwermuth, daß ich mir schon oft den Tod gewünscht habe." Der Herr war ziemlich beleibt, die Gesichtsfarbe gelblich und abgestanden, der Leib stark gefüllt.

In 13 Tagen war der ganze Zustand wieder in Ordnung. Das Körpergewicht hatte viel abgenommen; Kopfweh und Schwindel waren verschwunden; statt dessen aber waren heitere Stimmung, guter Schlaf und Appetit zurückgekehrt.

Die Anwendungen waren folgende:

1. den einen Tag einen Oberguß und Kniguß Vormittags, Rückenguß und Wassergehen Nachmittags.

2. den andern Tag Vormittags Rückenguß, später Wasser=
treten, Nachmittags wieder Rückenguß und später
Knieguß.

3. am 3. Tage Vormittags einen Oberguß und Knieguß,
Nachmittags Ganzguß, später Halbbad.

Der Patient, weil kräftig und stark, erhielt täglich 4 An=
wendungen.

Magen= und Darmkatarrh.

Eine Frau, 40 Jahre alt, klagte über folgende Leiden:
„Auf der linken Seite unterhalb der Rippen habe ich immer
Schmerzen, bald schwächer, bald stärker; ich kann oft die Schmerzen
nicht mehr aushalten. Gerade so leide ich an Wasserbeschwerden;
manchmal geht bereits nichts ab, und geht es auch oft besser, so
habe ich doch immer Schmerzen. Recht oft wird der Schmerz so
stark, daß ich mir den Tod schon gewünscht habe. Dann bin ich
auch so aufgetrieben, daß ich mir nicht zu helfen weiß; mein Hals
wird oft so dick und aufgedunsen, daß ich kaum zu reden vermag.
Ich habe schon viel gebraucht von Aerzten und Nicht=Aerzten;
manchmal bekam ich etwas Linderung, aber bald war wieder die
alte Geschichte da."

In 4 Wochen wurde diese Frau von ihren Leiden befreit
durch folgende Anwendungen:

1. jede Woche 4 Mal angeschwellte Heublumen warm auf
den Unterleib und Magen in einem Tuche aufbinden,
1½ Stunde lang,

2. 3 Mal in der Woche in der Nacht vom Bette sich ganz
waschen mit Wasser und etwas Salz daran, 1 Minute
lang, und gleich wieder ohne abzutrocknen ins Bett,

3. jeden Tag eine Tasse Thee von 20 zerstoßenen Wach=
holderbeeren und etwas Zinnkraut, 10 Minuten lang
gesotten, während des Tages in 3 Portionen trinken;
so 12 Tage lang.

Nach diesen 12 Tagen folgende Anwendungen:

1. 1 Mal in der Woche die Heublumen aufbinden,

2. 3 Mal in der Woche in der Nacht sich ganz waschen und

3. 2 Mal in der Woche ein Halbbad, ½ Minute lang,

4. den Thee forttrinken. So 3 Wochen lang.

Um den Körper in Gesundheit zu erhalten, reicht aus, in der Woche 2 Halbbäder zu nehmen.

Nervöses Leiden.

Ein Candidat im Alter von 34 Jahren berichtet: „Vor 11 Jahren fing durch übertriebene Beschaulichkeit, körperliche Strenge und jahrelange furchtbare Skrupeln der Kopf an, durch Congestionen, heftigen Schmerz und Schwerfälligkeit zu leiden. Da ich fortfuhr, für einen, ja oft für zwei Gesunde geistig und körperlich zu arbeiten, wurden die Nerven total irritirt und schließlich der Kopf vor 2 Jahren ganz unfähig zu geistiger Anstrengung, selbst um einen Rosenkranz z. B. auf einen Zug zu beten. In Wörishofen blieb es 8 Tage beim Alten, trotz Schenkel-, Ober- und Rückenguß und Barfußlaufen; dann bekam ich Malefiz-Oel und mußte dabei die Wasseranwendungen noch 3 Tage fortmachen, aber das Uebel wurde nur schlimmer; dann durfte ich für 3—4 Tage keine Wasseranwendungen vornehmen; das Malefiz-Oel wirkte; der Kopf wurde plötzlich frei, klar und stark, und dabei blieb es bis heute."

Diesem Berichte muß ich hinzufügen, daß der betreffende Herr schon geraume Zeit, ehe er zu mir kam, nach meinem Buche selbst sich zu helfen gesucht hatte und durch eine glückliche oder vielmehr vernünftige Auswahl des für ihn Passenden, sowie auch durch sehr pünktliche und genaue Befolgung des Vorgeschriebenen der bei mir gemachten Kur schon bedeutend vorgearbeitet hatte. Als er ankam, war er in einem recht elenden und trostlosen Zustande und um so beklagenswerther, als wegen seines äußern, scheinbar guten Aussehens nur ein gründlicher Kenner von seinem Leiden wissen konnte. Gott sei es gedankt, daß er jetzt wieder mit freudigem Muthe seinen höheren Studien obliegen kann.

Nierenleiden.

Ein armer Arbeiter schreibt: „Ich erkrankte am Nierenleiden ungefähr im November 1887, arbeitete aber dabei bis Mitte Januar 88. Meine Kraft war indessen so herabgesunken, daß ich nunmehr 11 Wochen das Bett hüten mußte. Der Arzt, welcher mich behandelte, erklärte mir, das Leiden komme nur von Erkältungen und zurückgeschlagenem Schweiße her, und sei eine langwierige Sache. Im Urin war stets ein großer, röthlich-brauner Satz. Man ließ nun den Urin in der Apotheke chemisch untersuchen, und es stellte sich heraus, daß dieser Satz in Blut bestehe.

Durch diesen immerwährenden Blutverlust kam ich so herunter, daß
der Arzt eine Wassersucht befürchtete. Er untersuchte deshalb Tag
für Tag die Füße und das Herz; es zeigte sich aber nirgends
etwas von Wassersucht. Als ich mich nach einiger Zeit besser
fühlte, ging ich wieder zur Arbeit, mußte aber, als das Leiden
nach 20 Wochen wieder eintrat, die Arbeit abermals einstellen.
Da ich nun schon so viel medizinirt und Allerlei eingenommen hatte,
ohne anhaltenden Erfolg, so entschloß ich mich auf Anrathen einiger
Bekannten, nach Wörishofen zu gehen. Ich wandte nun die Kalt=
wasserkur an, die mir vortrefflich behagte."

Durch folgende Anwendungen wurde dem Manne geholfen:

1. den einen Tag Oberguß und Kniguß Vormittags,
   Halbbad ½ Minute lang Nachmittags,

2. den anderen Tag des Nachts Ganzwaschung vom Bett
   aus in der Frühe, dann Wassergehen, Nachmittags
   Oberguß und Kniguß,

3. Oberguß, später Schenkelguß Vormittags, Rückenguß
   und Wassertreten Nachmittags. So abwechselnd 3
   Wochen lang, ferner

4. täglich eine Tasse Thee von 10 zerstoßenen Wachhol=
   derbeeren und etwas Zinnkraut Morgens und Abends
   in je 2 Portionen trinken.

Rheumatismus.

Ein Mann, 46 Jahre alt, erzählt: „Irgendwo habe ich
immer Schmerzen, entweder auf der rechten Seite, oder oben auf
der Schulter; es bleibt der Schmerz nie lange an einer Stelle;
kommt aber das Leiden in den Kopf, dann bin ich voll Schwindel;
aus dem rechten Auge läuft viel Wasser heraus; fährt mir aber
der Schmerz in den Fuß hinunter, dann wird dieser ganz steif;
kommt er mir auf die Brust, dann weiß ich kaum mehr zu
athmen. So leide ich schon Jahre hindurch und habe, wenn auch
auf kurze Zeit, Erleichterung, doch nie Hülfe gefunden."

Dieser Kranke wurde geheilt in 5 Wochen durch folgende
Anwendungen:

1. In der Woche 3 Mal einen kurzen Wickel 1½ Stunde
   lang,

2. 4 Mal in der Woche ganz waschen vom Bett aus,

3. 2 Mal den Oberguß; so 14 Tage lang. Dann:

1. 1 Mal den kurzen Wickel,
2. 2 Mal die Ganzwaschung,
3. jeden Tag Oberguß und Knieguß.

So geheilt nahm der Patient, als zeitweilige Fortsetzung der Kur, sowie zur Erhaltung seiner Gesundheit, jede Woche ein Halbbad und 2 Mal Oberguß und Knieguß.

Rothlauf (Gesichtsrose).

Ein Geistlicher aus M. berichtet: „Vielleicht in Folge einer Erkältung trat ein heftiger Rothlauf (Gesichtsrose) bei mir ein. Die Hitze des Körpers war groß, der Schweiß heftig, das Gesicht bedeutend geschwollen. Es wurde mir in diesem Zustande täglich 4—5mal die Brust, der Unterleib, der Rücken und die Arme, zuweilen auch die Beine, aber nicht das Gesicht mit kaltem Wasser abgewaschen und zwar in vollem Schweiß. Später waren die Waschungen weniger. Dies hatte den besten Erfolg zur Heilung der Krankheit und war zugleich sehr wohlthuend. Nach 4 Tagen war das Fieber vorüber, und am 9. Tage konnte ich das Zimmer wieder verlassen. Da noch eine kurze Zeit hindurch Nachts Schweiß sich einstellte, stand ich auf, wusch denselben mit kaltem Wasser am ganzen Körper ab, zog ein frisches Hemd an und legte mich wieder zu Bett. Ich habe bereits früher dieselbe Krankheit gehabt. Bei dem damaligen Heilverfahren dauerte es 4 Wochen, bis ich wieder hergestellt war, jetzt durch Anwendung des Wassers nur 9 Tage.“

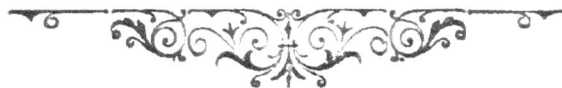

Alphabetisches Register.

W.

Z.

Zur Notiz!

Bei brieflichen Mittheilungen wird gebeten, die Adresse genau und deutlich anzugeben: Name, Wohnort, Post und Landesbezirk.

Buchdruckerei der Jos. Kösel'schen Buchhandlung in Kempten.

Reprint Publishing

Für Menschen, Die Auf Originale Stehen.

ISBN 978-3-95940-266-8

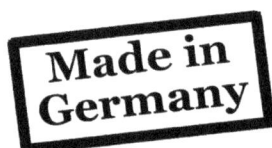

Made in Germany

www.reprintpublishing.com

www.ingramcontent.com/pod-product-compliance
Lightning Source LLC
Chambersburg PA
CBHW082132210326
41599CB00031B/5949